实用老年心理照护

上 册

范 利 张秋俭 傅小兰 总主编
李 娟 曹 丰 主 编

科学出版社

北 京

内 容 简 介

本书以老年人心理健康管理与心理照护为主线,采用理论与实践相结合的方式进行论述,将老年心理健康和护理领域的前沿知识简洁易懂地呈现在读者面前。

本书分为上、下两册。上册重在阐述与老年心理相关的理论,分 6 个项目,21 个任务,详细介绍了人口老龄化与老龄社会、衰老与发展、老年心理健康、老年人的认知变化、老年人的情绪特点与积极心理建设、老年心理照护基本原则,为开展老年心理照护的实践工作提供重要前提。下册重在阐述老年心理照护的实践操作技术,分 7 个项目,31 个任务,详细介绍了老年人常见心理问题的心理照护、老年人常见适应性问题的心理照护、患有常见疾病老年人的心理照护、老年人特殊情境下心理问题的心理照护、长寿老年人及其家属的心理照护、临终老年人及其家属的心理照护、老年人长期照护者的心理照护,涵盖老年人心理问题分析及评估等相关内容。

本书贯穿身心并护理念,以任务描述(案例)形式清晰地讲述了老年心理照护知识,融合知识拓展和实训练习,便于读者学习掌握。本书既是老年心理照护人员,老年医疗照护人员,健康照护师,养老从业人员,护理、老年服务与管理等相关专业师生学习和培训的教材,也是广大读者关注和了解老年心理健康和照护的宝贵参考读物。

图书在版编目(CIP)数据

实用老年心理照护. 上册/范利,张秋俭,傅小兰总主编;李娟,曹丰主编. —北京:科学出版社,2023.7
ISBN 978-7-03-075843-9

Ⅰ.①实… Ⅱ.①范…②张…③傅…④李…⑤曹… Ⅲ.①老年人-护理学-医学心理学 Ⅳ.①R471

中国国家版本馆 CIP 数据核字(2023)第 109729 号

责任编辑:付 娇 李乐维 / 责任校对:王万红
责任印制:吕春珉 / 封面设计:东方人华平面设计部

科 学 出 版 社 出版
北京东黄城根北街 16 号
邮政编码:100717
http://www.sciencep.com

北京中科印刷有限公司 印刷
科学出版社发行 各地新华书店经销
＊
2023 年 7 月第 一 版 开本:889×1194 1/16
2023 年 7 月第一次印刷 印张:31 3/4
字数:852 000

定价:99.00 元(全两册)
(如有印装质量问题,我社负责调换〈中科〉)
销售部电话 010-62136230 编辑部电话 010-62135319-2031

本书编委会

总　主　编：范　利　张秋俭　傅小兰

上　册

主　　　编：李　娟　曹　丰
副　主　编：郑志伟　勇琴歌
编写组成员（按姓氏笔画排序）

马卓娅　元　媛　牛程程　孔　诺　付江宁　朱心怡
朱海兰　李　娟　李　晶　李瑾竹　张　维　张秋霞
陈　越　苗竞文　郑志伟　赵晓凤　姜海鑫　宦盛茵
勇琴歌　姚晓晖　黄　妍　黄润玉　曹　丰　龚竹云
喻　婧　翟博宇

下　册

主　　　编：侯惠如　吕　静
副　主　编：张瑞芹　石瑞君
编写组成员（按姓氏笔画排序）

丁　瑜　于江丽　王　敏　石瑞君　申雪琴　田玉洁
兰雪云　毕艳媛　曲立新　吕　静　许晓东　孙　静
李　娜　李冬梅　杨　英　吴　贞　沙薇薇　张　颖
张华果　张丽娟　张瑞芹　赵　婷　赵　静　侯惠如
聂　丹　高　娜　高艳红　郭佳钰　康丰娟　魏迎东

审定专家：彭华茂　曾　慧　黄德海　施红梅　孙　沛　杨　铿
主编单位：中国人民解放军总医院　中国老年医学学会　中国科学院心理研究所

序

老龄化已成为世界范围内的大趋势，据统计，作为人口大国，中国人口老龄化速度比世界平均水平快一倍多，预计到 2050 年中国 60 岁以上的老年人超过 5 亿。随之而来的老龄化相关的健康问题也尤为突出，老年群体日益增长的健康服务需求与医疗服务保障体系不完善之间的矛盾日益凸显，如何加强健康管理和全周期服务老年群体面临着巨大挑战。

党的二十大报告指出："重视心理健康和精神卫生"。心理健康是健康的重要组成部分，身心健康密切联系、互相影响，记得在世界卫生组织工作期间，我也曾多次呼吁"没有心理健康就没有健康"，重视和关注老年心理健康已逐渐成为社会各界的共识。针对老年群体开展专业化的心理慰藉和心理照护服务，不仅能够提高整个社会老年群体的心理健康水平，也是积极应对老龄化的探索与实践。

老年心理照护是老年照护体系的重要组成部分，同时也是心理护理学中面向特定对象为老年群体的护理部分。2020 年，健康照护师作为新职业正式纳入《中华人民共和国职业分类大典》，健康照护师其中一项职责便是识别、鉴别照护对象的心理问题，并提供相应心理疏导及支持性照护措施。老年心理照护师将是健康照护师的职业细分领域，我认为《实用老年心理照护》的出版恰逢其时，该书不仅是一本大众了解老年心理照护概貌与知识的好读物，也可以成为培养实用型老年心理照护师的教材。

该书是以老年人心理健康管理与心理照护为主线，采用理论与实践相结合的方式进行论述，将老年心理健康和护理领域的前沿知识简洁易懂地呈现在读者面前。该书详细阐述了老年人的生理和心理特征，介绍了老年心理健康的概念和评估方法，提出了老年心理照护的基本原则。全书贯穿"身心并护"的新理念，以案例形式清晰地讲述了老年心理照护领域的新知识、新技术、新方法。通过阅读该书，引导我们积极关注老年心理健康，激发我们去思考如何才能更好地满足老年人的心理健康需求，赋予老年人生命更高的质量和价值。

值得推荐的是，该书非常注重可读性和实操性，将抽象的老年心理照护知识科学生动地呈现给读者。该书为读者梳理了每章节的学习目标，这有利于读者带着问题去深入阅读，进而将读者带入任务的情境、分析、实施等具体环节，同时还包括知识拓展和实训练习，既方便读者理解记忆和拓展应用，又有利于读者自学。

该书紧跟老年心理照护的新发展，注重老年心理照护的工作实际，不仅适用于专业的老年心理照护师和医务工作者，同样也适用于家庭成员、养老从业人员及社会工作者。该书的成功付梓得力于中国老年医学学会的牵头，并联合中国科学院心理研究所、中国人民解放军总医院国家老年疾病临床医学研究中心、西南大学及中国老龄科学研究中心等单位，汇聚我国老年医学护理领域和心理学领域有影响力的专家学者共同编著。我相信，这本《实用老年心理照护》将有助于促进我国老年心理健康领域的人才队伍建设，对推动老年心理健康领域社会工作实务发展具有重要意义。

陈冯富珍

世界卫生组织荣誉总干事
第十三届全国政协常委
清华大学万科公共卫生与健康学院首任院长
2022 年 12 月 1 日

前　言

我国自 20 世纪末进入老龄化社会以来，老年人口数量迅速增加，占总人口的比重大幅攀升。截至 2021 年底，60 岁及以上老年人口从 2000 年的 1.26 亿增加至 2.67 亿，老年人口占比也从 10.2% 上升至 18.9%，提升的幅度是世界平均水平的两倍。老年人的慢性病合并功能减退、情绪焦虑抑郁及认知沟通障碍逐年增加，严重影响老年人的生活质量。如何积极应对人口老龄化，以确保中华民族伟大复兴的顺利实现，具有深刻持久的影响。伴随着人口年龄结构老化，社会与家庭的负担逐渐加重，社会保障支出压力也增大，养老及各类的健康服务，尤其是心理健康服务的供需矛盾更加突出。如何完善养老服务体系和老年健康服务体系，构建养老、孝老、敬老的政策体系和社会环境，是满足人民日益增长的美好生活需要的重要内容。

人口老龄化对经济运行、社会建设、社会文化，乃至国家综合实力等方面均有深远的影响。全社会对养老服务、心理健康的需求大幅度增加。各种失能高龄老年人的生活照料、长期照护及心理服务的需求也在持续增加。如何使公共服务资源得到更加合理的配置，而不影响家庭功能和代际和谐，面临着多方严峻的挑战，也存在着发展的机遇。本书为了实现老有所养，老有所医，老有所为，老有所学，老有所乐，提出应对中国特色人口老龄化的心理照护体系，把握人口发展的大趋势和老龄化规律，积极地开拓老年心理照护的理论与实践经验的发展。

积极推进健康中国建设，建立完善包括健康教育、预防保健、康复护理、长期照料及安宁疗护等综合连续的老年健康照护服务体系，以居家为基础的社区为依托机构充分发展医养结合的多层次养老心理健康服务体系，可以为健康发展方式的全方位、全周期保障人民健康的理念提供重要的手段和抓手。加强老年心理健康服务体系的建设和规范化管理，尤其是对空巢、失能、残疾、留守特殊家庭老年人提供心理辅导，加快安宁疗护机构的标准化、规范化建设和高效整合医疗资源服务，才能提高老年全维度健康保障水平，实现老年健康服务的个性化。

医疗模式不断更新，目前已从治病为中心转为以人民健康为中心，关注疾病预防功能完善及健康寿命的增长。心理健康服务是要构建新型的心理服务集成平台和健康管理模式，促进老年心理医学理论的推广，服务更多的老年患者和老年人群。本书分为上、下两册，上册重在介绍与老年心理相关的理论，下册重在介绍老年心理照护的实践操作技术。本书避开了生硬简单的说教，以简练的语言、实际的案例和生动的故事，分享老年心理照护的实践体会，旨在指导和辅助相关服务人员正确应对老年人群照护相关的心理护理挑战。

此刻，我们把这些经验和理论编入本书，这些研究报告和案例模式不仅能够很好地指导老年心理照护，而且可以引领开拓创造性的老年心理护理技术，以期提升广大老年人的生活质量和幸福感、获得感。

目　录

上　册

项目一　人口老龄化与老龄社会 ·· 1

　　任务一　人口老龄化与社会分型 ··· 2

　　任务二　中国人口老龄化的现状与发展趋势 ····························· 12

　　任务三　积极应对人口老龄化国家战略和健康促进行动 ················· 22

项目二　衰老与发展 ··· 30

　　任务一　老年阶段生理变化特点 ··· 31

　　任务二　老年阶段心理变化特点 ··· 41

　　任务三　衰老与全生命周期发展 ··· 50

项目三　老年心理健康 ··· 58

　　任务一　老年心理健康的概念 ··· 59

　　任务二　老年心理健康的评估 ··· 63

　　任务三　老年心理健康与躯体健康的关系 ································· 71

　　任务四　我国老年人心理健康现状 ··· 81

项目四　老年人的认知变化 ··· 89

　　任务一　老年人的感知觉变化 ··· 90

　　任务二　老年人的记忆变化 ··· 98

　　任务三　老年人的思维变化 ·· 106

　　任务四　老年人的决策能力变化 ·· 117

项目五　老年人的情绪特点与积极心理建设 ·································· 126

　　任务一　老年期常见情绪问题 ·· 127

　　任务二　老年人的情绪悖论 ·· 135

　　任务三　老年人积极心理建设的意义 ······································ 143

　　任务四　老年人积极心理建设的实用技术 ·································· 151

项目六　老年心理照护基本原则 ·· 164

　　任务一　接纳 ··· 165

　　任务二　理解 ··· 174

　　任务三　尊重 ··· 181

附录 ··· 191

参考文献 ··· 200

项目一 >>>

人口老龄化与老龄社会

◇ **项目介绍**

当前，人口老龄化已成为一个全球性的现象，人口老龄化对整个社会的消费结构、生产与就业结构、家庭结构、医疗卫生资源结构和国民心理意识都产生了深刻的影响。从年轻社会到老龄社会的转型，是整个社会总体性、全局性的转型，我们的观念、物资储备及社会运行逻辑明显还没有做好准备和安排。我国人口老龄化的规模和速度，以及造成的社会压力在世界范围内都是前所未有的。因此，了解我国人口老龄化的形势、成因、特点和未来趋势，明确人口老龄化对健康资源的需求变化及国家在人口老龄化和健康促进方面的顶层设计，掌握老年人心理健康状况及老年人心理照护方法和技巧，对维护和保障老年人的身心健康，提高老年人的生活质量，提升老年人的幸福感，建设和谐共享的老龄社会具有重要的现实意义。

任务一 人口老龄化与社会分型

》【学习目标】

❖ **知识目标**

1. 了解老年人、老化和衰老、人口老龄化和老年型社会等基本概念。
2. 了解我国人口老龄化的成因。
3. 了解人口老龄化给我国社会结构带来的全方位影响。

❖ **技能目标**

1. 能够正确判断老龄社会形态。
2. 社会实践中能够辨别出人口老龄化在社会层面的影响。

❖ **素质目标**

1. 具备正确认识和对待老年人、老龄社会的知识、能力和心态。
2. 具备察觉老年人心理服务工作与宏观层面人口老龄化形势的敏锐性。

》【任务情境】

小赵是某高校的大学生，学校安排了"我国人口老龄化的形势"学术讲座，做报告的教授要求学生在听讲座之前思考以下几个问题，以便进行深入的讨论：人口老龄化和年轻人有什么关系？人口老龄化的问题只是老年人的问题吗？解决了养老问题就解决了人口老龄化的问题吗？为什么全社会都在热烈讨论人口老龄化？到底什么是人口老龄化，人口老龄化对我国的社会发展有哪些影响？从政府、社会和个人的角度出发，该如何积极应对人口老龄化？

》【任务分析】

人生是一个连续发展的过程，这种发展持续终生，各个年龄阶段都是生命全程的重要组成部分，老年期和其他年龄阶段同样重要，各个年龄段的积累构成了老年期养老的资源，其中包括身体健康状况、心理思维方式、经济状况、家庭结构和人际社会支持等。人口老龄化的问题也不仅仅是老年人的问题，它还是一个包括少儿人口、劳动力人口和老年人口在内的人口结构的转变问题，这个转变会深刻和全方位地影响我国的社会发展。所以，解决了单一的养老问题也并不能解决人口老龄化的问题，这是局部和全局的关系，它们之间既有联系又有区别。因此，我们需要先明确相关的基本概念，才能更好地了解我国人口老龄化的成因及其对我国社会的影响。

一、基本概念

1. 年龄

年龄是分析老年人、老年期和老龄社会的基础。年龄是以年为计量单位的人生尺度，表明一个人从出生到现在为止生存的时间长度。年龄是测量个人和群体的时间概念，内涵非常丰富。年龄具有自然属性、生理属性、心理属性和社会属性等多重属性，是多重属性并存的复合体，可概括为4种相应的类型。一是年代学年龄或年代年龄，是指对社会成员按年月顺序排列计算的从出生之日起到当下时间节点的估算或精确数值。二是生物学年龄或生理年龄，是指社会成员现有年龄在其生命历程中所处的位置或在潜在寿命中所达到的阶段，反映生命有机体形成、发展到死亡的存续过程。三是心理年龄或发展年龄，是指以不同年龄阶段的适度行为能力为尺度，并以与之相适应的心理反应为依据，从个人在社会生活中的活动角度考察不同年龄段对应的认知能力、理解能力、判断力或记忆力，以及与年龄的生物学属性结合起来而形成的青春期心理、更年期心理等。四是社会学年龄或社会年龄，是指基于共同年龄和经历共同社会重大事件的社会群体，经由社会制度对具体年龄阶段的社会成员不断建构而担当某种社会角色。从社会治理来说，以年龄为标准划分社会群体是一种常见的制度安排，可以对不同年龄赋予不同的意义，明确各个年龄的群体可以进行的社会活动，从而保持社会的秩序和生活的预期。

2. 老年（老年期）

按照年龄，人的一生过程可以分为发育期（0～20岁）、成熟期（20～40岁）、渐衰期（40～60岁）和衰老期（60岁以后）。"老年"常常指一个人的年代学年龄增长到了衰老期阶段，由于每个人的生物学衰老速率并不相同，进入衰老期的人相对于其年龄有的"显年轻"，有的"显老"，人体的生物机能和社会行为能力并不能仅仅通过年代学年龄来确定，但社会管理需要简明确定的标准，故政策部门在平均预期寿命的基础上对老年期和老年人进行了基本界定。不同国家和地区的人平均预期寿命不同，生物学的老化可以通过对行为和环境的干预得到改变，20世纪，营养状况、医疗条件、公共卫生和安全的改善使工业化国家的平均预期寿命增加了25～30年。发达国家的平均预期寿命一般较长，所以将65岁及以上定为老年期，而发展中国家多将60岁及以上定为老年期，发达国家65岁及以上的人称为老年人，发展中国家60岁及以上的人称为老年人。在我国，《中华人民共和国老年人权益保障法》以60岁作为老年期的起点年龄，达到和超过60岁的人即是老年人。老年期和老年人年龄起点的确定，除了考虑平均预期寿命外，还与退休制度和社会保障相关。

3. 老化和衰老

老化的定义分为狭义的老化和广义的老化两种。狭义的老化指机体处于衰退期的状态，广义的老化则是指在人的一生中，即无论是生长发育期、成熟期还是衰老期的过程中，机体在生理、心理功能和形态学方面发生了退行性变化。生物学老化是许多因素综合作用的结果，可表现在DNA分子水平，或者在细胞亚细胞水平，以及在组织、器官和整个机体水平上的衰老表型。一般来讲，人在出生以后就存在着生长和老化的同步进行，就像一棵树的叶子有新发，同时也有掉落，如血管硬化，硬化的发生最早可以在婴幼儿期启动，但是在婴幼儿期和青少年期，生长合成速度快于老化分解速度，人整体形态呈现出生长的状态；到了中年，生长和老化处于动态平衡中，随着年龄的增长，器质性慢性病增多，功能异常积累到一定程度就会发挥破坏性作用，平衡性逐渐被打破且倒向老化的方向。老化的过程超过了生长的过程，呈现出的形态就是衰老，衰老可以被看作是老化的结局。

4. 老龄化和人口老龄化

"老龄化"指的是年龄增长的现象和过程，也称为增龄。"老龄"一词是我国 1982 年参加第一次老龄问题世界大会时，从联合国译文中引进的。如果说老化指个体的衰退过程，那么老龄化则指群体人口结构的老化过程，个体的老化从人类诞生以来就存在，而群体的老化则是从 19 世纪才开始出现的社会现象。

人口老龄化是人口年龄结构变动的一种形态和趋势。人口结构，又称人口构成，是指将人口以不同的标准划分而得到的一种结果，用以反映一定地区、一定时点人口总体内部各种不同质的规定性的数量比例关系，即各个组成部分所占的比重，一般用百分比表示。例如，性别结构是以性别为划分标准，反映男性和女性在总人口中的数量比例关系；年龄结构则是以年龄作为划分标准，反映构成总体的各年龄段的数量比例关系。按照年龄，人口可以分为少儿人口（0～14 岁）、劳动年龄人口（15～59 岁）和老年人口（60 岁及以上），在一个国家或地区的人口发展过程中，受生育率、死亡率、人口迁移甚至自然灾害、战争、饥荒等因素的影响，不同年龄段的人口数量在总人口数量中的比例是不断变动的。人口老龄化是指老年人口数量占总人口数量的比重逐步增加，并达到和超过一定比例的一种动态变化的过程，是个动态的概念。

老年人口数占总人口数的百分比，称为老年人口系数，也称老年系数，是人口老龄化概念的基础。根据 1956 年联合国《人口老龄化及其社会经济后果》确定的划分标准，当一个国家或地区 65 岁及以上人口数量占总人口比例超过 7% 时，则意味着这个国家或地区进入老龄化，确定 65 岁这个标准是因为当时的人口老龄化国家大多是发达国家，平均预期寿命比较长，后来，随着越来越多的发展中国家进入人口老龄化，1982 年维也纳老龄问题世界大会确定 60 岁及以上人口占总人口比例超过 10% 意味着这个发展中国家或地区进入老龄化。现在两个标准都在使用，我国一般使用 10% 这个标准。除了老年人口系数，衡量人口老龄化程度的常用指标还有少儿人口比、人口年龄中位数、老年人口抚养比和人均预期寿命等。

5. 老年型社会

按照老年人的占比不同，社会类型可以划分为青年型社会、成年型社会和老年型社会（表 1-1-1）。进入老年型社会之后，根据老年人占比的不同又细分为不同的发展阶段。根据联合国的划分标准，当一个国家或地区 60 岁及以上人口比例超过 10%（发展中国家）或者 65 岁及以上人口比例超过 7%（发达国家），则认为该国家或地区进入"老龄化社会"（aging society）；当这两个指标翻倍时，即当一个国家或地区 60 岁及以上人口比例超过 20%（发展中国家）或者 65 岁及以上人口比例超过 14%（发达国家），则认为该国家或地区进入"老龄社会"（aged society），而当 65 岁及以上人口比例超过 20%，认为该国家或地区进入"超老龄社会"（super-aged society）。

表 1-1-1　社会类型划分的标准

社会类型	发达国家（65 岁及以上人口占比）	发展中国家（60 岁及以上人口占比）
青年型社会	小于 4%	小于 8%
成年型社会	4%～7%	8%～10%

续表

社会类型		发达国家（65 岁及以上人口占比）	发展中国家（60 岁及以上人口占比）
老年型社会	老龄化社会	大于 7%	大于 10%
	老龄社会	大于 14%	大于 20%
	超老龄社会	大于 20%	

综上所述，个体在年龄增长过程中是处于生长和老化同时进行的状态中，当老化进程活动逐步增多，在生物意义上人的外在表现就呈现出衰老状态，而年龄达到 60 岁（发展中国家）或 65 岁（发达国家）时，在法律意义上就进入了老年期，称为老年人。当群体中老年人数量占总人口数量的比例超过 10%（发展中国家）或 7%（发达国家），这个国家或地区被称为进入老年型社会。在老年型社会中，老龄化还将进一步发展，老年人口的占比在不断升高，根据这个占比的数值不同而细分为老龄化社会、老龄社会和超老龄社会。这样的细分有助于我们掌握人口老龄化过程中不同发展阶段的主要矛盾和需求，以便更好地从制度和政策上进行战略应对和社会资源配置。

二、人口老龄化的成因

世界性的人口老龄化是历史上未曾出现的社会现象。这种人口转变是科学技术进步和社会经济发达的标志，也是医疗进步、教育水平明显提高和经济发展的直接成就，可以说是历史进步的表现。从表面上看，导致人口老龄化的直接原因主要是死亡率和出生率的降低。①人口死亡率降低：表现在孕产妇死亡率和婴幼儿死亡率降低，老年人寿命不断延长，随着更多的人进入老年期，老年人口数量占总人口数量的比重就会上升。②人口出生率降低：人口出生率在较长时期内呈现下降趋势，少儿人口数量持续减少，则老年人口数量占总人口数量的比重会相对上升。人口老龄化体现了人口再生产过程中从高出生率、高死亡率和高自然增长率向低出生率、低死亡率和低自然增长率转变的现象。从深层次来看，人口老龄化是生产力提高的结果，科学技术不断进步，医疗技术水平得到提升，生活水平提高，社会环境稳定，人的生存条件明显改善，寿命延长，个体的价值观从注重生存转为注重发展，人口老龄化是现代化进程的必然规律。

随着现代科学知识的普及、医学的进步和公共卫生新技术的应用，改善了卫生条件，增加了食物种类和营养，消灭了致死率高的传染病，降低了母婴死亡率，提高了危重症的救治成功率，人口死亡率逐年下降。新中国成立之前我国由于战乱和卫生条件差等原因，人口死亡率高达 28‰～33‰。新中国成立之后死亡率快速下降，1949 年为 20‰，1957 年下降到 10.8‰，1970 年下降到 7.6‰，2000 年下降到 6.45‰。随着老年人口增多，死亡率有所提升，2019 年达 7.14‰，但仍处于低死亡率水平（图 1-1-1）。我国加入世界贸易组织（World Trade Organization，WTO）之后，城镇化快速发展，社会保障得到提高，生活方式多元化，受教育年限增加，加上生育、养育孩子的住房、教育、医疗等成本大幅度上升，人们的生育观念和生育行为发生了重大转变，多子多福、养儿防老等观念逐渐淡化，总和生育率持续走低。1963 年我国总和生育率为 7.5，1970 年为 5.81。1980 年实行计划生育政策之后，出生人口大幅度降低，1991 年总和生育率达到了更替水平 2.09 以下，此后一直在更替水平以下缓慢降低。在二孩政策放开以后，生育率曾经波动到 1.6～1.7，但随后又回落，第七次全国人口普查公布的 2020 年总和生育率只有 1.3。欧洲发达国家及日本等国家的现实情况表明，生育率一旦降低，就很难再提升上去，生育观念和生育行为的改变是一个缓慢、长期的过程。

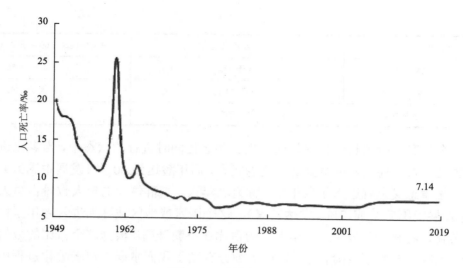

图 1-1-1   中国人口死亡率

三、人口老龄化对我国的影响

人口老龄化改变了社会人口主要由少儿人口和劳动年龄人口构成的年轻社会的基本格局,形成了以青壮年人为第一大社会主体,老年人为第二大社会主体,少儿为第三大社会主体的老龄社会新格局。我国 1953 年第一次人口普查时,0～14 岁人口 2.18 亿,占比为 36.29%,15～64 岁人口3.57 亿,占比为 59.28%,65 岁及以上人口 0.27 亿,占比为 4.43%;2000 年第五次人口普查时,0～14 岁人口 2.96 亿,占比为 22.89%,15～64 岁人口 9.09 亿,占比为 70.15%,65 岁及以上人口0.9 亿,占比为 6.96%;2020 年第七次人口普查时,0～14 岁人口 2.59 亿,占比为 17.95%,15～64岁人口 9.89 亿,占比为 68.55%,65 岁及以上人口 1.95 亿,占比为 13.5%。2021 年底,我国 60 岁及以上老年人口达到 2.67 亿,占总人口数量的 18.9%。"少子老龄化"的人口变动趋势将全方位推动家庭结构、社会组织结构、城乡结构、就业结构、社会阶层结构等发生深刻变化。从理论上说,适度老龄化是经济社会发展可以承受的,但长期处于重度老龄化则会给社会发展带来巨大压力。从国际经验看,人口老龄化带来的影响既有挑战也有机遇,既有正面影响也有负面影响。从趋势看,挑战和负面影响会较多一些。

1. 人口老龄化对养老保险制度的影响

我国养老保险实行现收现付制度。随着人口老龄化程度不断加深,老年人口的数量和比例均越来越高,劳动力数量却在减少,老年人口抚养比上升,造成社会抚养负担增加。人力资源和社会保障部(以下简称"人社部")社会保险事业管理中心发布的《中国社会保险发展年度报告 2015》数据显示,2015 年职工养老保险抚养比继续保持下降的态势,由 2014 年的 2.97∶1 降至 2.87∶1,这意味着不到 3 位在职职工要"养"1 位老年人。城镇职工与城乡居民两项养老保险累计结余近 4 万亿元,但可支付月数由 2012 年的 19.7 个月下降至 2015 年的 17.7 个月。各省、市的养老保险存在着明显的地区差异,有的地区社会保险结余资金上百亿元,有的地区社会保险结余资金连年赤字,难以保障基本支付。随着经济放缓,缴费人数减少,领取养老金的老年人口越来越多,入不敷出的省份将会越来越多。

2. 人口老龄化对经济发展的影响

人口老龄化对经济发展的影响将是长远的、深刻的，这种影响存在有利的一面，也存在不利的一面。

首先，人口老龄化直接导致老年人口抚养比上升，经济增长率面临下行的压力。国际上通常采用 65 岁及以上的老年人口数与 15～64 岁劳动年龄人口数的比值即老年人口抚养比作为老龄化社会负担程度的衡量指标，用以表明每 100 名劳动年龄人口要负担多少名老年人。在劳动人口数量持续减少、老年人口数量持续增加的情况下，老年人口抚养比在逐年增加（图 1-1-2），1982 年我国老年人口抚养比仅为 7.98%，2000 年达到 9.92%，2010 年达到 11.9%，2021 年已经达到 20.8%。劳动力作为经济增长的重要生产要素之一，劳动人口下降会加大成本压力，影响经济增长速度。我国劳动年龄人口的数量在持续减少，15～59 岁的劳动年龄人口在 2011 年时达到峰值 9.41 亿人，2012 年出现劳动年龄人口的首次下降。近年来，我国劳动年龄人口的数量和比重连续出现双降，2020 年为 8.94 亿人，占比 63.35%，预计到 2050 年下降到 7 亿人左右，2100 年下降到 5 亿人左右，相比目前减少近 4 亿人，人口数量下降近一半。劳动年龄人口占比将从目前的 64%左右持续下降到 21 世纪末的 49%左右，届时劳动年龄人口不足总人口的一半。伴随着老年人口抚养比的升高，我国劳动力的稀缺程度将不断上升，劳动市场上劳动力短缺，劳动力成本上升，"用工荒"将越来越明显，特别是人口红利形成的劳动力成本低这一优势会下降乃至消失，将明显影响劳动密集型行业的发展。

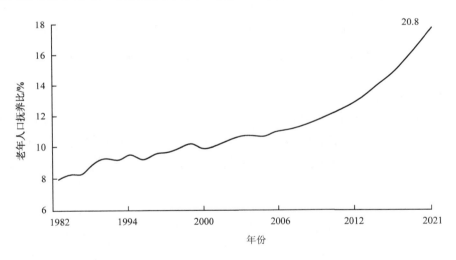

图 1-1-2　我国老年人口抚养比

其次，人口老龄化导致劳动力老化。由于进入劳动年龄的人在逐渐减少，导致劳动力内部不断老化。2020 年我国人口的年龄中位数为 38 岁，预计到 2050 年提高至 47 岁左右。研究表明，随着年龄的增长，劳动力个体的生产率呈现先增后降的变化态势，一般是在 40 岁达到顶峰，此后将明显下降。这无疑会深刻影响经济发展的创新动力。有利的方面是劳动力的受教育程度提高，人口素质在提升，2020 年第七次全国人口普查数据显示，2020 年每 10 万人中具有大学文化程度的数量由 2010 年第六次全国人口普查时的 8930 人上升为 2020 年的 15 467 人，16～59 岁劳动年龄人口平均受教育年限由 2010 年的 9.67 年提高至 2020 年的 10.75 年，这将有助于产业的转型升级。

再次，人口老龄化将影响储蓄率。人口老龄化对于宏观经济具有重要的影响，人口老龄化加剧会导致储蓄率下降，投资由冲动型转向保守型。储蓄率高转化为投资率高，能为经济快速增长创造条件。在人口老龄化条件下，我国居民储蓄率的变化呈现出先增后降的倒 U 形，由于退休金的替代率下降速度更快，最终导致全社会储蓄率下降，影响社会资本的形成。同时，人口老龄化的迅速提高使得政府和社会在保障老年人口的基本生活和基本医疗等方面需要投入更多，从而减少社会积累，给经济发展带来较大的压力。

最后，少子老龄化更加明显，导致消费趋缓。人口增长速度趋缓会影响消费需求增长，导致社会有效需求不足，消费需求下降，从本质上影响经济发展。人口老龄化对消费的一个促进作用是老龄产业的兴起。消费结构会随着人口结构的改变进行调整，不同年龄段的人口消费点不同，少儿人口对食品、玩具和教育等消费较多，老年人口对健康、卫生保健及社交娱乐等消费较多。随着出生人口红利逐渐消失，婴幼儿用品如奶粉产品逐渐过剩，但是成人奶粉特别是老年奶粉市场逐年保持稳定增长，老年消费成为重要的经济增长点。传统行业有些会步入萧条，而老龄产业将成为朝阳产业，银发经济方兴未艾。

3. 人口老龄化对医疗保障的影响

（1）医疗保险基金的支出压力增大

医疗保险基金资金筹集渠道主要是国家税收拨款、个人及用人单位缴费和基金投资运营，劳动力人口缴费是医疗保险基金重要的筹资渠道之一。老年人发病率高、住院率高、医疗保险基金使用占比高，这给医疗保险基金支出带来巨大压力，导致医疗保险基金收入压力增大，支出也在逐年增加。在人口老龄化加剧的情况下，医疗保险基金的收支平衡将面临巨大的压力和风险，其稳定性与可持续性受到巨大挑战。国家医疗保障局公布的《2021 年全国医疗保障事业发展统计公报》显示，2020 年医疗保险基金总收入是 2.4 万亿元，支出大概 2.1 万亿元，当年结余 2700 亿元，历年的滚存结余超过 3 万亿元。

（2）医疗支出的快速增长

人口老龄化及疾病谱的变化使得慢性非传染性疾病成为主要疾病。大多数研究发现，人口老龄化导致一些疾病的负担增加，如癌症、心血管疾病等，2021 年国家卫生健康委员会（以下简称"国家卫健委"）老龄健康司公布，我国大概有 1.9 亿老年人患有慢性非传染性疾病，该病不能治愈，只能使用药物控制，这占用了大量的医疗费用，我国每年用于慢性非传染性疾病的费用几乎占全部医疗费用的一半以上。

根据发达国家的历史经验，为解决人口老龄化带来的社会经济问题，政府往往会增加财政支出规模，调整财政支出结构，将更多公共资金投入健康保障领域。我国医疗卫生支出也在不断攀升，2006 年全国卫生总费用仅为 9843.34 亿元，2016 年已经上升到 46 344.9 亿元。国家卫健委网站数据显示，2011 年我国财政医疗卫生支出总额为 6429.5 亿元，此后逐年上升，2014 年突破万亿元大关，达 10 176 亿元，2018 年则超过 15 000 亿元，2020 年达 19 201 亿元。从年度增长率来看，2011～2020 年，每年同比增长均超过 10%，最高达 22.91%。我国卫生总费用逐年递增，且自 2011 年开始全国卫生总费用增长率超过了国内生产总值增长率。世界范围内医疗费用负担过重是普遍现象，人口老龄化会增加医疗支出并会减少税收，这将导致公共财政遭受双重压力。

（3）人口老龄化对长期照护的需求日益增长

随着人口老龄化进程的加深、平均预期寿命的延长，高龄老年人的数量和占比不断提高。预计到 2035 年，80 岁及以上老年人口可达 6100 万人，约占老年人口的 14.8%；到 2050 年，80 岁及以上老年人口可突破 1 亿人，占老年人口的 23.1%。高龄老年人口增加，失能风险也随之增加，据国家战略研究组预测，2030 年和 2050 年，我国失能老年人将达到 6168 万人和 9750 万人。与此同时，我国人口平均寿命的延长十分迅速，从 1949 年的 35 岁提高到 2010 年的 74.83 岁，仅用了 61 年的时间。虽然我国人口的寿命已经大幅延长，但健康水平并没有和寿命同步提高。2018 年，我国人均预期寿命达到了 77 岁，健康预期寿命只有 68.7 岁，平均有 8 年左右的带病生存期。庞大的老年人口，高发生率的老年期疾病，带病生存期长，生活质量不高，老年群体的医养需求和长期照料护理需求将日益增长，对社会照护、康复治疗、心理支持和精神慰藉的需求也将变得越来越旺盛。2016 年 6 月 27 日，人社部发布了《关于开展长期护理保险制度试点的指导意见》，决定在全国 15 个城市开展长期护理保险制度试点；2020 年 9 月 10 日，国家医疗保障局、财政部印发《关于扩大长期护理保险制度试点的指导意见》，新增 14 个城市扩大试点，着眼于建立独立险种，明确制度试点目标，提出力争在"十四五"期间，基本形成适应我国经济发展水平和老龄化发展趋势的长期护理保险制度政策框架，推动建立健全满足群众多元需求的多层次长期护理保障制度。

4. 人口老龄化对家庭的影响

人口老龄化对家庭的影响也是多方面的，至少影响了家庭结构和家庭的供养功能。

（1）家庭结构的改变

1979 年我国的家庭户规模为 4.65 人，1982 年第三次全国人口普查时降至 4.51 人，1990 年第四次全国人口普查时降至 3.93 人，2000 年第五次全国人口普查时降至 3.59 人。导致家庭户规模下降的首要因素是计划生育。计划生育政策快速让我国的家庭结构发生了根本性的变化，1980～2016 年，在 30 多年的独生子女政策下，我国有 1.76 亿独生子女。特别是城镇，夫妻双方都是独生子女，"421"的家庭结构成为主流（4 位老年人，1 对夫妻，1 个孩子）。第七次全国人口普查数据显示，我国家庭规模持续萎缩，典型的一家三口结构也难以为继。2020 年全国共有家庭 4.94 亿户，家庭户人口为 12.93 亿人，平均每个家庭户的人口为 2.62 人，首次跌破 3 人，比 2010 年的 3.1 人减少 0.48 人。独居、空巢在老年人家庭户中非常普遍，截至 2018 年，空巢老年人在老年人口中的占比达 65.2%，独居老年人在老年人口中的占比达 12.4%，现在的独身户、丁克户和单亲家庭也将是未来的小规模老年人家庭户。当然，如果老年人身体健康，生活能自理、经济独立，并且愿意自住，空巢对他们并不是问题，但是如果不具备这些条件，日常生活照料和精神慰藉的心理需求无法得到满足，将影响到老年人的生活质量，空巢就会带来一系列问题。

（2）家庭供养功能的改变

家庭在子女抚育和养老照料中都发挥着重要作用，特别是传统上我国是以家庭养老为主要养老方式，经济供养、精神慰藉和日常照料均在家庭完成。家庭结构的改变影响着家庭供养功能的实现，家庭规模小型化和家庭离散化状态在一定程度上弱化了家庭功能，正当社会栋梁的相当数量的子女没有时间或者没有能力照顾老年人，特别是需要长期护理的老年人，离散居住更是弱化了家庭对老年人的照料。在大城市高房价压力下很多家庭的住房面积小，也无法与老年人同住，这进一步限制了家庭养老功能的发挥。家庭规模的缩小，代际居住距离的遥远，使得老年人从家庭中获得的日常生活照料和精神慰藉减少甚至消失，从而带来照料缺失、心理疾病等一系列养老问题，并且随着老龄化的进展，父母和子女均为老年人的情况也会出现，即六七十岁的子女供养 90 岁左右的父母，家庭在养老方面的支持功能已经非常弱化，而社会支持功能并没有及时补上。在心理支持方面，需要我们尽快推动对老年人心理健康的关注，提供老年人的心理支持和陪伴服务。这些改变也对建立与完善社会养老和医疗保险体系及长期照护保险提出了新要求。

5. 人口老龄化对老年人精神心理的影响

（1）老年人的精神心理状态整体良好

我国老年人的精神状态和心理健康水平整体比较良好,中国城乡老年人生活状况抽样调查项目分别于 2000 年、2006 年、2010 年在全国进行了老年人生活状况的调查,调查数据显示,在问及老年人是否认为自己现在已经老了时,2000 年城乡共计有 12.1% 的老年人不觉得自己现在已经老了,2006 年上升到 20.5%,2010 年则达到了 23.6%。这 3 次调查中,无论是老年人总体还是高龄老年人,对自我的评价都趋于积极,年龄已经不是他们评价自己是否已经变老的唯一标准。虽然年龄在增长,但他们的心理趋于年轻化,对自我的期望和评价趋于正面、积极和乐观,老年人的精神心理状态整体良好。2015 年的中国城乡老年人生活状况抽样调查数据（样本量 22.4 万老年人）显示,老年人群体感到非常幸福和比较幸福的比例达到 60.68%,认为一般的老年人达到 32.59%,说明大多数的老年人对自己的晚年生活质量是认可和满意的,这提升了社会整体的精神风貌,有助于改变人们认为的老年期"衰老、颓废和无用"的刻板印象,也有助于贯彻和落实积极老龄观。

（2）老年期精神心理疾病需加强关注

尽管我国老年人的精神心理状态整体上趋于良好,但是考虑到我国面临的人口老龄化发展速度快,老年人口数量大的严峻形势,我国在公共卫生方面仍然面临着巨大挑战。近年来,随着我国经济社会的快速发展和公共卫生事业的不断进步,老年人的心理健康问题越来越引起重视。除了身体疾病,老年期精神心理疾病也处于高发期,如抑郁、失智、酒精依赖和药物滥用或依赖、睡眠障碍和人格障碍等。刘玉萍等对陕西省山阳县城乡老年人精神关爱进行调研中发现,老年疾病患者中有 56% 是源于老年人心理疾病,其中 70% 的心理疾病是由于缺少精神关爱。孤独感是老年人主要的心理问题之一,2015 年中国城乡老年人口生活状况抽样调查数据显示,中国有 36.6% 的老年人感到孤独。另外,老年人的婚姻状况（如丧偶）、经济状况、身体健康状况等都在不同程度上影响着他们的心理健康。加强精神心理疾病的防治和康复工作已成为各国政府的共识。我国的医疗支出在经济发展偏紧、总支出不断增长的前提下,还需要在精神卫生、心理健康服务方面加大财政支持力度。

》》【任务实施】

进入老龄化社会之后,养老金、医疗保健、家庭结构、经济发展和思想观念方面都将面临新的调整和转变,政府已经采取一系列政策措施来积极应对;老年人需要积极行动起来,保持身心健康;年轻人也要有意识地规划老年期生活,从全生命周期的角度为老年期储备足够资源,形成政府主导、社会参与、全民行动相结合的老龄工作大格局（表 1-1-2）。

表 1-1-2 全民行动积极应对人口老龄化的措施

具体方面	措施
思想观念方面	人口老龄化是人类文明发展进步的标志
	人口老龄化对社会的影响是长远的、深刻的、全面的和基础的
	积极应对人口老龄化是需要全民参与的社会大工程
	老年期是人生的一个阶段,和其他阶段一样有价值
	老年人也可以有所作为,实现自身价值

续表

具体方面	措施
政府方面	制定老龄法律法规，进行顶层设计
	提供社会保障，提供老龄友好社会生活环境
	老龄国情教育，引导积极老龄观
	颁布和推行《中华人民共和国家庭教育促进法》
老年人方面	保持身心健康
	保持社会参与
年轻人方面	为老年期及早筹划和积累资源
	无歧视，无偏见，认识和了解老年人、老年期和老龄社会
其他方面	企业对促进老龄产业发展的贡献
	社会公益组织的联动作用

》【实训练习】

实训练习答案

一、单项选择题

1. 我国进入人口老龄化的标准是老年人口数量占总人口数量的比例达到（   ）。

　　A. 7%　　　　　　　　B. 8%　　　　　　　　C. 10%　　　　　　　　D. 20%

2. 规定我国老年人年龄标准的是（   ）。

　　A. 《中华人民共和国宪法》

　　B. 《中华人民共和国老年人权益保障法》

　　C. 《中华人民共和国民法典》

　　D. 《中华人民共和国刑法》

3. 我国法律规定（   ）岁及以上的人是老年人。

　　A. 55　　　　　　　　B. 60　　　　　　　　C. 65　　　　　　　　D. 70

4. 社会制度规定担当某种社会角色的年龄是（   ）。

　　A. 年代年龄　　　　　　　　　　　　B. 生理年龄

　　C. 心理年龄　　　　　　　　　　　　D. 社会年龄

5. 2021 年底，我国 60 岁及以上老年人口数量是（   ）亿，占总人口数量的比例是（   ）。

　　A. 2.67，18.9%　　　　　　　　B. 2.64，18.7%

　　C. 2.5，17.8%　　　　　　　　　D. 2.4，17.3%

二、判断题

1. 老龄化社会的划分标准有两种。（   ）

2. 应对人口老龄化和年轻人没有关系。（   ）

3. 人口老龄化问题就是养老问题。（   ）

4. 和其他年龄段的人一样，老年人也有权利共享社会发展成果。（   ）

5. 人口老龄化对社会具有全方位和长远的影响。（   ）

三、简答题

简述人口老龄化对我国的影响。

任务二　中国人口老龄化的现状与发展趋势

》【学习目标】

❖ 知识目标

1. 了解世界人口老龄化现状。
2. 了解我国人口老龄化现状。
3. 了解我国人口老龄化的工作机制。

❖ 技能目标

1. 联系社会实际,例证我国人口老龄化的特点。
2. 能够识别我国人口老龄化发展的各种趋势。

❖ 素质目标

1. 具备正确认识我国人口老龄化现状和未来趋势的知识和能力。
2. 清楚我国人口老龄化在全球老龄化中的态势。

》【任务情境】

小李是某基层政府工作人员,单位安排了关于人口老龄化国情教育的培训,培训的主要内容包括我国人口老龄化和其他国家的人口老龄化有什么不同的特点?人口老龄化的未来趋势是什么?我国制定的积极应对人口老龄化的战略举措具有哪些优势?

》【任务分析】

一、人口老龄化的现状

1. 全球人口老龄化现状

人类社会的人口再生产模式先后经历了高出生率-高死亡率、高出生率-低死亡率、低出生率-低死亡率几个阶段。在传统农业社会,人口出生率较高,死亡率也较高,所以人口的自然增长率比较低。工业革命的爆发大幅提高了劳动生产率,加上医疗技术进步和公共卫生事业取得巨大进步,人口死亡率迅速下降，人均预期寿命普遍延长。随着后工业社会的到来，受市场经济和现代社会价值观影响，人们的生育意愿降低，人口出生率显著下降。人口的再生产模式转变为低出生率-低死亡率模式，人口老龄化问题由此逐渐呈现出来。

人口老龄化现象首先出现在发达国家。1864 年，法国 65 岁及以上人口数量占总人口数量的比例超过了 7%，成为世界上最早进入老龄化社会的国家。19 世纪下半叶，挪威、瑞典等国家陆续成为人口老年型国家。20 世纪上半叶，意大利、英国、德国等欧洲国家相继进入人口老龄化社会。1970 年，日本的人口年龄结构由成年型转变为老年型，是亚洲最早进入老龄化社会的国家。进入 21 世纪，发展中国家也开始了人口老龄化进程，而且发展速度非常快。人口老龄化已经成为人类社会发展的必然趋势。

根据《老龄化世界：2015 全球人口报告》，2015 年的全球人口为 73 亿，其中 65 岁及以上的老年人口数量约为 6.171 亿，占总人口数量的比例为 8.5%；预计到 2030 年，全球 65 岁及以上老年人口数量将达到 10 亿，占总人口数量的比例为 12%；到 2050 年，全球人口数量将达到 94 亿，其中 65 岁及以上老年人口数量将达到 16 亿，占总人口数量的比例为 16.7%。欧洲是全球老龄化程度最高的地区，日本是全球老龄化程度最高的国家。亚洲的人口老龄化程度虽然不像欧洲和北美洲那么严重，但由于亚洲人口基数巨大，未来的老龄化问题将尤其突出。2015 年，亚洲 65 岁及以上老年人口数量占总人口数量的比例只有 7.9%，但绝对值为 3.414 亿，占全球老年人口数量总和的 55.3%。预计到 2050 年，亚洲 65 岁及以上老年人口数量将为 9.753 亿，接近全球老年人口数量总和的 2/3。

在人口老龄化社会中，人均预期寿命普遍延长。根据世界卫生组织 2019 年的数据，世界上人均预期寿命排名前十位的国家依次是日本（83.7 岁）、瑞士（83.4 岁）、新加坡（83.1 岁）、澳大利亚（82.8 岁）、西班牙（82.8 岁）、意大利（82.7 岁）、冰岛（82.7 岁）、以色列（82.5 岁）、瑞典（82.4 岁）、法国（82.4 岁）。根据国家统计局发布的数据显示，2019 年中国人口平均预期寿命为 77.3 岁，反映出中国人口素质良好的发展态势，也表明了人民医疗水平和生活水平的改善。

2. 中国人口老龄化现状

根据第五次全国人口普查数据显示，2000 年中国 60 岁及以上人口数量为 1.26 亿，占总人口数量的比例为 10.2%，标志着中国由成年型社会进入老龄化社会。此后的 20 多年，中国的人口老龄化水平迅速提高。2010 年第六次全国人口普查数据显示，中国 60 岁及以上人口数量为 1.78 亿，占总人口数量的比例为 13.3%。2020 年第七次全国人口普查数据显示，中国 60 岁及以上人口数量超过 2.64 亿，占总人口数量的比例为 18.7%；65 岁及以上人口数量超过 1.9 亿，占总人口数量的比例为 13.5%。从 2000 年进入人口老龄化社会到 2020 年的 20 年间，我国老年人的数量有了大幅增加。

根据第七次全国人口普查数据，中国有 12 个省、直辖市 65 岁及以上人口数量占总人口数量的比例超过 14%，已经进入老龄社会。这 12 个省、直辖市分别是辽宁省（17.42%）、重庆市（17.08%）、四川省（16.93%）、上海市（16.28%）、江苏省（16.20%）、黑龙江省（15.61%）、吉林省（15.61%）、山东省（15.13%）、安徽省（15.01%）、湖南省（14.81%）、天津市（14.75%）、湖北省（14.59%）。北京市 65 岁及以上老年人占总人口数量比例为 13.3%，低于全国平均水平（13.5%），居第 16 位。北京市的常住人口中有大量青壮年务工者，这些长期居住的外来人口稀释了北京户籍人口的老龄化程度，总体上降低了北京市的老龄化水平。人口老龄化程度最低的 5 个省、自治区分别是西藏自治区（5.67%）、新疆维吾尔自治区（7.76%）、广东省（8.58%）、青海省（8.68%）和宁夏回族自治区

（9.62%）。从人均预期寿命看，从 2015 年到 2019 年底，中国居民人均预期寿命从 76.3 岁提高到 77.3 岁，2019 年户籍人口人均预期寿命排在前十位的省、直辖市依次是上海市（83.7 岁）、北京市（82.3 岁）、天津市（81.8 岁）、浙江省（79.1 岁）、山东省（78.9 岁）、海南省（78.6 岁）、辽宁省（78.5 岁）、广东省（78.4 岁）、江苏省（78.3 岁）、吉林省（77.6 岁）。根据国家统计局数据显示，至 2021 年底，中国 60 岁及以上人口数达 2.67 亿，占全国总人口数的比例为 18.9%；65 岁及以上人口数达 2.01 亿，占全国总人口数的比例为 14.2%。从各项数据指标来看，中国整体上已经由人口老龄化社会跨入了老龄社会。

2020 年中国的总和生育率是 1.3，远低于 2.1 的替代水平，已经陷入了"低生育率陷阱"。参考发达国家情况，未来想要提高生育率、实现人口增长是非常困难的。今后人口出生率还将持续下降，少子老龄化的特点将更加突出。这是我国应对人口老龄化的巨大挑战。随着老龄化形势的日益严峻，全面调整生育政策被提上议事日程。2015 年 12 月，十二届全国人大常委会第十八次会议审议了《中华人民共和国人口与计划生育法修正案（草案）》，提出自 2016 年 1 月 1 日起实施全面二孩政策。2021 年 7 月，中共中央、国务院公布《关于优化生育政策促进人口长期均衡发展的决定》，提出实施三孩生育政策及配套支持措施。为深入实施一对夫妻可以生育三个子女政策及配套支持措施，完善和落实财政、税收、保险、教育、住房、就业等积极生育支持措施，2022 年 8 月 16 日，国家卫健委等 17 个部门印发《关于进一步完善和落实积极生育支持措施的指导意见》，以促进人口长期均衡发展。为进一步提高人口生育率，缓解人口老龄化压力，已有专家提出应尽快制定出台完全放开的生育政策。

二、中国人口老龄化的特点

中国是世界上最大的发展中国家，与发达国家的人口老龄化相比有其自身特点。目前，中国的人口老龄化具有绝对规模大、发展速度快、区域差异大、城乡差异大、低龄化显著、未富先老、未备先老等特点。

1. 绝对规模大

中国老年人口的绝对规模很大。中国是世界上人口较多的国家之一，中国老年人口的绝对数量居世界首位。根据全国老龄工作委员会办公室预测，到 2025 年，中国老年人口数量将超过 3 亿，2033 年将突破 4 亿，2053 年达到峰值 4.87 亿。根据国家统计局数据显示，截至 2021 年底，全国人口数量为 14.13 亿（包括 31 个省、自治区、直辖市和现役军人人口数，不包括居住在 31 个省、自治区、直辖市的港澳台居民和外籍人员），比 2020 年底增加 48 万人。其中，16～59 岁的劳动年龄人口数量为 8.82 亿，占全国总人口数量的比例为 62.5%；60 岁及以上人口数量为 2.67 亿，占全国总人口数量的 18.9%；65 岁及以上人口数量为 2.01 亿，占全国总人口数量的 14.2%。在出生率方面，2021 年全国全年出生人口数量只有 1062 万，人口出生率为 7.52%；死亡人口数量为 1014 万，人口死亡率为 7.18%；人口的自然增长率仅为 0.34%。可以预期，我国将像很多发达国家经历的那样，很快开始进入人口负增长阶段，只有老年人口数量还将继续增长。

2. 发展速度快

中国的人口老龄化发展迅速，是世界上人口老龄化发展速度较快的国家之一。2000～2010 年，我国总人口的年均增长率为 0.57%，而 60 岁及以上老年人口的年均增长率为 3.09%。2010～2013 年，我国总人口数的年均增长率为 0.01%，而 60 岁及以上老年人口的年均增长率为 5%。全国老龄工作委员会预测，2015～2035 年我国老年人口数量年均增长 1000 万左右。而与国际比较显示，65 岁及以上人口老龄化水平从 7%提高到 20%，法国用了 154 年，瑞典用了 122 年，美国用了 105 年，英国用了 97 年，日本用了 36 年，而我国仅用了 34 年。

3. 区域差异大

不同区域的人口老龄化程度差异很大。上海市是中国最早进入老龄化社会的城市，早在 1979 年其人口结构就转变为老年型。随后，北京、天津、江苏、浙江、山东、广东、辽宁、四川等省、直辖市的人口年龄结构相继进入老年型。东部大部分地区的人口老龄化程度较高，这与东部地区的经济发展水平较高、人均预期寿命较长有一定关系。除了受到地区经济发展水平的影响，区域人口老龄化发展不均衡主要受到人口流动的影响。随着城镇化快速推进，中西部越来越多的青壮年劳动力和少儿人口迁入东部地区，东部地区的老龄化程度得到一定程度的缓解，而中西部劳动力输出量较大的地区的人口老龄化程度提高。2010 年第六次全国人口普查数据显示，宁夏、青海、新疆、西藏等省、自治区还属于人口年轻型社会。2020 年第七次全国人口普查数据显示，仅有西藏自治区尚未进入人口老龄化社会。

4. 城乡差异大

城乡之间人口老龄化程度持续扩大。先进入人口老龄化的欧美国家，人口老龄化一般首先出现在城市，中国也是如此。随着城镇化进程加快，越来越多的农村青壮年劳动力进入城镇，提高了农村老年人口数占农村总人口数的比重，形成农村人口老龄化程度高于城镇的现象。根据人口普查数据，2000 年农村老年人口比例比城镇高 0.84 个百分点，2010 年增长为 3.5 个百分点。2020 年 60 岁及以上的老年人口比例，农村为 23.81%，城镇为 15.82%；65 岁及以上的老年人口比例，农村为 17.72%，城镇为 11.11%；农村比城镇老龄化程度分别高出 7.99 个百分点和 6.61 个百分点。在城镇化进程中，大量农村青壮年人口到城镇务工并长期居住，这是农村人口老龄化的程度和速度高于城镇的主要原因。在城镇化早期，留守老年人和留守儿童现象都很普遍。随着城镇化的推进，更多的儿童随父母到城市居住生活，这更加剧了农村的老龄化程度。人口老龄化城乡差异显著之所以受到广泛关注，最主要的原因是目前我国农村的经济发展水平和社会服务水平相对落后。目前农村地区的养老服务设施、医疗保障、照料护理服务、社会保障水平及基层政府对积极应对人口老龄化的意识方面等普遍低于城市，农村应对人口老龄化比城镇面临更为严峻的挑战。预计 2050 年以前，我国农村人口老龄化程度将始终高于城镇。

5. 低龄化显著

目前我国的人口老龄化程度比较高，但低龄老年人口占到一半以上。2020 年我国老年人口中 60～69 岁的低龄老年人口占比为 55.83%。由于我国老龄化具有低龄化特点，老龄化带来的一系列社会压力目前还不太大。但由于劳动年龄人口数量减少，未来经济发展中劳动力短缺会是一个焦点问题，低龄老年人的人力资源开发成为一个重要课题。我国实施改革开放以来，由劳动年龄人口增长和人口抚养比下降带来的人口红利极大地促进了国家经济的发展。然而，伴随人口老龄化程度不断加深，劳动力数量减少，老年人口抚养比上升，人口红利逐渐消失。因此，能否充分开发老年人力资源成为保持国家经济活力的关键因素。

6. 未富先老

"未富先老"是我国人口老龄化的显著特征。欧美一些发达国家在进入老年型社会时，人均国内生产总值一般在 5000~10 000 美元，而我国进入人口老龄化时国内生产总值尚不足 1000 美元，人口老龄化超前于经济的发展。我国是在经济不发达、社会保障制度不完善的情况下进入老龄化社会的，与西方发达国家相比，我国应对人口老龄化的挑战将会更加艰巨。因此，我国不能照抄西方模式，而要根据我国的国情和文化传统，探索一条具有中国特色的应对人口老龄化的道路。

7. 未备先老

我国的人口老龄化还具有"未备先老"的特点，是指我国在制度尚不完善的条件下应对人口老龄化。我国进入人口老龄化社会以来，人口老龄化程度不断加深，国家对老龄问题的重视程度也逐渐提高，投入逐步加大，社会保障制度和福利服务政策不断完善。2019 年积极应对人口老龄化已经上升为国家战略，政府、市场、社会多元主体共同应对人口老龄化的体制正在形成，但不可否认，在基本制度安排和社会政策落实上仍然存在不少问题，国家和社会在应对人口老龄化上仍有许多亟待解决的问题。例如，养老保障和医疗保障水平还比较低，特别是农村地区，农民的基础养老金非常低，只有 100 多元；农村老龄事业发展明显滞后，各种设备、设施缺乏，基层对积极应对人口老龄化的思想意识不够等。

三、中国的老龄工作体系

1. 老龄工作机构的建立和发展

1982 年，第一届老龄问题世界大会在维也纳召开。为应邀出席联合国老龄问题世界大会，经国务院批准由劳动总局牵头组织成立了老龄问题世界大会中国委员会，并代表中国政府出席会议。同年 10 月，经国务院同意，"老龄问题世界大会中国委员会"更名为"中国老龄问题全国委员会"，成为常设机构。1984 年召开了第一次全国老龄工作会议，将老龄工作的目标概括为"五个老有"，即"老有所养、老有所医、老有所为、老有所学、老有所乐"。

1995 年，经国务院批准，"中国老龄问题全国委员会"更名为"中国老龄协会"，为国务院副部级事业单位，由民政部代管。1999 年，经中共中央、国务院批准，成立全国老龄工作委员会（以下简称全国老龄委），作为国务院主管全国老龄工作的议事协调机构。全国老龄委主任由国务院副总理担任，委员由各成员单位一位副部长级领导担任。全国老龄工作委员会办公室（以下简称"全国老龄办"）负责日常工作。全国老龄办设在民政部，具体工作委托中国老龄协会承担。

2005 年，中央机构编制委员会批准全国老龄办与中国老龄协会合署办公，在国内以全国老龄办的名义开展工作，在国际上主要以中国老龄协会的名义开展老龄事务的国际交流与合作。2006 年，人事部批准全国老龄办参照《中华人民共和国公务员法》管理。2018 年国务院机构改革，组建国家卫健委，全国老龄委的日常工作由国家卫健委承担，民政部代管的中国老龄协会改由国家卫健委代管。

进入 21 世纪以来，随着人口老龄化进程的加快，国家对老龄工作更加重视，提出了加强基层老龄工作的要求。由于基层缺少老龄工作部门，城乡社区老年协会越来越受到重视。最早的农村老年协会产生于 20 世纪 70 年代，是农村老年人针对生产、生活中遇到的问题自发组织成立的。20 世纪 80 年代，在推进社区服务工作的进程中，城镇的老年群众组织逐步发展起来，一些单位和社区建立起老年协会。2001 年 11 月，全国老龄办在云南省召开了"加强社区老龄工作座谈会"，指出规范和加强老年群众组织发展是推动城乡社区老龄工作开展的重要内容。此后，基层老年协会发展迅速，成为城乡社区老龄工作的主要承担者。

2. 老龄工作相关法律法规和政策

1994 年，国家计委、民政部、劳动部等联合印发《中国老龄工作七年发展纲要（1994—2000年）》。从人口年龄结构看，当时中国还没有进入老龄化社会，但 60 岁及以上的老年人口数量已经超过 1 亿，显示了在 20 世纪末即将进入老龄化社会的趋势。2000 年，我国 60 岁及以上人口数量超过总人口数量的 10%，标志着我国进入老龄化社会。进入 21 世纪之后，全国人大及其常委会、国务院及其有关部门颁布了大量老龄法律、法规、规章和政策，初步形成了以《中华人民共和国老年人权益保障法》为主体，包含相关法律、行政法规、地方性法规、国务院部门规章、地方政府规章和有关政策，涉及养老保障、医疗卫生、老龄服务、文化教育、社会参与、权益维护等内容的老龄法律、法规、规章政策和体系。

第 47 届联合国大会通过决议，将 1999 年确定为"国际老年人年"，把"建立不分年龄人人共享的社会"作为国际老年人年的主题。为支持和履行联合国关于国际老年人年的决议，中国政府于 1999 年发布了《中华人民共和国老龄问题国家报告》。报告阐述了中国政府对人口老龄化问题的基本立场，认为老龄问题是影响一个国家社会经济发展的重大战略问题；指出中国是在经济尚不发达的情况下迎来人口老龄化的，因此必须把经济建设作为中心任务，为解决老龄问题准备必备的物质条件。

2000 年，中共中央、国务院发布《关于加强老龄工作的决定》（以下简称《决定》），这是我国第一个以中共中央、国务院名义下发的关于老龄工作的决议。《决定》从国家战略高度确立了老龄工作的地位，指出老龄问题涉及政治、经济、文化和社会生活等诸多领域，是关系国计民生和国家长治久安的一个重大社会问题。全党全社会必须从改革、发展、稳定的大局出发，高度重视和切实加强老龄工作。《决定》提出今后一个时期我国老龄事业发展的主要目标为：建立和完善有中国特色老年社会保障制度和社会互助制度；建立以家庭养老为基础、社区服务为依托、社会养老为补充的养老机制；逐步建立比较完善的以老年福利、生活照料、医疗保健、体育健身、文化教育和法律服务为主要内容的老年服务体系，基本实现老有所养、老有所医、老有所教、老有所学、老有所为、老有所乐。

2001 年国务院颁布的《中国老龄事业发展"十五"计划纲要（2001—2005 年）》是我国第一部老龄事业发展规划，标志着老龄事业开始纳入国民经济和社会发展五年规划当中。2006 年，全国老龄委发布《中国老龄事业发展"十一五"规划》；2011 年，国务院颁布《中国老龄事业发展"十二五"规划》；2017 年，国务院把中国老龄事业发展规划与社会养老服务体系建设规划合并，印发了《"十三五"国家老龄事业发展和养老体系建设规划》。在此期间，国务院有关部门和地方各级人民政府都会依据全国规划，分别制定本部门的老龄工作行动计划和本地方的老龄事业发展规划。

《中华人民共和国老年人权益保障法》的制定和实施是中国老龄事业发展史上的重要里程碑。1996 年 8 月 29 日第八届全国人民代表大会常务委员会第二十一次会议通过《中华人民共和国老年人权益保障法》（以下简称《老年法》）。《老年法》的出台主要在于弘扬中华民族孝亲敬老的传统美德，强制性和约束力相对较弱。随着老龄化程度的不断加深，2012 年 12 月 28 日全国人大常委会表决通过新修订的《老年法》，将积极应对人口老龄化提升为国家的一项长期战略任务，进一步明确了家庭、政府和社会在老年人权益保障中的责任。《老年法》对老年人的家庭赡养与扶养、社会保障、社会服务、社会优待、宜居环境、参与社会发展、法律责任等方面的权益做出了规定。

2019 年，中共中央、国务院发布了《国家积极应对人口老龄化中长期规划》。2021 年中共中央、国务院发布了《关于加强新时代老龄工作的意见》，根据新时代背景对老龄工作提出总体要求，并做出具体部署，是加强新时代老龄工作的纲领性文件。坚持积极老龄化观念，以积极的态度、积极的政策、积极的行动应对人口老龄化，最大限度地防范化解人口老龄化风险，最大限度地把握人口老龄化战略机遇。

四、中国人口老龄化的发展趋势

1. 老年期推迟

与 20 世纪初期相比，20 世纪末人类寿命平均增加了 30 岁，这是人类和平发展取得伟大成就的标志之一，1999 年时任联合国秘书长的安南提出，人类进入了"长寿时代"。和传统社会相比，在人类普遍长寿的时代，人生的每一个阶段都不同程度地延长了，人们对于年龄的观念也随之逐渐改变。最突出的表现是，进入老年期的年龄界限提高了。人口老龄化成为全球趋势后，世界卫生组织提出了新的年龄分段：44 岁及以下为年轻人，45～59 岁为中年人，60～74 岁为年轻老年人，75～89 岁为老年人，90 岁及以上为长寿老年人。

老龄社会劳动年龄人口下降，老年人力资源受到更多重视。世界各国根据本国情况进行延迟退休制度改革，我国现行的退休制度是 20 世纪 50 年代制定的，那时中国人的平均寿命只有 50 岁左右。现在我国的人均寿命已经增加了二三十岁，还继续沿用之前对于老年期的规定显然已经不再恰当。近年来，我国也一直在探讨制定延迟退休制度。

2. 老龄化程度提高

新中国成立后，我国有 3 次人口出生高峰，当出生高峰人群进入老年期时，就带来人口老龄化浪潮。第一次人口出生高峰出现在 1950～1958 年，相应的人口老龄化高峰发生在 2010～2018 年。1962～1975 年是我国的第二次人口出生高峰，相应地，我国将在 2022～2035 年迎来第二次人口老龄化浪潮。第三次人口出生高峰发生在 1981～1994 年，因此我国将于 21 世纪中叶迎来第三次人口老龄化浪潮，届时我国的老年人口数量将接近 5 亿。预计在 2053 年之后，我国老年人口的规模将逐渐缩小。

目前第二次出生高峰的人口已经开始进入老年期，我国即将迎来第二次人口老龄化浪潮。未来十几年将是我国人口老龄化水平的快速增长期，而到 21 世纪中叶老年人口数量将达到峰值。根据全国老龄办预测，我国老年人口将在 2053 年达到峰值 4.87 亿人，约占届时亚洲老年人口的 1/2、世界老年人口的 1/4。21 世纪后半叶，我国的老年人口数量将稳定在 3.8 亿～4 亿。2070 年之前，我国将一直是世界上老年人口规模最大的国家。从现在到 2050 年，中国人口正在经历着人口老龄化急速发展、总人口进入负增长并逐步迈入重度老龄化阶段。

3. 高龄化程度加深

随着生育率降低和老龄化程度的加深，我国的老龄化将进一步呈现高龄化趋势，高龄化将带来失能半失能风险水平，高龄失能失智老年人数量持续增多，给医疗卫生服务体系和老年照护服务体系带来较大压力。高龄化是指 80 岁及以上高龄老年人占全体老年人比例上升的过程，对社会发展的挑战更为巨大。随着年龄的增长，老年人的身体机能不断下降，自理能力不断降低，对于长期照护的需求大幅增长。我国一直强调家庭养老的基础作用，但是长期照护对于专业性的要求较高，家庭照护难以承担。当前，我国的社会化养老服务还很不充分，特别是农村地区的养老服务仍处在起步阶段，未来高龄老年人的长期照护问题将是我国应对人口老龄化的主要挑战。

在中国目前的人口中，80 岁及以上的高龄老年人成为人数增长最快的一个群体。1990～2001年，中国 80 岁及以上高龄老年人从 768 万人增加到了 1300 万人。到 2050 年，预计我国 80 岁及以上老年人口数量达到 1 亿以上。

4. 不确定因素增多

人口老龄化是人类面临的重要问题之一，给国家经济社会的发展带来广泛而深刻的影响，是影响国计民生、民族兴衰和国家长治久安的重大结构性、战略性、全局性问题。在全球化、市场化、信息化的大时代背景下，中国人口年龄结构老化不仅是一种人口转型，还伴随着急剧的社会转型、经济转型和文化转型。这既包括宏观社会经济形态的转变、社会治理方式的转变，也包括家庭模式和功能的转变、代际关系和资源配置的转变，以及权利和责任关系的转变等。在充满不可预测性的未来图景下，我国将会应用中国智慧，创造中国方案，为人类应对人口老龄化问题贡献中国力量。

》》【任务实施】

"十四五"时期我国将进入人口老龄化快速发展期。随着 19 世纪 60 年代高峰期出生的人陆续进入老年期，我国老年人口即将进入大幅增长的阶段，新增老年人口数量预计达到 5200 万，将是"十三五"时期的 1.5 倍，2025 年我国 60 岁及以上老年人口数量将突破 3 亿，人口老龄化的浪潮达到一个新高度。我国根据国情制定了积极应对人口老龄化的战略举措，这些举措具有鲜明的中国特色，形成了特色优势的中国方案（表 1-2-1）。

表 1-2-1　积极应对人口老龄化中国方案的优势

制度优势	中国共产党的统一领导
	社会主义制度优越性
	民主集中制
高质量经济发展优势	经济的长期高速发展
	世界第二大经济体
传统文化优势	家庭养老
	孝亲敬老
组织体系优势	老龄组织体系完备
	老龄组织职责明确
老年社会组织	基层老年协会
	其他老年社会组织

【知识拓展】

完善老年教育，发挥老年教育在老年人力资源开发中的作用

教育水平是老年人力资源质量的体现。根据第六次和第七次全国人口普查数据显示，我国15岁及以上人口的平均受教育年限由2010年的9.08年提高到2020年的9.91年；每10万人中拥有大学文化程度的人数由2010年的8930人上升为2020年的15 467人；文盲率则由2010年的4.08%下降为2020年的2.67%。可以预期，未来我国老年人整体受教育程度将继续提升。因此，要积极发挥老年教育在老年人力资源开发中的作用。

1. 提高老年大学的教育属性

老年大学根据本地区老年人的学习能力和学习需要，引导老年人进行高质量学习。转变以往老年大学以休闲娱乐为主的教学方向，针对学习者的多元化需求，完善课程体系，满足老年人多层次的学习需求。对老年教育进行分层，将休闲娱乐类课程转移到非正式的老年教育平台，如社区文化教育活动中心等。让老年人可以各取所需，获得与其需求相匹配的文化教育服务。

2. 加强后职业教育

在老年教育体系中，针对低龄老年人和提前退休的准老年人，开展老年期的职业规划教育，开展与社会需求紧密衔接的后职业教育，帮助有继续工作意愿的老年人提升职业技能，满足老年人再就业需求。

3. 衔接终身教育体系

更加合理地利用和配置资源，将针对老年人的后职业教育与成人教育、职业教育相衔接，形成连续性的终身教育服务体系。允许退休者和老年人参与终身教育的其他部分，如高等教育、职业技能教育等。同时，老年大学更加开放，不仅是对更多的老年人开放，借鉴国外经验，也要对其他年龄群体开放，建成不分年龄的"全龄学校""混龄学校"。

4. 增加志愿服务和家庭照顾内容

除了就业，老年人继续发挥作用，还在志愿服务和家庭照顾领域做出贡献。特别是家庭照顾，在当前社会托幼服务短缺、养老服务不足的情况下，低龄老年人已经成为家庭照顾的主要力量。在以家庭育幼和家庭养老为基础的社会传统和政策导向下，老年人在家庭照顾方面做出的贡献不容忽视。老年人提供的家庭无偿照顾分担了社会照顾成本，缓解了年轻人的就业压力和生活压力，对经济社会发展有积极贡献。承担家庭照顾责任的老年人面临很多困难，应在社会服务政策体系中统筹考虑，包括在老年教育体系中增加志愿服务和家庭照顾相关内容，帮助从事志愿服务和家庭照顾的老年人拓展知识、提升能力。

5. 以社区为中心开展老年教育服务

社区是老年人生活的主要区域，在社区层面建立"老年人才中心"或"银发人才中心"、开展

社区老年教育职业技能培训服务，更有利于老年人参与基层社会治理、参加社会各领域活动，更好地发挥作用。

》》【实训练习】

实训练习答案

一、单项选择题

1. 世界上第一个进入人口老龄化的国家是（   ）。
   A. 英国
   B. 法国
   C. 美国
   D. 日本

2. 2020 年进行的第（   ）次全国人口普查，这一年中国的总和生育率是（   ）。
   A. 七，1.3
   B. 七，2.1
   C. 六，1.3
   D. 六，2.1

3. 我国实行全面二孩政策是（   ）年。
   A. 2015
   B. 2016
   C. 2017
   D. 2018

4. 第七次全国人口普查时我国还没有进入人口老龄化的省份是（   ）。
   A. 青海
   B. 宁夏
   C. 西藏
   D. 新疆

5. 2053 年我国老年人口达到峰值时人数约为（   ）亿。
   A. 14.13
   B. 2.67
   C. 4.87
   D. 4

二、判断题

1. 中国的人口老龄化进程和世界上发达国家一样。（   ）
2. 我国人口这么多，不会产生低生育陷阱。（   ）
3. 现阶段我国农村老龄化程度高于城市。（   ）
4. 我国各省份进入人口老龄化的时间是一致的。（   ）
5. 从现在到 2035 年我国迎来第二次人口老龄化浪潮是对应于 1962～1975 年的人口出生高峰。（   ）

三、简答题

简述我国人口老龄化的发展趋势。

任务三　积极应对人口老龄化国家战略和健康促进行动

》【学习目标】

❖ 知识目标

1. 了解积极应对人口老龄化国家战略出台过程和重要意义。
2. 了解健康老龄化和国家健康促进行动的内容和进展情况。
3. 了解我国养老和医疗政策现状。

❖ 技能目标

1. 能够复述积极应对人口老龄化国家战略的主要目标。
2. 能够掌握老龄精神心理政策文件的核心内容。

❖ 素质目标

1. 具备积极应对人口老龄化国家战略和健康促进行动的知识、视野和格局。
2. 了解国家政策及其对促进老龄心理科学事业发展的重要意义。

》【任务情境】

研究生黎明参加了"人口老龄化的国际比较研究"课题，他的任务是整理党中央对人口老龄化特别是健康老龄化和积极老龄化认识的文献资料，特别是党的十八大以来，党中央如何系统谋划，顶层设计，统筹兼顾，做出了哪些决策部署，出台了哪些政策文件，以及这些部署和政策文件对我国积极应对人口老龄化的指引作用。

》【任务分析】

一、健康老龄化

人们对健康老龄化的认识经历了从个体到群体，再到社会，从局部逐步认识深入到全局的过程。

1. 健康老龄化的理念发展

人们认识到健康的重要性，首先是因为老年期疾病的高发。老年人身体和心理机能的一系列衰老变化，以及由于退休、生活状态改变等各种生活事件造成的丧失感，使老年人的晚年生活面临着一种新的挑战和压力，影响着老年人的自我价值感和生活质量，也对社会的医疗卫生服务体系造成供不应求的压力。1987年，世界卫生大会上第一次正式提出了"健康老龄化"的概念，1990年的世界老龄大会上，世界卫生组织提出"健康老龄化"的理念，核心观点是健康应该包括生理健康、心理健康和社会适应良好，老年人心理健康的研究也逐渐增多。以对老年人个体的研究结果为出发点，人们当时认为，只要老年人身体健康了，医疗卫生的压力减少了，人口老龄化的问题就得到了解决。

在世界一些国家陆续进入人口老龄化行列的情况下，在社会实践中，人们逐步认识到健康老龄化不仅仅是老年人个体的问题，更是一个涉及社会层面的全局问题。为应对人口老龄化的全球化挑战，联合国在《2001年全球解决人口老龄化问题方面的奋斗目标》中指出健康老龄化是指从整体上促进老年人的健康，从而使老年人在体力、才能、社会功能、感情、脑力和精神方面得到平衡发展。

2015年，世界卫生组织出版了《关于老龄化与健康的全球报告》，书中提出了健康老龄化的完整定义。健康老龄化是发展和维护老年健康生活所需的功能发挥的过程，其需要社会给老年人提供最大化的良好健康机会，以使老年人能积极参与社会并享受独立的高品质晚年生活，享受健康福祉。这里强调了健康老龄化的目的，并不是为了单纯延长存活的时间，而是要提高晚年的生活质量和生命质量，保持全生命周期的健康和自主性，使老年人有选择自己想要的生活的能力和基础。在我国，健康老龄化致力于延长老年人自理期，降低老年人陷入失能和半失能的概率。

除了重视老年人自身的身心健康，人们还关注到，社会生活环境和制度政策也对老年人产生着重要影响。因此，注重社会环境健康，保证老年人生活在氛围良好的社会环境中也非常重要。老年人在行动能力和社会功能上的健康，将卫生体系从以疾病为基础的医疗模式向以老年人需求为核心的综合关怀模式转变，构建从前期的健康行为干预到中期慢性病管理，再到后期长期照护等生理—心理—社会的综合式健康促进系统。

2. 健康老龄化在中国

在中国，健康老龄化的理念得到了较好的贯彻执行，老龄健康政策和文件陆续出台。2016年8月19日，全国卫生与健康大会在北京市隆重召开，这是21世纪以来我国召开的第一次卫生与健康大会，具有里程碑意义。大会指出，预防为主，中西医并重，将健康融入所有政策，人民共建共享。要倡导健康文明的生活方式，树立大卫生、大健康的观念，把以治病为中心转变为以人民健康为中心，建立健全健康教育体系，提升全民健康素养。

2016年10月，中共中央、国务院印发《"健康中国2030"规划纲要》，本规划纲要推进健康中国建设的宏伟蓝图和行动纲领：到2030年，主要健康指标进入高收入国家行列，人均预期寿命达到79岁；到2050年，建成与社会主义现代化国家相适应的健康国家。

2019年7月15日，国务院印发《关于实施健康中国行动的意见》发布，提出实施15个专项行动，健康中国有了清晰的行动"路线图"。

2020年6月1日，《中华人民共和国基本医疗卫生与健康促进法》实施，"国家实施健康中国战略"写入法律。

2022年，国家卫健委等13个部委联合颁布了《"十四五"健康老龄化规划》，强调持续发展和维护老年人健康生活所需要的内在能力，促进实现健康老龄化。该规划提出9项主要任务，其中第二项是"完善身心健康并重的预防保健服务体系"，包括提高基本公共卫生服务促进老年人健康的能力，完善老年人预防保健服务体系，开展老年人心理关爱服务，推进体卫融合。明确提出了促进老年心理健康的任务。

需要指出的是，面对人口老龄化带来的挑战，倡导公民树立"主动健康"的理念，是实现健康中国的重要保证。"主动健康"强调健康关口前移，关切个体独立性和能动性，重视生命个体行为的积极持续参与。这不仅是应对老龄化的重要手段，更是全年龄段人群需要树立的健康理念。

二、积极老龄化和积极应对人口老龄化国家战略

20 世纪 90 年代，受后现代主义思潮和积极心理学的影响，美国对老龄社会的观念也开始由消极变为积极，掀起了积极老龄化的运动。2002 年，世界卫生组织根据全球各地开展健康老龄化的研究进展，推出了《积极老龄化：政策框架》，该文件详细地阐述了积极老龄化概念的内涵和政策应对。积极老龄化是为了改善和提高老年期的生活质量，尽可能使老年人健康、参与和保障的机会获得最佳的过程，提出健康、参与、保障三大支柱。老年人要保持独立性和自主性，并从生命全周期的角度来看健康老龄化和老年人的健康，指出老年人在增龄的过程中降低危险因素的积累就能够延缓或推迟人的衰老，享受到更长时间的健康生活，即使出现某个器官失能，经过社会给予的友好帮助，老年人仍然能够发挥功能。倡导老年人继续享有社会参与的权利，积极发挥自己的主观能动性，通过行动消除对老年人的年龄歧视，拒绝在社会中的边缘化。保障则指社会要给老年人提供良好的收入保障和社会保健、生活环境友好和有尊严的工作。积极老龄化成为全球应对人口老龄化挑战的政策框架和重要的战略计划，各国在积极老龄化的政策框架下，结合本国的国情和文化传统确立和发展了各自的积极老龄化概念和政策战略。

积极老龄化成为当代国际上应对人口老龄化的共识。在中国，2006 年，积极应对人口老龄化在中共中央、国务院发布的《关于全面加强人口和计划生育工作统筹解决人口问题的决定》中第一次被提出，2006 年出台的《中华人民共和国国民经济和社会发展第十一个五年规划纲要》中首次写入"积极应对人口老龄化"；2012 年 12 月，中华人民共和国第十一届全国人民代表大会常务委员会第三十次会议上修订通过的《中华人民共和国老年人权益保障法》第四条明文规定，积极应对人口老龄化是国家的一项长期战略任务；在党的十八大报告中明确指出，积极应对人口老龄化，大力发展老年服务事业和老龄产业。

2019 年，中共中央、国务院印发了《国家积极应对人口老龄化中长期规划》，近期至 2022 年，中期至 2035 年，远期至 2050 年，是 21 世纪中叶我国积极应对人口老龄化的战略性、综合性、指导性文件。《国家积极应对人口老龄化中长期规划》明确了积极应对人口老龄化的战略目标，即积极应对人口老龄化的制度基础持续巩固，财富储备日益充沛，人力资本不断提升，科技支撑更加有力，产品和服务丰富优质，社会环境宜居友好，经济社会发展始终与人口老龄化进程相适应，顺利建成社会主义现代化强国，实现中华民族伟大复兴的中国梦。到 2022 年，我国积极应对人口老龄化的制度框架初步建立；到 2035 年，积极应对人口老龄化的制度安排更加科学有效；到 21 世纪中叶，与社会主义现代化强国相适应的人口老龄化制度成熟完备。

2020 年 10 月，中共中央《关于制定国民经济和社会发展第十四个五年规划和二○三五年远景目标的建议》提出，实施积极应对人口老龄化国家战略，这是国家做出的重大战略部署。积极应对人口老龄化不仅能提高老年人生活质量，维护老年人尊严和权益，还能促进经济发展、增进社会和谐。要积极看待老龄社会、老年人和老年生活，以积极的态度、积极的政策、积极的行动应对人口老龄化。要统筹人口老龄化涉及的生育养育、教育培训、退休社保、收入分配、产品服务等政策制度，最大限度地防范化解人口老龄化风险，最大限度地把握人口老龄化战略机遇。以系统观念统揽全局，从我国实现人口均衡发展最需要关注的"少子老龄化"等问题入手，提出了"十四五"时期实施积极应对人口老龄化国家战略的思路和任务。积极应对人口老龄化国家战略的主要目标，在国

家层面要实现积极老龄化，从健康、参与和保障 3 个基础方面建立完善政策体系，以提高老年人生活质量，确保老年人分享社会发展成果；在人口发展层面要促进人口长期均衡发展，对当前人口老龄化进行干预，以控制未来的人口老龄化过程；在社会层面要实现可持续发展。由此，积极应对人口老龄化与科教兴国、健康中国、乡村振兴等国家战略并列成为国家顶层设计的重要组成部分。

为实施积极应对人口老龄化国家战略，加强新时代老龄工作，提升广大老年人的获得感、幸福感、安全感，2021 年 11 月，中共中央、国务院颁布《关于加强新时代老龄工作的意见》，这是继 2000 年提出的《关于加强老龄工作的决定》之后，中共中央、国务院对老龄工作做出的重要指示，《关于加强新时代老龄工作的意见》提出了健全养老服务体系、完善老年人健康支撑体系、促进老年人社会参与、着力构建老年友好型社会、积极培育银发经济等内容。

积极应对人口老龄化已成为国家顶层设计和战略方针。实施积极应对人口老龄化国家战略事关国家发展全局，事关百姓福祉，对"十四五"和更长时期我国经济社会持续健康发展具有重大和深远的意义。

》【任务实施】

新中国成立之后，我国制定了一系列老年人福利政策和制度。进入老龄社会以来，根据人口老龄化的形势发展变化及社会经济和老年群体的需求，我国老龄政策和制度不断发展完善。在我国完成积极应对人口老龄化顶层设计之后，各级部门以积极的行动贯彻和实施积极应对人口老龄化战略，有关精神卫生和心理服务方面的政策法规陆续出台，我国老龄法律政策体系日臻完善。

1. 政策制度方面的任务实施

我国的老龄政策制度最初表现在为老年人养老制定了各项福利政策和制度，包括退休制度、医保制度、社会救助制度、高龄津贴制度等。这些政策制度随着社会经济发展形势的变化经历了多次的演变，可大致分为 3 个发展阶段。

第一阶段从建国到改革开放之前（1949～1978 年），为我国各项福利政策制度建立阶段。1950 年政务院发布《中央人民政府政务院财政经济委员会关于退休人员处理办法的通知》，作为第一个退休法规探索建立职工、干部退休管理办法，现行的退休制度则是 1978 年 6 月颁发的《国务院关于工人退休、退职的暂行办法》和《国务院关于安置老弱病残干部的暂行办法》规定的；1951 年政务院通过《中华人民共和国劳动保险条例》，标志着我国企业职工养老保险制度的建立，公费医疗和劳保医疗也在 20 世纪 50 年代初期建立。1956 年，《1956 年到 1967 年全国农业发展纲要》设立五保制度，各地设立敬老院供养五保户，形成独具中国特色的农村五保供养制度的雏形，作为农村社会救助制度延续至今。

第二阶段为改革开放到我国进入老龄社会之前（1978～2000 年），这一阶段主要为养老与医疗政策制度的深化和完善。1995 年国务院颁布《关于深化企业职工养老保险制度改革的通知》，1998 年国务院颁布了《关于建立城镇职工基本医疗保险制度的决定》（国发〔1998〕44 号文件），在全国范围确立了社会统筹与个人账户相结合的城镇职工养老、医疗保险制度模式。城乡养老和医疗保障框架初步形成，这时的制度政策覆盖范围小，处于成立和探索初期阶段。1994 年，我国制定了第一部老龄工作中长期规划《中国老龄工作七年发展纲要（1994—2000 年）》。1996 年，我国颁布第一部《中华人民共和国老年人权益保障法》，老龄工作和老年人权益保障开始起步发展。

第三阶段即 2000 年之后，随着进入老龄社会和对人口老龄化认识的全面深入，老龄工作重点任务纳入经济社会发展规划，纳入民生实事项目，老龄政策制度表现为从"老年人养老"角度转向全面建设社会主义现代化国家的高度，把积极老龄观、健康老龄化理念融入经济社会发展全过程，并将积极应对人口老龄化上升为国家战略。这一阶段，不仅仅是养老保障和养老服务领域相关政策陆续出台，城乡一体化进展加速，基本建成全覆盖多层次的社会保障制度，还从国民经济和社会全面发展的高度出台了老龄事业发展规划和发展纲要。2000 年 8 月，中共中央、国务院出台《关于加强老龄工作的决定》，2001 年 7 月，国务院颁布第一个老龄事业五年规划《中国老龄事业发展"十五"计划纲要（2001—2005 年）》，2006 年国家五年计划改称五年规划，2021 年国务院印发《"十四五"国家老龄事业发展和养老服务体系规划》（国发〔2021〕35 号）。老龄事业发展五年规划成为老龄政策出台的指引和框架。

在农村养老保障领域，2003 年《国务院办公厅转发卫生部等部门关于建立新型农村合作医疗制度意见的通知》（国办发〔2003〕3 号）出台，以大病统筹为主的农民医疗互助共济制度——新型农村合作医疗（以下简称"新农合"）正式建立；2006 年 1 月 1 日，《中华人民共和国农业税条例》正式废止；2009 年 9 月，《国务院关于开展新型农村社会养老保险试点的指导意见》正式发布，我国农民在 60 岁后将能享受国家普惠式的养老保障。

在城镇养老保障领域，2007 年《国务院关于开展城镇居民基本医疗保险试点的指导意见》（国发〔2007〕20 号）明确提出，逐步建立以大病统筹为主的城镇居民基本医疗保险制度。2012 年底实现了新型农村社会养老保险和城镇居民社会养老保险制度全覆盖，同一年年底，我国基本医疗保险也从制度上覆盖全民。2016 年，国务院发布《关于整合城乡居民基本医疗保险制度的意见》（国发〔2016〕3 号），整合城镇居民基本医疗保险和新型农村合作医疗两项制度，建立统一的城乡居民基本医疗保险制度。这些重大政策有利于破除城乡二元结构，保障和提高老年人特别是农村老年人的生活质量，逐步实现基本公共服务均等化，促进社会公平正义。

此外，在养老保障领域各省、自治区、直辖市建立了高龄津贴制度、城市医疗救助制度、高龄失能老年人补贴制度等，多层次养老保障体系进一步完善，养老保障水平逐步提高。同时，积极解决老年人在信息时代遇到的数字鸿沟，推进智慧健康养老，拓展信息技术在养老领域的运用等。老龄公共政策日益丰富和细化，涉及老年人生活的方方面面，为老年人打造出安全的社会保障网络，营造出与积极应对人口老龄化国家战略相适应的政策环境。

2. 提升老龄社会精神心理健康方面的任务实施

随着物质的丰富，生活环境等硬件设施完善，老年人养老的物质保障得到满足，老年人的精神心理状况等养老软环境也引起了关注和重视，"精神养老"被摆在了养老服务的大框架中。随着老年人整体教育水平和文化素质的不断提升，他们表达出复杂和多元的精神、心理与情感需求，仅从物质层面去关注老年人的生活状态，或从健身活动、广场舞等方面衡量他们的精神文化需求，是片面和浅薄的。物质生活水平普遍提高之后，精神层面需求的满足是决定老年人生存质量的更为重要的因素。因此，为满足老年人精神心理需求，促进健康老龄化，针对老年人精神心理健康服务，国内已经出台一系列政策和指导性文件。

2013 年 5 月 1 日施行《中华人民共和国精神卫生法》，并于 2018 年进行了修订，强调了精神卫生事业的发展，尤其是老年人的精神卫生值得关注，精神疾病社区康复工作也进入规范发展阶段。精神卫生事业在法律保障和政策引导下有了长足发展。

2016 年，《"健康中国 2030" 规划纲要》提出了健康中国建设目标和任务。推进健康中国建设，要坚持预防为主，推行健康文明的生活方式，营造绿色安全的健康环境，减少疾病发生。要调整优化健康服务体系，强化早诊断、早治疗、早康复，坚持保基本、强基层、建机制，更好地满足人民群众健康需求。突出解决好妇女、儿童、老年人等重点人群的健康问题。《"健康中国 2030" 规划纲要》是推进健康中国建设的行动纲领。2018 年，国家卫健委设立老龄健康司，建立并完善老年健康服务工作体制。

为贯彻落实党的十九大提出的加强社会心理服务体系建设，培育自尊自信、理性平和、积极向上的社会心态的要求，2018 年 11 月 19 日，国家卫健委等 10 部门联合发布了《关于印发全国社会心理服务体系建设试点工作方案的通知》，要求建立健全社会心理服务网络，加强重点人群心理健康服务，探索社会心理服务疏导和危机干预规范管理措施，为全国社会心理服务体系建设积累经验。提出为空巢、丧偶、失独、留守老年人等提供心理辅导、情绪疏解、家庭关系调适等心理健康服务；城市、农村普通人群心理健康核心知识知晓率达到 50% 以上；通过购买服务等形式，引导和支持心理咨询人员为公众提供心理健康教育与科普知识宣传，同时开展实践操作等方面的继续教育、专业培训。比起以往的宏观政策性文件，本次联合印发的文件具有更具体、更好落地的特点，这说明国家对社会心理服务体系工作的指导，从"呼吁、倡导"阶段迈进具体落实、试点开展的阶段，从国家和制度层面推进心理服务工作扎根落地。

2019 年，国家卫健委等 8 部门出台《关于建立完善老年健康服务体系的指导意见》，这是我国第一个关于老年健康服务体系的指导性文件，有利于促进资源优化配置，逐步缩小城乡、区域差距，促进老年健康服务公平可及。《关于建立完善老年健康服务体系的指导意见》按照老年人健康特点和老年人健康服务需求，提出要构建包括健康教育、预防保健、疾病诊治、康复护理、长期照护、安宁疗护的综合连续、覆盖城乡的老年健康服务体系，重视老年人心理健康。

2021 年，国家卫健委、全国老龄办和国家中医药局联合发布了《关于全面加强老年健康服务工作的通知》，提出要开展老年人心理健康服务。重视老年人心理健康，针对抑郁、焦虑等常见精神障碍和心理行为问题，开展心理健康状况评估和随访管理，为老年人特别是有特殊困难的老年人提供心理辅导、情绪纾解、悲伤抚慰等心理关怀服务。总结推广老年心理关爱项目经验，到 2025 年，老年人心理关爱项目点覆盖全国所有县（市、区）。

2022 年 6 月，国家卫健委办公厅印发《关于开展老年心理关爱行动的通知》，主要目标是了解掌握老年人心理健康状况与需求，增强老年人心理健康意识，改善老年人心理健康状况及提升基层工作人员的心理健康服务水平。各地按要求对老年人心理关爱点常住 65 岁及以上老年人开展心理健康评估，重点面向经济困难、空巢（独居）、留守、失能（失智）、计划生育特殊家庭老年人。这将有助于提升全社会对老年人心理健康的关注，提高老年人心理健康水平，改善老年人生活质量。

总之，政策和文件对老年人精神心理健康的关注和促进作用方兴未艾，如何借法律、法规和政策的推动促进老年人精神心理服务质量的提升和老龄心理科学事业的健康发展，促进老龄心理科学从解决个体的心理问题上升为服务于国家公共心理卫生的高度是每个老龄心理学科的服务和研究人员需要思考与实践的问题。

国家关于健康老龄化和积极老龄化的决策部署，特别是中共十九届五中全会提出实施积极应对人口老龄化国家战略，为"十四五"乃至更长时期应对人口老龄化指明了方向。积极应对人口老龄化理念和行动是从健康老龄化理念经过了实践和学术的演变。积极应对人口老龄化是解决老龄化问题的根本出路，为应对人口老龄化提供了新的思想方法和发展理念。积极应对人口老龄化必须以促进老年健康、实现健康老龄化为基础和前提。

　　综上所述，积极应对人口老龄化上升为国家战略，为应对人口老龄化提供了新动能，提升了健康老龄化的重要性，老龄公共政策和老年精神心理健康法律法规和政策也为老龄心理健康事业和学科发展提供了良好机遇。大力提升老年人护理行业的专业水平，维护老年人的心理健康是推广积极老龄观、健康老龄化理念，响应国家健康促进行动的号召，也是贯彻和落实积极应对人口老龄化国家战略任务的重要行动。

》》【实训练习】

实训练习答案

一、单项选择题

1. "实施积极应对人口老龄化国家战略"是在（　　）中提出的。

　　A.《国家积极应对人口老龄化中长期规划》

　　B.《关于制定国民经济和社会发展第十四个五年规划和二〇三五年远景目标的建议》

　　C.《关于加强新时代老龄工作的意见》

　　D.《中华人民共和国老年人权益保障法》

2. 《关于实施老年人心理关爱项目的通知》要求，到（　　）年，老年心理关爱项目点覆盖全国所有县（市、区）。

　　A. 2025　　　　　　　　B. 2035　　　　　　　　C. 2040　　　　　　　　D. 2050

3. 积极老龄化的三大支柱是（　　）。

　　A. 独立，健康，保障　　　　　　　　B. 健康，参与，保障

　　C. 独立，参与，尊严　　　　　　　　D. 参与，照顾，自我充实

4. 实施（　　）国家战略，事关国家发展全局，事关百姓福祉，对"十四五"和更长时期我国经济社会持续健康发展具有重大和深远的意义。

　　A. 积极应对人口老龄　　　　　　　　B. 健康中国

　　C. 健康老龄化　　　　　　　　　　　D. 积极老龄化

5. 《中华人民共和国农业税条例》正式废止的时间是（　　）。

　　A. 2006 年 1 月 1 日　　　　　　　　B. 2007 年 1 月 1 日

　　C. 2008 年 1 月 1 日　　　　　　　　D. 2009 年 1 月 1 日

6. 《关于印发全国社会心理服务体系建设试点工作方案的通知》中要求，城乡普通人群心理健康核心知识知晓率应达到（　　）以上。

　　A. 50%　　　　　　　B. 60%　　　　　　　C. 70%　　　　　　　D. 80%

二、判断题

1. 健康老龄化就是老年人的健康问题。（　　）

2. 社会生活环境和制度政策也影响着老年人的健康。（　　）

3. 加强社会心理服务体系建设，培育自尊自信、理性平和、积极向上的社会心态是党的十八大提出的。（　　）

4. 《"十四五"健康老龄化规划》明确提出了促进老年心理健康的任务。（　　）

5. "正气存内，邪不可干"出自《黄帝内经·素问》，正气是指人体抵抗疾病的能力，正气旺盛则不容易生病，生命以正为本。　　　　　　　　　　　　　　　　　　　　　　（　　　）

三、简答题

简述积极应对人口老龄化国家战略的意义和目标。

项目二 >>

衰老与发展

◇ **项目介绍**

　　人生进入老年期，机体的生理和心理都存在较大的退行性变化。在生理方面，最突出的表现就是神经系统的衰退，进而对老年人的认知功能产生较大的影响；在心理方面，老年人的认知、情绪和人格特征都有其独特之处。此外，老年人还有可能受到离退休、经济因素、家庭关系及意外事故（如失独、丧偶）等因素的影响，进而对其心理健康产生不利影响。需要注意的是，对于老年人的心理健康，从全生命周期的角度去看待是一个更广阔的视角。以认知健康为例，早年的教育水平、中年期的多器官疾病风险的防控及老年期的健康生活习惯和积极健康维护都会对晚年的心理障碍风险产生重要的作用。因此，作为护理人员，应该科学、全面地了解人的衰老过程，而不是孤立地看待老年期的生理或心理变化。

任务一　老年阶段生理变化特点

》【学习目标】

❖ 知识目标

1. 了解老年阶段躯体老化特点。
2. 了解老年阶段神经系统老化特点。
3. 掌握老年阶段常见慢性病的种类。

❖ 技能目标

掌握老年人生理变化情况的应对技巧。

❖ 素质目标

具备应对老年人在老年期各项生理变化的知识、能力和心态。

》【任务情境】

王叔叔年轻时当过兵，身体非常健康，一直都感到精力充沛并且很少生病。但是在年老之后，他经常会感觉自己的身体大不如前，不仅感觉自己在躯体活动和记忆上的迟缓，还饱受多种慢性疾病的困扰。前后的对比让王叔叔陷入了对自己身体变化的困惑中，他不禁发出疑问：伴随着衰老，我的身体到底发生了什么样的变化？

为了解答王叔叔的问题，就需要掌握老年阶段一般都存在哪些生理变化特点。只有充分了解了老年阶段躯体、神经系统老化的特点及老年阶段的常见慢性病，结合实际情况，才能系统性地掌握老年阶段生理变化产生的原因和发展情况，从而具备应对老年人在老年期各项生理变化的知识、能力和心态。实际上，伴随着老化，人体的细胞、组织和各个系统都会发生变化。那么，老年阶段的生理变化具体都有哪些表现，可以采取哪些具体措施和技巧应对这些变化？这些问题在任务一的内容中都会逐一被解答。

》【任务分析】

一、躯体老化

总体来说，随着年龄的增长，老年人身体的各个层次都会表现出不同程度的功能减退，从人体最小的结构——细胞到各组织、器官、系统都会随老化出现一定程度的功能下降，人体的代谢等功能也会因此而失调。

1. 人体组织成分的变化

（1）体内水分逐渐减少

整体而言，老年期人体内的水分会减少。60 岁以上男性全身含水量为 51.5%，正常男性平均含水量为 60%；60 岁以上女性全身含水量为 42%～45.5%，正常女性平均含水量为 50%。数据显示，不管是男性还是女性，老年期人体内的水分都发生了明显减少，因此老年人很容易发生脱水的现象，需要注意尽量不要缺水或过度出汗。

（2）脂肪细胞储备增多

随着年龄的增长，老年人新陈代谢的速度逐渐减慢，耗热量逐渐降低，这些会导致摄入的热量高于消耗的热量。那么没有消耗掉的热量就会变成脂肪囤积起来，脂肪的比例会大幅提升。总体来说，老年期血脂含量会随着年龄的增长而逐年上升。与此同时，人体的脂肪含量与水含量成反比，与血总胆固醇含量呈平行关系。

（3）肌肉细胞数量减少和代谢缓慢

随着年龄的增长，由于水分减少，大量细胞会缺水而萎缩、死亡。人体中很多部位的细胞数都会减少 30%左右，细胞的减少导致部分器官重量减轻，功能下降。其中肌肉、性腺、脾、肾等减重较为明显，肌肉反应会变得迟缓，弹性降低。整体上，细胞数减少导致老年人易疲劳、动作缓慢、反应迟钝。

（4）皮肤松弛老化和免疫屏障功能下降

皮肤指人体表层包在肌肉外的组织，从面积和含量而论，皮肤是身体最大的器官。同时皮肤也是人体的第一道防线。由于细胞的老化，皮肤组织也存在一定的老化，通常在 40 岁左右皮肤开始出现老化特征。

老年人的皮肤因皮脂腺分泌减少而无光泽，易干裂、瘙痒；由于皮肤表面粗糙、松弛、弹性降低而出现皱纹；皮肤毛细血管减少、变性、脆性增加易出血，很容易表现为触痛；随着年龄的增长，皮肤神经末梢的密度显著减少，导致皮肤调温功能下降，温觉减弱，感觉迟钝，脂褐素沉积形成老年斑，皮肤对不良刺激的防御等功能降低，再生和愈合能力也会减弱。

2. 各脏器功能的退行性生理变化

人体各大系统及各系统内的器官也会因为老化而出现各种各样的生理变化，表现为功能的减退。下面简单介绍各大系统内脏器功能的老年期生理变化和特点。

（1）呼吸系统

呼吸系统由呼吸道和肺组成。呼吸道是气体进出肺泡的通道，分为上呼吸道和下呼吸道。上呼吸道主要由鼻、鼻旁窦、咽、喉组成。下呼吸道由气管、支气管组成。

随着年龄的增长，上、下呼吸道都会发生改变，从而产生某种程度的退化和损害。

鼻部：由于鼻软骨的弹性降低，鼻部的黏膜和腺体会发生收缩，从而导致鼻部对空气的过滤和加热能力减弱，增加下呼吸道的负荷，降低整个呼吸道的防护能力。

咽部：咽黏膜和淋巴细胞萎缩，容易导致上呼吸道的炎症。

胸廓：肋部、脊椎的钙化，黏液腺体和黏膜上皮萎缩，内腔扩大，前、后直径增大，形成圆筒形。

支气管：黏膜组织萎缩，纤维组织增生，黏膜下腺体及平滑肌萎缩，支气管软骨钙化、硬化及扩张。因为管内分泌不良，患炎症的概率增加，内径增大，形成圆筒形。

肺：肺泡膜厚度减小，气道收缩，肺的弹性下降、体积缩小，肺的弹性恢复能力下降，肺活量下降，咳嗽和反射功能下降，肺部积聚的物质和杂质增加，因此肺部更容易发生炎症。

（2）循环系统

循环系统的变化主要是心脏和血管的变化。

心脏变化主要表现为老年人心脏增大、心室增厚、心肌纤维化、脂褐素沉积、胶原增多、心肌弹性降低。心肌的兴奋性、自律性、传导性均降低；心瓣膜钙化增多；窦房结起搏细胞减少，纤维增多；房室结、房室束和束支都有不同程度的纤维化；心脏传导功能障碍。与此同时，心肌收缩能力下降，心排血量减少，各脏器缺血。

人与血管共老，随着年龄的增长，动脉内膜增厚，中层胶原纤维增加，血管结构发生扩张、硬化和迂曲，小动脉管腔狭窄，形成动脉粥样硬化斑块。由于血管硬化，弹性降低，易发生脉压增大、高血压及直立性低血压。动脉弹性降低，动脉硬化逐渐加重，从而导致机体主要器官——心、脑、肾的供血不足，进而发生功能障碍。

（3）消化系统

消化系统包括消化道和消化腺，随着年龄的增长，其都会发生一定的改变。

口腔：牙龈干瘪，牙根外突，牙釉质流失，牙齿容易磨耗、脱落，且易患牙龈炎、牙周病等；舌和咬肌会变得干瘪，咀嚼能力减弱，碎食能力差、食欲减退；唾液腺分泌功能降低会增加下消化道的负荷，口腔干涩，讲话困难，口腔容易受到感染和伤害。

食管：肌肉萎缩，收缩性减小，食管震颤减少。

胃：胃液分泌能力减弱，胃酸的释放和消化能力也减弱。胃排空，胃部的平滑肌会导致胃肠的收缩和消化道蠕动迟缓。胃液排泄不足，胃黏膜机械性损害，黏液中的碳酸盐保护作用减弱，机体对维生素 B_{12} 的吸收能力降低。

肠道：肠壁绒毛变粗、缩短，平滑肌厚度减小、收缩和蠕动能力减弱，肠道吸收能力减弱，小肠排泄能力降低，消化道的各项消化率降低。结肠黏膜干瘪，肠道蠕动迟缓，没有足够的水分用于消化等。

肝脏：细胞数减少、变性，结缔组织增多，容易导致肝脏纤维化及硬化；肝脏功能降低，蛋白质合成能力降低，肝脏解毒作用降低，容易导致药物性肝脏损伤；老年人的消化和吸收能力较弱，容易造成蛋白质和其他营养素的不足，肝脏的脂肪沉积。

胆囊：胆管增厚，弹性降低，引起胆囊炎、胆石症。

胰腺：胰腺缩小，胰液的分泌率降低，酶活力降低，损害淀粉分解、消化、吸收能力。胰岛组织退化，产生胰岛素的能力降低，对葡萄糖的耐药性降低，均会使胰岛素依赖性糖尿病的风险增大。

（4）泌尿系统

泌尿系统由肾脏、膀胱、尿道等组成，均会因为年龄的增长而功能减退。

肾脏的组织也会随着年龄的增长发生变化，如肾脏重量减轻、功能降低。肾脏血管硬化，弹性降低，血液流动性变差。肾小球数目下降，玻璃样变、硬化、基膜变粗，或有阻塞。随着年龄的增长，肾远端小管憩室数增加，内皮厚度增大，呈透明状，并可扩展为肾囊肿。肾脏供血不足，滤过能力降低。肾浓缩和稀释功能下降得越明显，日间的排尿也就越不正常。肾脏酸碱平衡功能降低，导致肾脏的内分泌功能降低。

尿道也会随着年龄的增长发生改变。输尿管由于肌膜较细，控制肌肉运动的神经数量下降，输尿管收缩能力下降，尿液排出率下降，导致尿液回流。膀胱由于肌肉萎缩，纤维组织增生，体积减小，剩余尿量增加，并随着年龄增长而收缩。尿路肌肉萎缩，纤维化，尿流缓慢，小便不畅，导致大量剩余尿，小便困难，而男性则会出现前列腺增生和尿路炎症。

（5）内分泌系统

内分泌系统包含若干个内分泌腺，其中包含了下丘脑、甲状旁腺、肾上腺、性腺、胰腺，这些内分泌腺随着年龄的增长也均会发生一定的改变。

下丘脑是人体的一个自主神经中枢。有些人相信，"老化钟"位于下丘脑，它的功能下降，导致激素的分泌降低，或者降低了激素的活性，导致视神经系统的功能下降，从而使大脑老化。

老年人甲状腺重量减轻，滤泡缩小，吸收碘的功能下降，三碘甲状腺原氨酸（T_3）降低，导致身体代谢速率下降，对严寒气候的适应性下降，容易出现怕冷、皮肤干燥、心率减慢等症状。

老年期甲状旁腺细胞数量减少，结缔组织及脂肪细胞变薄，动脉粥样硬化，甲状旁腺激素（PTH）活力降低，钙离子运输能力降低，且明显低于青年期。老年人因体内缺少能阻断甲状旁腺激素的雌激素而导致骨质疏松。

无论男女，随着年龄的增长，肾上腺雄激素的排泄也会急剧下降，而老年人维持体内激素平衡的能力也会随之下降，出现创伤、感染、缺氧等应激应答。

随着年龄的增长，胰岛功能下降，胰岛素释放减少，患糖尿病的风险增加。

（6）免疫系统

在老年期，老年人的免疫系统也会发生一系列的变化。

胸腺明显萎缩，血液中胸腺素浓度下降，使T细胞分化、成熟和功能表达均相应极度降低。T细胞在抗原刺激下转化为致敏淋巴细胞的能力明显减弱，对外来抗原的反应减弱。B细胞对抗原刺激的应答随年龄的增长而下降，抗原和抗体间的亲和力下降，需要T细胞协助的体外免疫应答也随着年龄的增长而下降。老年人自身免疫功能大幅增强，免疫细胞的识别能力也随着年龄的增长而减弱，除攻击外来病原体外，还攻击自身组织，引起机体衰老、死亡。

（7）运动系统

老年人的身体功能也会出现一些变化，尤其是骨骼和肌肉。

骨骼：骨骼老化的总体特点是骨质的吸收大于骨质的生成。骨密度降低，骨质疏松，容易断裂，身体也会变得更矮小。

肌肉：随着年龄的增长，肌纤维逐渐缩小，重量下降，肌腱组织收缩，氧气消耗降低，肌力下降，导致容易疲倦。同时，脊椎和脑部功能下降，动作不灵活、缓慢，甚至发生跌倒。

关节：关节软骨和滑膜钙化、纤维化、软化，血流、血液供应减少，从而导致关节的运动受到极大限制，导致关节疼痛和骨质增生。

3. 代谢平衡失调

在老年期，由于躯体的器官和系统都发生了老化和衰退，老年人会出现代谢失调的情况。

（1）糖代谢失调

老年人糖代谢会下降，更容易患糖尿病。

（2）脂代谢失调

不饱和脂肪酸形成的脂质过氧化物易积聚，脂质过氧化物极易产生自由基，血清脂蛋白也会产生自由基，随着年龄的增长，血中脂质明显增加，造成脂代谢失调，而脂代谢失调会进一步导致高脂血症、动脉粥样硬化、高血压及脑血管病等。

（3）蛋白质代谢变化

老年人蛋白质代谢分解大于合成，各种蛋白质的量和质趋于降低，这会导致细胞的功能下降。蛋白质轻度缺乏时，可出现易疲劳、体重减轻、抵抗力降低等症状。严重降低时，可以出现营养不良性水肿、低蛋白血症及肝、肾功能降低。但是如果长期食用过量的蛋白质却会增加肝、肾功能的负担。除此之外，还会出现另一种情况，那就是蛋白质合成过程中发生翻译差错，导致细胞的凋亡。综上所述，蛋白质的代谢也会出现紊乱的现象，最终导致细胞无法表现出相应的功能，出现功能紊乱。

（4）无机物代谢变化

老年人细胞膜通透功能减退，离子交换能力低下，从而导致无机物代谢失常。其中最主要的无机物异常代谢表现为骨关节会受到无机物异常代谢的影响，尤以骨质疏松为甚。

（5）适应能力变化

以上代谢功能的失调会导致老年人对内外环境改变的总体适应能力下降。例如，体力活动时容易出现心悸、气短；对冷热的适应能力减弱，夏季易中暑、冬季易感冒；血压波动大，无法从事和年轻人一样的体力和脑力活动。

二、老年人神经系统生理变化

神经系统也会随着老化而发生一系列的变化，最终导致老年人出现记忆衰退、反应迟钝等一系列症状。

1. 神经递质的变化

黑质、纹状体、苍白球、尾状核中的多巴胺含量随突触的老化而减少，脑干中肾上腺素的含量也随着年龄的增长而减少，乙酰胆碱含量减少，肽类神经递质也随着年龄的增长而有所改变。

除此之外，脑神经突触数量减少，发生退行性变，神经传导速度减慢，导致老年人对外界事物反应迟钝，动作协调能力下降。

2. 神经细胞的变化

随着年龄的增长，大脑神经细胞也会老化，主要表现为神经细胞数量减少、微细结构变化和功能减退等。

（1）神经细胞数量减少

一般认为，人出生后脑神经细胞即停止分裂，不同细胞因为存在部位等因素的不同而会选择性减少。脑细胞减少是从40岁开始的。40～70岁，其脑细胞可逐渐减少20%，到60岁时大脑皮质神经细胞减少20%～25%，小脑皮质神经细胞减少25%。70岁以上老年人神经细胞总数减少可达45%。脑内一些区域，总体的神经细胞数或单位面积密度会随老化而退变。同时研究表明，神经细胞数的减少是由细胞凋亡导致的。细胞数在减少范围、速度及开始减少的年龄上，会因不同的细胞类型和不同的脑区而变化，并且不同个体之间差异也很大。在罹患神经退行性疾病的患者中，神经细胞数的减少更为显著。老年期痴呆患者的皮质、海马和前脑基底部 Meynert 核（胆碱能神经细胞）、视交叉上核等部位的神经细胞数量均显著减少。

（2）神经细胞微细结构变化

与此同时，神经细胞的微细结构也会发生改变，神经细胞失去了有规律的轮廓，尼氏体减少，神经细胞核变形缩小，神经纤维中脂褐质含量增加，并发生脂肪变性等，这些都会进一步影响老年人神经系统的功能。

（3）细胞形态变化

在老化过程中，残存细胞的形态和功能也会发生明显变化。最典型的变化是高尔基复合体的囊泡扩张、断裂并分散到细胞质中。线粒体数量减少、肿胀、空泡形成，尼氏体数量也明显减少。神经细胞核核仁皱缩。

（4）神经细胞功能减退

神经细胞数量减少，结构变化，可被纤维结缔组织所取代，最终可导致大脑萎缩。

（5）胶质细胞的变化

中枢神经系统中胶质细胞的数量是神经细胞的 10 倍以上，在结构和功能上其与神经细胞联系密切。星形胶质细胞增生是神经系统老化的另一个重要特征。星形胶质细胞是中枢神经系统主要的基质细胞。有研究认为，胶质细胞的增殖反映了衰老的神经细胞对代谢需求的增加。另外，在星形胶质细胞突触中发现的球形淀粉样体也随着年龄的增长而增加，这也是老化的标志之一。

3. 轴突与树突的变化

突触是神经元之间信息传递的最重要结构之一。在神经系统老化过程中，神经细胞的突触会有明显的退变，与信息传导功能退变相关。在动物实验中，细胞老化的表现为树突数目减少、长度变短、分支数下降，并且树突的远端更加显著。其他的变化还包括树突干不规则肿胀、游离末梢减少。树突棘是锥体细胞突触受体的主要位点，树突减少会导致神经传导受到影响。在 70 岁以上老年人中，75% 的锥体细胞存在这种现象。这也是大脑皮质发生萎缩的原因。

老年人脑组织轴突也会发生退变，数量减少，导致突触丧失。并且，突触减少程度较神经细胞要严重。在老年期痴呆患者中，海马齿状回颗粒细胞层的突触数和突出表面密度下降近 50%。

4. 大脑皮质的变化

随着神经元数量的减少，胶质细胞增殖，脑实质钙沉着，大脑皮质会变薄，出现萎缩现象。皮质萎缩表现为脑沟、脑裂增宽，脑回缩窄。脑的萎缩以额叶及颞叶最为明显。脑白质萎缩表现为脑室扩大，脑室周围白质稀疏或发生脱髓鞘变化。另外，蛛网膜下隙、外侧裂池和纵裂池及脑池等结构也会扩大。罹患老年神经系统退行性疾病时，这些变化更为严重，老年期痴呆患者的脑室大小是正常老年人的 2 倍。

5. 大脑重量减轻

正常成年人的大脑重量在个体间有一定的差异，20～40 岁时脑重量最大。男性大脑重量为 1300～1400g，女性为 1200～1300g。研究发现，60 岁之后，大脑的重量呈加速下降状态，大脑重量减少 10%～15%。有学者测定，70 岁人的脑重量减少 5%，80 岁减少 10%，而 90 岁减少达到 20%。值得注意的是，脑重量减少仅仅呈现总体趋势，个体差异很大，并且脑重量减轻与脑功能减退之间并不呈现平行关系。老年期痴呆患者脑重量明显减轻，较正常大脑轻 20% 以上或重量低于 1000g。

6. 其他变化

（1）老年色素沉着

老年色素沉着又称为老年斑。引起老年斑的主要成分是 β-淀粉样蛋白和一些不规则排列的、疏松的神经细胞、胶质细胞及变性的凸起，位于新皮质、海马等脑组织中。老年斑周围有多种蛋白酶、补体等炎症因子和炎症细胞的沉积。在正常老化的过程中，脑内也会产生老年斑结构，但是与患有神经退行性疾病的老年人大脑中的数量存在差异。老年斑是老年期痴呆患者最显著的标志性病理变化之一，其数量与患者的认知水平和疾病的严重程度相关。

（2）脂褐质

脂褐质又称为脂褐素，是公认的老化色素。神经细胞内出现脂褐质积聚是神经细胞发生老化的普遍特征。脂褐质在细胞内的分布可以是散在的，也可以是集中在某一极，或者是充满细胞将细胞核挤向一侧。

7. 神经系统生理功能的变化

正常情况下脑通过葡萄糖氧化产生能量，从而发挥其功能。成年人脑的重量仅占体重的 2%，但消耗的葡萄糖为全身的 20%，老化过程中脑的形态学和组织学改变会导致老年人脑部循环阻力增大，血流速度减慢，脑血流和氧代谢率降低，神经生理功能减退，主要表现为记忆力衰退、思维活动变慢、行动迟缓等。

由于上述老年人神经系统的生理变化，老年人会表现出记忆力减退、思维判断能力降低、反应迟钝、反射受抑制、精细动作变慢、步态不稳、关节位置觉和内脏感觉减退等。

三、老年人常见慢性病

随着老化，老年人各器官、系统都发生了一定的生理变化。随着年龄的增长，老年人的躯体各方面都出现了功能的下降，这就导致老年人更容易患一些慢性疾病，以及更容易受到一些疾病的侵害。与此同时，由于生理功能相互联系，老年人通常会同时患多种疾病。

1. 心血管疾病

（1）高血压

一般认为，年龄≥65 岁，在未使用降压药物的情况，血压持续或 3 次以上非同日收缩压≥130mmHg 和（或）舒张压≥80mmHg，可诊断为高血压。

遗传因素、年龄因素、饮食习惯、心理因素都是导致高血压发病的原因。

对于老年高血压的预防和治疗，应从多方面入手。首先，老年人要特别注意休息，同时要注意合理饮食和健身。其次，老年人要注意保持健康的心理，保持精神愉快。最后，老年人患病后要及时就医，坚持按医嘱服用降压药物，定期复查，控制自身的血压状况。

（2）冠心病

冠心病的全称是冠状动脉粥样硬化性心脏病，它是指当冠状动脉发生粥样硬化时阻塞血管，造成冠状动脉内血流不畅、血流量减少甚至完全中断，引起心肌局部缺血或缺氧而产生的心脏疾病。冠心病的发病率也是随着年龄的增长而增加。冠心病的危险因素包括遗传因素、吸烟、酗酒、肥胖、血脂血糖异常及精神过度紧张等。

预防冠心病的很多方法都类似于高血压。例如，要合理安排好自己的饮食，要做到食用低脂肪、低盐分的食物。避免高血压、糖尿病、肥胖症等有关的病症，尽量减少冠状动脉粥样硬化的发生。

2. 呼吸系统常见病

老年人在进入老年期以后，呼吸功能日渐衰竭。同时，外界环境的污染也日益加重，这些都是导致呼吸道疾病成为老年人常见疾病之一的原因。

（1）感冒

感冒一般指的是急性上呼吸道感染，是鼻、咽、喉的局部性急性炎症的总称。感冒是老年人最常见的一种传染性疾病。

感冒的病因大部分可能是病毒感染，小部分是细菌感染，感染的部位大部分是咽和扁桃体。当人体的免疫力下降时，更容易罹患感冒，而老年人年老体弱，呼吸道的防御功能减退，使细菌和病毒更容易侵入并迅速繁殖，引起感冒。

感冒的症状大体上有打喷嚏、鼻塞、流清涕、全身不适、头痛、乏力、低热等。

对于感冒的预防应该从平时做起，增强体育运动训练和营养，从而提高免疫力。一旦患病，应当注意保暖，多饮水，适当使用抗菌和抗病毒药物。

（2）慢性支气管炎

慢性支气管炎是指气管、支气管及其周围组织的慢性炎症，常会诱发肺炎、肺气肿、肺心病及心脏病等疾病。

慢性支气管炎同样是由内外多方面因素造成的。从外部因素来说，病毒和细菌的侵入是其发生的一个重要而常见的因素，而一些外界刺激也是诱发慢性支气管炎的重要原因之一。寒冷的季节和吸烟都是诱发慢性支气管炎的高风险因素。从内部因素来说，老年人由于年龄的增长，免疫力减退，这就为慢性支气管炎的发病创造了条件。因此，慢性支气管炎也是老年人常见的疾病之一。

慢性支气管炎一般发病缓慢，病程较长，主要症状是慢性咳嗽、咳痰、喘息，较重的患者会频繁咳嗽，秋冬季节和粉尘刺激后，病情会加重或呈现急性发作。

注意饮食、戒烟、防寒保暖和锻炼身体是预防慢性支气管炎的 4 个手段。治疗可注射抗菌药物及采用有针对性的祛痰止咳疗法。

3. 消化系统常见病

随着老年人年龄的增长，消化系统也非常容易出现各种各样的病变，食管和肠胃都很容易出现炎症和病变。比较常见的消化系统疾病有慢性胃炎和便秘。

（1）慢性胃炎

慢性胃炎是胃黏膜的慢性炎性病变，这是一种常见病，年龄越大，发病率越高。由于年龄的增长，老年人胃黏膜的免疫功能下降。50 岁以上的老年人患有慢性胃炎的占 50%，慢性胃炎是在老年期群体中常见的一种消化系统疾病。

胃黏膜炎性病变是导致慢性胃炎的一种常见原因，导致胃黏膜炎性病变的原因是长期服用对胃黏膜有刺激的药物，或口、鼻、咽的细菌被吞食入胃，长期刺激胃黏膜等。

一般情况下，罹患慢性胃炎的患者表现为胃胀或隐痛、嗳气、食欲缺乏，有时可见持久的上腹部不适或疼痛。

预防慢性胃炎应该从保护胃黏膜做起，注意饮食规律，少食用对胃有刺激的药物或食物。

（2）便秘

便秘是指连续 48 小时不排大便或排便有困难的情形，这也是老年期常见的一种疾病。同时，对于很多心脑血管疾病和高血压患者，便秘也会导致多种并发症，因此便秘不容忽视。

导致便秘发病的原因是胃肠炎症或消化系统的一些病变，引起了胃肠运动功能减退，形成肠道阻塞而影响排便。与此同时，缺乏运动或者长期精神紧张也会导致便秘。

便秘的一般症状和体征是排便次数减少，大便量少且质硬，肛门疼痛或撕裂等。

对于老年人来说，预防便秘的措施是养成正确的卫生和饮食习惯，保持良好的精神状态，进行适当的体育运动以提高胃肠的蠕动能力，服用适量的药物。

4. 运动系统常见疾病

老年人运动系统常见疾病是骨质疏松。老年人对钙的吸收功能会减弱，性激素的减少也在一定程度上导致了内分泌失调，加剧了骨质流失和疏松的过程。两者共同作用，使老年期的骨质疏松问题常见。

骨质疏松的临床表现是腰酸背痛和易骨折，主要的预防方式在于饮食和运动。老年人应多食用高钙、高蛋白质、维生素丰富的食物，如鱼类、骨汤、牛奶、豆制品、土豆、萝卜、绿叶蔬菜等。同时坚持适当的体育锻炼，促进骨内的血液循环，从而增进对钙的吸收，如练气功、打太极拳、做健身操等。

治疗方面，老年人可以服用一些钙片和维生素 D，前者补充钙质，后者可促进钙在肠道的吸收和维持钙平衡。对于严重患者，可以注射一些药物。

5. 内分泌系统常见疾病

人体的内分泌系统通过内分泌组织，分泌具有特殊生理作用的激素，激素在神经系统的调配下，统一参与调节人体的生长和发育。但是在人体老化的过程中，各种激素的分泌会逐渐减少，内分泌系统会出现功能紊乱，进而引起代谢障碍，疾病由此产生。其中老年期最常见的内分泌系统疾病是糖尿病。

糖尿病是由于胰岛素分泌减少，引起人体内部糖类、脂肪和蛋白质的代谢紊乱，从而导致血液中糖分增加。老年糖尿病患者占总糖尿病患者的 40%，且随年龄的增长，患病人数不断增加，这些都说明，糖尿病是老年阶段较常见的一种内分泌疾病。

目前对糖尿病的发病原因存在争议，饮食习惯、人口食糖量、遗传都是造成糖尿病的原因。体力活动减少、长期进食过量、神经紧张刺激也是糖尿病常见的诱发因素。

糖尿病的临床表现为血糖过高并存在糖尿的现象，此外还有典型的"三多一少"症状，即多尿、多饮、多食、消瘦。除此之外，糖尿病患者还容易出现身体困倦、耐力减弱、视力减退、腹泻或便秘、全身瘙痒等症状。

合理饮食、劳逸结合、心态健康是预防糖尿病的重要手段。多进行体育锻炼、注射胰岛素可以起到治疗糖尿病的效果。

》【任务实施】

在本任务中，详细介绍了老年阶段的生理变化及其发生的原因和特点，可以帮助对老年阶段的生理变化建立一个全面的了解。

在这样的基础上，针对中老年人生理变化的情况，可以建议老年人采用一系列相应的实践措施"对症下药"，提高自身的身体素质，应对老化期间发生的一系列变化。

例如，针对王叔叔的困扰，可以详细向他解释身体发生的一系列变化，并结合下文中提到的措施提出一定的有效建议。表 2-1-1 是老年人可以采取的应对生理变化的措施。

表 2-1-1　老年人可以采取的应对生理变化的措施

运动	适度的有氧运动，每周 3～5 次，每次超过半小时
	散步
	骑自行车
	游泳
	跳广场舞
饮食	适当补充钙片、维生素 D
	多食用鱼类、猪骨汤、牛奶、豆制品等高蛋白质食物
	多食用绿叶蔬菜、水果等富含维生素的食物
心理调节	控制情绪
	多社交、多活动
药物治疗	服用剂量合理的药物
其他	注意生活规律
	定期检查
	戒烟、限酒

》【实训练习】

实训练习答案

一、单项选择题

1. 下列不属于人体结构成分变化的是（　　）。
   A. 水分减少　　　　B. 脂肪减少　　　　C. 细胞数减少　　　　D. 器官功能下降
2. 以下关于老年人泌尿系统变化的表述正确的是（　　）。
   A. 肾小球数量增加　　　　　　　　B. 输尿管收缩力增加
   C. 肾远端小管憩室数增加　　　　　D. 肾血流量增加
3. 下列不是老年人神经系统生理变化的是（　　）。
   A. 脑室减小　　　　　　　　　　　B. 神经递质含量减少
   C. 皮质萎缩　　　　　　　　　　　D. 神经细胞减少
4. 糖尿病的"三多一少"是（　　）。

A. 多尿、多饮、多食、消瘦　　　　　　B. 少尿、多饮、多食、肥胖

C. 多尿、少饮、多食、肥胖　　　　　　D. 多尿、多饮、多食、肥胖

5. 为了减少慢性病的影响，老年人可采取的措施是（　　　　）。

A. 适当的运动　　　B. 合理的饮食　　　C. 良好的心态和社交　　　D. 以上都是

二、判断题

1. 随着年龄的增长，老年人体内的蛋白质易积聚，导致各种蛋白质的量和质趋于增加。（　　　）

2. 老年人体内的 T 细胞和 B 细胞对抗原刺激的应答随着年龄的增长而下降，同时免疫细胞的识别能力随着年龄的增长而减弱，除攻击外来病原体外，还攻击自身组织，引起机体衰老死亡。

（　　　）

3. 慢性支气管炎是指气管、支气管及其周围组织的慢性炎症，常会诱发肺炎、心脏病等疾病，常在春夏季节发作。

（　　　）

4. 糖尿病是由于胰高血糖素分泌的减少，引起人体内部糖类、脂肪和蛋白质等代谢紊乱。

（　　　）

5. 随着年龄的增长，脑组织萎缩，脑细胞数减少，70 岁以上老年人神经细胞总数减少可达 45%。

（　　　）

三、简答题

请简述老年阶段神经系统老化的特点。

四、案例分析题

试说明老年期人体系统所发生的一系列生理变化，并说出它们彼此之间的联系及这些变化会导致哪些常见的老年病。可以列举实际生活中的例子，更加深入地理解这个问题。

任务二　老年阶段心理变化特点

》》【学习目标】

❖ 知识目标

1. 掌握老年阶段认知功能变化的特点。

2. 掌握老年阶段情绪和人格变化的特点。

3. 掌握老年阶段社会心理变化的特点。

❖ 技能目标

掌握预防和应对老年阶段心理变化的心理调适方法。

❖ **素质目标**

具备及时察觉和积极关注老年人认知心理、情绪与人格、社会心理的变化，尊重、理解并能够进行有效心理调适的专业能力和职业精神。

》》【任务情境】

70岁的王大爷退休前是单位领导，说话掷地有声，做事雷厉风行。退休后，王大爷说话不再像以前那样有影响力，渐渐有了失落感。其实，在退休之初，王大爷和家人也都规划过美好的退休生活。王大爷的女儿送给他一辆自行车，让他每天骑自行车去游泳馆游泳。有一次，王大爷骑自行车时不小心摔了一跤，老伴担心他的安全，就不再让他骑自行车了，这让王大爷觉得自己岁数大了很无用。王大爷以前还很喜欢养花、养鱼，现在看到笨重的花盆、掉落的叶片，甚至鱼缸里的水变得浑浊，都会让王大爷感觉心里堵得慌，完全没有了以前的闲情逸致。

退休教师吴大妈，以前是个幽默风趣的人，和老伴的感情特别好。但1年前老伴去世后，她一下子变得沉默寡言，整天闷闷不乐，以前酷爱和老伴一起去跳广场舞的她变得不爱出门，甚至与她最疼爱的大孙女的关系也疏远了，完全像变了一个人。

对于王大爷、吴大妈这种因退休、丧偶等老年期社会生活事件造成的社会心理变化等诸多问题，我们应该如何应对？

》》【任务分析】

一个人到了65岁以后，就进入了埃里克森（Erickson）人格发展阶段的老年期，这一阶段，老年人面临着前所未有的心理危机。伴随着身体的衰老，老年人的体力、心力和健康每况愈下，记忆能力、语言能力，以及现实的离退休、空巢、丧偶甚至死亡都会对老年人的日常活动和心理产生影响。对此，他们必须做出相应的调整和适应，当调整和适应大于绝望时，他们将获得一种超脱的智慧品质，埃里克森把它定义为"以超然的态度对待生活和死亡"。掌握各种老年期的认知、情绪、人格及社会心理变化的特点和规律，从而对衰老过程中的心理变化进行敏锐察觉和有效调整应对，这些对老年人幸福享受晚年生活是十分重要的。

一、老年阶段认知功能变化的特点

1. 老年期的记忆

记忆是在头脑中积累和保存个体经验的心理过程。

从信息加工的角度讲，记忆指人脑对外界输入的信息进行编码、储存和提取的过程。①编码：人们努力去了解和掌握某个事物以印入头脑中的过程就是识记过程。记忆很容易受注意力、感知能力、疲劳状态和觉醒程度等因素影响。②储存：印入头脑中保持一段时间而不忘就是储存过程。储存过程是在不知不觉中进行的，主观努力可以促进记忆的储存。储存的记忆涉及对既往记忆材料分析、比较和综合等复杂过程。研究表明，经过反复学习的材料，保存时间更长。③提取：是将先前储存的记忆材料唤醒到意识中的过程。个体可以通过再认或回忆过程对记忆内容进行提取。

根据记忆保持时间的长短，可将记忆分为感觉记忆、短时记忆和长时记忆。①感觉记忆：持续0.25~2秒，如果不进行重复就忘记了，人们有时自己都没有意识到。②短时记忆：持续5秒至2分钟，如果没有注意加以记忆，也很快会忘记。③长时记忆：如果个体对短时记忆加以注意并记忆，就不会轻易忘记，这时就进入长时记忆。长时记忆的信息可以保持1分钟以上乃至终身，记忆的信息容量没有限制。长时记忆多是对短时记忆内容的加工，也有一部分是由于印象深刻而一次获得的。长时记忆可以分为情景记忆和语义记忆。情景记忆是对发生在特定时间和地点事件的记忆，语义记忆是对抽象概念和实际知识的记忆。

关于老年期记忆的变化特点，本书项目四会做详细介绍，此处仅做简要说明。总体而言，老年人的内隐记忆下降较慢，外显记忆下降较快。另外，对于不同的记忆类型，老年人会有不同的变化特点。比如，老年人的语义记忆和再认记忆的衰退速度相对较慢，而情景记忆及回忆能力则会表现出更大程度的衰退。举例来说，随着年龄的增长，不少老年人会遇到这种记忆问题：对于迎面走来的人，知道是自己的邻居（即可再认），但是却想不起他的名字（即难以回忆）。另外，还有一种随着年龄的增长会明显衰退的记忆是前瞻性记忆。前瞻性记忆指人们对将要做某事的记忆，此与老年人的日常生活有着较为密切的联系。比如，记得在某一时刻吃药，记得和别人的约定，记得去取订好的牛奶。前瞻性记忆的衰退可能会导致非常严重的后果，如做完饭忘记关煤气，忘记按时吃药。现实生活中，许多老年人通过事先在便签上记录等外部辅助方法来提醒自己在将来的某个时间要去做某件事情，以此弥补前瞻性记忆衰退造成的困扰。此外，积极的老化态度、情绪干预、记忆训练、适量运动、合理营养等也可以帮助老年人改善记忆功能。

2. 老年期的注意

注意是心理活动或意识对一定对象的指向和集中。指向是指人在每一个瞬间，他的心理活动或者意识选择了某个对象而忽视了另一些对象。比如在看一场话剧时，你的注意选择了演员的服饰、台词和动作等，却忽视了剧场里的观众。甚至看完话剧，还不知道邻座的观众是什么样。当你选择了某个对象，就会对这个对象全神贯注起来，这就是注意的集中。比如医生在做手术时，除了患者的患病部位和自己的手术动作，其他与手术无关的都会被排除在他的意识和注意之外。由此可见，心理活动的强度越大，紧张度越高，注意力就越集中，此时注意指向的范围也就越小。

注意分为选择性注意、持续性注意和分配性注意。选择性注意是指个体在同时呈现的两种或两种以上的刺激中选择一种进行注意，而忽略另外的刺激。实验室通常用双耳分听实验来研究选择性注意的过程。持续性注意是指在一定时间内注意保持在某个客体或者活动上，是衡量注意品质的一个重要指标，通常用警戒作业来测量持续性注意。分配性注意是个体在同一时间对两种或两种以上刺激进行注意，或将注意分配到不同的活动中，是完成复杂工作的重要条件，通常用双作业操作来研究分配性注意。分配性注意会随着年龄的增长而衰退，如一边进行虚拟驾驶，一边对屏幕中的任务进行反应或计算时，老年人的表现要比年轻人差很多。

注意从青年期至中年期，再至老年期都在持续不断地下降。对于老年人来说，应该保持持续的学习和思维活动，进行一定的注意力训练，如观察名画等，并严格要求自己对画作内容进行描述，力求细微、精致。

3. 老年期的智力

智力的概念很复杂，一般认为，它是一种心理特征，是顺利实现某种活动的心理条件。智力的产生和发展与人类的社会生活密不可分，按照它在人一生中的发展趋势及其对先天禀赋与社会文化因素的依赖关系，可分为流体智力和晶体智力，如图2-2-1所示。流体智力以生理为基础，与基本认知过程有关，如知觉、记忆、运算速度、推理能力等，它是与生俱来的，与学习经验无关。其发展与年龄有密切关系，一般人在20岁之后，流体智力的发展达到顶峰，30岁以后随着年龄的增长而降低。晶体智力是人们在后天学习中逐渐积累起来的用于解决问题的信息、技巧、策略等，会受到教育水平、经验和个体所处文化背景的影响。晶体智力与年龄的关系较小，可以在一生中得到不断发展。流体智力和晶体智力在个体身上的发展差异在老年期开始明显体现：在老年期，通常流体智力有一定程度的下降，而晶体智力则可以稳中有升。

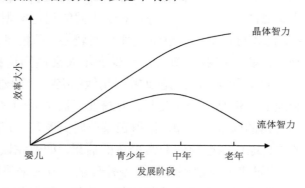

图 2-2-1   流体智力和晶体智力的发展示意图

智力具有复杂的结构，智力究竟是一种单一能力还是几种能力的组合，因素理论流派、结构理论流派和认知加工理论流派对其都有着不同的阐述。因素理论流派中较为著名的为英国心理学家斯皮尔曼的智力二因素论，即智力可以被划分为G因素（一般因素）和S因素（特殊因素），智力是由一种唯一的G因素和一系列S因素构成的，个体完成任何活动都必须依靠这两种因素。此外，还有高尔顿、比奈、推孟的单因素论和美国心理学家瑟斯顿的群因素理论。结构理论流派主要以吉尔福特的三维结构理论为主导，认为智力结构应由内容、操作、产物3个维度构成。所谓智力活动就是人在头脑里加工（操作）客观对象（内容），产生知识（产物）的过程。认知加工理论流派以斯滕伯格的智力三元理论和加德纳的多元智力理论为代表。智力三元理论认为，一个完整的智力理论应该考虑到智力和人所处的外在世界、人的内心世界及人的个人经验之间的关系，即成分、经验、情境。

通常个体智力的测量工具有比奈-西蒙智力量表和韦克斯勒成人智力量表；团体智力测验工具通常有瑞文标准推理测验等。日常生活中，可以通过经常使用大脑、适当的体育锻炼、摄取均衡的营养、保持充足的睡眠、拥有良好的心态、积极参加社交活动或提高认知储备来达到锻炼大脑、延缓智力衰退的目的。

4. 老年期的语言

语言是一种社会现象，是促进人与人之间更好沟通交流的工具。语言的基本表达形式是句子，可以独立运用的最小的语言单位是词。语言通常可以分为两种形式：外部语言和内部语言。外部语言又包括口头语和书面语。

语言的发生是由呼吸器官、喉头和声带，以及口腔、鼻腔和咽腔等发音器官各部分协同动作产生的。通过肺部向外呼气提供发声所需的能量（气流过程），气流经过声门引起声带震动，带动口、鼻共鸣，最后通过舌、唇与上腭和咽部协同调音形成不同声调、音强和单色的人类语音。

随年龄的增长，身体衰退会对老年人的语言功能造成一定的影响。如视觉下降使部分老年人不得不依靠老花镜或放大镜进行阅读；听觉的下降使其不得不依靠更大的声音或助听器进行交流，进而影响言语理解能力；肌肉的萎缩、身体器官功能的下降使老年人说话声音更小、速度更慢。有调查研究发现，61%的老年人对自己的语言表达能力不太满意，主要是听觉与言语识别能力的下降对正确的言语表达能力产生了影响。但还有老年人的言语理解水平与成年人无异，甚至要更好，但相对于言语理解，老年人的言语表达能力更容易受年龄影响，表达能力会随着年龄的增长而下降，会出现词汇提取困难，如常见的舌尖现象；谈话时通常缺乏重点或较易偏题；言语表达不完整或错误等。而言语表达能力的变化也是造成老年人言语表述量变化的影响因素之一，7.7%老年人反映自己日常言语表述量增多，表现为话多，甚至啰唆；但近50%的老年人反映自己言语表述量减少。

二、老年阶段情绪和人格变化的特点

1. 老年阶段的情绪变化

情绪是一种混合的心理现象，它由独特的主观体验、外部表现和生理唤醒三部分组成。情绪可以分为基本情绪和复合情绪。普拉切克提出了8种基本情绪：恐惧、惊讶、悲伤、厌恶、愤怒、期待、快乐和信任。每种基本情绪可以根据其强度变化的不同而细化，如期待强度低时为兴趣，而强度高时为警觉。不同的基本情绪混合形成某种复合情绪，如愤怒和厌恶混合产生蔑视情绪，快乐和信任混合产生爱的情绪。

情绪也可以分为积极情绪和消极情绪。积极情绪包括快乐、爱、满足等，消极情绪包括愤怒、恐惧、悲伤等。在前面提到的埃里克森人格发展阶段的老年期，人们面临着完美对绝望的心理冲突。当回首一生，认为整体还不错或接纳所有的好与坏和不完美时，会获得平静和满足感。但并不是所有人在老年期都可以获得这种平和与满足，老年期生理和认知变化往往会导致较低的情绪状态，当身体病痛严重到无法自我护理时，抑郁等风险也会随之增加。

老年期常见的情绪问题有孤独感、抑郁、焦虑等。这些消极情绪可能会破坏老年人的身体免疫力，从而导致各种疾病；也会引发老年人失眠、神经衰弱，从而诱发情绪和神经系统功能异常及各种心理疾病。长期的负面情绪还会导致抑郁症、焦虑症、疑病症甚至阿尔茨海默病等。必要时可以通过运动、冥想、呼吸法及积极寻求心理咨询等方法缓解不良情绪所带来的影响。

2. 老年阶段的人格变化

人格特质理论假设人格在老年期可能只会出现微小的改变。一项针对20~90岁不同年龄阶段的人跟踪30年的调查研究发现，30岁左右人们的人格特质基本保持稳定。在人们生活的30年当中，会改变的事情有很多。人们可能离婚、丧偶、换工作、退休，以及面临各种压力，社会变革和经济起落都可能对其产生影响，然而最本质的人格特征却几乎不会改变。比如，一个在年轻时就外向、独立的人，到老了依然会表现得较为外向和独立。

尽管如此，老年人的某些人格特质依然可能存在变化。比如，进入老年期后，人们的冒险、进取和挑战的决心及毅力均有所降低。老年人总是思虑较多，自我反省较多，更多地面向内心世界。

心理发展阶段理论为老年期的人格变化提供了另外的解释。例如，埃里克森8个发展阶段理论认为，人生的每个阶段都存在两种相反冲突，这种冲突通过内在心理和外在环境的相互作用而得到解决。成功的结果会建立心理社会能量，失败的结果会削弱自我发展，不利于未来发展。到了老年期，人们必须解决自我整合和绝望之间的冲突，即检验和评价自己的生活和成就来确定自己人生的意义。那些成功度过前面发展阶段的人能够满腔热情地面对老年期，并且感觉他们的人生很充实。那些感觉毫无意义的人，对老年期的到来充满焦虑，对生活充满绝望。

三、老年阶段心理变化的影响因素

生理变化与心理变化之间存在密切的联系，生理功能的衰退是影响老年人心理状态的首要因素。到了老年期，随着社会环境和需求的变化，各种社会及生活事件会促使老年人角色发生转变，如离退休、空巢、失独及丧偶等，每一种变化都会伴随着生理、心理的整合和适应，是生命中的重大危机或转折。另外，经济及家庭因素也会对老年人的心理状态产生影响。

1. 生理因素

进入老年期，身体的内部和外部特征出现了明显的衰老变化。老年人的脑神经系统呈现退行性变化。大脑及小脑的神经细胞减少，脑的重量相对青年、中年时期减少 20% 左右，流向全身各部位的血流量（和氧气）减少，循环系统、呼吸系统和消化系统的工作效率降低，神经系统的加工速度减慢会导致老年人的反应变慢。脑的衰老可直接影响老年人的感觉、运动及思维等功能，结果必然出现人脑的反应功能降低和心理衰退现象。生理功能减退、躯体疾病增多、行动迟缓、思维加工速度变慢都是老年人心理健康的危险因素。对于初老者，由于生理功能下降，可能导致夫妻性生活出现障碍，男性会出现自卑心理。此外，生理性疾病更是影响老年人心理健康的重要诱因。老年人被各种急、慢性病缠身，更容易成为心理疾病的易感人群。由于老年期病程持续时间长，疾病或亚健康状态作为应激源的存在无法快速消除，此时如果没有进行合理、合适的心理疏导，这些不良情绪有可能进一步发展为心理问题。

2. 离退休

离退休是老年期不得不面对的第一个重大转折。从离退休前的期待期到退休时不舍留恋的退休期，再到刚离退休后的适应期和平静接受的稳定期，如果自愿离退休和平安过渡，将会建立一种新的生活模式。但若无法找准个人定位，消极应对，无法适应离退休带来的生活状态、习惯和人际关系等的转变，则可能出现惶恐、不满、沮丧等情绪，甚至会出现一系列异常心理或生理表现，如抑郁症、焦虑症、疑心病、躯体不适等，形成离退休综合征。

产生离退休综合征的可能原因是：①离退休前后生活差异过大；②适应能力差；③角色转变不平衡；④缺乏心理准备；⑤性格过强；⑥怀旧心理；⑦缺乏社会支持。连贯理论认为，能维持原来的生活方式和活动的老年人能够获得最成功的适应。因此，人们可以通过增加有意义的且能够身心愉悦的活动时间来平衡自己的时间。例如，组织一些低成本的家庭聚会、棋牌活动、定期旅游、学习一门手艺或培养新的兴趣等，其中有两点是共通的，即去做让自己满意的事情和拥有让自己满意的人际关系。对于大多数老年人，这两点都是"生命历程的扩展"。

3. 空巢

空巢老年人是指没有子女照顾、单居或夫妻分居的老年人。随着社会老龄化程度的加深，空巢老年人越来越多，已经成为一个不容忽视的社会问题。我国面临着巨大的养老压力，具体表现之一就是空巢老年人比例高。根据全国老龄办统计显示，目前我国有近 2/3 的老年人家庭出现空巢现象，空巢老年人总人数突破 1 亿。当子女由于工作、学习、结婚等原因而离家后，独守"空巢"的中老年夫妇因此而产生的心理失调症状被称为家庭空巢综合征。家庭空巢综合征的常见表现为心情郁闷、沮丧、孤寂、长吁短叹甚至流泪、哭泣等，老年人出现食欲减退、失眠等睡眠障碍，以及出现机体免疫力下降、营养不良、内分泌紊乱等症状，也会引发老年人出现焦虑、抑郁甚至自杀等心理问题。

老年人空巢问题是个社会问题，主要还是社会支持系统不够健全完善。这包括物质层面，如老年人身体孱弱、无人赡养、就医困难，也包括精神层面，如孤独寂寞，对儿女的思念让老年人缺乏精神慰藉等。要做一个快乐的守望者，老年人自己要勇敢走出去，参加一些自己喜欢的社交活动或培养兴趣爱好，如跳广场舞、学习书法或绘画、参加社会活动等，找到一个新的替代角色，建立新的人际关系。子女也应加强对老年人的"精神赡养"，即使"离巢"，也要增加与父母的联系和往来，常回家看看，如果身在异地，应经常与父母通过电话或网络进行情感和思想交流，了解和照顾空巢父母的情绪和精神。

4. 失独

失独指由于独生子女意外亡故引发家里老年人养老送终问题的社会现象。独生子女去世后，父母很容易陷入自我封闭、精神濒临崩溃的状态。失独父母极少会在情绪上接受孩子死亡的现实。无论在哪一个年龄阶段，孩子的死亡对家庭、父母都是沉重而残酷的打击，让父母难以释怀且产生绝望、抑郁、轻生等不良心理。如果夫妻两人的婚姻关系良好，那么两人可能会更为亲密，相互扶持和分担失独之痛，但有时，失独也会加速婚姻关系的瓦解。还有一些人通过转移注意力，专注投身于工作和其他人际交往关系或寻求群体抱团取暖来应对失独的悲痛。失独家庭作为不可避免的社会问题，也是政府需要关注和解决的难题，理应加强相关政策的制定和完善，使失独家庭感受到社会关爱，让这些悲伤群体走出阴霾。

5. 丧偶

对于老年人来说，配偶是最主要的照料者和最重要的人。当晚年失去配偶时，有可能使老年人罹患丧偶综合征。这是指人突然失去终身伴侣时所产生的适应性障碍。由于老年人丧失了自己最贴心、最体己的伴侣，给他们带来的心理反应往往是出乎意料的强烈。轻则心境抑郁、悲伤，持续时间短暂；重则悲痛欲绝、痛不欲生或呆若木鸡、神思恍惚。

面对丧偶老年人，家人、朋友可以做的是多陪伴和关心，通过外部支持缓解丧偶带来的对未来的担忧及痛苦，让老年人重新感受到生活的快乐，增加生活的信心和力量；也应做好老年人的思想工作，丧偶可能会给老年人带来自责的情绪，只有老年人摆脱自责和内疚心理，才有可能正视现实，开始今后的生活考虑。老年人自己也可以通过收藏遗物，戒除怀旧诱因或追求新的、积极的生活方式来缓解痛苦。遇到这类重大精神创伤，必要时要走出去，主动寻求社会帮助，如找亲朋好友谈心、求助心理医生，敞开心扉，让不良情绪得到宣泄。

6. 经济因素

日本公共广播电视台报道，经济条件较差的日本老年人生存现状为每月补贴少，家中还有更老的一代（如 60～70 岁的老年人，他们的父母依然存活，年龄在 90 岁左右），由于生活成本较高，这些老年人生活在情绪煎熬之中。经济能力成为影响老年人心理健康的重要因素。例如，空巢老年人是否有足够的经济能力去养老院的问题，子女经济情况不佳、自己又无能力支付等问题，以及分家产等问题常常成为老年人生活中的情绪应激源，因此在分析老年人的情绪问题或心理问题时，需将经济因素纳入考量。

7. 家庭因素

家庭是老年人离退休后生活重心的高频转移点，在老年人告别工作岗位后，家庭氛围是否融洽温馨、家庭成员相处是否和谐、家庭成员的身体健康和生活状态等对老年人的情绪有较大影响，不良家庭因素导致老年人容易消沉、孤独感上升、幸福感下降，进而引发更为严重的心理问题。

8. 临终

当老年人走向生命的最后一阶段时，心理状态会发生一系列变化。库布勒–罗斯（Kubler-Ross）根据临终患者的心理和行为反应，将临终期的心理特征划分为 5 个阶段。①否认期：持续时间短暂，不承认自己患病，常见语言反应有"不，不会是我，这绝对不可能"；②愤怒期：患者情绪很坏，焦虑、怨恨、愤怒、克制力下降，特别难照顾，语言反应有"为什么是我"；③协议期：意识到愤怒于事无补，情绪较平静且积极配合治疗，语言反应有"是的，我即将死去，但是……"，这一阶段求生意念强；④抑郁期：患者异常安静，陷入悲哀绝望，食欲缺乏、精神涣散；⑤接受期：默认残酷的现实，表现平静，极度疲惫和体力衰竭。

》》【任务实施】

中老年人的生活和健康状况已经成为关乎国计民生的重大问题，其中老年人的心理健康问题尤其应该引起高度的重视。一方面，心理健康问题伴随人的终生，是影响老年人生活质量的重要因素；另一方面，心理健康和躯体健康相互影响、密不可分，良好的心理健康状态是老年人保持躯体健康的重要保障。要让中老年人在享受生活质量提高的同时，享受良好的心理和精神健康，提高幸福指数，这是创造完美和谐社会的一个重要课题。

上面我们分析了老年人的认知、情绪和人格的变化特点及其影响因素，那么对于老年期常见的一些心理健康问题，该如何应对或者预防？表 2-2-1 展示了一些常用的预防策略。

表 2-2-1　老年心理健康常见问题及预防策略

常见问题	预防策略
焦虑	要乐天知命，知足常乐，学会自我疏导。轻微焦虑的消除主要依靠个人，当出现焦虑时，首先要意识到这是焦虑心理，要正视它；其次要自我放松，想象自己喜欢的情景；最后是适当进行药物和心理治疗
抑郁	合理膳食，注意荤素搭配，多一些人际交往，广开眼界，使心情欢快坦然；培养爱好，可种花、养鸟、养鱼、下棋、打牌，也可旅游。总之，要增加生活情趣，平时注意关注自己和家人的健康，辅以必要的药物治疗和心理治疗
离退休综合征	调整心态，顺应规律；发挥余热，重归社会；善于学习，渴求新知识；培养爱好，寻找精神寄托；扩大社交，排解寂寞；生活自律，保健身体；必要时进行药物治疗和心理治疗

续表

常见问题	预防策略
空巢综合征	注意培养业余爱好，如种花、练书法、欣赏音乐、适度锻炼等，保持一定的社会交往。多和子女联系，有助于排解心中的孤独和思念情绪。总之，要让自己的生活变得有趣和充实
丧偶综合征	家人、朋友多陪伴和关心。老年人自己也可以通过追求新的、积极的生活方式，投身社区活动或兴趣来缓解痛苦；或者主动寻求社会帮助，如找亲朋好友谈心、求助心理医生，敞开心扉，让不良情绪得到宣泄
孤独感	学习新知识，发展新兴趣，结交新朋友；走出家门，接触大自然，开展户外活动

》【实训练习】

实训练习答案

一、单项选择题

1. 下列属于前瞻性记忆的是（ 　　 ）。
   A. 头脑中存储的鹰是蛇的天敌的知识
   B. 记得后天下午开会
   C. 记得前两天在电影院遇见过一个好朋友
   D. 关于如何使用计算机的知识

2. 工人操作机器时，能熟练地做到眼、耳、手并用，是注意（ 　　 ）品质的体现。
   A. 分析　　　　　　B. 转移　　　　　　C. 分配　　　　　　D. 广度

3. 下列属于复合情绪的是（ 　　 ）。
   A. 恐惧　　　　　　B. 快乐　　　　　　C. 厌恶　　　　　　D. 蔑视

4. 埃里克森人格发展阶段中老年期对应的冲突是（ 　　 ）。
   A. 完美对绝望　　　B. 勤奋对自卑　　　C. 亲密对孤独　　　D. 主动对内疚

5. "为什么是我"这样的言语容易出现在临终的（ 　　 ）阶段。
   A. 否认期　　　　　B. 愤怒期　　　　　C. 抑郁期　　　　　D. 接受期

二、判断题

1. 老年期外显记忆与内隐记忆下降得一样快。　　　　　　　　　　　　（ 　　 ）
2. 注意力越集中，注意指向的范围就越小。　　　　　　　　　　　　　（ 　　 ）
3. 斯滕伯格的智力三元理论是智力结构理论流派的代表。　　　　　　　（ 　　 ）
4. 做自己满意的事情和拥有满意的人际关系是应对离退休方式的共通特点。　（ 　　 ）
5. 老年期身体健康比心理健康更重要。　　　　　　　　　　　　　　　（ 　　 ）

三、简答题

临终时的心理反应包含哪几个阶段？

任务三 衰老与全生命周期发展

》【学习目标】

❖ **知识目标**

1. 了解衰老的生物学解释。
2. 掌握衰老的心理学解释。
3. 从全生命周期角度了解衰老的发生发展。

❖ **技能目标**

从全生命周期角度应对衰老,尤其是老年期痴呆。

❖ **素质目标**

正确看待并接纳老年人生理功能的衰退,树立毕生发展观的理念。

》【任务情境】

　　李阿姨前年退休之后就和老伴搬到了女儿家里,平时帮忙做做家务,照顾年幼的小外孙。随着年龄的增长,李阿姨感觉自己时常忘事,经常忘记在规定的时间送小外孙上补习班;拿起手机接电话时,即使把音量调到最大还是听得模模糊糊,手指哆哆嗦嗦,一不小心就错按到了其他的键。开始她还以为是自己没有休息好,体力不支导致的,但这些表现并没有好转的迹象,反而愈演愈烈。于是李阿姨来到医院就诊,医生对李阿姨进行检查后做出身体健康诊断,认为发生在李阿姨身上的变化只是正常的衰老表现。医生同时也跟李阿姨科普了老年期痴呆的一些表现,提醒李阿姨在出现有关征兆时要及时就医,并且对李阿姨提出了积极锻炼、控制饮食摄入、注意休息等建议。

　　虽然每天都围着女儿和外孙忙得团团转,生活还算充实,但是李阿姨总是感觉缺了些什么,她意识到现在的生活好像除了不需要工作,和之前并没有什么不同。反观李阿姨的好姐妹苏阿姨,每天学习插花、书法,时不时还去野外采风,带一组漂亮的艺术照回来。李阿姨的女儿察觉到了母亲的闷闷不乐,在了解原因后,也大力支持李阿姨跟苏阿姨一起走出家门,学习一些新的技能,并且拜托苏阿姨一起劝说母亲,希望母亲能有一个不一样的晚年生活。但是李阿姨却有些犹豫,一方面她对苏阿姨的日常生活很是向往,也想尝试一些新奇的体验,但同时她也在想,自己都这把年纪了,体力大不如前,还能跟得上社会潮流吗?再说学习这些技能有什么用呢,自己还能有什么大的发展吗?

　　在步入老年期后,人体各方面都显示出衰老的迹象,同时对新阶段生活的适应也成为一大挑战。只有全面了解衰老背后的生理和心理机制,我们才能对这一阶段所出现的变化有更深的认识和了解。那么,我们究竟该如何认识衰老,老年期在全生命周期中又扮演着什么样的角色,对于老年期痴呆这一常见的认知衰退表现,我们又该如何在生命的各个阶段积极规避其患病风险呢?这些问题在本任务的内容中都会逐一得到回答。

》》【任务分析】

在进入老年期后，我们开始面临着新的机遇和挑战，一方面，我们开启了全新的生活模式，开始拥有更多可支配的空间；另一方面，我们也面临着记忆力下降、行动迟缓等生理上的改变。这些机遇和挑战意味着我们进入了新的人生阶段，同时也有了新阶段的人生目标。因此，树立毕生发展观的理念，正确看待老年期的发展，对实现老年期的目标和价值具有十分重要的意义。

一、衰老的生物学解释

现代研究提出许多理论来解释衰老过程，主要分为以下两大类。

1. 程序化理论

（1）基因编程理论

基因编程理论认为有一个程序存在于生物体的基因里，控制着生物体的生长、发育、老化和死亡，因而在决定生物发育进程及最终寿命的因素中，遗传基因发挥着最为重要的作用。生物基因中程序的控制机制随着年龄的增长而减弱，最终导致衰老。

（2）神经内分泌调控理论

神经内分泌调控理论认为，神经系统和内分泌系统通过调控生物体的激素水平共同控制人体衰老。伴随着年龄的增长，神经系统逐渐衰弱，人体内分泌各种激素的水平逐渐下降，导致激素所作用的器官功能减弱。

（3）免疫应答理论

免疫应答理论认为，健康生物体内存在一个运行良好的免疫系统，用于保护细胞和生物体的健康发展。但是随着年龄的增长，一方面，免疫细胞功能逐渐减退，人体对外界的免疫功能明显降低；另一方面，体内自身抗体的增加也会诱发自身免疫性疾病。二者共同作用，致使机体走向衰老和死亡。

2. 损伤或误差理论

（1）磨损理论

磨损理论将人体比作一部机器，在日复一日地运作中受到磨损，使用的时间越长，所受到的损耗越大，同时代谢所产生的有害物质会逐渐累积，最终导致衰老直至死亡。

（2）自由基理论

生物体在有氧代谢的过程中会不断产生超氧自由基（活性氧），它具有很强的氧化作用。自由基在人体内各种细胞（脑细胞、神经元、心肌细胞、骨骼肌细胞等）中积累的同时，不仅能够破坏生物膜，形成脂褐素，还会引起脱氧核糖核酸（deoxyribonucleic acid，DNA）突变，破坏蛋白质的结构，导致细胞损伤。许多老年病如心脏病、肺气肿和动脉粥样硬化都与自由基的破坏有关。

（3）体细胞 DNA 损伤理论

体细胞 DNA 损伤理论可以看作磨损理论的衍生。在人生长、发育、衰老和死亡的过程中，生物体细胞内的 DNA 分子始终经受各种内、外化学物质的攻击，收到攻击后的 DNA 可以进行自我修复，但是随着年龄的增长，DNA 的自我修复能力下降，伤害逐渐加重，致使衰老和死亡。

二、衰老的心理学解释

20 世纪 70 年代，德国心理学家巴尔特斯（Baltes）和美国心理学家沙伊尔（Shaire）等基于实证研究证据提出了毕生发展观（life-span perspective），认为人的发展是生物遗传和社会文化共同作用的结果，发展是贯穿人的一生的连续过程，只是在不同的人生阶段发展的侧重有所不同，并使用生物和文化进化学说勾勒这一理论的整体框架。

1. 毕生发展观的基本内容

发展是毕生过程，是一个多维度、多方向、多功能的动态系统。任何一种行为的发展方向都不是固定不变的，既不会一直增长，也不会一直衰退。在行为的发展中，获得和丧失同时动态进行。

发展是一个高度可塑的过程。个体发展的任何一个阶段都收到了来自周围环境、历史文化和自身经历的多重影响；由于个体生活条件和经验的变化，发展的形式也会发生改变；任何一个阶段的人都能够发展某些技能来补偿他所缺失的经验或者能力。

2. 毕生发展观的总体框架——生物和文化进化学说

生物和文化进化学说主要包括 3 个基本原理。

进化选择的优势随着年龄的增长而衰退，其主要原因在于生殖适宜性——人类在前半生承受着较大的进化选择的压力，生殖适宜性也保证了种族和基因的延续。

对于文化的需求，随着年龄的增长而增加。一方面，对于人一生的发展来说，文化都是有效的资源；另一方面，随着年龄的增长，人体的生物功能逐渐下降，个体更加需要文化资源来补偿已丧失的生物功能。

文化的效能随着年龄的增长而下降。随着年龄的增长，生物的潜能逐渐衰退，若想要收获同一水平的学习效果，需要更多努力，因而随着年龄的增长，文化的补偿效能在逐渐下降。

3. 智力的双成分模型

卡特尔（Cattell）将智力分为液体智力和晶体智力两种，液体智力指信息加工、问题解决及学习新事物的能力，如思维敏捷性和注意力，在个体早期随着年龄的增长而逐渐增强，成年之后开始衰退；晶体智力指后天习得的能力，如文化、知识和经验的不断积累，在人的一生中不断增加，直到 80 岁左右开始下降。巴尔特斯将卡特尔提出的模型进一步发展为智力的"双成分模型"，包含技巧性和实用性两个方面。智力的技巧性等同于液体智力，主要负责感知关系、分类、逻辑推理等认知任务的加工，以加工过程的速度和准确性为主要指标；智力的实用性等同于晶体智力，与文化和知识体系的获得密切相关，主要的操作指标为言语知识和专业特长。

4. 毕生发展观的解释模型

（1）选择性优化与补偿模型

巴尔特斯提出了选择性优化与补偿模型（selective optimization with compensation，SOC）用于解释个体成功发展的总体模式。成功发展指同时达到获得（期望目标和结果）最大化和丧失（不同期望目标或结果）最小化。个体的毕生发展实际上是选择、最优化和补偿 3 个过程在一生中相互作用的过程。

（2）控制理论

罗特鲍姆（Rothbaum）提出了控制理论，认为控制是人一生发展的主题。初级控制指个体为满足需要/欲望试图改变环境，次级控制则是适应或顺应环境。二者根据情况会相互转换。黑克豪森（Heckhansen）等根据控制模型和 SOC 中的优化过程，提出了毕生发展动机理论。该理论认为，所有的毕生发展研究都必须着眼于发展适应的评价标准、个体的发展目标、在不同阶段所经历的机遇和挑战、面对挑战的选择与补偿机制等问题。该理论进一步将控制分为初级控制和次级控制，初级控制能力作为适应发展的标准，绝大多数个体终其一生都会为初级控制努力，初级控制能力在生命初期不断上升，并在中年期到达顶峰，发展曲线呈倒 U 形；而次级控制（调节或顺应）能力则到老年期才最好。

三、衰老与全生命周期发展：以老年期痴呆为例

如前所述，当前的理论取向是从毕生发展或者全生命周期的角度来看待衰老的发生发展。也就是说，无论是生理衰老还是心理变化，都不能简单地从某一单个时间节点来考察其影响因素。这一观点在考察老年期痴呆这一神经退行性疾病的影响因素及其预防方面显得尤为重要。

《柳叶刀》委员会在 2017 年发布了关于痴呆症建模的 9 个潜在风险因素：低教育程度、高血压、听力损伤、吸烟、肥胖、抑郁、缺乏锻炼、糖尿病和低社会接触。这 9 个风险因素可以对全球范围内 35%的痴呆症做出解释，这一比例在低收入和中等收入的国家中更高。由这 9 个痴呆症风险因素诱发的患病人群占比在中国达到了 39%。这 9 个痴呆症风险因素贯穿生命发展的全周期，了解这些因素在老年期痴呆方面的人口归因分值及这些因素和痴呆症的具体关联对预防痴呆症有着十分重要的意义。

1. 生命早期

低教育程度。较高的儿童教育水平和较高的终身教育成就可降低患痴呆症的风险，前者与认知刺激在生命早期更为重要有关。有研究表明，青春期后期的大脑可塑性最强，在此之前，整体的认知能力随着教育水平的提高而增加。在 20 岁之后，人们很难再从教育中获得大的收益，很多明显的后期效应可能是由于具有较高认知功能的人习惯于寻求认知刺激的活动和教育，从而很难将教育的具体影响从整体认知能力的影响中剥离出来，也很难将晚年认知活动的具体影响从终身认知的功能和活动中剥离出来。

2. 生命中期

（1）高血压

持续的高血压与老年期痴呆的风险增加有关。一项持续了 18 年的对 1440 例中年人（平均年龄为 55 岁）的追踪研究发现，升高的收缩压（≥140mmHg）与发生痴呆症的风险相关，如果高血压持续到晚年（平均年龄为 69 岁），患痴呆症的风险将会骤增。反之，如果在中年晚期（平均年龄为 62 岁）心血管参数仍较为理想（目前不吸烟，体重指数为 18.5～25kg/m²，有规律地进行体育活动，健康的饮食，保持最佳血压，胆固醇及空腹血糖值正常），与至少有一项上述指标异常者相比，老年期患全因痴呆、血管性痴呆和阿尔茨海默病的风险更低。英国的一项对 8639 例公务员的追踪研究

也表明，相较于在 60 岁或 70 岁，在 50 岁时测量单次收缩压为 130mmHg 或更高，患痴呆症的风险更高。

（2）肥胖

肥胖与痴呆症存在着密切关联。一项针对 19 项纵向研究（包括 589 649 例 35～65 岁的被试，随访时间长达 42 年）的综述显示，肥胖（体重指数≥30kg/m²）与老年期痴呆相关。一项对 130 万名成年人（年龄≥18 岁）个体水平数据的进一步元分析表明，在可能的临床痴呆症状出现之前的超重与痴呆症风险增加相关。并且，控制体重对注意力和记忆力的改善有一定效果。对 7 项随机对照试验（468 例被试）和 13 项纵向研究（551 例被试）的元分析表明，体重指数大于 25kg/m² 的人体重减轻 2kg 或更多，注意力和记忆力在 8～48 周显著改善，然而，关于减肥在预防痴呆症方面的长期效果的数据是缺乏的。

（3）听力损伤

在《柳叶刀》委员会 2017 年给出的第一篇报道中，对认知基线正常和听力损伤阈值为 25dB（世界卫生组织的听力损失阈值）的样本进行了元分析，发现听力损失在痴呆症方面的人口归因分值最高。随着听力损伤程度的增加，患痴呆症的风险也随之增加。一项元分析发现，每 10dB 听力的丧失会增加患痴呆症的风险。与这一结果相似的是，一项针对 6451 名平均年龄为 59 岁的美国人的横断研究发现，当听力低于临床水平时，数值每下降 10dB，认知能力就会相应地降低。因此，亚临床水平的听力损伤（低于 25dB）与较低的认知能力显著相关。

3. 生命晚期

（1）缺乏锻炼

有关体育活动的研究是复杂的。身体活动的模式随着年龄、代际和发病率的变化而变化，并且在性别、社会阶层和文化中也有所不同。运动与降低痴呆风险有关，这一发现得到了对大量纵向研究的元分析支持。同时也有证据表明，体育锻炼可以预防临床诊断的阿尔茨海默病。一项长达 25 年的对 28 916 例年龄在 30～60 岁被试的追踪研究表明，在较宽的置信区间下，每周进行中等至剧烈的体育活动（出汗）与降低患痴呆症风险相关。

（2）吸烟

吸烟的人比不吸烟的人患痴呆症的风险更高，而且他们在可能患痴呆症的年龄之前过早死亡的风险更高，即使上了年纪，戒烟也能降低这种风险。一项对 5 万例年龄在 60 岁以上的男性进行的调查研究显示，停止吸烟超过 4 年，与持续吸烟相比，在随后的 8 年里显著降低了患痴呆症的风险。接触二手烟与记忆衰退的风险也存在相关。一项研究表明，在 55～64 岁的女性中，接触二手烟与更多的记忆衰退有关，即使在控制了其他影响因素后，接触二手烟的时间越长，记忆衰退的风险也越高。

（3）糖尿病

糖尿病是痴呆症的一个风险因素。一项纳入了 14 项追踪研究、含 230 万例糖尿病患者的元分析表明，糖尿病与痴呆症的风险增加相关，且患痴呆症的风险随着糖尿病的持续时间和严重程度而增加。尽管糖尿病是痴呆症发展的一个明显风险因素，然而目前尚不清楚是否有特定的药物可以改善这种风险，并且强化对糖尿病控制并不能降低患痴呆症的风险。

（4）社会接触

社会接触被公认为是一种保护因素，可以增强认知储备或鼓励有益行为。低社会接触会增加患痴呆症的风险。一项研究对 51 项有关社会隔离和认知的追踪研究进行了元分析（包括 102 035 例基线年龄在 50 岁或 50 岁以上的被试，随访时间为 2～21 年），发现高社会接触与较好的晚年认知功能相关，并且在性别和随访时间长短上没有差异。已婚人士通常比单身人士有更多的人际交往——这种差异可以用作社会交往的长期影响评估。一项包括全球 812 047 人的元分析发现，终生单身和丧偶的人患痴呆症的风险更高，但是目前还没有有关孤独和痴呆症长期后果的研究。

（5）抑郁

抑郁与痴呆症发病率有关，其心理或生理机制有很多。抑郁是痴呆症前驱症状和早期阶段的一部分。抑郁和痴呆症的反向因果关系解释也是可能的：抑郁症症状是源自痴呆症临床发作多年前的神经病理。一项纳入了 32 项研究（含 62 598 例被试，研究追踪时间为 2～17 年）的元分析表明，抑郁发作是痴呆症的一个风险因素。但元回归分析结果同时也显示，当追踪时间较长时，抑郁和发生痴呆症之间的关联并不显著。另一项研究也表明，心理痛苦症状可预测 25 年后的痴呆症，但不确定性的范围很广。抑郁与痴呆症的联系强弱也随不同的年龄阶段而不同，英国白厅研究对 10 189 人进行了随访，研究结果显示，在晚年与抑郁相关的症状会增加患痴呆症的风险，但在青年时则不会。

4. 其他因素

《柳叶刀》委员会于 2020 年又补充了 3 个新的痴呆症的风险因素，包括创伤性脑损伤、过度饮酒和空气污染，同时将这 12 个风险因素纳入一个最新的预防痴呆症的生命历程模型。这 12 个可改变的风险因素可以对全球 40% 的痴呆症做出解释。

（1）创伤性脑损伤

国际疾病分类（international classification of disease，ICD）-10 将轻度创伤性脑损伤定义为脑震荡，重度创伤性脑损伤定义为颅骨骨折、脑水肿、脑损伤或脑出血。导致创伤性脑损伤的原因有很多，如汽车、摩托车和自行车引发的创伤；拳击、骑马及其他娱乐运动等因素造成的创伤性脑损伤。在人类和小鼠模型中，单一的重度创伤性脑损伤能够使 tau 蛋白（微管相关蛋白）过度磷酸化，这一程度与相应的基因有关。有研究表明，相较于携带载脂蛋白 E（APOE）ε3 等位基因的小鼠，携带 APOE ε4 等位基因的小鼠在创伤性脑损伤后海马 tau 蛋白的过度磷酸化程度更高。

创伤性脑损伤与痴呆症密切相关，创伤性脑损伤的患者患痴呆症的概率更高。丹麦的一项对 300 万人的长达 10 年的追踪研究发现，患痴呆症的风险在脑外伤后 6 个月后到达最高，并且随着损伤次数的增加而增加，同时创伤性脑损伤患者患痴呆症的风险高于其他身体部位受伤的患者。随着创伤性脑损伤数量和严重程度的增加，罹患痴呆症的风险也更高。一项有关早期阿尔茨海默病临床诊断的巢式病例对照研究也发现，创伤性脑损伤是导致痴呆症的一个重要风险因素，其风险程度随着创伤性脑损伤的数量增加和严重程度的增强而增强。

（2）过度饮酒

大量饮酒与大脑变化、认知障碍和痴呆症有关，这个风险因素在几个世纪以来被人所熟知。越来越多的证据表明，酒精与认知和痴呆症之间存在着复杂的联系。法国的一项长达 5 年的对 3100 万名住院患者的纵向研究表明，无论是男性还是女性，酒精使用障碍与患痴呆症的风险增加有关。老年期痴呆与酒精使用障碍的关系在精神分裂症（年龄<65 岁）中尤为明显，有研究表明，56.6% 的精神分裂症患者有酒精使用障碍。

（3）空气污染

空气污染和颗粒污染物与不良的健康结果有关，尤其会对大脑造成潜在的不良影响。动物模型表明，空气中的颗粒污染物通过脑血管和心血管疾病、Aβ（β-淀粉样蛋白）沉积和淀粉样蛋白前体加工加速神经退行性过程，最终导致老年期痴呆风险增加。

》》【任务实施】

老年期痴呆患者有复杂的问题和症状，严重地影响了其身心健康和老年期的发展。为了在老年期获得持续性发展，无论在生命周期的哪个阶段，我们都应该积极采取措施规避与老年期痴呆相关联的风险。对于老年期痴呆的患者，行之有效的心理社会干预措施能够有效地控制神经精神症状，最大限度地延缓其认知衰退的速度。表2-3-1给出了全生命周期中针对老年期痴呆预防的干预措施。

表 2-3-1　老年期痴呆预防的全生命周期干预措施

高血压	自40岁起，将收缩压保持在130mmHg以下
听力	鼓励使用助听器治疗听力损伤，保护耳免受过度噪声的影响，以减少听力损失
空气污染	减少对污染空气和二手烟的接触
创伤性脑损伤	预防头部受损
饮酒	限制酒精的使用
吸烟	戒烟，并支持戒烟
饮食	合理膳食，正常摄入人体所需的营养物质
运动	加强锻炼，根据不同年龄阶段制订运动方案
生活方式干预	改善睡眠及其他可能导致痴呆症的风险因素

》》【实训练习】

实训练习答案

一、单项选择题

1. 以下特征是老年期的生理变化特点的是（　　　）。
   A. 皮肤逐渐丧失水分，弹性降低，皱纹增多
   B. 只是遗忘事情的某一部分，一般经过提醒就会想起
   C. 易感受到孤独，需要陪伴和照料
   D. 失去了合理安排生活的能力，作息混乱

2. 在衰老的生物学解释中，磨损理论的核心内容为（　　　）。
   A. 有一个程序存在于生物体的基因里，控制着生物体的生长、发育、老化和死亡
   B. 人体好像一部机器，在日复一日地运作中受到磨损，使用的时间越长，所受到的损耗越大
   C. 自由基在人体内各种细胞（脑细胞、神经元、心肌细胞、骨骼肌细胞等）中积累，导致细胞损伤
   D. 神经系统和内分泌系统通过调控生物体的激素水平，共同控制人体衰老

3. 以下特征是毕生发展观的内容特点的是（　　　）。
   A. 发展是毕生过程，是一个多维度、多方向、多功能的动态系统

　　B. 在行为的发展中，获得和丧失同时动态进行

　　C. 发展是一个高度可塑的过程

　　D. 以上都是

4. 根据黑克豪森的毕生发展动机理论，呈倒 U 形发展曲线的是（　　　）。

　　A. 初级控制能力　　　B. 次级控制能力　　　C. 晶体智力　　　D. 液体智力

5. 《柳叶刀》委员会于 2020 年发布关于老年期痴呆建模的 12 个潜在的老年期痴呆风险因素中不包括（　　　）。

　　A. 吸烟　　　　　　　B. 睡眠　　　　　　　C. 肥胖　　　　　　D. 抑郁

二、判断题

1. 衰老完全是由内在基因所决定的。　　　　　　　　　　　　　　　　　　　　（　　　）

2. 老年期骨质密度开始下降，容易出现骨质疏松症；老年期骨骼脆性增加，使老年人极易出现骨折。　　　　　　　　　　　　　　　　　　　　　　　　　　　　　　　　　　　　（　　　）

3. 任何一种行为的发展方向都是固定不变的。　　　　　　　　　　　　　　　　（　　　）

4. 正因为发展是高度可塑的，任何一个阶段的人都能够发展某些技能来补偿他所缺失的经验或者能力。　　　　　　　　　　　　　　　　　　　　　　　　　　　　　　　　　　　（　　　）

5. 根据埃里克森的"心理社会"理论，自我意识的发展有多个阶段，在每个阶段中成功完成任务会顺利进入下个阶段，反之则会给人的终身发展带来消极影响。　　　　　　（　　　）

三、简答题

简述毕生发展观的主要内容。

项目三 >>

老年心理健康

◇ **项目介绍**

　　心理健康是老年人健康不可分割的重要部分。心理健康并不只是说没有心理疾病，而是一种能够充分发展个体、应对环境、适应社会的完好状态。一个人进入老年阶段，会经历身体功能的衰退、生活重心的转变、社交网络的变动，这些因素都可能引发老年人心理健康的变化，有些老年人会表现出抑郁、焦虑的情绪，甚至发展为心理疾病。另外，心理健康状况不好的老年人，罹患身体疾病的风险也随之提高。因此，知晓心理健康的含义，掌握老年人心理健康评估的方法，知晓老年人心理和生理健康相互作用的紧密关系，了解预防心理疾病、促进老年人心理健康的途径，对于照护老年人有很重要的意义。

任务一 老年心理健康的概念

》【学习目标】

❖ 知识目标

1. 了解老年心理健康的概念。
2. 了解老年期重要的发展任务。
3. 掌握心理健康者需具备的特征。

❖ 技能目标

能够帮助老年人正确理解心理健康的概念及其重要性。

❖ 素质目标

能够熟练掌握老年心理健康的相关概念及知识，并且能够灵活运用到实际工作中。

》【任务情境】

刘大妈退休了，大家都说，老年人的健康就是子女最大的福气，于是她紧跟潮流，报了一个社区健康科普培训班。老师讲得真好，说世界卫生组织提出，健康不仅是指没有疾病或衰弱，更是生理、心理与社会功能的良好状态和心理平衡，所以老年人要注意心理健康。

在日常生活中，像刘大妈这样的积极学习健康知识的老年人并不多见。作为照护人员，首先自己要对老年心理健康的概念有足够的认识，其次应该积极地向老年人普及心理健康知识，帮助其认识到心理健康的重要性。

》【任务分析】

心理健康是整体健康不可缺少的一部分。心理健康问题不是进入老年的必然结果，但由于人口老龄化问题日益凸显，可以预期未来出现心理健康问题的老年人将大量增加。掌握老年人心理健康的概念及了解老年期重要的发展任务，有助于识别心理状况不佳的老年人，对保护老年人心理健康也至关重要。

一、心理健康的定义

世界卫生组织对于心理健康的定义：一种完好的状态，个体能够认识到自身能力，能够应对日常生活中正常的压力，能够卓有成效地工作，能够对社会有所贡献。从积极的意义上来说，精神健康是个人和社会的完好状态及有效工作的基础，而不仅仅是没有精神疾病。

《简明不列颠百科全书》中将心理健康描述为：个体心理在本身及环境条件许可范围内所能达到的最佳状态，但不是指绝对的十全十美状态。同时指出，心理健康的标志为：①身体、智力、情绪十分调和；②适应环境、人际关系中彼此能谦让；③有幸福感；④在工作和职业中能充分发挥自己的能力，过有效率的生活。

国内外学者也对心理健康做出了界定。马斯洛认为心理健康者是自我实现、充分发挥个人天性的人。他认为心理健康特点包括有充分的自我安全感；充分了解自己，并对自己的能力做适当的估计；生活的目标理想且切合实际；不脱离现实环境；能保持个性的完整与和谐；具有从经验中学习的能力；能保持良好的人际交往；适度的情绪发泄与控制；在不违背集体意志的前提下，有限度地发挥个性；在不违背社会道德规范的情况下能适当满足个人基本需要等。马斯洛确定了自我实现者或者心理健康者的 15 个特征：①他们能有效地感知现实，并能容忍不确定性；②接受自己和他人的本来面目；③行为的自然流露；④以问题为中心（不是以自我为中心）；⑤具有幽默感；⑥能够客观地看待生活；⑦高度的创造性；⑧对文化的适应抵抗；⑨关注人类的福祉；⑩能够深刻体会到基本的生活经验；⑪与少数人建立深刻的满意的人际关系；⑫高峰经验；⑬注重隐私；⑭民主的态度；⑮强烈的道德/伦理标准。但是马斯洛的理论存在局限性，主要在于他的方法。马斯洛通过采用一种称为传记分析的定性方法，制定了自我实现的个人特征，即研究了 18 位他认为是自我实现的人的传记和著作。然而，传记总是容易产生偏见，降低了数据的有效性。因此，马斯洛对自我实现的操作性定义绝不能被盲目地接受为科学事实。

心理学家英格利希（English）指出，心理健康是指一种持续的心理状态，当事人在某种情况下能做出良好的适应，具有生命的活力，而且能充分发挥其身心潜能。这乃是一种积极的、丰富的情况，不仅仅是免于心理疾病而已。英国社会心理学家雅霍达（Jahoda）认为，积极心理健康可以被视为人格和社会环境的良性互动状态，并具有以下特征：①自我认知的态度；②成长和自我实现的能力；③人格的完整性；④自主性；⑤对现实世界准确地认识；⑥适应环境的能力。凯斯（Keyes）则指出，心理健康的 3 个组成部分是情绪健康、精神健康和社会健康。情绪健康包括快乐、对生活的兴趣和对生活满意。精神健康包括接纳自己，善于处理日常生活中的责任，与他人有良好的关系，以及对自己的生活感到满意。社会健康指的是积极的功能，包括对社会有贡献，感觉自己是社区的一分子，相信社会对所有人来说都变得更好及社会运作方式对他们有意义。加尔代里西（Galderisi）等认为，心理健康是一种动态的内在平衡状态，它使个体能够在与社会普遍价值观相协调的情况下运用自己的能力。其重要的组成部分包括基本认知和社交技能；识别、表达和调节自己情绪的能力，以及同情他人的能力；应对不利生活事件和社会角色的灵活性与能力；和谐的身心关系。

此外，我国学者也结合我国的国情，对心理健康的定义进行了探讨。刘华山认为，心理健康指的是一种持续的心理状态。在这种状态下，个体具有生命的活力、积极的内心体验、良好的社会适应，能有效地发挥个人的身心潜力与积极的社会功能。俞国良认为，心理健康是指一种生活适应良好的状态。心理健康包括两层含义：一是无心理疾病，这是心理健康的最基本条件，心理疾病包括各种心理与行为异常的情形；二是具有一种积极发展的心理状态，即能够维持自己的心理健康，主动减少问题行为和解决心理困扰。中国台湾学者黄坚厚提出的心理健康标准包括乐于工作、能与他人建立和谐的关系、对本身具有适当的了解，与现实环境有良好的接触。

许又新提出了衡量精神（心理）健康的体验标准（良好的心情和恰当的自我评价）、操作标准（心理效率和社会效率）、发展标准（在过去、现在和将来的时间坐标上纵向观察个体的心理健康发展状态）。①良好的心情：如果一个人经常受不愉快情绪左右，个体的自我控制能力和与别人相处都受到影响，很难说其心理健康。由于看问题容易偏执，轻者工作热情和效率低下、无所作为，重者难免对事或对人的行为反应过分。相反，如果经常保持愉快的情绪，则比较容易调整偶尔不愉快的心境。②恰当的自我评价：俗话说"人贵有自知之明"，即明白自己的优点和缺点，对自身各种欲望的来龙去脉有恰如其分的评价和态度。恰当的自我评价是待人处世的基础，是心理健康的重要层面。缺乏自知之明者往往把不愉快归咎于其他人和事，看不到自己错误的认知和态度所导致的不良影响。③心理能力的效率：各种心理能力从记忆功能的强弱到思维的敏捷与否，都可以作为心理能力的指标，从知觉速度到行为反应来准确判断个体的心理健康程度。④与年龄相称的心理状态：历龄（个体自出生开始按编年计算的年龄）和心理年龄（与该个体心理发展状态类似的大部分人的年龄）的一致程度是衡量其心理健康的重要标准。心理发展健康指个人所具备的心理能力，能够胜任其担负的社会角色，并且具有使可能性成为现实的具体措施。

总之，纵观国内外研究者对于心理健康的界定，心理健康者普遍具有以下4个方面的共同特点。一是能够在工作中发挥自己所掌握的知识与才能，并从中获得成就满足的幸福感觉。二是良好的社交能力，并乐在其中；对人多从正面而不是反面进行评价。三是对自我有清晰的认知。四是不逃避在现实生活或工作中遇到的各种问题。

二、老年心理健康的定义

尽管国内外大量研究者对心理健康的定义进行了探讨，但遗憾的是，当前极少针对老年期固有发展特点回答"什么是老年心理健康"这一问题。中国科学院心理研究所老年心理研究中心以科学的心理学理论为基础对以往文献进行系统回顾与分析后，对老年心理健康进行了界定：心理健康是个体内部心理和谐一致，与外部适应良好的、稳定的心理状态。具体来说，老年心理健康包括5个重要方面，分别是认知效能、情绪体验、自我认识、人际交往和适应能力。这5个重要方面可以划分为个体内部的主观体验和个体与外部的关系这两个层面。情绪体验与自我认识属于个体内部层面，而认知效能、人际交往、适应能力属于个体的外部关系层面。

1. 认知效能

认知效能反映的是个体的日常认知功能和问题解决的能力，在日常行为和社会行为中起着至关重要的作用。关于如何判断心理健康，弗洛伊德曾经给出一个简短的回答：能工作、能爱，而认知效能则属于前者这个维度。具有良好认知效能的老年人在注意、学习、记忆、思维等方面的功能是良好的。例如，当出门买菜时，能够记住买什么菜、找到去超市的路、挑选准备计划买的食材，并能与店员顺利进行交谈。

2. 情绪体验

情绪体验反映的是个体的情绪特点、情绪状态和处理情绪的能力。情绪体验是心理健康状态的一个重要评估成分。例如，《精神障碍诊断与统计手册》（第五版）中指出，判断心理异常可以从主观痛苦和妨碍社会适应两个角度来进行。各种心理健康问题往往导致大量负面情绪体验，因此情绪也往往是心理健康出现问题导致的结果。有关老年人情绪体验的研究结果显示，与年轻人相比，老年人通常更加温和平静。然而，老年人也容易出现一些独特的情绪问题，如退休引发的失落感、丧偶导致的孤独感。具有良好情绪体验能力的老年人通常能够表现出积极的心态，遇到困扰时能通过调节情绪的方法缓解消极情绪体验，整体维持一个乐观、平静的状态。

3. 自我认识

自我认识反映的是个体对于自己的认识、评价和自我调节。自我认识可以分成两个方面：一是对自我是否满意，这个也是"自尊""自我效能感"的重要组成部分；二是对自我的认识是否清晰。

较高的自尊或自我效能感与心理健康的关系已有很多研究证实。自我认识对于个人成长、决策制定和准确的自我评估至关重要，能够帮助个体理解自己的经历。自我认识良好的老年人能够准确识别自己的情绪状态、人际关系、行为模式、价值观、需求等信息，能够准确地认识和评价自己，具有完备的自我。

4. 人际交往

人际交往反映的是个体的交往能力、人际关系和社会支持状况，与他人建立的联系对社交、情感和身体健康至关重要。具有良好人际交往能力的老年人能够和爱人、朋友、同事和生活中的其他人保持牢固而友好的人际关系，能与他人主动沟通，理解、关爱和帮助他人，能够适度地表现自己，能够融入社会活动中，在需要时寻求社会支持。

5. 适应能力

适应能力反映的是个体遇到生活事件时保持良好心态的能力和应对风格。心理健康的个体不但在目前能够保持良好的状态，在经历创伤后，心理健康的个体也能表现出较好的康复力，他们可能较快地恢复到正常的功能水平，甚至通过对创伤经验的整合，达到新的、更高的功能水平。具有良好适应能力的老年人能够灵活地适应不断变化的因素或环境，积极应对生活中的挑战。

根据《中国国民心理健康发展报告（2017—2018）》，成年人的心理健康水平总体随着年龄的增长而增加。在老年阶段，55～75 岁没有大的变化。而到 75 岁后，心理健康水平显著下降进入低谷期。值得注意的是，低谷期的到来极大程度来源于认知效能的迅速下降，这也是与其他年龄阶段心理健康相比老年心理健康的一大特点。

》》【任务实施】

以上我们从认知、情绪、自我认识、人际和适应能力 5 个维度介绍了老年心理健康的基本概念。作为照护人员，在了解上述概念的基础上，还需要将这些知识灵活地运用到工作中。

首先，作为照护人员，需要在内心建立起对老年人心理健康重要性的认知。加强老年人心理健康建设，是协同推进健康中国战略和积极应对人口老龄化国家战略的重要组成部分。国家卫健委、全国老龄办和国家中医药局联合印发《关于全面加强老年健康服务工作的通知》，指出应从 14 个方面做好老年健康服务，包括开展老年人心理健康服务。要求重视老年人心理健康，针对抑郁、焦虑等常见精神障碍和心理行为问题，开展心理健康状况评估和随访管理，为老年人特别是有特殊困难的老年人提供心理辅导、情绪纾解、悲伤抚慰等心理关怀服务。总结并推广老年心理关爱项目经验，各省（自治区、直辖市）要组织实施省级项目。到 2025 年，老年心理关爱项目点覆盖全国所有县（市、区）。然后，要熟悉老年心理健康的各个组成部分，即认知效能、情绪体验、自我认识、人际交往和适应能力。当老人出现如认知功能下降、不爱说话、不愿意出门、情绪低落或喜怒无常、长时间的睡眠问题等情况，就需要引起注意。此外，虽然老年心理健康越发受到重视，但是很多老年人对何谓心理健康、如何才能促进心理健康仍不清楚。因此，在自己充分理解心理健康的情况下，还要能够向其他人科普心理健康的重要性及如何了解自己是否拥有健康的状态等内容。

总之，能够熟练掌握老年人心理健康的相关概念及知识，并且能够灵活运用到实际工作中，这样才能把自己打造成全方位的护理人才。

》【实训练习】

实训练习答案

一、单项选择题

1. 世界卫生组织对于心理健康的定义包括（　　　）。
   A. 个体能够认识到他或她的能力
   B. 能够应对日常生活中正常的压力并能够卓有成效地工作
   C. 能够对他或她的社会有所贡献
   D. 以上均正确

2. 以下不属于《简明不列颠百科全书》中关于心理健康描述的是（　　　）。
   A. 身体、智力、情绪十分调和
   B. 适应环境、人际关系中彼此能谦让
   C. 有安全感
   D. 在工作和职业中，能充分发挥自己的能力，过有效率的生活

3. 心理健康中反映的是个体对于自己的认识、评价和自我调节的是（　　　）
   A. 认知效能　　　　　　B. 情绪体验　　　　　　C. 自我认识　　　　　　D. 人际交往

4. 老年心理健康和其他年龄阶段相比的一大特点是（　　　）。
   A. 认知效能的迅速下降　　　　　　　　　　B. 情绪方面的积极体验更多
   C. 适应能力差　　　　　　　　　　　　　　D. 人际关系差

二、判断题

1. 没有精神疾病就是心理健康。 （　　　）
2. 马斯洛认为心理健康者是自我实现、充分发挥个人天性的人。 （　　　）
3. 乐于与人交往是心理健康的表现之一。 （　　　）
4. 心理健康者拥有良好的适应能力。 （　　　）
5. 老年人心态都很平和，没有情绪困扰。 （　　　）

三、简答题

老年心理健康的定义包含哪些方面？每个方面包含哪些内容？

任务二　老年心理健康的评估

》【学习目标】

❖ 知识目标

1. 了解老年心理健康评估的意义和重要性。

2. 了解老年心理健康评估的现有工具。

3. 了解老年心理健康评估的几种形式。

4. 不同居住方式老年人的心理健康评估。

5. 心理健康评估前的准备及心理评估后的应对。

❖ **技能目标**

1. 掌握老年人心理健康评估工具的使用。

2. 能够参考老年人心理健康评估结果进行照护服务。

❖ **素质目标**

1. 遵循标准评估流程和操作规范进行评估。

2. 评估过程中对老年人具有足够的尊重及耐心。

》》【任务情境】

王大爷感觉到自己最近总是忘事，进了超市走好几圈也想不起来买什么东西；明明计划着下午四点半去接孙子，都快到时间了却忘记接下来有什么重要的事要做，急得直跺脚；就连今天老伴再三叮嘱他散步回来买两斤肉也给忘得一干二净，老伴气得说他得了"老年痴呆"。言者无心，听者有意，王大爷想到邻居家刘大爷才七十出头就得了阿尔茨海默病，出门总是要别人陪着，有时候和熟人见了面都不认识，生活质量也下降了，王大爷心里不由产生了恐惧之情，如果自己也是这个毛病，那可要早点治疗。

在老年人当中，王大爷这种案例非常常见。作为照护人员，该如何判断老年人是否存在心理健康问题呢？

》》【任务分析】

心理健康贯穿着一个人的毕生发展。人到老年，更应注重心理健康的保持。心理健康和身体健康是相辅相成、互相影响的，对于身体健康，有很多客观指标可以作为测量工具来判断老年人是否有身体方面的问题或疾病；对于心理健康，同样也有许多客观的测量及评估方式。了解老年人心理健康的评估，掌握老年人心理健康评估工具的使用，对老年照护者而言是十分必要的。

一、老年心理健康评估的意义和重要性

老年人的心理健康含义很广，涵盖了认知、情绪、人际、自我认识及适应能力多个方面。对老年人进行心理评估的意义主要包括 3 个方面。首先，从"治未病"的角度出发，重视心理健康评估，将心理健康评估纳入常规健康护理的一部分，可以预防老年人各种心理疾病的发生，提高老年人的生活质量；其次，心理健康和躯体健康密不可分，保证老年人的心理健康对躯体疾病的产生有预防作用，对于已经患有躯体疾病的老年人而言，进行有针对性的心理健康评估，保证老年人的心理状态在一个健康良好的水平上，也可以对各类疾病的康复起到有益的作用；最后，对于罹患心理疾病的老年人，定期、准确地进行临床心理健康评估可以对疾病进程进行监控，达到精准的治疗效果，促进疾病康复。

一项我国历经 20 年的队列研究表明，与年轻人相比，我国老年人的整体心理健康水平呈持续

下降的趋势。老年人最常见的心理健康问题集中在认知和情绪两方面。从认知角度来讲，最新的流行病学调查结果显示，中国 60 岁及以上人群的老年期痴呆患病率高达 6.04%，约 1500 万人正在经受疾病的困扰；在老年人群体中，抑郁的发病率也要高于一般人群。缓解老年人抑郁症状不仅可以预防精神疾病，还是预防老年人自杀意念形成的重要手段之一。因此，对老年人的心理健康状况进行评估，预防疾病发生，减轻社会经济负担是迫在眉睫的。

老年人的心理健康相关疾病多发，做到早发现、早治疗是非常必要的。然而，老年人心理疾病的症状并不像很多躯体疾病一样典型，凭借自身和家人的力量难以发现。以抑郁症为例，研究表明，老年抑郁症患者更容易以躯体化症状前往医院就医，所以在科室的选择上往往选择得不够准确，避开了精神科和心理科，导致误诊率和漏诊率的增加。因此，不仅是医务工作者在临床实践中需要掌握正确的评估方法，在日常护理工作当中准确地筛查和评估也是尤为重要的。目前有大量老年人心理健康相关评估工具并非完全针对医务工作者设计，普通的养老、护理机构和相关人士经过基本培训也可以使用。

二、老年心理健康评估方法

为了研究老年人的心理健康问题，以及为健康老年人及老年患者提供准确的评估和筛查，需要依托科学、客观的老年人心理健康测量工具。国内外针对老年人心理健康的不同维度，开发出了不同的老年人心理健康量表及测查工具。

1. 整体心理健康评估

研究者针对我国老年人的心理特点，选择对大量评估工具进行本土化，并在不同的老年人群样本中考察其信效度，改编成为适合我国老年人的心理健康评估工具。然而，这些工具多是针对各个不同的具体维度，如认知、抑郁情绪、焦虑情绪、孤独感等。在实际应用中，急需一个能够全方位考察老年人心理健康水平的工具。

在此需求下，2009 年，中国科学院心理研究所老年心理研究中心根据全国人口抽样调查的相关资料，结合老年人心理健康相关的理论背景，完成了老年心理健康量表（城市版）的编制。该量表根据心理健康包括认知效能、情绪体验、自我认识、人际交往和适应能力的理论构想，采用文献回顾、专家评定和个人访谈等方法，在原有基础上形成初试卷，通过预试形成正式量表。量表形成后，从全国范围内抽取 5000 余名城市老年人对量表的信度和效度进行了检验，量表的各项信效度指标均符合心理测量学要求，可以供老年心理健康研究和实践应用。同时，研究者还建立了全国常模，为了方便施测者的不同目的和要求，还制定了年龄分常模和受教育程度分常模。目前，该量表已被广泛应用于我国老年人心理健康相关研究。

2. 认知健康评估

认知功能通常包括感觉、知觉、注意、记忆、思维、想象等基本的心理过程。认知障碍是指上述几项认知功能中的 1 项或多项受损，并影响个体的日常或社会能力。轻度认知障碍有可能会出现介于正常衰老和痴呆之间的一种中间状态，是一种认知障碍综合征。在我国老年期痴呆患者数目庞大，轻度认知障碍的患病率也已经达到了 15.54%。对老年人认知健康的准确评估可以使痴呆或有痴呆风险的老年人得到应有的适时照护和治疗。

神经心理学评估是有效评估认知障碍的手段，如美国阿尔茨海默病联合登记协作组织（CERAD）研发的成套神经心理测验，该测验包含了我国使用较广泛的画钟测验、连线测验、词语配对联想学习测验、言语流畅性测验等，同时包含了非认知与认知行为量表内容，使用广泛的抗痴呆药物临床试验疗效评价工具——阿尔茨海默病认知评估量表，其还包含记忆、概念形成、注意等多个维度的 Mattis 痴呆评定量表等。

　　与成套神经心理学测验相比，简单易行的筛查量表以其耗时短、结果准确、易于培训施测者等特点，更受临床工作者欢迎。最为常用的整体认知健康评估相关工具有两种，即简易精神状态检查量表（mini mental state examination，MMSE，见附表 1）和蒙特利尔认知评估量表（Montreal cognitive assessment，MoCA，见附表 2）。其中 MMSE 由福尔斯廷（Folstein）等于 1975 年研发，共 11 项测试内容，包含定向力、记忆能力、计算能力、注意力、命名能力、语言功能和视空间功能等评估，量表总分 30 分，得分越高，认知功能越好。我国学者张明园、张振馨分别于 1991 年和 1996 年在我国老年人群中检查了本土化 MMSE 量表的信效度并制定了常模，使其成为有效针对我国老年人进行整体认知功能筛查的工具；MoCA 是一种用于检测轻度认知障碍的认知筛查工具，共有 20 道题目，满分为 30 分，得分越高，认知功能越好。MoCA 是一个简单的、施测时长约 10 分钟的纸笔测试，包含视空间、执行功能、语言功能、注意力和计算能力、延迟回忆、抽象思维及定向能力的评估。与 MMSE 相比，MoCA 评估的任务更多且要求更高。为了临床和教育目的，MoCA 可以在互联网上免费访问并申请使用，有 56 种语言和方言可供使用者选择。

　　此外，针对认知障碍评估，临床常用的评估工具还有总体衰退量表（global deteriorate scale，GDS）、临床痴呆评定量表（clinical dementia rating，CDR）、认知障碍自评量表（AD-8）等。针对具体的认知功能，有评估执行功能的纸笔连线测验 TMT-A 和 TMT-B、评估语言能力的言语流畅性测试（verbal fluency test，VFT）、评估加工速度及注意力的数字符号转换测验（digit symbol substitution test，DSST）等。

　　3. 情绪状态评估

　　目前对老年人情绪状态的评估以常见且多发的负性情绪即抑郁和焦虑为主。其中抑郁情绪常用的评估量表是由美国国家精神卫生研究所的拉德洛夫（Radloff）于 1977 年编制的流调用抑郁自评量表（center for epidemiological studies depression scale，CES-D 量表），该量表具有优秀的区分效度、关联效度、预测效度，以及良好的内部一致性信度和重测信度。2011 年，张宝山和李娟在全国成年人样本当中验证了简版 CES-D 的信效度，将量表的题目数由 20 个减少到 10 个，更适合中国老年人使用。

　　由布林克（Brink）等于 1982 年研制的老年抑郁量表（geriatric depression scale，GDS，见附表 3）也是临床常用的针对老年人情绪状态的量表。该量表共 30 个题目，用于老年人抑郁情绪的筛查，针对情绪低落、活动性降低、易激惹及消极情绪等抑郁症状进行评估。1986 年，谢赫（Sheikh）和耶萨维奇（Yesavage）针对老年人的特点，设计出包含 15 个题目的简版 GDS 并验证了信效度，目前简版 GDS 有中文、英文及阿拉伯文等多语种版本。

　　同时，评估正负性情绪的积极消极情感量表（positive and negative affect schedule，PANAS）也适用于老年群体。PANAS 由沃森（Watson）等于 1988 年编制，其中积极情感量表由 10 个描述积极情感的词语组成，如自豪等；消极情感量表由 10 个描述消极情感的词语组成，如羞愧等。我国学者邱林等于 2008 年对 PANAS 进行了本土化修订，去掉了认为不算真正意义上描述情绪情感的词汇，如强大，并且加入了更多适合我国人群的情绪情感类词语，如感激，最终形成包含积极情感描述体验词语 17 个，消极情感描述词语 16 个的本土化 PANAS 修订版本。

　　此外，汉密尔顿焦虑量表（Hamilton anxiety scale，HAMA 量表）及汉密尔顿抑郁量表（Hamilton depression scale，HAMD 量表）也被常用于临床老年人情绪症状的评估，常用的适合全年龄段的贝克忧郁量表（Beck depression inventory，BDI）、抑郁自评量表（self-rating depression scale，SDS）及焦虑自评量表（self-rating anxiety scale，SAS）也可以评估老年群体的情绪问题。

4. 自我认识评估

老年人心理健康的一个重要维度是自我认识。除了老年心理健康量表可以评估之外，还有一些针对性的量表也可以评估老年人的自我认识，在这里介绍 3 种比较常用的评估工具，即自我效能感量表、自尊量表及老化态度量表。

老年人的自我效能感通常采用一般自我效能感量表（general self-efficacy scale，GSES）进行评估。该量表由施策尔（Schwarzer）等于 1981 年编制，开始时共有 20 个题目，后来改进为 10 个题目，分数范围为 0～40 分，总分越高，自我效能感越强。迄今为止，GSES 已被翻译成至少 25 种语言，被世界各地的研究者广泛使用。2001 年，我国学者王才康等对量表进行了本土化修订，并在成年人样本中验证了信效度。

自尊是对自我的一般性评价，是个体经验和生活质量的重要方面。罗森伯格自尊量表（Rosenberg self-esteem scale，RSES）从自我肯定和自我否定 2 个维度出发，具有信效度高、简明方便等优点，是目前在老年人群体中广泛使用的自尊测量工具。

老化态度作为预测老年人健康的关键变量，对于老年人的身心健康具有重要意义。目前经常使用的老化态度评估工具有莱德劳（Laidlaw）于 2007 年编制的老化态度量表（attitudes to aging questionnaire，AAQ），包含心理社会丧失、生理变化、心理获得 3 个维度，用于测量老年人外显老化态度。2010 年，我国学者黄一帆、王大华等考察了该工具在中国的文化适应性，发现该问卷具有较好的中国文化适用性。

5. 社会健康评估

老年人的心理健康受到社会因素的影响。近年来，中国的人口比例呈现老龄化和少子化的特点。老年人在人口比例中逐渐上升，少子化带来了青年劳动力的不足，导致空巢老年人日益增多，与子女的交往频率降低。随着城镇化进程的加剧，导致家庭规模的缩小，邻里关系逐渐疏远，所以我国老年人的社会网络也在急剧缩减。同时，老年人到了晚年，由于行动能力下降、脱离工作环境等，对社会网络有着主动削减的倾向。因此，充足的社会支持和强健的社会网络，即社会健康，是保持老年人心理健康的重要因素。目前，对老年人社会健康的测量主要有以下 3 种评估工具。

对于社会支持的研究，我国使用较多的为我国学者肖水源于 1987 年编制的社会支持评定量表（social support rate scale，SSRS）。该量表包含 10 个题目，评估了老年人的客观社会支持、主观社会支持及对社会支持的利用度。该量表设计合理，具有较好的信效度。另外，常用的社会支持量表还有领悟社会支持量表（perceived social support scale，PSSS），该量表由齐梅特（Zimet）等于 1988 年编制，主要用于测量个体领悟到的来自家庭、朋友和他人 3 个层面的支持程度，也同样适用于我国老年人社会支持的评估。

对于老年人的社会网络测量和评估，目前国内外常用的量表是 Lubben 社会网络量表（Lubben social network scale，LSNS）。该量表由鲁本（Lubben）于 1988 年编制，主要测量的是个体家庭和朋友网络的结构特性，以及社会网络的支持功能，从而综合评估被试的社会网络水平。目前，该量表经过多个国家的跨文化测试，共有中文、韩文及日文等多种语言版本，适合中国老年人群进行社会网络评估。

6. 适应能力评估

适应能力是老年人心理健康的一个重要维度,在这里主要介绍与适应能力相关的心理韧性及应对评估工具。戴必兵和李娟等于 2011 年在前人研究的基础上,根据心理韧性的理论模型,编制了一版适合 16 岁及以上人群适用的韧性量表。该量表共 20 题,得分越高,表明个体的韧性水平越高。该量表的信效度经过验证,可用于老年人群的评估。此外,于肖楠和张建新在 2007 年验证了自我韧性量表中文版的信效度,该量表也可以用于评估我国老年人群的心理韧性水平。

卡弗(Carver)等于 1989 年编制了应对量表(COPE),该量表是针对应对能力评估的量表,在国内外较广泛使用。应对能力也是适应能力的一个重要组成部分,张卫东等于 1989 年和 2001 年对 COPE 的测评维度进行了鉴别性分析及结构研究,在我国成人样本中验证了该量表的结构及信效度。该量表也可用于老年人的应对能力评估。

7. 生理指标评估

由于老年人神经系统的结构功能改变,在临床上,除了上述介绍到的量表评估工具之外,还会用到生理指标来评估老年人的心理健康。以老年人心理健康当中最受重视的认知与情绪健康为例,认知障碍是老年人认知健康受影响最严重的方面,临床上对阿尔茨海默病及其早期阶段的识别通常依赖于脑脊液检查及神经影像学检测,常见的神经影像学检测有磁共振成像(magnetic resonance imaging,MRI)和正电子发射体层成像(positron emission tomography,PET),以及脑电图(electroencephalogram,EEG)技术。对于情绪健康指标,也可以通过生理指标来评估,主要是通过中枢神经系统来分析不同情境下大脑的差异来实现,也可通过磁共振成像及无创脑电技术来完成。

三、老年人心理健康评估的形式

1. 自评

在一般老年人群中常用的一种评估方式即使用自评量表进行测量。根据全国科学技术名词审定委员会公布的《精神医学名词》,自评量表被定义为填表人为受评者自己,受评者遵循指导语,对照量表的各条目陈述选择符合自己情况答案的量表。自评量表实施方便,可用于集体测评,但要求受评者有一定的阅读和理解能力。由此可见,自评量表是由老年人自己评估,并具有完备的指导语,但要求老年人认知正常,具有一定的文化水平阅读、理解及填写自评量表。

上文所介绍的老年心理健康量表(城市版)、AD-8 及 CES-D 等均属于自评量表。由自评量表的适用人群可见,自评量表多用于健康老年人的日常自我监测及疑似心理问题的初筛。需要注意的是,即使是自评量表,也需要在专业人员的指导下进行评估。

2. 他评

在临床出现心理或精神症状的老年人,以及健康老年人中难以自评的涉及认知、精神状况及专业性较强的部分则需要使用他评的方式进行评估。根据全国科学技术名词审定委员会公布的《精神医学名词》,他评量表被定义为填表人为评定者的量表。评定者一般由专业人员担任,如心理评估工作者、医师或护士等。评定者既可以根据自己的观察,也可询问知情者意见或受评者感受,或者综合这两方面情况对受评者加以评定。评定者要具有与所使用量表内容相关的专业知识,并经过培训认证。上文所介绍的 MMSE、MoCA、HAMA 及 HAMD 等均属于他评工具。他评工具多用于对疾病的初筛、确诊等。

四、不同居住方式老年人的心理健康评估

1. 社区居住老年人心理健康评估

对于在社区居住的老年人而言，心理健康评估一般是常规性、预防性的。建议老年人在每年定期进行身体体检的同时，将心理健康评估纳入常规检查范畴。目前，老年人日常的心理健康保持已经越来越受到社会各界的重视，作为社区工作者及老年人的日常护理人员，应掌握基本的心理健康评估知识和技术，从老年人心理健康问题的预防做起，定期为社区内居住的老年人进行评估，做到及时发现心理健康隐患，防范进一步发展成心理疾病的可能性。

2. 养老机构居住老年人心理健康评估

良好的照护环境是养老机构居住老年人身心健康的基础。目前我国的养老机构正在向规范化、多元化发展，养老机构的服务理念倡导全方位服务及医养结合。越来越多的养老机构高度重视老年人的心理健康水平，为老年人准备了许多心理健康相关的设施及医护服务。养老机构居住老年人的心理健康评估方法主要是针对不同居住人群所制定。对于身心健康且能够自理的老年人，应做到与社区居住老年人一样，心理健康评估主要是为了预防及日常监测；对于失能、失智老年人，应针对老年人身心问题的个体差异进行个性化的心理健康评估工作。

3. 住院老年人心理健康评估

老年人的躯体疾病随着年龄的增长及衰弱逐渐增多，因此因疾病住院的老年人的心理健康评估工作也不容忽视。研究显示，对于住院老年人，在躯体疾病、治疗措施及医院环境多种因素的作用下，容易出现各种心理问题，如抑郁、焦虑等不良情绪，给心理健康造成风险的同时，也不利于老年人躯体疾病的康复，这给临床治疗造成阻碍。横断研究显示，住院老年患者对心理健康护理的需求高达 92.68%。保持住院老年人心情轻松愉快能够加快其病情的痊愈。对住院老年人的心理健康评估主要包括两种情况：首先，对于因躯体疾病住院的老年人，进行躯体疾病治疗的同时要定期进行心理健康评估，以促进躯体疾病的尽快康复，避免心理疾病的发生；其次，对于因心理疾病住院的老年人，更要进行针对性的心理健康评估，辅以进一步的心理干预，促进疾病的康复。总之，住院老年人属于特殊群体，康复情况与心理状态存在紧密联系，所以对于住院老年人应进行心理健康评估，保证其身心处于最佳状态。

五、心理健康评估前的准备及心理评估后的应对

无论是何种居住环境的老年人，若照护人员发现老年人出现情绪严重低落、烦躁不安，或者正在经历重大负性事件时，需要及时关注，实时评估，对老年人的心理健康风险进行预防。首先，为老年人进行心理健康评估之前应充分了解老年人的个人情况及心理状态，有针对性地选择评估工具；其次，评估者应参加相关培训并取得相关资质，坚决避免盲目施测；最后，应严格遵循评估程序及指导语，做好评估的工具准备，做到严谨施测。

对老年人进行评估后，若照护工作者或社区人员认为老年人有心理健康的严重风险，则应建议老年人本人、家人或监护人请医院精神科医生结合精神病学知识进行初步诊断，若医生怀疑出现了精神疾病症状，则应迅速转诊。如果医生反馈不符合精神疾病的症状或诊断标准，而是出现了严重

的心理危机，尤其是当老年人存在生命健康威胁时，要及时将老年人送往正规医院或心理机构接受心理治疗，进行危机干预，预防意外的发生。对于社区、养老机构和医院，可建立心理健康相关绿色转诊通道，对有严重心理健康问题的老年人进行接诊和转诊。

》【任务实施】

在评估实施前，首先要从评估人员和评估材料两方面做好相应准备。照护工作者、社区工作人员及社区医生等评估人员需要在接受专业的评估培训后才能实施评估。此外，评估人员需要给老年人详细介绍评估的目的、作用及反馈方式，保证遵循伦理守则，并按照评估的要求准备好全部评估材料。

一、评估过程的注意事项

对于自评量表，评估人员要加强重视，不可认为自评量表就是将量表交给被试就万事大吉，需要详细为老年人解说施测目的和作答方法，确保老年人了解指导语当中的所有内容，在老年人进行自评时，需要留在老年人能够接触到的距离，当老年人对评估内容有疑问时，能够实时给予解答，保证自评的准确性；对于他评量表，要保证是具备相应资质的评估人员加以评估，在评估过程中，要严格遵循操作手册，不可根据经验，盲目自信，主观对老年人的情况进行臆测。评估后分数的计算及评估结果的解读，应按照相关标准操作。

二、评估的难点与重点

难点：第一，对于基层社区工作人员，以及养老机构照护人员而言，要对老年人的心理健康加以足够的重视，本着预防的理念，了解常规心理健康评估的重要性，通过科学的心理健康评估，为老年人建立心理健康档案，动态了解老年人的心理健康变化情况。第二，在对老年人进行心理评估前，要根据不同老年人的居住和实际健康情况，选择合适的量表，不可为了方便，对所有老年人"一刀切"地选择相同的评估工具。

重点：在评估实施的过程中，要严格遵循实施操作手册，针对不同的评估环境，安排不同的专业人士实施评估。此外，心理健康评估仅仅是一个先驱步骤，对于评估后的心理保健服务和治疗工作要高度重视，并且做到为老年人建立个人心理健康档案，定期随访及复查。

总之，在正确认识心理健康概念的基础上，对老年人的心理健康水平进行科学评估才能及时发现老年人可能存在的心理问题。

》【实训练习】

一、单项选择题

1. 近20年，我国老年人的整体心理健康水平趋势为（　　　）。
　　A. 持续上升　　　　　　B. 持续下降　　　　　　C. 保持不变　　　　　　D. 先上升后下降
2. 预防老年人自杀意念形成的重要手段之一是缓解（　　　）症状。
　　A. 健忘　　　　　　　　B. 抑郁　　　　　　　　C. 压力　　　　　　　　D. 焦虑
3. 老年心理健康量表（城市版）是对老年人的（　　　）进行评估。
　　A. 整体心理健康水平　　　　　　　　　　　　　　B. 整体认知功能

实训练习答案

C. 整体情绪状态　　　　　　　　　D. 心理韧性水平

4. 画钟测验评估的是老年人的（　　）。

A. 书写障碍　　　　　B. 情绪障碍　　　　　C. 协调障碍　　　　　D. 认知障碍

5. PANAS 评估的是老年人的（　　）。

A. 情绪状态　　　　　B. 认知功能　　　　　C. 社会健康　　　　　D. 以上都是

二、判断题

1. 老年抑郁症患者更容易以躯体化症状前往医院就诊。 （　　）
2. 在我国，确诊痴呆的老年人群比例已经达到了 15.54%。 （　　）
3. 我国学者戴必兵和李娟于 2011 年对 COPE 的测评维度进行了鉴别性分析及结构研究。

（　　）
4. 保持住院老年人轻松愉快的心情，能够加快病情的痊愈。 （　　）
5. 横断研究显示，住院老年患者对心理健康护理的需求高达 92.68%。 （　　）

三、简答题

老年人心理健康评估的形式有哪些？

任务三　老年心理健康与躯体健康的关系

》【学习目标】

❖ 知识目标

1. 了解老年人的情绪体验与躯体健康的关系。
2. 了解老年人的自我认识与躯体健康的关系。
3. 了解老年人的人际交往与躯体健康的关系。
4. 了解老年人的认知效能与躯体健康的关系。
5. 了解老年人的适应能力与躯体健康的关系。
6. 了解老年人心理健康影响躯体健康的可能机制。

❖ 技能目标

能够掌握调节心理健康的方法，进而改善躯体健康。

❖ 素质目标

提高对老年人心理健康的重视程度，意识到心身交互的广泛性与普遍性。

》【任务情境】

李叔叔是小区中出了名的"热心肠"，不仅每周末会去公交站做维持秩序的志愿者，而且谁家有了困难都会去帮忙，时间长了以后，没有一户人家是不认识李叔叔的。这一家刚结了婚、那一家刚有了孩子，李叔叔都一清二楚，大家也都非常喜欢和李叔叔交往。别看李叔叔今年 70 多岁了，身体还是非常硬朗，一年到头甚至连个小感冒都没有得过，大家都非常好奇李叔叔是不是吃了什么"灵丹妙药"才会这么健康，李叔叔却乐呵呵地说："拥有这么多朋友让我感觉非常幸福，能够帮助到大家也让我觉得自己像年轻人一样充满活力，这或许就是我健康的秘诀吧！"

上述案例提示，心理健康和躯体健康之间可能存在密切的联系。那么，心理健康到底是如何影响躯体健康的？如何通过调节心理健康来积极地促进躯体健康？这是本项目要解决的重要问题。

》》【任务分析】

以往人们认为，心理健康与躯体健康是两回事，心理健不健康是次要的，只要身体没有疾病就是健康的。但是后来人们开始意识到，人的身体状况是会受到情绪、人际交往、适应能力等多种心理健康状况影响的，很多身体疾病的发生也可能并不是生理变化直接导致的，心理健康也会影响疾病的发生。了解老年心理健康与躯体健康的关系，可以帮助老年人认识到心理健康的重要性，从而更好地维持躯体健康。

一、情绪体验与躯体健康的关系

情绪体验会随着年龄的增长而发生变化，老年人的情绪体验是体现其心理健康的一个直观方面，积极的情绪体验（如主观幸福感）或消极的情绪体验（如抑郁或焦虑）都会对躯体健康产生一定的影响。

1. 老年人的主观幸福感与死亡风险的关系

"你幸福吗？"这是 2012 年时中央电视台走基层的记者们采访各地人民的问题，随着我国人民物质生活水平的提高，人们也开始对心理层面的幸福感给予更多关注。主观幸福感作为老年人积极情绪体验的一个重要方面，不仅能反映出老年人当下的感受与情绪状态，也能反映出其对生活的满意程度和对人生目标实现可能性的判断。

（1）主观幸福感可降低未来的死亡风险

一项纳入了 125 万名被试的元分析发现，主观幸福感是死亡的重要保护因素：与那些主观幸福感较低的人相比，幸福感较高的人在大约 10 年后的死亡风险更低，且不同维度的主观幸福感（积极情绪、生活满意度、生活意义与目的）都具有类似的保护效果。不仅如此，主观幸福感的保护作用还具有普遍性，主观幸福感与死亡风险下降的关系在健康人与疾病患者、男性和女性、西方和东方国家中都有所体现。

（2）主观幸福感的持续时间会影响其对死亡风险的作用

一项基于 9365 名来自英国老龄化纵向研究被试的研究发现，在 50 岁及以上的中老年人中，主观幸福感的持续时间会影响其与全因死亡率的关系，且这种关系不受人口学因素、基线健康状况、行动损伤、抑郁症状等多种因素的影响。具体来说，个体在调查的 4 年内报告的幸福次数越多，其在此后 7 年内死亡的风险就越低，在共 3 次报告中，有 2 次都报告幸福的人在未来 7 年内的死亡风险降低了 17%，3 次都报告幸福的人在未来 7 年内的死亡风险降低了 24%。因此，如果一个人在持续一段时间都感觉自己很幸福，那么他/她在此后几年内死亡的风险很可能会比不幸福的人要低。

因此，通过提高人们的生活质量，让人们在日常生活中体验更多的积极情绪可能会改善人们的躯体健康，降低死亡率，提高预期寿命。

2. 老年人的抑郁情绪与躯体疾病的关系

抑郁和焦虑是困扰老年人的最主要的消极情绪体验，也是老年人慢性疾病和躯体症状发生的重要风险因素。

（1）抑郁与多种躯体疾病具有很高的共病性

抑郁个体中患有多种躯体疾病的比例比非抑郁个体更高。研究发现，在抑郁个体中有 17.7%的人存在 2 种躯体疾病，9.1%的人存在 3 种躯体疾病，4.9%的人存在 4 种及以上的躯体疾病，但是在非抑郁的个体中，存在 2 种、3 种、4 种及以上躯体疾病的比例分别只有 7.4%、2.4%和 0.9%。

抑郁与多种躯体疾病具有很高的共病性。亚抑郁状态、短期抑郁发作、抑郁发作者患有多种躯体疾病的可能性分别是不抑郁者的 2.62 倍、2.14 倍和 3.44 倍，值得注意的是，抑郁与躯体疾病的这种共病性在中国尤为显著（抑郁者同时患有多种躯体疾病的可能性为不抑郁者的 8.84 倍）。医疗保健系统也应充分考虑抑郁和躯体疾病的高共病性，将多种躯体疾病纳入抑郁患者的临床指南，同时在患有多种躯体疾病的人群中进行精神卫生保健筛查，以便对这类人群进行更好的治疗。

（2）抑郁和焦虑症状会提高老年人产生慢性疾病和躯体症状的风险

一项基于美国健康与退休研究的纵向研究发现，在 15 418 名老年人（平均 68 岁）中，焦虑和抑郁可预测未来 4 年内多种疾病和躯体症状的发生，且焦虑和抑郁的预测效果与肥胖和吸烟类似；在预测除糖尿病以外的疾病时，焦虑和抑郁的预测作用甚至强于肥胖和吸烟。

具体而言，在基线时有焦虑症状的老年人于 4 年后发生心脏病、脑卒中和高血压的可能性要大于没有焦虑症状的老年人，而在基线时有抑郁症状的老年人于 4 年后发生心脏病、脑卒中、高血压、关节炎和糖尿病的可能性大于没有抑郁症状的老年人。此外，焦虑症状和抑郁症状都可以独立预测 4 年后更高的躯体症状发生率，如胃病、呼吸短促、头晕、背痛、头痛、疼痛和视力障碍。

二、自我认识与躯体健康的关系

1. 自我老化态度与躯体健康的关系

自我老化态度可反映出老年人对衰老过程的自我认识。消极的自我老化态度是指老年人对自己的一种内在化的年龄歧视态度。消极的自我老化态度可预测更高的残疾风险、身体疾病风险及死亡率。有研究者对中国老年人健康长寿影响因素长达 8 年的追踪数据进行研究发现，在中国的高龄（年龄大于等于 80 岁）老年人中，消极的自我老化态度与生存率降低相关，在这个关系中健康生活方式（如吃新鲜蔬菜和水果、定期锻炼和不吸烟）起到了重要的中介作用，即拥有消极老化态度的高龄老年人倾向于选择不太健康的生活方式，这可能会导致死亡风险的增加。积极的自我老化态度可预测更高的生存率和更高的身体功能（如日常生活功能等）。

2. 老年人的自我效能感与躯体健康的关系

自我效能感指的是个体对于自身成功执行某一行动过程的能力的信念，属于自我评价的重要方面。高自我效能感的人相信自己有处理问题和解决困难的能力，而低自我效能感的人则认为事情的成败不是个人才能和努力能够决定的。

身体活动作为健康生活方式的一个方面，可减轻衰老过程对功能限制的影响及随之而来的生活质量下降；而身体不活动或久坐行为会加剧衰老过程中的生理损伤，从而导致功能限制甚至残疾。在身体活动与躯体健康的关系中，自我效能感可能是一个重要的调节变量。

自我效能感与身体活动之间是相互影响的，具有较高运动自我效能感的老年人更可能参与身体活动，而成功的运动经历反过来可以帮助老年人建立更强的自我效能感。因此，通过提高老年人的运动自我效能，可促进老年人参与更多身体活动，从而更好地维持躯体健康。

三、人际交往与躯体健康的关系

1. 老年人的社会支持与躯体健康的关系

社会支持是个体在生命晚期重要的社会心理资源，一般包括情感支持（来自家人和朋友的爱和情感）、信息支持（提供建议、信息或指导）和工具性支持（如生病时提供金钱或人力等具体有形的援助）。社会支持会通过影响老年人的健康行为进一步影响躯体健康。

随着年龄的增长，老年人倾向于减少体育锻炼，但是朋友提供的积极支持可促进老年人更多地进行体育锻炼。这可能是由于积极参与体育锻炼的朋友会鼓励老年人更多地进行锻炼，此外，当朋友成为自身的运动伙伴时，老年人的运动量也会增加。规律的身体活动可对持续的衰老过程产生有益的健康影响，从而降低慢性疾病的发生率，延长健康寿命。

2. 老年人的孤独感和社交孤立与躯体健康的关系

在人际交往中，若与他人的社会接触非常少（如独居、社交网络小、社会联系少），可能会进入社交孤立的客观状态；若实际社交关系与期望社交关系存在较大差异，则可能产生主观的孤独感。社交孤立和孤独感都是社会联系的重要因素，且会对老年人的死亡率和致病率产生普遍的负面影响。

（1）孤独感和社交孤立可预测更高的死亡率

孤独感和社交孤立可预测老年人更高的死亡风险。有元分析发现，社交孤立和孤独感都能预测老年人中更高的死亡风险，其中社交孤立可提高29%的死亡风险，孤独感可提高26%的死亡风险，且这种关系在不同性别、不同追踪时长、不同地区中都基本一致。社交孤立和孤独感可能是通过作用于生活方式（如吸烟、身体活动、饮食质量）或引发持续的炎症反应（如高水平的纤维蛋白原）来影响死亡风险的。

（2）孤独感和社交孤立可预测更高的致病率

孤独感和社交孤立可预测老年人更高的致病率，尤其是更高的心脑血管疾病发生风险。一项纳入了11篇独立研究的元分析发现，较高的孤独感和社交孤立可增加29%的冠心病发病风险。此外，在一项纳入了英国老龄化纵向研究队列中5947名中老年人（年龄大于等于50岁）的横断研究中，孤独感还可预测高风险和生活方式风险的心脑血管风险因子聚类，即孤独感可能通过影响心脑血管的重要风险因子（如身体活动少、肥胖、抑郁等）影响心脑血管疾病的发生。

四、认知效能与躯体健康的关系

1. 老年人的认知功能与躯体健康的关系

认知功能与个体的工作、生活、社交等有着密切的关系，常见的认知功能包括记忆能力、推理能力、言语能力等。在衰老的进程中，个体的认知功能会有所下降，这种变化可能会影响心理健康与躯体健康。

不同水平的认知功能表现（高、中等、低）可预测日常生活功能的差异，认知功能越高，日常生活功能越高。此外，认知功能表现的高低也可预测日常生活功能的变化。随着年龄的增长，个体的日常生活功能（如搬东西、走远路等）有所下降，且在60岁之后下降速度加快。在40～60岁，与认知功能表现相关的日常生活功能（如搬东西、走远路等）差异随着年龄的增长而不断扩大，但是在60岁之后这种日常生活功能的差异不再扩大。在40岁、50岁、60岁和70岁时，高认知功能组和低认知功能组在预测日常生活功能时的差异分别为2.2单位、2.8单位、3.6单位和3.6单位。

认知功能对身体功能的这种与年龄相关的预测效果可能是由于社会经济地位的影响。认知功能表现高的人可能拥有更高的社会经济地位，而在60岁之前，社会经济地位主要由职业来决定，且与社会经济地位相关的身体功能差异可能会随着年龄的增长而增长，因此认知功能表现可预测不断扩大的日常生活功能差异。但在60岁之后，身体功能可能更受老化本身的影响，因此不再随着认知功能表现的高低而变化。

2. 老年人的学习能力与躯体健康的关系

健康知识普及是促进老年人保持健康的重要途径，而老年人对健康知识的掌握与其学习能力密不可分。拥有高学习能力的老年人更可能会学习与疾病及健康生活方式相关的知识，从而能更好地改善生活质量，维持身体健康。帮助老年人学习与健康相关的知识并提高其健康素养，也可能促进其采取更健康的生活方式并维持更好的身体功能。

在一项随机对照试验中，有84名65岁及以上的老年人被随机分配到健康教育干预组和控制组，其中干预组参加了为期24周的主动学习项目，通过探索性学习、小组合作、自我计划与实施等主动学习的方式，学习了锻炼、饮食、营养及认知活动等健康促进的内容；结果发现，干预结束后干预组的老年人健康素养得到了显著提高，同时也变得更加健康，如身体功能（步态速度、平衡能力）、身体活动水平、饮食多样性都得到了显著的改善。

因此，帮助老年人建立主动学习的习惯将有助于提高其学习能力并维持身体健康。

五、适应能力与躯体健康的关系

早期生活逆境预示着长期的不良健康后果，如肥胖、慢性疾病、较差的自评健康等，但也有一些个体可以顺利摆脱早期生活逆境的负面影响，这种在逆境中或逆境后保持或恢复健康的能力就是心理韧性。心理韧性能够反映个体对外界环境的适应能力和应对能力，且心理韧性与整个生命历程中的健康状况都有一定的关系。

在1506名来自国际老龄化流动性研究的老年人（年龄为65～74岁）中，高心理韧性可以显著预测更好的主观健康状况，而主观健康状况是客观健康和预测死亡率、发病率等客观健康状况的标志。因此，尽管早期生活逆境无法在老年期被改变，但可以通过个人和社区的干预培养心理韧性，从而减轻早期生活逆境对健康的负面影响。

六、心理健康影响躯体健康的可能机制

在了解了心理健康对躯体健康的可能影响后，了解心理健康影响躯体健康的可能路径可帮助我们更好地利用积极的心理健康因素以保持躯体健康，同时避免不良心理健康因素对躯体健康的影响。

心理健康因素可能通过改变生活方式等行为因素影响躯体健康，也可能通过相关生理因素的变化来引发躯体疾病（图3-3-1）。

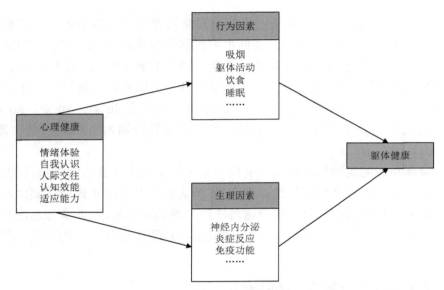

图 3-3-1   心理健康影响躯体健康的可能机制

1. 心理健康影响躯体健康的行为机制

在行为机制方面，良好的心理健康状况可能会促使个体选择更健康的生活方式，反之，不良的心理健康状况可能会使个体选择更不健康的生活方式或进行一些可能危害健康的行为,最终固定的行为模式将进一步影响躯体健康。

具体来说，心理健康状况良好的老年人更可能是经常体验到积极情绪和自我评价，有较好的认知功能和学习能力，这会促使个体学习和拥有更多与健康相关的知识，在需要时更改自己的行为习惯（如戒烟、采取少油少盐的饮食方式等），以使自己变得更加健康。同时，心理健康状况良好的老年人还可能拥有支持性的社交关系，对外界环境的适应能力强，因此在家人、朋友的监督和影响下，老年人更可能采取更健康的生活方式，如保持身体活动、保持规律且充足的睡眠，在身体不适时也更可能就医并遵医嘱服用药物等，从而避免严重的健康后果。有纵向研究表明，主观幸福感水平较高的老年人能够更持续地参与体育活动，采用更健康的饮食方式，这都会对其健康产生长期有益的影响。

心理健康状况不良的老年人更可能是经常体验到消极情绪、缺乏自信心、处于社交孤立的状态、认知功能较差、无法正确处理挫折和失败，这样的老年人容易采用不健康的生活方式来缓解情绪或逃避问题，如吸烟、酗酒等，同时也无法坚持身体活动、健康饮食等，长此以往，不良的生活方式可能会导致更差的躯体健康。有研究发现，拥有消极老化态度的高龄老年人更可能减少对健康生活方式（如吃新鲜蔬菜和水果、定期锻炼和不吸烟）的维持，这可能导致死亡风险增加。

2. 心理健康影响躯体健康的生理机制

在生理机制方面,不良的心理健康状况可能会导致个体产生异常的生理反应,打破内环境稳态,最终对健康和功能产生长期的影响。

具体来说，心理健康状况不良的老年人更容易受到压力、负面情绪、孤独感等困扰，这可能会导致更多下丘脑-垂体-肾上腺皮质（hypothalamic-pituitary-adrenocortical，HPA）轴的异常激活,导致皮质醇水平异常，从而引发异常的免疫反应，如产生更多的促炎性细胞因子，炎症反应增加，或导致血压上升等与心血管相关问题的产生，从而引发慢性疾病。有研究发现，孤独感和社交孤立会提高与心脑血管疾病发生相关的生物标志物的水平，如 C 反应蛋白、纤维蛋白原等炎症反应标志物，因此这可能是孤独感和社交孤立影响心脑血管疾病发生的生理机制。

》》【任务实施】

为避免不良的心理健康因素对躯体健康的负面影响，同时促进良好的心理健康因素对躯体健康的积极影响，在日常生活中可通过促进心理健康、养成健康的生活方式来帮助老年人保持身体健康，延长健康寿命。

1. 促进老年人心理健康的方式

促进老年人心理健康的方式主要包括学习情绪管理技术、参加认知促进活动、建立和维持良好的社交关系。

（1）学习情绪管理技术

老年人可以通过学习情绪管理技术来促进心理健康。例如，正念冥想是一种可以帮助个体觉察自身情绪并活在此时此刻的情绪管理技术，老年人可以通过练习呼吸，学习只关注当下的身体感受、声音或身体姿势而不加以批判，这种方式可帮助老年人维持情绪稳定、保持平和的心态。恰当的情绪管理方式可帮助老年人增强情绪稳定性，调节负面情绪，促进积极情绪体验。

（2）参加认知促进活动

老年人可以通过参加认知促进活动来促进心理健康。常见的认知促进活动包括读书看报、画画、玩棋牌类游戏、学习新技能（如学习一种新乐器）等。参加认知促进活动不仅可能帮助老年人减缓认知功能的下降，还可以帮助老年人增强自信心、建立积极的老化态度。

（3）建立和维持良好的社交关系

老年人可以通过建立和维持良好的社交关系来促进心理健康。老年人应多与自己信赖的人联系，分享自己的想法与感受，如有需要应及时向他人求助。同时，老年人的家属也应多关心与联络老年人，帮助疏导可能的负面情绪等，这可以帮助老年人避免陷入社交孤立的状态，以及免受孤独感的困扰，同时还能及时发现老年人在心理健康或身体健康方面的异样，避免出现更严重的后果。老年人也可以多参加社区或社会组织的活动，在这些活动中其不仅可以放松身心，还可以结识新朋友，从而扩大社交网络，拥有更多样化的社会支持。

2. 对老年人保持健康生活方式的建议

健康的生活方式主要包括坚持平衡的膳食结构、每周进行规律的身体活动并避免久坐、保持充足且良好的睡眠。

（1）坚持平衡的膳食结构

膳食结构是生活方式的重要内容，平衡、合理及健康的膳食结构对健康有着重要的积极影响。表 3-3-1 列举了对中国居民平衡膳食的建议，主要包括食物多样，多食谷类、蔬菜、水果、奶类和大豆及其制品，适量食用鱼、禽、蛋、瘦肉，减少油、盐、糖、酒的摄入，足量饮水。对于老年人来说，在以上膳食建议的基础上，更要注意保证食物的多样化，摄入足够量的动物性食物和大豆类食品，保持适宜的体重，主动饮水，注意清淡饮食等。

表 3-3-1 中国居民平衡膳食的建议

膳食种类	膳食建议
推荐的主要食物	
谷薯类	每天摄入谷类 200～300g，其中包括全谷物和杂豆类 50～150g；每天摄入薯类 50～100g；粗细搭配，常吃杂粮、杂豆，如燕麦、红小豆、绿豆、芸豆等
新鲜蔬菜	每天摄入 300～500g，深色蔬菜应占一半以上
新鲜水果	每天摄入 200～350g，推荐摄入多种类的新鲜水果，在鲜果不足时可选择含糖量低的干果制品和纯果汁
鱼类	每周摄入鱼类 2 次或 300～500g，建议采用煮、蒸等非油炸类烹饪方法
禽、肉类	每天摄入畜禽肉类 40～75g，少吃加工类肉制品，尽量选择瘦肉或禽肉
蛋类	每天摄入 1 个鸡蛋（约 50g），吃鸡蛋时不丢弃蛋黄
水产品	每周摄入至少 2 次水产品
大豆及坚果类	每天摄入大豆及坚果类 25～35g，其中坚果类每周摄入 70g 左右（每天 10g 左右）
奶类及乳制品	每天摄入奶类及乳制品 300～500g
水	每天饮水 1500～1700mL（7～8 杯），在高温或高身体活动水平下应适当增加饮水量；推荐每天饮水及整体膳食水摄入共计 2700～3000mL
需减少/限制的食物	
盐	每天摄入食用盐不超过 5g，烹饪时少放盐，控制隐形高盐食品的摄入量
烹调油	每天摄入烹调油不超过 25～30g，经常更换烹调油的种类以满足人体对不同脂肪酸的需要
添加糖	减少添加糖的摄入量，每天摄入不超过 50g（最好控制在 25g 以下）；少吃含糖食品；不喝或少喝含糖饮料
酒精	避免饮酒；如饮酒，建议一天的饮酒量不超过 15g

资料来源：中国营养学会，2022。

（2）进行规律的身体活动

身体活动可有效改善老年人的身体功能，并降低与年龄增长相关的身体功能下降风险。进行适当的身体活动并减少久坐可帮助老年人促进和维持健康。

根据世界卫生组织对老年人进行身体活动和限制久坐的建议：①所有老年人都应进行规律的身体活动；②为保持健康，老年人每周应至少做 150～300 分钟中等强度的有氧运动，或至少 75～150 分钟高强度有氧运动，或可与之相比的中等和高强度运动结合；③老年人每周应至少有两天进行中等或更高强度的肌肉强化运动（锻炼所有主要的肌肉群），这会对健康有额外的益处；④在每周的身体活动中，至少有 3 天进行多种类型的身体活动，重点放在功能平衡、中等或更大强度的力量训练上，以增强身体功能和防止跌倒；⑤老年人应限制久坐的时间，用任何强度的身体活动（包括轻度活动）替代久坐都会对健康有益；⑥为减少持续久坐对健康的负面影响，老年人应努力进行比推荐水平更多的中高强度运动。

此外，老年人需要了解，即使只做一些身体活动也比什么都不做要好，少量的身体活动也会对健康有益；老年人在刚开始时应做少量运动，之后再逐渐增加运动频率、强度和持续时间；老年人应在其身体功能允许的范围内进行运动，并根据自己的健康水平调整运动水平。

（3）保持充足的高质量睡眠

充足的睡眠时长和良好的睡眠质量可对老年人的健康产生有益影响。

对于老年人来说，每天应保持 7～8 小时的睡眠。为保证良好的睡眠质量，可参考美国国立卫生研究院的建议：①在固定的时间睡觉，保持良好的睡眠生物钟，形成良好的睡眠习惯。②避免在睡前 2～3 小时运动。③避免在睡前 8 小时内食用含咖啡因的食物，如咖啡、可乐、巧克力、某些类别的茶；同时要避免抽烟，香烟中的尼古丁会导致睡得轻及早醒。④避免在睡前饮酒，酒精可能导致睡得轻及夜间呼吸障碍。⑤避免晚上大吃大喝，吃太多可能会导致消化不良而影响睡眠，喝太多可能会导致半夜经常醒来小便。⑥如果可能，避免服用可能推迟或干扰睡眠的药物，一些常见的治疗心脏病、高血压、哮喘、咳嗽、感冒的药物都会扰乱睡眠模式；如果有睡眠问题，建议咨询医生了解正在服用的药物是否可能导致失眠，并询问是否可以在白天其他时间或晚上早些时候服用。⑦避免在下午 3：00 后午休，这会导致晚上难以入睡。⑧睡前适当放松，如阅读或听音乐，这可能会帮助入睡。⑨睡前洗个热水澡，洗澡可帮助放松，同时洗完澡后的体温下降可能会使人困倦，从而使人更加容易入睡。⑩有一个良好的睡眠环境，避免噪声、强光、不舒服的床、过于温暖的温度等可能干扰睡眠的环境；稍微凉一些的温度有助于睡得更好；舒适的床垫和枕头有助于睡眠。⑪适当晒太阳，日光是调节日常睡眠模式的关键，每天应至少在户外自然光下待 30 分钟。⑫不要醒着躺在床上，如果睡前躺了 20 分钟以上仍然很清醒，或为失眠感到焦虑或担心，可以起来做一些放松的活动，直到感到困倦为止；因为失眠、焦虑会使人更难以入睡。⑬如果有睡眠问题应尽快就医。如果总是难以入睡或保持睡眠状态，即使晚上睡了很久依然在白天感到疲倦或没休息好，可能是患有睡眠障碍，应尽快咨询专业的医生，而且需要排除其他可能干扰睡眠的健康或精神问题。

》》【知识拓展】

老张今年 50 岁，还没到退休的年龄就因为冠心病发作经常出入医院，这次是医院的护士小刘负责嘱咐老张按时服药。还没见过老张时，小刘就听其他护士说老张不太好相处，一把年纪了也没成家，每次都是一个人来看病，而且看起来沉默寡言的，好像也没什么朋友的样子；每次看到老张时，他都是一个人在座位上愁眉苦脸的，感觉好像诸事不顺。

小刘见到老张时，老张也正在低声叹气，小刘想着应该关心一下自己的患者，便问了问老张家里最近是不是出什么事情了，但老张也只是说了句"没事，习惯了。"不过等小刘走后，老张也陷入了思索，他印象中自己好像一直都是这样的，总感觉压力很大，但要说真有什么事情也说不上来，好像任何一件事情都会让自己感觉压力很大，情绪状态也不好，但又不太想把这些事情说给别人听。等过了一会儿，小刘回来了，她把药方拿给老张后嘱咐他一定要按照医生的要求坚持服药，同时也要多锻炼身体，健康饮食，不然冠心病还是会复发，甚至会危及生命。老张点了点头，心里却苦笑着想，估计这次也会和之前一样，坚持个两三天就坚持不下去了，整天压力这么大，没人监督自己怎么能记住这些事情呢。

老张离开医院后，小刘有很长一段时间没再见过他，她以为是老张冠心病没再复发或是换了医院，就没太在意了。没想到的是，小刘偶尔有一次听到同事说，老张在那次来医院后没多久又突发了冠心病，但这次比较严重，也没及时就医，因此去世了。

从心理学的角度来看，老张拥有典型的 D（distressed）型人格。D 型人格有 2 种稳定的特征：社交抑制和消极情感。拥有 D 型人格的人对事物的评价会更悲观，同时 D 型人格的人也更容易感受到情绪上的压力，并采取更为消极应对情绪的方式，这种始终感到苦恼的性格也是他们终生的压力源。D 型人格的人更可能采取不健康的饮食方案，体育锻炼少，医疗依从性差。同时，这种长期的心理痛苦会伴随有异常的生理过程，如更强烈的皮质醇反应，从而影响到与心脏病相关的病理学和生理病理学过程。有研究发现，在心脏病患者中，D 型人格的比例超过 1/4，而且 D 型人格会显著增加冠心病患者的死亡风险。

因此，不仅仅是我们在前文提到的那些情境性或状态性的心理健康因素会影响躯体健康，稳定的心理特质（如人格）也会影响躯体健康。但好在这些都是有应对方式的，人的性格也并不是一成不变的，学着用平和的心态面对生活，多与他人交往，养成良好的生活习惯，都会帮助我们更好地处理心理困扰，拥有更健康的身体。

》【实训练习】

实训练习答案

一、单项选择题

1. 以下可以预测老年人未来更好的躯体健康的情况是（   ）。
    A. 主观幸福感高
    B. 抑郁症状明显
    C. 社交网络小
    D. 认知功能低
2. 以下可以预测老年人未来更差的躯体健康的情况是（   ）。
    A. 学习能力高
    B. 自我效能感高
    C. 心理韧性高
    D. 自我老化态度消极
3. 心理健康影响躯体健康的可能机制是（   ）。
    A. 良好的心理健康状况促使个体选择更健康的生活方式
    B. 不良的心理健康状况促使个体进行危害健康的行为
    C. 不良的心理健康状况导致个体产生异常的生理反应
    D. 以上都正确
4. 以下不利于老年人健康的食物是（   ）。
    A. 全谷物
    B. 大豆
    C. 酒精
    D. 植物油
5. 健康老年人每周应进行多少运动比较有益于健康（   ）。
    A. 至少 150～300 分钟中等强度有氧运动
    B. 至少 75～150 分钟高强度有氧运动
    C. 中高强度有氧运动的结合，其运动量等同于 75～150 分钟高强度有氧运动
    D. 以上都正确

二、判断题

1. 老年人的躯体疾病主要是由于老化造成的，与心理健康无关。　　　　　　（   ）
2. 老年人的积极情绪体验对躯体健康有保护作用，而消极情绪体验则有风险作用。（   ）
3. 拥有充足的社会支持可帮助老年人保持躯体健康。　　　　　　　　　　（   ）
4. 老年人的心理健康状况是不能被改变的。　　　　　　　　　　　　　　（   ）
5. 老年人坚持平衡的膳食结构、进行规律的运动对其健康有益。　　　　　（   ）

三、简答题

老年人可以采用哪些方法避免不良的心理健康因素对躯体健康的负面影响？

任务四　我国老年人心理健康现状

》【学习目标】

❖ 知识目标

1. 了解我国老年人整体心理健康特点。
2. 了解我国老年人认知效能的现状和变化特点。
3. 了解我国老年人情绪体验的现状和变化特点。
4. 了解我国老年人自我认识的现状和变化特点。
5. 了解我国老年人人际交往的现状和变化特点。
6. 了解我国老年人适应能力的现状和变化特点。

❖ 技能目标

能够通过观察老年人的外在行为表现，及时发现老年人可能存在的心理健康问题。

❖ 素质目标

了解老年人心理健康现状，对我国老年人心理健康现状有整体认识。

》【任务情境】

　　自从老伴 1 年前去世，赵大妈突然变得沉默寡言，对什么事情都提不起兴趣，以前爱看的电视节目如今也不想看了，跳舞队的老姐妹约她去公园跳舞，她也不想去。不仅饭量减少，还经常失眠、情绪低落，觉得人老了没意思，全身上下都是病，身边的老友一个个离自己而去，唯一的儿子也在国外，连老伴都扔下自己一走了之。赵大妈躺在床上，时不时会出现悲观厌世的想法。

　　社区居委会的工作人员得知赵大妈的情况后非常担心，劝她去医院看看。而赵大妈隔壁的邻居听到后却连连摇头，认为心情不好不能算病，况且像赵大妈这么大岁数的人了，人老万事衰，感觉到悲观厌世很正常，只要劝她多想开一点就能自然恢复。甚至连赵大妈自己也认为，虽然自己情绪很差，但人老了就是这样。但是在社区工作人员的反复劝说下，赵大妈还是去了医院，确诊为老年抑郁症，随后赵大妈得到医生及时专业的帮助。

　　随着年龄的增长和健康水平的下降，老年人在生活中面临一系列压力，这导致老年阶段的心理变化特点有其特殊性。了解老年人的心理健康现状，更好地理解老年人心理状态的发展变化，对于正确评估老年人心理健康状态非常重要。此外，如案例中所示，照护人员还可以通过密切观察老年人的外在行为表现及时发现老年人可能存在的心理问题。

》【任务分析】

　　老年阶段有其自身的心理变化特点，在认知功能、情绪体验、人际交往等方面都和其他年龄阶段有所区别，了解老年人的心理健康现状对评估老年人心理健康状态，正确看待老年人心理状态的发展变化具有重要意义。根据心理健康的定义，我们将从老年人整体心理健康状况，以及认知效能、情绪体验、自我认识、人际交往和适应能力 5 个维度具体介绍。

一、我国老年人整体心理健康特点

2008 年，中国科学院心理研究所进行了首次全国心理健康状况调查，在全国 21 个省、自治区和直辖市的 39 个城市，共发放 18 000 份问卷（老年人有效问卷 4208 份），覆盖了 10～75 岁及以上的城镇人群，使用结构一致的中国人心理健康量表，对我国国民心理健康状况进行跨年龄段的比较。

本次调查结果发现，在各年龄阶段内，心理健康指数都存在显著的年龄差异。

图 3-4-1 显示了我国 12 岁以上人群的心理健康水平变化。实线代表不同年龄人群的心理健康指数均值，虚线代表心理健康指数的变化趋势。由图 3-4-1 可以看出，我国国民的心理健康指数总体呈现两头变化大、中间较平稳的状态，具体表现为 12～18 岁青少年的心理健康指数呈现下降趋势，此后缓慢提升并趋于平缓，在老年阶段（55 岁以上），心理健康指数在 75 岁前平缓，75 岁后进入老年期，心理健康指数显著下降。

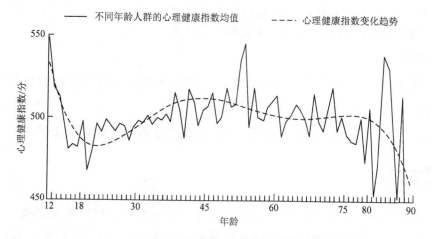

图 3-4-1　心理健康水平的年龄变化趋势

（引自：傅小兰，张侃，2019. 心理健康蓝皮书：中国国民心理健康发展报告（2017～2018）[M]. 北京：社会科学文献出版社）

这一变化趋势提示，75 岁以上的高龄老年人心理健康水平明显下降。进一步的分析发现，心理健康的各个维度都表现出相似的变化趋势，但认知效能在 75 岁时出现拐点，迅速下滑，并导致了心理健康总分的显著下降。将城市和农村人口分别进行统计时，发现农村人口的心理健康水平的拐点提前到了 60 岁左右，原因也主要是认知效能的拐点在农村人口中相对提前。

总体而言，针对我国老年人的调查发现，这一群体的心理健康状况并不理想，有相当一部分群体已经出现了心理健康问题，更多的群体有心理健康隐患。

二、我国老年人的认知效能现状和变化特点

认知效能能够反映个体的日常认知功能和问题解决能力。认知效能是心理健康的重要组成部分，也是个体与外部关系的一个重要方面。高认知效能的老年人能较好地发挥个体智力及其他具体能力，善于学习，记忆力良好，能够胜任工作和日常生活中的认知要求。低认知效能的老年人认知效能尚有不足，不太善于学习，记忆力较差，在工作和日常生活中可能碰到困难。

虽然我国整体老年人的认知效能在 75 岁出现拐点，之后呈现下降趋势，但于个体而言，认知

效能在短期内的异常下降，尤其是记忆能力的异常下降，可能是老年期痴呆的早期征兆。

1. 老年期痴呆的发展阶段及患病率

老年期痴呆是一种以获得性认知功能（思考、记忆和推理）损伤为核心的临床综合征，主要包括阿尔茨海默病（Alzheimer's disease，AD）、血管性痴呆、额颞叶痴呆、路易体痴呆等，其中阿尔茨海默病占 60%～70%。

老年痴呆的病程发展缓慢，具体来说可以分为 3 个阶段，第一阶段是临床前阶段。这一阶段和正常大脑老化速度几乎持平，没有认知障碍的临床表现，或仅有极轻微的记忆力减退主诉。第二阶段称为轻度认知障碍（mild cognitive impairment，MCI）阶段，轻度认知障碍阶段是介于正常衰老和痴呆之间的中间状态，即患者存在轻度认知功能减退，但日常能力没有受到明显影响。第三阶段是症状期，表明痴呆已经发生。这一阶段又可分为轻度痴呆、中度痴呆和重度痴呆，重度痴呆将会导致老年人失去对事物的理解能力及说话或写作能力，从而无法独立生活。

2014 年，一项大规模的流行病学研究采用多阶段整群抽样设计，在我国 30 个城市和 45 个农村社区调查发现 65 岁及以上老年人的痴呆患病率为 5.14%，其中阿尔茨海默病和血管性痴呆的患病率分别为 3.21% 和 1.5%。2019 年，另一项覆盖全国 31 个省的大样本研究发现，我国 65 岁及以上老年人的痴呆患病率达 5.6%，提示我国痴呆患病率呈现增长趋势，这可能与我国老龄化趋势下，老年人口增加及痴呆诊断的改善有关。

2. 老年期痴呆在不同人群中的分布特点

痴呆患病率存在城乡和地域差异。研究显示，我国农村痴呆患病率显著高于城市（6.05% vs. 4.4%），阿尔茨海默病的患病率同样存在城乡差异（农村患病率为 4.25%，城市患病率为 2.44%）。此外，我国痴呆患病率还存在一定的地域分布特征，西部地区 60 岁及以上老年人的痴呆患病率最高，其次是东部地区，中部地区和南部地区的痴呆患病率最低。这提示我们要重点关注西部地区，尤其是西部农村老年期痴呆的早期筛查和预防。

痴呆患病率存在年龄和性别差异。55 岁后，年龄每增长 5 岁，痴呆患病率就增加 1 倍。有研究统计了 60～90 岁及以上老年人的痴呆患病率，发现 60～69 岁年龄段的痴呆患病率仅为 2.9%，90 岁及以上老年人的痴呆患病率则达到 31.9%。除年龄差异，痴呆患病率还存在性别差异，女性痴呆患病率明显高于男性，这可能是由于老年女性绝经后雌激素水平下降，增加了心脑血管疾病的风险所导致。也有一些研究认为，这与女性抑郁情绪多发，而抑郁又是痴呆的风险因素有关。

目前，老年期痴呆已成为全球第七大死亡原因。仅我国就有 1507 万名痴呆患者，3877 万名轻度认知障碍患者。预计到 2050 年，我国老年期痴呆患者人数将达到 1.3 亿。这将给家庭和社会带来沉重的医疗和经济负担。由于起病隐匿，病程长，患病率高，且疾病负担重，老年期痴呆越来越受到国家和社会的重视。在老年人心理健康评估中，要重点关注认知效能维度，具备预防老年期痴呆的意识，早发现、早识别、早干预。

三、我国老年人的情绪体验现状和变化特点

情绪体验可以反映个体的情绪特点、情绪状态和处理情绪的能力，具体来说，包括积极情绪和消极情绪 2 个维度。情绪体验得分高的老年人，表明情绪状况总体良好，积极情绪体验较丰富，消极情绪体验较少，并能够适度调节，保持相对稳定的状态。情绪体验得分低的老年人，情绪状况总体不良，积极情绪体验较少，消极情绪体验相对较多，或不能够适度调节，稳定性相对不足。

以下从积极情绪和消极情绪 2 个维度，选取主观幸福感和生活满意度等积极情绪，以及老年人多发的焦虑、抑郁 2 种消极情绪，为大家介绍老年人情绪体验的现状和变化特点。

1. 我国老年人积极情绪现状和变化特点

主观幸福感是指人们对生活的认知和情感评价，可分为生活满意度和情感体验两方面。以往研究表明，主观幸福感（尤其是生活满意度）在整个成年期都保持稳定，即使在老年也不会表现出很大的年龄差异。然而，并不是所有的主观幸福感维度都和年龄无关。2002 年开展的中国健康长寿纵向研究调查了 4845 名 65～79 岁的老年人和 11 175 名 80～120 岁的长寿者的主观幸福感，从生活满意度和情感体验两方面进行了分析，结果表明中国老年人生活满意度和情感体验的平均得分均为正性，生活满意度随着年龄的增长略有增加，而情感体验得分则随年龄的增长而下降。这也许是由于情感体验更可能受到老年期很多现实因素的直接影响，如经济状况、抑郁情绪等。此外，研究发现我国老年人的生活满意度存在城乡差异，一项调查了我国 1980 名 60 岁及以上老年人生活满意度的研究发现，城市 54.6% 的老年人表示对自己的生活感到满意，而在农村这一比例为 44.1%。

总体来看，我国老年人的积极情绪体验在老年期保持相对稳定，但积极情绪体验也同样受到多种因素的影响，在不同人群中呈现不同的变化特点。

2. 我国老年人消极情绪现状和变化特点

老年人遭受着由于老化带来的各种压力，如慢性疾病、生理功能障碍、孤独等。这些变化通常会造成消极情绪体验，如抑郁、焦虑等。许多研究表明，与非抑郁的老年人相比，抑郁的老年人自杀率显著增加。因此，了解我国老年人的抑郁和焦虑现状及变化特点后，加强检测和预防就变得越来越重要。

为了了解我国老年人抑郁现状，一项元分析整合了我国 32 项横断研究发现，我国老年人抑郁症状的综合患病率为 22.7%。抑郁症状患病率因性别、地区、受教育水平的不同而不同，我国老年女性的抑郁症状患病率高于男性（24.2% vs. 19.4%），西部高于东部（30.5% vs. 19.5%），且抑郁症状的患病率随着教育水平的提高而下降。此外，抑郁症状患病率还存在城乡差异。一项纳入了 599 名 60 岁及以上老年人的研究发现，农村老年人抑郁症状的发生率高于城市（37.4% vs. 17.5%）。2021 年一项大样本横断研究调查了中国健康与退休纵向数据库的 8255 名被试，同样发现农村老年人的抑郁症状患病率高于城市老年人。以上研究都提示我国农村老年人的心理健康问题尤其突出。

焦虑是另一种老年人最常体验到的消极情绪。我国一项基于中国健康长寿数据库中 14 417 名 60 岁及以上老年人的调查显示，焦虑症状的检出率为 12.15%，其中轻度焦虑人数占总焦虑人数的 79.95%，中度焦虑人数占 14.62%，重度焦虑人数占 5.43%。焦虑症状存在城乡差异，农村老年人的焦虑症状检出率高于城市老年人（13.05% vs. 9.03%）。此外，研究者还发现，与普通老年人相比，空巢老年人患焦虑症的风险更高，空巢老年人的总体健康状况、失眠等问题也更突出。一项整合了 9 项研究、包含 4245 名空巢老年被试的元分析发现，我国空巢老年人的焦虑症状发生率为 41%，远高于整体水平。老年人的焦虑症状受到经济状况、健康状况及生活满意度的影响。

综上所述，我国老年人的消极情绪体验较多，抑郁和焦虑症状检出率存在城乡、性别、地区等差异。在具体识别和干预过程中应注意个体和群体差异，以及发展不同情境下的预防和干预方法。

四、我国老年人的自我认识现状和变化特点

自我认识是内部心理健康状态的一个重要方面，主要反映了个体对于自己的认识、评价和自我

调节。高自我认识得分的老年人对自身的认识和情况了解较为充分，能够了解自己的优点和不足，接受、悦纳自己，保持适度的自信和自尊。低自我认识得分的老年人对自身的认识和了解尚有不足，不太能够全面了解自己的优点与不足，在悦纳自己方面有所欠缺，不能保持稳定和适度的自信与自尊。

以下从老年人的自尊、自我效能感和老化态度 3 个方面为大家介绍我国老年人的自我认识现状。

在马斯洛需要层次论中，自尊需要和自我实现需要是人类的高级需要。一项综合了我国 69 项研究的元分析发现，无论年轻人还是老年人，自尊都是正向的，大多数被试的自尊水平都很高。自尊与 3 个因素有关：抑郁、焦虑和主观幸福感。抑郁和焦虑水平越高，主观幸福感越低，自尊水平越低。此外，自尊低的老年人更可能感到孤独，而应对方式在两者中间起到中介作用。还有研究表明，社会支持能够调节自尊水平和生活质量。

自我效能感是个体主观能动性中最重要的因素，它与一个人对自己采取行动产生积极健康结果的能力的信念有关。研究发现，老年人的积极自我效能感与健康行为、健康提升之间具有正相关关系。一项研究考察了我国老年人终身教育和生活质量、自我效能感的关系，发现老年人良好的自我效能感是 60 岁及以上的老年学习者良好生活质量的决定因素之一。除以上社区老年人的研究外，还有研究发现，养老机构老年人的心理幸福感与自我效能感呈正相关，表明无论是社区老年人还是养老机构老年人，高自我效能感都能够给老年人的身心健康带来诸多益处。

老化态度是老年人自我认知的重要方面。老化态度通过心理社会丧失、心理获得等来解释个体在衰老过程中的感受及对健康老龄化的期望。一项研究抽取了广东省 2167 名≥60 岁的老年人，发现持积极老化态度的有 1660 人（76.604%），持消极老化态度的有 507 人（23.396%）。总体来看，我国老年人的老化态度呈现出积极老化趋势，心理社会丧失维度，即老年人的消极体验程度低于一般水平，身体变化和身体获得两个积极体验维度的得分较高。这些变化都有利于积极老龄化的进程。综上所述，我国老年人的自尊处于正向水平，老化态度呈现为积极老化趋势。而且，老年人的自尊和主观能动性都受到多种因素的影响，在日常生活中，应给予老年人充分的社会支持，帮助老年人维持健康的自尊和主观能动性水平。

五、我国老年人的人际交往现状和变化特点

心理健康的个体，在人际交往中能够适度地表现自己，主动地建立关系。人际交往反映个体的交往能力、人际关系和社会支持状况。人际交往维度得分高的个体，在人际交往方面较为成功，与家人、朋友及其他人之间的关系比较和谐，能够处理好不同的人际关系。人际交往维度得分低的个体，在人际交往方面有较多问题，容易感到孤独，或者与人发生冲突，在处理人际关系方面可能有待改善。老年人的社会网络、社会支持状况等都能够反映其人际交往的现状。

社会网络，作为社会环境的一部分，指的是围绕着一个人的紧密社会关系网络及这些关系的特征。Lubben 社会网络量表 6（Lubben social network scale 6，LSNS-6）是测量老年人社会网络大小的常用量表。该量表分为家庭网络和朋友网络两部分。每部分低于 6 分则分别被定义为家庭联系疏松和朋友联系疏松；两部分总分低于 12 分则被认为存在社会孤立倾向。该量表经测量学检验具有良好的信效度。一项研究使用该量表考察了我国老年人社会网络现状，研究纳入了 989 名 60 岁以上的社区老年人，发现低于 12 分有社会孤立倾向的老年人占 10.60%，家庭联系疏松者占 9.48%，朋友联系疏松者占 13.97%。另一项纳入 2819 名 60～96 岁的北京城乡老年人的研究发现，家庭支持网络的平均水平大于朋友支持网络（家庭网络平均得分 7.72 vs. 朋友网络平均得分 4.80）。以上研究说明，虽然我国大多数老年人社会网络水平正常，但仍有一部分老年人存在社会孤立倾向，且

和朋友社会网络相比，我国老年人的社会支持网络更倾向于以家庭为主。除此之外，随着我国经济的发展，城乡流动带来的社会网络变化也不容忽视。我国一项纳入了 11 511 名农村老年人的大样本横断研究分析了家庭流动对农村老年人社会网络的影响，结果发现留守导致老年人家庭网络萎缩，流动导致老年人朋友网络萎缩。

社会支持是指一个人通过与其他人、团体和社区的社会联系而获得的支持。社会支持分为情感性支持、工具性支持和支持利用度等维度。社会支持通常使用自评问卷描述老年人主观体验到的社会支持程度。社会支持与老年人的身体健康、社会活动等密切相关。一项调查了我国 1670 名 60 岁以上的空巢老人的研究发现，空巢老人的社会支持处于中等水平，情感性支持得分最高，工具性支持次之，支持利用度的得分最低。一项使用中国健康长寿纵向调查数据（2005～2014 年）纳入了 5897 名 65 岁及以上老年人的研究同样发现，与其他社会支持维度相比，情感性支持（儿童的拜访）的比例最高。

六、我国老年人的适应能力现状和变化特点

适应能力能够反映个体遇到生活事件时保持良好心态的能力和应对风格。高适应能力的老年人适应环境的能力总体良好，拥有相对有效的应对方式，对人和事较少使用消极信念进行评价，因此对挫折和压力都具有一定的耐受力。低适应能力的老年人适应环境的能力尚有不足，缺乏有效的应对方式，对人和事较易使用消极信念进行评价，因此对挫折和压力可能缺乏耐受力。老年人的心理韧性和应对方式都能够反映适应能力的高低。

心理韧性是指积极应对和适应压力或逆境的能力。心理韧性和健康老龄化密切相关。更好的心理韧性与更高的主观幸福感和生活满意度及更少的抑郁情绪相关。一项研究使用中国健康长寿数据库比较了百岁老人是否比年轻的老年人更有心理韧性。研究包含了 16 566 名 65 岁以上的老年人，其中百岁老人 3413 名。研究者将这些老年人分为百岁老年人、90 岁老年人、80 岁老年人，以及 65～79 岁的年轻老年人，在控制了身体健康和认知状况等混杂因素后，发现百岁老年人组比其他年龄老年人组的心理韧性都强。随后，研究者使用逻辑回归分析了心理韧性对长寿的预测作用，发现在剔除了包括身体和心理健康在内的各种混杂因素后，在所有 65 岁以上的老年人中，较好的心理韧性平均降低了约 15.5% 的死亡风险。在 90 岁组的老年人中，94～98 岁心理韧性较好的 90 岁老年人成为百岁老年人的可能性比心理韧性较低的 90 岁老年人高 43.1%（男性为 51.5%，女性为 40.4%）。

应对方式是个体在面对应激事件时的反应方式。一般来说，应对方式分为积极应对方式和消极应对方式。积极应对方式旨在改变压力事件或人们对它的看法，而消极应对方式常常采取逃避等方式，从而避免人们直接应对压力事件。我国老年人的应对方式存在较大差异，一项调查了 2013 名山东老年人的应对方式的研究发现，文化水平、离退休前职业、年龄、慢性病等都是影响应对方式的主要因素，改善老年人的健康状况和生活质量能够促进老年人在面对困难和挫折时采取积极的应对方式。应对方式和老年人的自尊、孤独感、生活质量等有密切关系。研究表明，高自尊的个体通常采用以问题为中心的应对策略来解决问题。此外，在一项考察应对方式和老年人焦虑、抑郁之间关系的研究中，研究者发现应对方式与老年人的焦虑、抑郁情绪显著相关。提示在面对老年人的抑郁、焦虑情绪时，我们应该采取个体化干预措施调整应对策略对老年人的影响。

》【任务实施】

心理健康问题存在多种风险因素，对于老年人尤其如此。老年人可能会经历所有人共同的压力

源，但也会经历随着年龄的增长所带来的压力。例如，老年人可能会遇到行动不便、慢性疼痛、虚弱或其他健康问题。此外，老年人更有可能经历诸如丧亲之痛或退休后社会经济地位下降等事件。所有这些压力源都可能导致老年人孤立、孤独或造成心理困扰，为此他们可能需要得到帮助或长期护理。

然而，很多老年人都是在心理健康意识淡薄的时代长大的。因此，随着年龄的增长，老年人自己及其家人、朋友和照顾者可能很难察觉到其身体和心理健康状况的变化。

为了帮助确定老年人何时需要帮助，以下整理了 10 个身体或心理健康状况的警示信号（表 3-4-1），老年人出现以下任何一种行为都表明可能需要引起重视或采取行动，并将这些生理或心理行为的变化告知医生。

表 3-4-1 老年人身体或心理健康状况发生变化的 10 个警示信号

1. 饮食习惯改变，导致体重减轻、食欲减退或缺餐
2. 忽视个人卫生，包括穿着脏衣服，有体味、口臭，忽视指甲和牙齿或皮肤溃疡
3. 忽视居住环境，在清洁和卫生方面明显变差
4. 表现出不适当的行为，如异常大声、异常安静、偏执或激动，或不分时间打电话
5. 人际关系模式变化，导致朋友和邻居表示担忧
6. 身体问题，如烧伤或受伤痕迹，这可能是由于全身虚弱、健忘或滥用酒精或处方药物造成的
7. 减少或停止参加曾经对他们很重要的活动，如打牌或跳广场舞，与家人、朋友共进晚餐，或参加宗教仪式
8. 表现出健忘，导致邮件未拆、报纸堆成一堆、处方药没开、预约没来
9. 对财务处理不当，如不付账单、丢钱、2 次或 2 次以上付同一个账单，或者藏钱
10. 有异常购买行为，如不止一次订阅同一份期刊，或者通过电视广告增加了购买量

资料来源：美国卫生与公众服务部社区生活管理局（https://eldercare.acl.gov/Public/Resources/Factsheets/Ten_Warning_Signs.aspx）。

》》【实训练习】

实训练习答案

一、单项选择题

1. 我国老年人的心理健康指数出现显著下降的年龄是（　　）岁。
   A. 60 　　　　B. 65 　　　　C. 70 　　　　D. 75

2. 预计到 2050 年，我国将有老年期痴呆患者（　　）人。
   A. 5000 万 　　　B. 7000 万 　　　C. 1 亿 　　　D. 1.3 亿

3. 我国老年人抑郁症患病率的城乡差异表现在（　　）。
   A. 城市患病率高于农村 　　　　B. 农村患病率高于城市
   C. 随年份不同而不同 　　　　　D. 没有差异

4. 我国老年期痴呆患病率的地区差异表现在（　　）。
   A. 西部地区患病率最高 　　　　B. 东部地区患病率最高
   C. 中部地区患病率最高 　　　　D. 南部地区患病率最高

5. 老年人中两种最常见的消极情绪是（　　）。
   A. 焦虑和抑郁 　　B. 焦虑和孤独 　　C. 恐惧和抑郁 　　D. 抑郁和孤独

二、判断题

1. 我国老年人的自尊水平普遍较低，处于低自尊状态。　　　　　　　　　　（　　）

2. 社会网络可分为邻居网络、朋友网络、家人网络。   （   ）
3. 自尊和自我实现的需要属于马斯洛需要层次论中的低级需要。   （   ）
4. 痴呆症状期可分为轻度痴呆期、中度痴呆期、重度痴呆期。   （   ）
5. 长寿老年人的心理韧性更强。   （   ）

三、简答题

简述老年人身体或心理健康状况发生变化的警示信号。

项目四 ▶▶

老年人的认知变化

◆ **项目介绍**

　　人类与外界的交流是通过感知觉功能和认知功能来完成的。认知功能包括记忆、思维及决策等过程。随着年龄的增长，大脑的容积、血流量和结构都会发生退行性改变，相应地，受大脑调控的感知觉、记忆力、思维和决策能力也都会逐渐衰退。一旦患有阿尔茨海默病等神经系统退行性疾病，上述功能下降则更为显著。但是，越来越多的研究表明，老年人的大脑具有可塑性，在外界环境、认知训练等因素的影响下，大脑会发生神经结构和功能的重塑。长期参与体育锻炼、勤于用脑的老年人可以在一定程度上更好地维持甚至改善其大脑的功能。基于此，明确老年期的感知觉特点、记忆变化特征、思维发展变化模式、决策规律及其应对方式，掌握改善老年人认知功能的干预手段，对于开展老年心理服务工作将有很大的指导意义。

任务一　老年人的感知觉变化

》【学习目标】

❖ **知识目标**

1. 了解老年人感知觉衰退的生理变化特点。
2. 了解老年人感知觉衰退的功能变化特点。
3. 掌握老年人躯体感觉的变化特点。

❖ **技能目标**

1. 掌握老年人感知觉变化对生活质量的影响。
2. 掌握老年人感知觉衰退的应对方式。

❖ **素质目标**

1. 正确看待老年人感知觉衰退，为与老年人沟通交流打下良好基础。
2. 引导老年人正确看待感知觉衰退，帮助其适应客观状态。

》【任务情境】

　　赵大妈性格开朗，退休前在单位是有名的"人缘好"，退休后也一如既往，积极参加社区组织的各种学习班和社会活动，经常召集大家一起锻炼，鼓励大家退休了也要积极享受生活。大家都喜欢把自己的烦恼事跟赵大妈说一说、聊一聊，于是赵大妈还义务当上了社区邻里之间矛盾及家庭矛盾的调解员，赵大妈自然也乐在其中，成了小区里最活跃的老年人。

　　但是随着年龄的增长，赵大妈自己的烦恼也来了，她发现自己看东西不如以前清楚，眼睛开始花了；听力也下降了，常常听差，有时候和小孙女聊天也总是驴唇不对马嘴；甚至可口的饭菜现在也吃不出什么味道了，一向是烹饪高手的赵大妈最近也犯了几次"低级错误"。不仅如此，赵大妈还爱打岔分神儿，和邻居聊着天儿就走神儿，为此引来不少抱怨，这可愁坏了赵大妈。难道真是岁月不饶人，人老了就像常言说的那样"人老耳背、老眼昏花"了吗？

　　衰老是人的一生中必不可少的一段过程，如何帮助老年人正确看待衰老这一过程，如何教会老年人正确应对衰老是当前的首要问题。本任务将从衰老过程中感知觉的生理功能变化及相应的应对方式着笔，阐述如何帮助老年人"优雅"地度过老年时期。

》【任务分析】

　　随着年龄的增长，老年人不仅视觉和听觉出现老化问题，连味觉、嗅觉和躯体皮肤感觉也会发生退行性改变。老年人感知觉的退化主要是由感觉器官的衰老造成的。同时，老年人的肌肉也会衰老，随着年龄的增长，肌肉流失程度增大，力量也随之减小。平衡能力和活动能力也随着年龄的增长而降低。这些生理转变对老年人日常活动和心理都会产生影响，降低老年人的日常生活质量，影响老年人的心情。帮助老年人了解各种感知觉退行性变化规律，在衰老过程中尽快地适应感知觉变化，尽快适应衰老导致的角色转变对提升老年人的生活质量有重要意义。

一、老年人感知觉的生理和功能变化特点

1. 老年人视觉器官的生理和功能变化特点

人眼就像一架照相机。从结构上来说，眼的虹膜就相当于照相机的光圈，晶状体相当于透镜，腔室相当于暗箱，而眼底的视网膜就相当于底片，外界的事物是在视网膜上形成一个倒像。眼的衰老在外观上表现为眼肌松弛，上睑下垂，形成眼袋，结膜、角膜老化，失去透明性，巩膜变得浑浊，角巩膜缘不清。老年性视力下降是因年老视觉器官老化或眼疾等原因而从一定距离分辨物体细节的能力减退的现象。随着年龄的增长，眼晶状体硬化和睫状肌衰弱，缺乏伸缩性，致使看近物时不能形成适当的凸度，降低了对入射光线的折射，造成聚焦困难，使视网膜像的清晰度下降，成为远视眼。个体的视力到 60 岁左右还能保持一定水平，一过 60 岁便急剧衰退。这种变化的个体差异很大。老视（老花眼）是每个人都会经历的过程，每个人情况不同，老视出现的时间也不同。老视通常在 40 岁开始出现，对于视力好的人，40 岁时度数一般为 50～75 度，每 5 年加深 50 度，60 岁时度数可达 250～300 度，70 岁时度数可加深到 350 度。那么老年人为什么会发生视力减退并出现老视的现象呢？主要是因为视觉器官的生理结构发生了变化。图 4-1-1 展示了人类视觉系统的基本构造。

（1）视觉老化的生理功能变化特点

视觉老化是视觉系统结构的老化现象，一般老年人多见。视觉的老化主要包括以下几个方面：眼周皮肤松弛、眼结膜充血、老视、白内障、青光眼、远视散光等。对于老年人来说，尤其是 70 岁之后，角膜光散射增加，透光度下降，荧光物质增多，巩膜也越来越薄、变黄，弹性下降。玻璃体的病变有飞蚊症，视网膜的病变包括视力下降、老年性黄斑变性等。

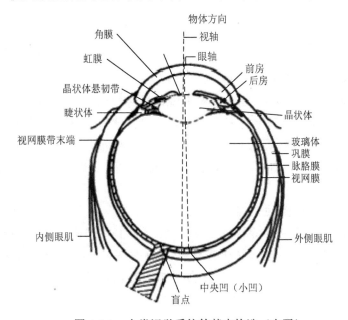

图 4-1-1　人类视觉系统的基本构造（右眼）

由于眼外肌萎缩，眼球下陷，老年人眼泪易溢出。随着年龄的增长，角膜的直径逐渐轻度变小或呈扁平化，使角膜屈光力减退引起远视及散光；角膜知觉随着年龄的增长而减退，角膜表面细胞数减少；60 岁后有部分老年人在角膜边缘的基质层出现脂肪沉着而形成一个白色的"老年环"，70 岁以上老年人的老年环发生率达 75%以上。在老年人的角膜下半部可见横行、长为数毫米的灰色或黄灰色的线条，称为老年角膜线。角膜透明度降低会导致视力减退。由于脂肪沉积，晶状体变黄，且对蓝光、绿光的吸收增强，对光强变化的差别阈值提高，特别是对蓝光的差别阈值增高最明显，其次会出现玻璃体浑浊、视网膜色素沉积等。这些变化常使老年人视网膜上的光线减少，是老年人视力减退的重要原因之一。老年人在视神经纤维束间的血管周围出现结缔组织增生，视神经盘色泽稍变白，有时在其周围的脉络膜上出现老年性萎缩晕轮或出现浅的凹陷。晶状体随着年龄的增长可出现种种变化，如体积与重量逐渐增加。晶状体中非水溶性蛋白质逐渐增多，致使晶状体的透光度减弱，影响到物象的清晰度，导致老年人白内障的发病。随着年龄的增长，晶状体逐渐增厚，将虹膜向前推，或受眼部慢性炎症刺激、视网膜缺血性疾病等因素的影响，引发虹膜组织表面新生血管形成，阻塞房角或使房角关闭，引起房水流出受阻，导致眼压升高、青光眼的产生。

（2）老年人视觉的功能变化

随着年龄的增长，老年人晶状体的弹性和聚焦能力减弱，逐渐形成了老视。老年人视觉功能的变化表现在以下方面，如视敏度、视觉适应、颜色知觉、视觉编码速度、图形形状知觉等。近距离视力显著减退的主要原因是焦点调节功能下降。研究表明，对近距离内的对象物，焦点调节的距离随着年龄的增长逐步加大。对于老年人来说，眼睛对不同距离物体的调节能力下降，对暗适应和明适应能力随着年龄的增长也降低了。同时，在视觉编码方面，老年人在加工视觉刺激信息时也比青年人要慢，而且需要更长的时间以准确识别物体。在感知阶段和视觉信息在大脑中的加工阶段，老年人知觉图形形状的时间更长，他们要看清楚图形，需要图形与背景之间的对比度更大。对物体大小、空间关系和运动速度的判断能力减弱，自我感觉是看东西模糊，有一层白膜，早期远视力尚正常，但近视力看不清楚，出现老视。如果远近视力都下降，考虑是白内障的出现或者眼底视网膜出现老化的病灶，视网膜色素紊乱或者玻璃膜疣形成也是影响视力的原因。

2. 老年人听觉器官的生理和功能变化特点

听觉也是人们认识世界的一个重要渠道。人类就是生活在一个充满各种声音的世界里，通过听觉，人们才可以获得声音的各种信息。对老年人来说，保持听力不减退是老年人不老的重要象征。随着年龄的增长，听觉器官衰老、退化的表现增多，是老年人群常见高发的症状。老年人由于听觉系统衰退可出现双耳对称性感音性听力异常，即年龄相关性听力减退。我国对老年人体检发现，63.6%的老年人有听力减退现象，其中 50 岁以上人群的听力减退患病率达 30%，而 60 岁以上人群可高达 35%～55%。

重听是老年人听力减退中最常见的变化，即通常说的老年人耳聋或耳背。老年人为什么会出现重听呢？原因是多方面的，其主要原因就是听觉系统的生理结构发生了退行性变化。有研究表明，年龄增长会导致外周和中枢听觉系统生理结构发生改变，导致语言感知功能和双耳编码能力退化，听敏度降低，引起听力损失，甚至会影响老年人的认知能力。图 4-1-2 展示了人类听觉器官的结构。

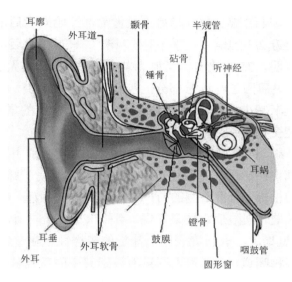

图 4-1-2 听觉器官的结构

（1）老年人听觉的生理变化

人的听觉系统具有巧妙的生理结构。在整个听觉通路中，从耳廓一直延伸到大脑的听觉皮质，其中不同部分有着不同功效，它们共同完成对声音及言语信号的收集、传导、处理及整合加工等听觉生理功能。听觉系统可分为两大部分，即外周听觉系统和中枢听觉系统。外周听觉系统包括外耳、中耳、内耳、听神经；中枢听觉系统包括脑干、中脑、丘脑和大脑皮质，这是感觉系统中最长的中枢神经通路之一。

老年人外耳道皮肤、皮脂腺及耵聍腺萎缩，分泌物减少，腔道变宽，鼓膜因脂肪和胆固醇代谢障碍可变得浑浊、增厚、弹性丧失。通常在 65 岁以上的老年人中约有 1/3 的老年人有不同程度的听力障碍。由于两耳衰老程度的不同，对声音的定位能力也因此而出现障碍，这种定位能力的下降，一般发生在 40 岁以后。老年人对各种音频声音的定位均可出现障碍，相对而言，对高音频声音的定位障碍比较明显。

（2）老年人听觉的功能变化

听力损失是老年人身体功能衰退的常见表现之一，主要包括耳鸣和耳聋。耳鸣是指有些老年人耳边常常响起好似蝉鸣、汽锅放气的声音，日轻夜重，严重干扰了老年人的听觉。耳聋是指声音刺激已不能引起老年人的反应。与年龄有关的听力损失可能有许多原因，最常见的原因是内耳内和中耳内的变化。听力障碍可影响语言的感觉，从而影响个人行为和社交能力。

一生中接触过多噪声或持续暴露于高噪声环境中是年龄相关听力损失的因素之一，如音乐或工作相关噪声；失去毛细胞、遗传因素、多种健康状况，如心脏病或糖尿病；一些药物的副作用，如阿司匹林和某些抗生素等。老年人在主观感觉到听力下降影响生活时，就应佩戴助听器。此外，我们可以通过听力保健、定期检查、及时治疗等方式预防老年人的听力退化。

3. 老年人味觉器官的生理和功能变化特点

（1）老年人味觉的生理变化

味觉的感受器称为味蕾，是一种化学感受器。味蕾的数量以婴儿为最多，成年人约有 1 万个味蕾。45 岁以后味蕾逐渐萎缩，数量也减少，并且变得低平和皱缩。随着年龄的增长，分布在舌面上的味蕾的量会不断地减少。味蕾减少的总趋势是从舌前部开始向舌后部逐渐发展，从舌中心向四周减少。到了老年期，舌前方 2/3 的地方几乎不存有味蕾，只有在舌后部 1/3 左右的地方和咽部还有少数味蕾存在。有研究表明，75 岁老年人的味蕾相当于 30 岁青年人的 2/3。随着味蕾的减少，味觉系统的神经元，包括中央后回顶叶皮质部分的神经元也随之减少，当然，味蕾的密度也就明显地下降。由于味蕾数量的逐渐减少，对味觉的敏感程度也随着年龄的增长而减低。

（2）老年人味觉的功能变化

人类的味觉主要由酸、甜、苦、咸 4 种基本味觉组成，它们分别由不同的味觉细胞感知。这些味觉细胞分布在舌的不同部位：感受甜味的主要分布在舌尖，感受酸味的主要分布在舌两侧后缘，感受苦味的主要分布在舌的根部，而舌两侧的前部则对咸味比较敏感。研究人员测试了各年龄组被试对酸、甜、苦、咸 4 种味觉的阈限值，结果发现，4 种味觉的阈限值都随着年龄的增长而逐渐增大，尤其是 60 岁以后会急剧增大。有研究表明，味觉的多样性也随着年龄的增长而下降。青年人可以同时辨别出食物中的多种味道，而老年人则只能辨别其中的某几种味道。老年人总感到吃东西不香，喜欢吃味浓或油腻食物，这可能也与老年人体内锌的含量不足有关。可以在老年人的膳食中补充些含锌高的食物，如动物肝脏、瘦肉及蛤、蚌和牡蛎等海产品。

4. 老年人嗅觉器官的生理和功能变化特点

（1）老年人嗅觉的生理变化

人的嗅觉十分敏感，一般在 20～50 岁时最敏感。50 岁以后，嗅觉的敏感性逐步减退，嗅觉开始迟钝，80 岁以后，85% 以上的老年人嗅觉显著减退。同时，对气味的分辨能力也下降。老年人嗅黏膜可完全变性消失，嗅球神经元的数目随着年龄的增长而减少、萎缩和变性。研究发现，随着年龄的增长，鼻上皮内的血管发生退行性变化，因而使嗅感受细胞萎缩、凋亡。与嗅觉有关的高级中枢主要是海马、杏仁核、海马回等，在年老过程中，这些部位会出现很多的老年斑和神经原纤维缠结，即使非常健康的老年人，在 80～90 岁高龄时也都毫无例外地积累了大量老年斑和神经原纤维缠结，这就显著地影响了嗅觉的感受性。

（2）老年人嗅觉功能的变化

许多研究表明，人类辨别各种气味的能力随着年龄的增长而衰退。20～50 岁的人嗅觉最为灵敏，50 岁以后就开始逐渐减退，70 岁后减退十分迅速。在 65～80 岁的被试中，约 60% 的人嗅觉严重衰退，约 25% 的人完全丧失了嗅觉能力。在 80 岁以上的老年人中，几乎有一半的人完全丧失了嗅觉能力。

二、老年人躯体感觉的变化特点

由于衰老导致老年人身体器官功能的衰弱，躯体感觉也受到了一定的影响。躯体感觉主要包括触觉、温度觉、痛觉等。由于老年人感觉神经纤维变性、缺失，振动觉的敏感性下降，阈值提高，尤以下肢表现明显。老年人因脊髓感觉神经根的有髓神经纤维减少 30%，大脑的躯体感觉皮质变薄，外周和中枢感觉通路的突触呈衰老改变，故对躯体部分的认识能力下降，立体判断能力损害，引起位置觉的分辨力下降。对于触觉，有研究者对不同年龄人体进行足底噪声振动刺激试验，发现面对相同的足底刺激，年轻人的平衡能力优于老年人。老年人因神经细胞缺失，神经传导速度减慢，故温度觉的敏感性可下降。沈政等对 1000 名 65 岁以上老年人的温度觉感知能力进行了测查，他们分别测查了口腔温度、手的温度和尿液的温度。结果发现，尿液和手的温度随着年龄增长而降低，但口腔温度与室温的关系则不随着年龄的增长而变化。他们还发现，9.5%的老年人在体表和身体内部之间存在着温度梯度，尿液温度较低（35.5℃），而皮肤温度并不低。这些深部体温低的老年人，在室温较低时也不觉得冷。如果这些人身体内部温度下降到35.5℃时，死亡率和患病率就明显增高。针对痛觉的研究很难操作，它不仅仅是一种皮肤感觉，而且涉及认知、动机、人格和文化环境的作用。疼痛阈值是引起患者感受疼痛的最小刺激强度，每个人的疼痛阈值有所区别，而且会随着患者的身体状况不同而不断变化，其中老年人的疼痛阈值明显高于年轻人。

大多数老年人对疼痛刺激敏感性减退，一旦被刺伤、扎伤、撞伤后缺乏感觉。有些老年人还可发生无痛性冠心病。因此，老年人需要更加细心才能发现。

三、老年人感知觉变化对生活质量的影响

老年人感知觉的改变给他们的日常生活会造成很大的影响。视力问题会使信息准确性降低，从而给老年人的生活带来不便，甚至会造成危险。例如，视觉的损伤让老年人更容易发生跌倒。老年人应该及时佩戴老花镜，随着年龄的增长，老视程度逐步加深，应根据实际情况进行更换。此外，应定期检查眼睛，对常见的眼疾，如白内障、年龄相关性黄斑变性、青光眼和老年飞蚊症等要早知道、早治疗。

听力损失是老年人身体功能衰老的常见表现之一，不仅会导致听觉言语交流障碍，还能引发虚弱感、孤独感、猜疑感、焦虑、抑郁等精神心理问题和社会隔离现象。研究表明，听力对老年人的心理状况有一定的影响，听力作为老年人抑郁的一个重要保护因素，应给予更多的重视。

影响老年人味觉能力的因素是多方面的，除了年龄因素以外，还有其他一些因素，如食物的种类、温度及健康状况和生活习惯等。这些因素导致老年人味觉迟钝，辨别各种味道的能力下降，因而常常感到饮食无味。因此，注重膳食营养等对老年人味觉敏感性的影响，这对改善老年人味觉功能、增进食欲、提高老年人群健康水平具有一定的科学理论指导意义。

一般来说，嗅觉障碍的产生对老年人的正常生活不会产生很大影响，因为生活中对食物进行鉴别时，味觉和嗅觉是同时起作用的。食物的其他特性，如颜色、温度、外形和松软程度等，对于鉴赏食物的品种、质量、味道都有辅助作用。因此，老年人根据丰富的生活经验，依靠这些辅助信息可以弥补其味觉和嗅觉功能的不足。当然，嗅觉的减退也会带来危险，如对漏出的天然气和起火的烟气感觉减退，会造成对生命的威胁。

四、老年人感知觉衰退的应对方式

人进入老年期，随着生理、心理功能的变化，身体各部分、各脏器都会随着年龄的增长而老化，如视力减退、耳聋、行动迟缓、免疫功能低下、新陈代谢功能减退等，这都是老年人正常生理上的变化。虽然这些感受性的降低会对老年人的生活质量产生一定的影响，但如果老年人能够正确认识这些变化，以愉快的心情、坚强的意志、敏锐的智力、美好的愿望和执着的追求去对待衰老，就能发挥自己的主观能动性，以此来提高生活质量。

随着年龄的增长，身体通常是在走"下坡路"的。以往那些健步如飞的人，可能会慢慢变得步履蹒跚；思维敏捷、记忆超群的人，可能会慢慢变得丢三落四；一些年轻时"沉默寡言"的人，可能会慢慢变得"婆婆妈妈"。很多身体上的衰老是不可避免的，但通过适当的运动及一些感知觉方面的专业训练可以极大地延缓这一进程。

除身体上的影响外，还有由于身体机能的下降给老年人带来一系列心理上的压力。尤其是对一

些已经退休的老年人，他们往往是"身体还没老，心先老了"，在退休后不能很好地适应这种社会角色的转变。每天的工作没有了，时间变多了，却不知道自己还能做些什么。有些老年人甚至在退休后整日躺在家中无所事事，久而久之，在家里想东想西、疑神疑鬼，反而躺出了毛病。因此针对老年人的情况，不仅仅要帮助他们正确看待身体的衰老，还要帮助他们正视社会角色的转变，为他们提供运动的机会，帮助他们培养新的兴趣爱好，引导他们逐步适应"退休生活"。

》【任务实施】

人进入老年期，随着生理、心理功能的变化，身体各部分、各脏器都会随着年龄的增长而老化，如视力减退、耳聋、行动迟缓、免疫功能低下、新陈代谢功能减退等，这都是老年人正常生理上的变化。虽然这些感受性的降低会对老年人的生活质量造成一定的影响，但是如何帮助像"赵大妈"一样的老年人尽快克服当前面对的困境，适应衰老所带来的一系列影响，最大限度地提升老年人的生活幸福感是我们需要探讨的首要问题。

1. 配备适合的医疗器械

随着年龄的增长，机体的各项功能也有所减退，老年人出现感知觉障碍是很正常的。根据老年人的具体需求，为不同的老年人提供个性化的治疗服务能帮助他们更好地融入社会，提升他们的生活质量。如有视力障碍的老年人佩戴眼镜，眼干的老年人使用人工泪液，有听力障碍的老年人配助听器或者人工耳蜗，提醒出现视听障碍的老年人及时就医等。

2. 采取相应的功能训练

有研究表明，与感知觉相关的各种神经中枢都有很强的可塑性。如针刺可以有效拮抗和逆转部分视觉神经的病理变化；声治疗或植入电极等方式可以有效维持听觉神经中枢的平衡，减少耳鸣的发生；通过相应的嗅觉训练如将患者重复暴露在目标气味下可以提升嗅觉识别能力。虽然感知觉的衰退不可阻止，但是可以通过一系列感知觉训练措施延缓甚至改变这种感知觉衰退的过程。如教老年人学习眼保健操以保护眼睛，根据老年人情况为其采取对应的听觉训练，并进行相应的嗅觉训练和味觉训练，帮助老年人延缓该功能的衰退。对感知觉衰退的老年人进行相应的感知觉训练，不仅能帮助他们延缓感知觉的衰退，还能提升他们的语言、心理等方面的能力，有效降低老年人抑郁症的发生。

3. 积极参加体育活动

预防老年人出现感知觉障碍、亚健康的状态的最佳措施就是积极参加体育锻炼。适宜的体育运动可有效促进血液循环，改善体内氧和营养物质的运输环境，使大脑得到更充足的养料和氧气，可消除因工作和生活带来的疲劳，同时还能加强神经系统对全身各部分的调节，减轻患者感知觉功能障碍，从而使人精神振奋。体育锻炼的方式多种多样，老年人可以根据自己的喜好选择喜爱和擅长的体育项目，如太极拳，这些体育项目可以使老年人呼吸平和、心跳适度，有利于培养老年人良好的心境。

4. 给予正向的情感支持

保持最佳的心理状态，建立健康的生活方式，养成良好的卫生习惯，调整合理的膳食结构，保证全面平衡的营养等也能极大地帮助老年人延缓衰老,提高其生活质量。如果老年人能够正确认识这些衰老,以愉快的心情、坚强的意志、敏锐的智力、美好的愿望和执着的追求去对待衰老,发挥自己的主观能动性应对衰老,以此来提高生活质量。为其创造有助于交流的环境和方式,在沟通时选择较为安静的环境并适当提高自己说话的音量,沟通时保持耐心,鼓励老年人参与到社会交往当中,鼓励老年人多听音乐,特别是听听青少年时期最喜欢的歌曲,这不仅能保护听力,还会延缓大脑的衰老进程。为有嗅觉、味觉障碍的老年人准备可口的饭菜,保证其营养均衡,除此之外,还需给予老年人适当的情感支持,多与老年人进行沟通,鼓励他们积极参与各项社会活动,使其能提升自信心及自我认同感。

感知觉是评价老年人身体健康状况的重要组成部分,针对拥有不同感知觉障碍的老年人选择适合他们的治疗方案,不仅能提升老年人的日常活动能力,更能减少衰老对他们日常生活的影响,提升老年人的主观幸福感。有学者认为,身体健康状况是影响老年人主观幸福感的显著因素,健康状况越好的老年人,主观幸福感水平越高。亓寿伟使用我国 9 个省份 2200 名老年人的微观调查数据,对身体健康状况和老年人主观幸福感之间的关系进行了检验,研究表明,记忆力、日常活动能力等身体健康因素对老年人的主观幸福感具有显著的正向影响。因此,针对"赵大妈"的情况,可以为其配置合适的老花镜、助听器等,在沟通中多一分耐心和细心,鼓励其积极参加社区举办的活动,丰富其老年生活。

》【实训练习】

实训练习答案

一、单项选择题

1. 感受甜味的味觉细胞位于(   )。
   A. 舌尖   B. 舌根   C. 舌面   D. 舌两侧
2. 白内障的主要病变部位是(   )。
   A. 视网膜   B. 晶状体   C. 巩膜   D. 角膜
3. 味蕾数量最多的时期是(   )。
   A. 成年   B. 老年   C. 婴儿   D. 都一样
4. 以下做法能有效缓解老年人感知觉障碍对其生活影响的是(   )。
   A. 李奶奶最近迷上了网上购物,因为看不清楚手机上的字,于是她每次看手机都贴得很近
   B. 孙奶奶最近感觉吃饭没味道,于是每次做饭都放很多盐
   C. 赵爷爷看不清书上的字了,家里人立刻带他去医院配了眼镜
   D. 由于王爷爷怕感冒,他每天躺在床上,基本不出门
5. 老年人视觉系统衰退的主要表现是(   )。
   A. 视敏度下降   B. 视觉适应下降   C. 视知觉下降   D. 以上都是

二、判断题

1. 暗适应和明适应能力随着年龄的增长而降低,老年人暗适应或明适应所需要的时间明显长于青年人。   (   )
2. 老年人对光感受性的降低使他们对颜色辨别能力也比青年人低 25%~40%,而且对不同颜

色辨别力降低的程度也不一样。 （　　）

　　3. 老年人加强全身心功能的锻炼和保健对其感知觉衰退无益处。 （　　）

　　4. 味觉的绝对阈限和相对阈限都随着年龄的增长而提高。 （　　）

　　5. 老年人比青年人需要更高的声音强度，原因在于内耳中基底部毛细胞的衰亡。 （　　）

三、简答题

老年人视觉功能的变化表现在哪些方面？

任务二　老年人的记忆变化

》》【学习目标】

❖ 知识目标

　　1. 了解老年人记忆相关的生理变化特点。

　　2. 了解老年人大脑可塑性特点。

　　3. 了解痴呆的分类和分型。

　　4. 掌握老年人正常老化记忆功能变化特点。

　　5. 掌握老年期痴呆记忆功能的变化特点。

❖ 技能目标

　　1. 能够掌握痴呆老年人记忆障碍的特征表现。

　　2. 能够掌握老年人记忆老化的应对方式。

❖ 素质目标

　　1. 关注老年人记忆变化的细节，及时发现痴呆的早期信号，早期干预。

　　2. 帮助老年人正确看待正常老化造成的记忆减退，采取措施积极干预和应对，延缓记忆功能减退。

　　3. 照护老年人时关注老年人的价值实现，提高老年人参与感。

》》【任务情境】

　　李大爷学识丰富，知识面广，不管是在单位还是在小区都是有名的"百事通"。大家有什么困惑不解都会请教他，李大爷也会很热心地帮助大家解答。退休后，李大爷酷爱下棋和打太极拳，经常和小区的老哥们一起下棋，还积极组织太极拳社团，带着小区的退休老人一起锻炼身体。

　　但是最近，李大爷发现自己看书记住的内容明显不如以前多了，要想记住一个新的知识需要重复看很多遍；跟年轻人学习打桥牌也有些费力；路上碰到很久没见的老同事，经常名字在嘴边就是叫不出来；邻居来请教自己之前随口就能解答的问题，也需要回忆很久，甚至有时要去翻阅书籍才能回答上来。因为感觉"脑子不如以前好使"，李大爷不像以前那样自信了，害怕碰到自己无法解答的问题令人失望，也很少出门下棋、打太极拳了。李大爷的反常引起了家人的担忧，于是带李大爷去医院进行了检查，检查结果出来后医生说没啥事儿，就是岁数大了。但是李大爷依然不放心，他觉得岁数大了都会痴呆，自己记忆变差肯定是得了老年痴呆。

李大爷为什么会出现记忆减退？记忆减退能够改善吗？与痴呆引起的记忆障碍有什么区别呢？上述问题将在本任务中一一解析。

》【任务分析】

不是所有老年人都会随着年龄的增长发生记忆力减退，有研究显示，约 85% 的 65 岁以上的老年人并没有记忆能力的显著下降。记忆包含不同的类型，在变老的过程中，有的类型会明显下降，有的则保持不变甚至显示出增进。而且，记忆力下降不代表就是老年痴呆，正常老化造成的记忆力减退与由于疾病造成的记忆力病理性减退的表现存在不同的特点。

一、记忆力的正常老化

1. 记忆力老化的生理改变

记忆的过程受人体的神经系统调节，神经系统是机体最重要的组成部分之一，随着年龄的增长会发生老化。神经系统老化包括神经细胞数量减少，树突棘和突触数目降低，神经递质含量下降及脑重量减轻，以及血管硬化、代谢下降等。

2. 记忆力老化的功能改变

与年龄增长相关的记忆障碍称为年龄相关记忆障碍（age-associated memory impairment）。在没有疾病影响的情况下，这种衰老引起的记忆障碍改变属于生理性变化，也可称为记忆力的正常老化，表现为认知速度慢而并非不正确，对日常工作影响不大，有自知力且进展缓慢，呈现稳定的状态，不会迅速发展为痴呆。如衰老性健忘症、孤立性记忆下降和年龄相关记忆障碍等，都属于记忆力的正常老化。案例中李大爷的表现就属于正常老化导致的记忆力下降，与痴呆无关。正常的记忆功能老化一般会体现在以下几个方面。

（1）情景记忆与语义记忆

情景记忆是指个体对发生在特定时间和地点事件的记忆。研究表明，情景记忆表现会随着年龄的增长而产生较大程度的衰退。例如，与年轻人相比，老年人对于几天前发生的事情回想起来的细节信息会更少；或者，对于迎面走来的人，觉得很熟悉，知道是自己的邻居却难以回忆起他的名字等。语义记忆是指个体对世界知识的记忆，如中国的首都是北京。一般认为，老年人的语义记忆会保持得相对较好，甚至有逐渐增长的趋势。

（2）意义记忆与机械记忆

意义记忆是指根据记忆内容的逻辑和内在联系，或赋予记忆内容一定意义的方式来记忆事物。通常，这样的记忆内容是一些重要的事情或与自己的某些经历有关的内容。机械记忆是指记忆一些没有关联逻辑的事物，或以前完全不知道的事情，只能通过简单的机械重复来记住这些事物。

通常，老年人的意义记忆比机械记忆减退要慢。研究证明，老年人的意义记忆减退出现较晚，一般到六七十岁才有减退。相反，老年人对于需要死记硬背、无关联的内容很难记住，即机械记忆减退较多，且减退较早，四十多岁已经开始减退，六七十岁减退已经很明显。因此，不同性质的记忆出现老化的时间不同。记忆减退具有阶段性和选择性。同时，也提示家人或照护者与老年人沟通交流时，要多讲一些有理有据、有逻辑联系的具体事项，以帮助他们记忆。

　　（3）再认与回忆

　　再认是指对于看过、听过或学过的事物再次呈现在眼前时，能立即辨认出是自己曾经感知过的。回忆是刺激物不在眼前，而要求将过去经历过的事物以形象或概念的形式在头脑中重新出现的过程，回忆的难度大于再认，需要耗费更多的认知努力才能完成，因此老年人再认能力明显比回忆能力好。例如，10年前张老同李四一起工作过，后来分开了，某天在街上遇到李四，张老能立刻认出这个人是曾经的同事，这就是"再认"。如果张老同时能叫出他的名字，这就是"回忆"。老年人在实际生活中，遇到熟人时往往能认得出，但叫不上名字，好像名字就在嘴边，但就是想不起来。说明老年人的知识提取能力降低。很多研究也支持了这个观点，说明提取信息困难是老年人记忆减退的原因之一。

　　（4）记忆广度与速度

　　有研究人员用数字记忆广度测验法测量老年人的记忆广度，发现老年人的记忆广度呈下降趋势。由于神经生理反应随着年龄的增长而减缓，老年人的心理活动速度也会变慢。老年人对于在短时间内记住事物常感到非常困难，因此和老年人讲话要多说几遍，帮助其记忆。

　　造成老年人记忆广度与记忆速度下降的原因一方面在于脑的功能老化。老年人从感知信息、信息编码到信息提取，整个过程需要的时间变长了，导致记忆加工的速度变慢，从而导致老年人在同样时间内，记忆的广度较年轻人相差甚大。另一方面，是因为老年人工作记忆的容量变小。在感知到事物后，首先需要经过工作记忆的加工，过滤掉大部分信息，最后只有小部分信息进入长时记忆，储存在大脑中。研究发现，老年人的工作记忆会随着年龄的增长而下降。此外，专注能力和注意力分配能力的下降也是造成老年人记忆力减退的重要原因之一。对事物的记忆，必须先注意到事物，再采取各种记忆方法去记住它。但是，随着年龄的增长，老年人的注意能力明显下降，很难长时间将注意力集中到某个事物上，也就是说老年人的专注能力会降低，因此对事物的记忆力也会降低。

二、记忆老化的神经可塑性

　　老年人的大脑结构和功能会随着年龄增长逐渐衰退，记忆功能也会发生老化，但越来越多的研究发现，老年人的大脑仍然保持了一定的灵活性和可塑性。根据大脑的这个特性，可以采取认知训练等措施，"主动对抗"老化造成的记忆力减退。神经可塑性主要体现在结构可塑性和功能可塑性2个方面。

1. 神经可塑性的定义

　　神经可塑性从结构上讲，是由学习训练和环境刺激等因素造成大脑神经元与突触发生形态学变化，在宏观上表现为大脑皮质厚度、灰质体积、白质纤维连接的强度和方向等发生变化。

　　从功能上讲，神经可塑性是指脑区间发生的功能分离或功能整合。如进入老年期后，某个特定区域负责的认知功能可能由该脑区和对侧脑区共同实现。罗伊特（Reuter）和卡佩尔（Cappell）于2010年提出的补偿相关的神经环路利用假说（compensation-related utilization of neural circuits hypothesis，CRUNCH）认为，老年人认知资源不足，大脑需要使用更多的神经资源以达到和年轻人类似的认知水平。因此，随着任务难度增加，以及认知功能的减退，补偿性脑网络的使用会增加，使老年人可以维持一定的认知成绩；当任务难度达到某个节点，或认知衰退到一定程度后，老年人无法实现补偿，加工效率下降。帕克（Park）与罗伊特于 2009 年提出了认知和老化的脚手架理论（scaffolding theory of aging and cognition，STAC）。该理论认为老化会导致大脑神经结构和功能逐渐衰退，而大脑有一定的适应能力，通过建立补偿性神经网络（脚手架）来增加原有神经网络的功能；补偿性神经网络较大脑原有网络处理效率低。

上述两个模型均说明了大脑功能具有一定的可塑性，在老化衰退的过程中，大脑会通过一些补偿机制（如功能分离和功能整合）来维持认知水平，这些补偿机制体现了老年人大脑的可塑性。

2. 神经可塑性在记忆力训练中的应用

记忆是神经元活动及神经组织中化学、结构等一系列变化的综合，基于大脑可塑性的特点，近年来有大量研究利用非药物干预方法，延缓老年群体大脑衰退和认知功能的下降，并且在记忆等领域取得了明显的干预效果。这些干预技术主要分为 3 类：策略训练、过程训练和多模式综合训练。策略训练主要通过策略或方法，更好地使用认知资源，如位置记忆法。过程训练是通过不断联系某个认知加工过程来提高相应的认知能力，如 n-back 任务在提高老年人工作记忆成绩方面取得了很好的效果。多模式综合训练是综合认知训练和其他多种干预手段（如有氧锻炼等）。

这些干预手段能够使大脑皮质灰质体积增加，改善白质连接完整性，从而使老年人的记忆功能得到改善。

三、老年期痴呆记忆功能的变化特点

1. 痴呆概述

（1）痴呆的概念

当记忆损害严重时，达到诊断标准则称为痴呆。痴呆是指脑的器质性病变引起的智能衰退综合征，可伴有精神行为及人格障碍。其脑的病损影响了患者的职业、社会功能或日常生活能力。痴呆有 3 个基本特征：一是获得性智能衰退，在正常老化水平基础上的降低；二是病程为进行性且不可逆；三是诊断须在没有意识障碍的情况下做出，但不排除有意识障碍。

（2）痴呆的分类和分型

按照是否为变性病，分为变性病痴呆和非变性病痴呆。变性病痴呆包括阿尔茨海默病（Alzheimer's disease，AD）、帕金森痴呆（Parkinson disease with dementia，PDD）和额颞叶变性（frontotemporal lobar degeneration，FTLD）等。非变性病痴呆包括血管性痴呆（vascular dementia，VaD）、正常压力性脑积水等。

按照病变部位，分为皮质型痴呆（如阿尔茨海默病）、皮质下型痴呆（如血管性痴呆）、皮质和皮质下混合性痴呆（如多发梗死性痴呆）及其他痴呆。

（3）痴呆的危险因素

1）人口学因素：年龄、性别、家族史等。

2）遗传学因素：载脂蛋白 E4、tau 蛋白、β-淀粉样肽前体及 *Notch3* 基因等。

3）生活方式：吸烟、不合理饮食、缺乏锻炼等。

4）个人史：教育水平低下、头部创伤、精神疾病等。

5）疾病：动脉粥样硬化、脑卒中、高血压、冠心病、心房颤动、血脂异常、糖尿病等。

2. 痴呆老年人记忆功能变化特点

痴呆老年人至少有 2 个认知域受损，记忆障碍是最主要的。记忆功能障碍在阿尔茨海默病中出现得最早，主要表现为近期事件的遗忘。虽然记忆功能障碍在各种类型的痴呆中都有，但并不是都在早期出现，如血管性痴呆和额颞叶痴呆的早期突出症状是执行功能减退和行为异常。除记忆功能障碍外，痴呆还会导致其他认知域的异常，如执行能力、视空间定向能力、注意力、语言能力等。

记忆的生理性老化和痴呆导致的病理性老化之间有时难以区分，尤其是在疾病早期。因此，在日常生活中要仔细观察老年人记忆力、日常行为习惯、情绪表现等变化，定期进行体检和相关专科检查才能及早发现、及早治疗。痴呆严重影响老年人的生活质量，最常见的痴呆类型是阿尔茨海默病和血管性痴呆。下面将对最常见的 2 种痴呆类型导致的记忆功能变化特点进行论述。

（1）阿尔茨海默病的记忆障碍表现

阿尔茨海默病是老年人常见的中枢神经系统退行性病变，结合多项流行病学调查显示，65 岁以上的老年人，痴呆的患病率为 5.6%，阿尔茨海默病约占痴呆的 60%。

阿尔茨海默病患者的临床表现包括认知功能损害症状、非认知性神经精神症状及社会生活功能减退 3 个方面。认知功能损害症状通常包括记忆障碍、失认、失用和失语，以及由认知功能损害导致的执行功能障碍。其中记忆障碍是典型的首发症状。在记忆过程的 4 个环节中，阿尔茨海默病患者常在再认环节中出现障碍，通常与回忆错误同时发生。

在阿尔茨海默病的疾病进展中，早期以近记忆力受损为主，也可伴有远记忆力障碍，但相较于近记忆力损害程度较轻。近记忆力受损的表现是对刚发生的事、刚说过的话不能记忆，忘记熟悉的人名，但是对于年代久远的事记忆相对清楚。早期的症状常常会被家人忽略，仅仅认为是老年人爱忘事。但是随着病情进展，记忆力受损的程度会逐渐影响甚至妨碍患者的日常生活，如忘记电话号码或关煤气，经常找不到东西等。家人会发现患者经常出现一些重复性的行为，如同样的问题反复询问。疾病进展到中期，认知障碍会逐渐出现，主要表现为掌握新知识、熟练运用和社交能力下降。严重时会产生定向力障碍，时间定向障碍通常早于空间定向障碍，患者会迷路，甚至在非常熟悉的环境中走丢。在晚期，患者判断力、认知力完全丧失，幻觉和幻想较常见。最后患者会完全丧失生活自理能力，需要完全依赖照料。

阿尔茨海默病的前临床期——主观记忆减退期（subjective memory complaint，SMC）一般会有记忆力下降，客观认知测验的成绩依然处于正常范围，但影像学证据显示大脑已经发生了病理性改变。有研究发现，在主观记忆减退期脑结构与功能依然具有一定的可塑性，通过认知训练、无创脑电刺激干预、冥想或瑜伽等干预手段，开展针对性干预，可以有效改善患者的记忆功能。

（2）血管性痴呆的记忆障碍表现

血管性痴呆是指脑血管病变引起的脑损害所致的痴呆，是最常见的非变性病痴呆，占痴呆的15%～20%。

血管性痴呆的临床表现特征被描述为伴有脑血管病局灶性症状和体征的痴呆，同时有显著的波动性病程，即由脑血管病的表现和痴呆的表现两大部分构成。常见的痴呆类型包括多梗死性（皮质型）痴呆、关键部位梗死性（小血管性）痴呆、皮质下型痴呆。前两者早期可出现记忆障碍，但比较轻，多伴有一定程度的执行能力受损；皮质下型痴呆记忆障碍的特点为回忆损害明显，但再认和提示再认功能相对保持完好，遗忘不太严重。

四、老年人记忆变化的应对策略

大脑具有一定的可塑性，记忆的老化是可以通过有效的干预延缓的，上文提到的策略训练、过程训练和多模式综合训练均是需要经过严格设计并由专人组织的认知训练方法，日常生活中应如何采取措施预防或减缓大脑的衰老呢？

1. 增强脑力活动

勤于用脑能够防止脑细胞的老化，科学研究发现，脑力工作者的脑血管经常处于舒展状态，保持脑细胞的充分供氧、供血，减缓脑血管的硬化。有学者提出了"健脑十常法"以保持大脑的灵活健康，具体包括：①确保睡眠充足；②勤学好动；③保持好奇心；④多读书，多背诵，增加记忆；⑤善于把自己的情绪转入最佳状态；⑥经常活动手指；⑦多结交比自己年龄小的各方面的朋友，使自己紧跟时代步伐，感染青春的活力；⑧预防抑郁症，保持心情愉悦；⑨预防动脉粥样硬化和糖尿病；⑩经常梳头。

另外，只做熟悉的、经常做的事情还不够，如下象棋、打扑克。还要学习新的事物，如开始下以前不熟练的围棋或学习打桥牌等。

2. 均衡营养

生理健康是心理健康的基础，保持营养的均衡有利于老年人保持身体的健康、抵抗各种身心疾病，同时也有利于延缓记忆的衰退。近20年，科学家发现了大量证据证明了饮食和健康的关系，表明食物是健康的重要影响因素。维生素 E、ω-3 脂肪酸和叶酸等营养素的积极作用已经得到了证实。哥伦比亚大学的研究表明，有利于心脏的食物如鱼、蔬菜、水果、坚果和豆类，可以将阿尔茨海默病的患病风险降低 34%～48%。黑胡椒、姜、紫苏、肉桂等调料也都含有抗氧化剂，可以帮助开发脑力。研究表明，生姜中的姜黄素能够减少淀粉样斑块，降低脑炎症水平，这一发现可能与印度人阿尔茨海默病的发病率低相关。

但是老一辈人由于成长经历，往往比较节约，对于吃的、用的能省则省，容易造成营养不良。因此，作为家属要在观念上改变老年人"省吃"的想法，让他们知道保持均衡膳食不仅对自身有利，也能给家庭减轻照护压力和负担，老年人享受幸福的老年生活，家人才能放心。

对于患有痴呆的老年人，在保持膳食均衡的同时，还应该在医生的指导下服用药物，延缓疾病的进展。

3. 锻炼身体

定期活动、锻炼能够刺激大脑血流加快和神经生长，这些可以强化神经元，抵御疾病。研究表明，较多锻炼与较少锻炼人群相比，痴呆风险能降低 30%～40%，因为锻炼可以逆转海马体的老化萎缩。因此，较多身体活动的人，倾向于保持更好的认知和记忆，也降低了痴呆的风险。研究表明，运动对 55 岁以上的老年人，甚至早期痴呆患者都有着积极的影响。养成健身锻炼的习惯不仅能够延缓身体功能的衰老，还能愉悦身心、改善老年人精神状态，对抑制记忆的衰退起到重要的作用。

需要注意的是，在锻炼时要量力而行，由于老年人身体素质不同于年轻人，因此在进行运动锻炼时，应该根据自身的情况，选择合适的地点、方式，并把握好运动量。对于高龄老年人，可以在公园、社区参加一些幅度小的运动，活动一下筋骨即可。

另外，手指的活动对延缓脑细胞衰老具有特殊的作用。活动手指可以直接刺激大脑皮质，从而增强它的活动。为了让大脑两个半球协调发展，左右手都要锻炼。可以从事一些细微的活动，如刺绣、织毛衣、拼装模型等，并且要尽可能多做一些形式不一的手指活动。

4. 保持积极的心态

积极的心态是老年人在正确认知人体生老病死的规律基础上以积极的心态面对认知功能变化，积极对待老年生活的一种情感认知。长期处于压力中，会使大脑分泌大量皮质醇，加重海马体萎缩，从而导致记忆损伤。突然增加的皮质醇可以帮助我们更加清晰地思考，在紧急状态时做出迅速反应。但是，如果应激激素水平长期保持很高，它们会破坏大脑组织，阿尔茨海默病患者通常都有更高的应激激素的分泌。

正念减压法通过冥想训练，使大脑得到缓冲，能够促进松果体分泌抗氧化激素，调节睡眠，延缓衰老。因此，可以安排老年人参加正念活动，调整放松心态。

此外，作为家属可以在日常生活中通过增加老年人的参与度，增加其成功的经验，也可以通过语言的鼓励和简化任务情境等方式，培养老年人积极的心态。让老年人多做一些力所能及的事情，找到老年期的新支点，使生活富有意义，帮助老年人获得成就感。

5. 加强社会交往

社会交往是老年人寻求心理沟通、获得社会支持的重要途径，其能对老年人产生丰富的认知刺激，既有利于老年人的身心健康，又有利于延缓认知功能的老化。老年人闭门不出，狭小的活动范围和闭塞的社交会导致老年人心理消沉和抑郁。积极的社交能够为老年人构建有力的社会支持系统。因此，应该鼓励老年人积极参加各种团体活动，如老年大学、书法社团、舞蹈队、活动聚会等，丰富老年人的生活，促进老年人身份多元化、价值多元化，让老年人老有所为、老有所乐。

》》【任务实施】

任务描述中的李大爷出现记忆减退的症状后，由于担心自己得了老年期痴呆，内心很焦虑，多次就医后才终于消除了担忧。其实，在就医前，家属可以通过一些简单的评估方法来初步筛查老年人是否得了老年期痴呆，以减轻老年人的焦虑。

日常生活中，常用的筛查工具有认知障碍自评量表（AD-8），通过回答 8 个简单的问题，帮助筛查老年人的认知情况。AD-8 不受年龄、教育、性别、种族的影响，既可以自评，也可以他评，耗时短，回答"是"，则记为 1 分，回答"否"，则记为 0 分，总得分≥2 分，需要进一步就医确诊，<2 分，则建议每年常规筛查 1 次即可。具体内容见表 4-2-1。

表 4-2-1　认知障碍自评量表（AD-8）

序号	题目	是	否
1	判断力上的困难，如落入圈套或骗局，以及财务上不好的决定		
2	对活动或嗜好的兴趣降低		
3	重复相同问题、故事和陈述		
4	在学习如何使用工具、设备和小器具上有困难。例如，电视、音箱、冰箱、洗衣机、热水器、微波炉、遥控器		
5	忘记正确的月份和年份		

续表

序号	题目	是	否
6	处理财务上有困难。例如，个人或家庭的收支平衡、所得税、缴费单等		
7	记住约会的时间有困难		
8	有思考和记忆方面的问题		

资料来源：李涛，王华丽，杨渊韩，等，2012. 中文版《AD8》信度与效度的初步研究[J]. 中华内科杂志，51（10）：777-780.

》》【实训练习】

实训练习答案

一、单项选择题

1. 老年人记忆的 3 个阶段不包括（　　）。
   A. 长时记忆　　　　　B. 回忆　　　　　　C. 短时记忆　　　　　D. 感觉记忆

2. 老年人大脑老化过程中结构和形态的变化包括（　　）。
   A. 重量减轻　　　　　　　　　　　　B. 神经细胞数量减少
   C. 老年斑形成　　　　　　　　　　　D. 神经原纤维缠结

3. 痴呆患者最显著的标志性病理变化是（　　）。
   A. 大脑重量减轻　　　　　　　　　　B. 老年斑和神经原纤维缠结
   C. 大脑体积萎缩　　　　　　　　　　D. 脂褐素

4. 阿尔茨海默病患者的早期症状以（　　）受损为主。
   A. 近事记忆　　　　　B. 远事记忆　　　　C. 液体智力　　　　D. 晶体智力

5. 身体（　　）部位的活动对延缓脑细胞的衰老有特殊作用。
   A. 脚　　　　　　　　B. 腿　　　　　　　C. 头　　　　　　　D. 手指

二、判断题

1. 随着年龄的增长，所有老年人都会得老年期痴呆，只是时间早晚的问题。　　（　　）

2. 记忆的生理性老化不会影响老年人的正常生活，但病理性的记忆老化会影响老年人的生活质量。　　（　　）

3. 老年人加强大脑和身体锻炼对延缓记忆老化毫无益处。　　（　　）

4. 老年人初级记忆保持较好，次级记忆退化比较明显。　　（　　）

5. 老年人的机械记忆比意义记忆减退要慢。　　（　　）

三、简答题

老年人延缓记忆衰退的方法有哪些？

任务三　老年人的思维变化

》【学习目标】

❖ 知识目标

1. 了解老年人思维变化的特点。
2. 了解老年人思维变化的原因。
3. 了解导致老年人变糊涂的主要疾病。
4. 掌握老年人思维变化的应对策略。

❖ 技能目标

1. 掌握老年人思维变化的表现。
2. 掌握老年期痴呆的临床表现及诊断。

❖ 素质目标

1. 关注老年人思维特点，关爱老年人身心健康。
2. 了解老年人变糊涂的常见原因。

》【任务情境】

　　王奶奶听说订的报纸到了，打算晚上散步时取走。到了晚上，王奶奶顶着卷卷的银色爆炸头在小区里逛了几圈，笑眯眯地准备打道回府。上了楼梯，她开始碎碎念叨着：好像忘了什么，总感觉缺了点什么？她咂咂嘴，挠着头，踱着步，苦思冥想，时不时摇摇头、叹口气，就这样反反复复了几次，她终于作罢，任由报纸孤零零躺在信箱里，自己先回家了，可心里的大石头还挂着呢。王奶奶一回到家就觉得无聊。女儿问她："妈，您的报纸呢？拿出来看看时事、看看天气，就不无聊了啊。""哎呀，报纸！"王奶奶一拍脑袋，"我就说忘了什么！我真是……唉，人老不中用！劳烦你替我取一下吧，我腿脚也不好使！来回一趟，我可吃不消！"王奶奶摇摇手说，于是等着被逗乐的女儿拿报纸归来。她怕自己等会儿又把眼镜忘了，于是提前把眼镜架在了鼻梁上。报纸拿回来了，王奶奶准备阅读。她这回倒是没忘了眼镜，可是啊，她给忘了自己已经戴上眼镜这回事了！于是王奶奶又开始翻找，她搜过了口袋，翻过了卧室，甚至都找过了墙角积灰的地方。当然了，她一无所获。奶奶无奈之下又去找女儿帮忙。女儿很疑惑地看着王奶奶，可听到了问题，却真是扑哧一声笑了出来："您看看是不是已经在脸上了？"王奶奶茫然一摸，好家伙，找了半天，眼镜一直挂在脸上呢，她也笑出了声，拧成一团的皱纹也松开了，王奶奶又颤巍巍读报去了。

　　大家不难发现，身边的老年人往往都会有这样的情况发生，他们有时容易忘记一些事情，有时又反应很慢，仿佛真变成了"老小孩"，这到底是怎么一回事呢？让我们通过了解老年人的思维特点解决这个问题吧！

》【任务分析】

人迈入老年（60岁）以后，生理、心理都发生了一系列的变化，思维也会发生变化，生活中常见的思维变化就是老年人变糊涂，有多种疾病能够导致老年人思维能力下降，轻则影响日常生活质量，重则危及生命安全。了解老年人生理、心理及思维变化，掌握以老年期痴呆为首的各种疾病对老年人思维的影响，正确诊断导致老年人变糊涂的疾病，有针对性地干预、治疗和护理对老年人至关重要。

一、老年人思维

1. 思维的定义

思维是借助语言、表象或动作实现的对客观事物的概括和间接的认识，是认识的高级形式，主要表现在概念形成和问题解决的活动中。人类不仅能认识事物和现象的外部联系，而且能认识事物和现象的内在联系与规律。这种认识是通过思维过程来进行的。思维不同于感觉、知觉和记忆，但又是在感觉、知觉和记忆的基础上发展起来的。思维是一种更复杂、更高级的认知活动。在日常生活中，我们每时每刻都离不开思维。我们用它学习知识、解决问题；用它辨别真伪、识别美丑；用它探索新知、丰富我们的大脑。

思维的基本发展规律：思维能力从少儿时期的成形阶段、青年时期的成长阶段到了中老年时期已经趋于定型。在所有心理功能中，思维是随着年龄的增长衰退最慢的。但不少老年人反而觉得自己的思维比年轻时还要好。因为老年人退休后，可自由支配的时间多了，可以从容不迫地进行思维；由于经历的事情多，经验更丰富，为深刻的思维奠定了基础；老年人的情绪不易冲动，情绪对思维的干扰明显减少，思维能力可以得到正常的发挥。

2. 老年人思维的特点

（1）老年人思维的衰老

众多的心理学试验研究都发现，老年人无论是在概念形成、逻辑推理，还是在问题解决能力上的成绩都明显低于年轻人，这说明老年人的思维也在衰老。但是，不论是在企业还是在科学界，甚至是在政府部门中，处于领导决策地位的重要人物大多是年过半百甚至是六七十岁的老年人，而且在他们的身上都可以看到"智慧"的气息，大多数的学者和科学家更是年近老年时才取得他们的成就和重要地位。对此有学者提出，人到老年，思维这种高级的、综合的能力衰退与否，不能仅仅依据简单的刺激和推理得出结论。事实上，思维和问题解决能力除了受到低级认知功能的影响外，更多的时候还受到社会和生活经验的影响，因此高级认知能力的衰退总是晚于低级认知能力的衰退。

（2）老年人思维能力的衰退

人步入老年后的一个特点就是生活中的一切似乎都"慢"了下来，行动变慢，反应变慢，思维也在变慢。老年人思维能力衰退主要表现为理解能力差、思维活动和考虑问题不周密等方面，还有就是记忆力也相应变差。理解力是对某个事物或事情的认识、认知能力，它包括整体思考的能力、洞察问题的能力、想象力、类比力、直觉力等，是衡量学习效益的重要指标。归纳能力是指提炼信息、概括大意、透过现象看本质的能力。判断力决定了人们对现实做出什么样的态度、表现出什么样的行为方式。抽象思维能力是人们在认识活动中运用概念、判断、推理等思维形式，对客观现实进行间接、概括反映的过程。研究表明，老年被试对于测试发出的指导语及几项心理测定的具体要求经常发生误解。

研究表明，若不考虑时间因素，不进行时间限制，老年人的问题解决能力与年轻人没有明显差别。老年人在问题解决上所需要的时间更长，除受到前面所提到的认知因素影响外，还受到老年人生活经历和问题解决态度等因素的影响。年轻人由于生活经历和社会阅历短浅，经历的生活经验教训相对较少，对自己的能力抱有更积极的态度，对失败可能性的考虑也较少，对行为后果的影响估计不足，更喜欢冒险进取。因此，在遇到问题时年轻人更倾向于采用快速解决的策略。而老年人生活经历和社会阅历丰富，总结的经验教训也相对较多，由于认识到自身的衰老，对自己的能力采取更谨慎的态度，因此在遇到问题时更多采取求稳的策略，做出最后决定所需要的时间更长。

基于以上观点，我们应该突破传统的老年人因衰老导致思维能力下降造成缺陷的观点，应该看到老年人思维策略和思维模式特点的转变，并且承认这种转变在某些方面的积极意义。

（3）老年人思维的退行变化

我们经常会听到这样一个词——"老小孩"，这是由于人们发现老年人的许多心理和行为仿佛和孩子一样。退行是人格心理学中常用的一个概念，最早在心理动力学领域被提出，其是一种使用早期发展阶段的某些行为方式来缓解焦虑的防御机制。在老年人身上我们会发现很多这种退行的变化，其中不仅有人格，还有思维。心理学家曾经利用测量前运算阶段孩子的试验和类似的试验来研究老年人的思维特点，发现很多老年人会出现和前运算阶段孩子一样的"自我为中心"的特点。在生活中很多老年人会表现固执己见、主观、不能从他人的观点客观实际地分析问题，处理问题时往往以个人的认知作为标准和参照，这意味着老年人的思维在某些程度上也出现了退行变化。

3. 老年人思维变化的表现

思维出现衰退较晚，特别是与自己熟悉的专业有关的思维能力在年老时仍能保持。但是，老年人由于在感知和记忆方面的衰退，在概念、逻辑推理和解决问题方面的能力有所减退，尤其是思维的敏捷度、流畅性、灵活性、独创性及创造性比中青年时期要差。

老年人思维弱化及障碍的表现形式如下。

（1）思维迟钝、贫乏、记忆障碍

对有些事情联想困难，反应迟钝，语言缓慢；有些老年人不愿学习，不想思考问题，导致词汇短缺，联想易间断，说话常突然终止。

有的老年人还会出现记忆障碍，几小时甚至数分钟前发生的事都无法回忆。患者的日常生活表现为"丢三落四""说完就忘"，反复提问相同的问题或反复述说相同的事情。例如，戴着的眼镜随手一放，便回忆不起放在何处；明明要进屋拿东西，但路上遇到邻居说了几句话，进屋后却忘了要拿什么。由于其远记忆相对保留，故亲属常认为患者记忆不差，甚至很好，因十多年甚至几十年前的事都记得清清楚楚。如果老年人出现上述情况就应引起亲属的注意，家有老年人也应特别注意观察，及时发现记忆障碍早期的蛛丝马迹。

（2）思维奔逸

如对青壮年时期的事情联想迅速，说话漫无边际，滔滔不绝。

有的老年人在谈话过程中，不适当地加入无关的词汇和无故变换主题，有时将不连贯的字词不合理地组合在一起，会用的词越来越少，令他们的讲话很难听懂。家属常反映说话"东拉西扯，你说东他说西"，以致虽喋喋不休，但旁人却不能从其谈话中理解其连贯思维，甚至完全听不懂他的含义。与此同时，有的老年人的听觉理解力也严重障碍，听不懂别人的话，常常答非所问，交谈能力下降，以致不能交谈；进而出现模仿语言和重复语言，严重时完全无法理解他人言语，令其脱衣则张口，令其伸手则久站不动。最后仅能发出不可理解的含糊声音，终至缄默不语，不能与外界交流，完全与外界隔绝，更进一步加速了痴呆的进程。

（3）强制性思维

不由自主地偶发毫无意义的联想，或者反复出现而又难以排除的思维联想。

头脑中出现大量不属于自己的思维，这些思维不受本人意愿的支配，强制性地在大脑中涌现，好像在神奇的外力作用下别人的思想在自己脑中运行。内容多杂乱无序。有时甚至是患者所厌恶的。这些异己的思想有时在患者自主思维过程中闯入或在大脑休息时出现，称为思维插入。有时大量的思想或观念一个接一个或几个概念同时挤入脑海中，称为思维云集。本症多突然出现，持续时间短暂，有时转瞬即逝。

患者会在几分钟内从喜悦到大哭，之后生气发怒，最后又恢复平静；在可能本应是悲伤的时候却表现出欣喜的情绪；或者在安静的时候毫无原因地哭泣，甚至极为愤怒。此外，还可表现为患者以自我为中心、躁狂、幻觉妄想、抑郁、性格改变、谵妄等，情绪不易控制。

（4）逻辑障碍

逻辑障碍主要表现为对推理及概念的紊乱，思维过程繁杂曲折，内容缺乏逻辑联系。可出现判断力差、概括能力丧失、注意力分散等。判断力差表现为看电视剧时辨别不出正面人物及反面人物；分不清金属与塑料的差别，把塑料盆放在炉火上当铁锅加热等。概括能力丧失表现为稍微复杂的问题就不能理解或茫然不知所措，对事情描述不清，不能用简短的语言对事情进行总结概括。这种情况一般是由于对所从事的工作已很熟练，每天只是简单地重复，偶尔因记忆减退而导致工作差错时，也被周围同事谅解及帮助而继续工作；但当工作中发生新的情况，或向老年人提出新的要求时，就会发现其无法完成新的工作。一般能继续工作的患者起初表现为做事较以前马虎，工作毫无计划性与创造性，继而对原来熟悉的工作都无法完成。例如，有一位高级厨师在患病的初期尚能完成拿手菜的烹饪，但对新的菜式不能掌握，发展到后来竟完全掌控不了火候与佐料的配用，烹调的菜肴不是生的，就是过焦，不是太淡，就是太咸，根本无法入口。

二、老年人思维变化的机制

迈入老年后，生理、心理都发生了一系列的变化，同中青年相比具有许多不同的特点，概括起来主要有以下 2 个方面。

1. 生理功能逐渐衰退

老年生理功能的衰退是人体自然发展的生理现象。

（1）由脑细胞减少造成的脑萎缩，导致脑功能衰退

此表现在神经中枢的兴奋性降低而抑制性增强；神经细胞的恢复过程也有所延长，整个大脑的调节控制能力都降低。

（2）感官的感受能力衰退，表现为视力下降

视力下降，特别是对高频率的光波感受能力下降快。一般看书、看报都要戴老花镜；听力减

弱,特别是抗干扰能力低下,需要大声说话才能听得到,并且说话的频率要慢才能听得清楚;嗅觉下降,并易疲劳;味觉降低,味蕾萎缩,常饮食无味;触觉的灵敏度降低,对温觉、冷觉和压觉反应缓慢,动作迟缓;运动分析器老化,平衡能力降低,往往容易摔跤;操作能力也随之降低,往往手脚都会打战。

（3）注意力下降

注意力下降表现为注意力涣散,不易集中;注意力转移缓慢,甚至呆滞,易钻"牛角尖",注意分配往往顾此失彼,顾东扔西。

（4）记忆力减退

记忆力减退表现为近期记忆、机械记忆、瞬时记忆很差,过目就忘;对远期记忆还可以,不过有时也会卡壳。如原来很熟悉的亲友、战友、同事的名字突然记不出来,但过后偶然又想起来了。

（5）思维能力降低

思维能力降低表现在思维的强度、速度和灵活性方面,各种表现都不如中青年时期。特别是抗干扰能力和调控思路的能力明显降低,思路易打乱,常常难以连贯地思维;思路定式后,不易转向思维,常常固执己见。

（6）想象能力减退

想象能力减退主要是对原有事物的表象记忆不清楚,对新事物的接受能力降低,信息的储备量明显减少。

（7）操作能力降低

操作能力降低主要是手脚协调性差,特别是动作缓慢,不灵巧,有时手握物不紧,脚站立不稳,甚至震颤。

然而,老年人也有其优势,这就是智力的衰退远比生理功能衰退要晚。特别是那些勤用脑的人,他们的智力不仅不减退,而且与中青年时相比,还有所增强。如一些大器晚成的科学家、艺术家、文学家和政治家等,60～70岁还属于智力高峰时期。据统计,1979年以前的83名诺贝尔文学奖获得者中,60～69岁者为53人,占获奖者的64%;70～80岁者为25人,占30%;只有5人是60岁以下,占6%。这就足以看出了老年智力的优势。因此,老年人不要因生理功能的衰退而自卑。老年人阅历深,见识广,经验丰富,善于理论思维,长于深谋远虑,考虑问题全面、深刻、实际,还可以使余热生辉。

2. 心理逐渐老化变异

老年人离退休后,随着人际交往的减少,生活圈子的缩小,隔离感、孤独感、依恋感渐生,再随着光阴的流逝,自我活动和自我保健能力的降低,依赖感、衰老感甚至离世感渐生,出现一派心理老化的趋势。

在认知上,出现成熟性与衰退性的对立统一。认知的成熟是老年人重要的心理特征之一,正如孔子所说的,"吾十有五而志于学,三十而立,四十而不惑,五十而知天命,六十而耳顺,七十而从心所欲,不逾矩。"然而,感官的衰老和大脑功能的衰退,又必然导致认知的衰退,对新近事物的接纳、记忆较差,因此影响认知的进一步发展。

在心态上,表现为积极性与消极性的对立统一。积极心态在老年人中仍然占据主导地位,所谓"老骥伏枥,志在千里""不待扬鞭自蹄"就充分体现了老年人人老心不老的精神面貌。但由于生理功能的衰退和疾病的缠身,一种"心有余而力不足"的心理体验油然而生。

大量研究表明，老年期的心理变化伴随生理功能的减退而出现老化，使某些心理功能或心理功能的某些方面出现下降、衰退，而另一些心理功能或心理功能的某些方面仍趋于稳定，甚至产生新的适应代偿功能。老年人的心理变化是指心理能力和心理特征的改变，包括感知觉、智力和人格特征等。老年人的心理变化特点主要表现在以下方面。

（1）智力的变化

智力是学习能力或实践经验获得的能力。老年人在限定时间内加快学习速度比年轻人难，老年人学习新东西、新事物不如年轻人，其实习也易受干扰。人的智力与个体因素（如遗传、身体状况等）、社会环境因素（文化水平、职业等）有密切关系。

（2）记忆的变化

随着年龄的增长，老年人记忆能力变慢、下降，以有意识记忆为主，无意识记忆为辅，再认能力尚好，回忆能力较差，表现在能认出熟人但叫不出名字。老年人意义记忆完好，但机械记忆不如年轻人。另外，老年人在规定时间内速度记忆衰退。记忆与人的生理因素、健康、精神状况、记忆的训练、社会环境都有关系。

（3）思维的变化

思维是人类认识过程的最高形式，是更为复杂的心理过程，但由于老年人记忆力的减退，无论是在概念形成、解决问题的思维过程，还是在创造性思维和逻辑推理方面都受到影响，而且个体差异很大。

（4）人格的变化

人到了老年期，人格（即人的特性或个性，包括性格、兴趣、爱好、倾向性、价值观、才能和特长等）也相应有些变化，如对健康和经济的过分关注与担心所产生的不安与焦虑，保守、孤独、任性，把握不住现状而产生的怀旧和发牢骚等。近年来有学者认为，老年期的主要矛盾是人格的完整性或绝望之感。

（5）情感与意志的变化

老年人的情感和意志过程因社会地位、生活环境、文化素质的不同而存在较大差异。老化过程中情感活动是相对稳定的，即使有变化也是由生活条件、社会地位变化造成的，并非年龄本身所决定。老年人最易产生失落心理、怀旧心理、淡泊心理、自卑心理、童稚心理等。

三、导致老年人思维变化的主要疾病

1. 老年期痴呆

老年期痴呆（dementia in the elderly）是指发生在老年期的由于大脑退行性病变、脑血管性病变、脑外伤、脑肿瘤、颅脑感染、中毒或代谢障碍等各种病因所致的以痴呆为主要临床表现的一组疾病。老年期痴呆主要包括 4 种，即阿尔茨海默病（又称老年性痴呆）、血管性痴呆（如多发梗死性痴呆）、混合性痴呆（mixed dementia，MD）和其他类型痴呆，如外伤、颅内血肿等引起的痴呆。但其中以阿尔茨海默病和血管性痴呆为多见，占全部痴呆的 70%～80%。

阿尔茨海默病是一种中枢神经系统原发性退行性疾病，临床表现为认知和记忆功能不断恶化，日常生活能力进行性减退，并有各种神经精神症状和行为障碍。

血管性痴呆是指由各种脑血管病导致脑循环障碍后引发的脑功能降低所致的痴呆。血管性痴呆大多在 70 岁以后发病。病理变化为脑血管可见广泛的动脉粥样硬化，弥散性脑萎缩，脑的体积减小，脑沟变宽，脑室扩大。

老年期痴呆给老年人带来不幸、给家庭带来痛苦、给社会带来负担，已引起广泛关注，阿尔茨海默病和血管性痴呆成为目前的研究热点。

不少人一过 50 岁就觉得记忆力减退，但常常认为这是由于"老了，脑子不行了"，便不太在意，结果错过了老年期痴呆的最佳防治时机。20 世纪 90 年代初，美国前总统里根就有记忆力下降的征兆，其实他早就有遗忘现象。有次聊天，他女儿提起里根演过的一个电影角色时，里根却怎么也想不起来。没过一年，里根就被诊断为老年期痴呆，但那时已过了疾病的早期，错过了治疗的最佳时机，所以早期认识和诊断老年期痴呆是关键。

2. 老年抑郁症

抑郁症在老年患者中是常见的，常与痴呆相似，也与器质性脑病综合征相似或作为附加症状。抑郁症的发病时间常能够确定明确的日期，而痴呆的发病时间只能是比较含糊地确定。抑郁症起病急，而痴呆则进展缓慢。在抑郁症中，常有明显的精神障碍史，而痴呆则无。抑郁症患者常抱怨认知缺失，强调他们的低能，突出他们的失败，几乎不能努力做最简单的工作。相反，痴呆患者几乎无认知力主诉，隐瞒他们的低能，突出他们的成绩，竭力去完成工作。此外，抑郁症患者的注意力可完好保存，其典型表现是对提问以"不知道"回答，通常近期和远期记忆丧失同样严重。而痴呆患者的注意力和专注力一般都发生障碍，他们的回答常有些答非所问，且近期记忆丧失更为严重。

尽管如此，两者常常容易混淆。老年人面临突然出现的重大精神刺激，在一段时间内发生情绪抑郁乃是正常现象，并非病态。只有出现持久的抑郁症状，并且向严重程度发展时，才能考虑是否得了该病。另外，对于有些老年期抑郁症患者，当病情发展到严重阶段时，其思维和动作都会受到抑制（尤其是思维抑制），此时会出现类似老年期痴呆的临床表现。所以，对于这类患者，尤其要注意鉴别"假痴呆真抑郁"情况的存在，以免贻误病情，贻误治疗，影响康复。那么，如何区别老年期抑郁和老年期痴呆呢？以下 5 点，可供参考。

1）老年期抑郁症起病急，发展迅速；而老年期痴呆则起病缓慢，发展也缓慢。

2）老年期抑郁症的抑郁症状持续较久；而老年期痴呆患者的情绪变化多，不稳定，犹如幼童。

3）老年期抑郁症患者的智能障碍为暂时性、部分性的，每次神经功能检测的结果可不相同；而老年期痴呆患者的智能障碍是全面性的，而且呈进行性的恶化。

4）老年期抑郁症患者一般并无中枢神经系统的症状，脑 CT 检查也无阳性发现；而老年期痴呆患者有高血压、动脉粥样硬化或"小卒中"的病史，脑 CT 检查可发现不同程度的脑萎缩和（或）脑梗死表现。

5）使用抗抑郁药物后，老年期抑郁症患者会病去体愈，恢复病前谈笑风生、谈吐自如的神态。而对于老年期痴呆患者来讲，抗抑郁药物就不起任何作用了。当然，有部分老年期痴呆患者在病程早期也可出现抑郁症状，颇像老年期抑郁症，到了病程的中、晚期才露出老年期痴呆的"庐山真面目"，对此尤需警惕。

3. 老年健忘

人到老年以后，大脑容易发生器质性的智能衰退，从而出现健忘的症状，如常常忘记物品放在何处，难以记住别人的姓名、地址、电话，往往需要借助于笔记，但一般不会影响生活，往往表现为记得有某件事，一时想不起来，事后又重新想起来，或根据提醒、联系想起来。良性健忘的老年人有自知力，很少出现语言和视空间定向障碍，生活能自理，甚至还能照顾家人；尽管记忆力下降，但对重大事件的认识能力基本上不减。而老年期痴呆则属于病理性改变，痴呆早期表现的遗忘为根本想不起来，是记忆过程受损。痴呆患者除记忆障碍外，还有人格、语言、认知、视空间障碍。老年期痴呆的患者，开始仅有动作笨拙，常自言自语。随着病情的发展，痴呆表现就会越来越严重，说话时口齿不清，条理颠倒；记忆显著减退，前说后忘，有时连自己的姓名、年龄都说不清楚；外出时甚至忘记自己的住处而不能回家。病情后期，则完全呈现痴呆状态，行动迟钝，精神萎靡，终日不言语，或答非所问，语无伦次，大小便不能自理，需要家人的精心护理。健忘是老年人脑功能衰弱的表现，而痴呆则是病理性的脑器质性智能衰退，如何区别两者？以下几点可供参考。

（1）遗忘区别

健忘的老年人对做过事情的遗忘总是部分性的，不会影响正常社会活动和生活，不经意间偶尔出现丢三落四是难免的，但是事后或经人提醒一般能够回忆起来。如一位在职老年人，他可能有时忘了在烧开水，但是工作上的重要事情不会忘。而痴呆的遗忘则是完全性的，记不起发生过的事情，即便提醒也不能回忆，似乎此事已完全消失，甚至不承认自己记忆力下降。如一位退休老年人承担着接送小孩上幼儿园的任务，但是经常忘记，这就不正常了。

（2）认知能力

健忘的老年人虽然记忆力下降，但对时间、地点、人物关系和周围环境的认知能力丝毫未减；而痴呆老年人却丧失了识别周围环境的认知能力，分不清上午、下午，不知季节变化，不知身在何处，有时甚至找不到回家的路。

（3）生活能力

健忘的老年人虽会记错日期，有时前讲后忘，但他们仍能料理自己的生活，甚至能照顾家人；而痴呆老年人随着病情加重，会逐渐丧失生活自理能力。

（4）情绪变化

健忘的老年人有七情六欲；而痴呆老年人的情感世界则变得"与世无争"，麻木不仁。

（5）思维变化

健忘的老年人对记忆力下降相当苦恼，为了不致误事，常记个备忘录；而痴呆老年人毫无烦恼，思维越来越迟钝，言语越来越贫乏，缺乏幽默感，反应迟缓。是否语言丰富、幽默风趣是区别生理健忘和痴呆的重要标志之一。

（6）病程演变

健忘的老年人记忆减退进展缓慢，呈现良性的过程；而痴呆老年人进展迅速，如果不给予治疗，短短数年内即可发展至生活完全无法自理，并且在 CT 或 MRI 的定量检查上也常显示脑萎缩进展很快。

老年健忘与痴呆两者均有记忆力下降的表现，但仅凭记忆力不好这一点就做出老年期痴呆的诊断往往会将疾病诊断扩大化，所以还是需要到专科医院就诊，以进一步明确诊断，既不要将老年期痴呆的早期症状遗漏，也不要将老年人的生理变化误以为是疾病。

近年来，很多学者开始关注一种介于正常老年与老年期痴呆的临界状态——轻度认知功能障碍，多年来他们一直进行关于老年人的生理性脑老化与老年期痴呆区别的研究。目前普遍认为从正常发展到痴呆疾病是一个长期过程，在正常老年人记忆力减退和老年期痴呆之间的这个移行阶段是值得重视的，被称为轻度认知功能障碍。患者表现为与年龄和受教育程度不符的记忆力减退，达不到同年龄、同文化背景的老年人的记忆水平，但又不如痴呆的程度严重，日常生活能力和其他认知功能相对正常。最近的研究发现，在临床上诊断为轻度认知功能障碍的患者中有 30%～50%发生老年期痴呆。还有报道显示轻度认知障碍患者发生老年期痴呆的年发病率为 10%～15%，而正常老年人发生老年期痴呆的年发病率仅为 1%～2%。对老年期痴呆的治疗越早，效果越好。为了预防老年期痴呆的发生，对轻度认知障碍患者的诊断和治疗具有重要意义。

4. 假性痴呆

在临床上，有时还可见到一些智能障碍的患者与痴呆有类似的表现，但其本质却迥然不同。这类智能障碍主要是由于强烈的精神创伤而产生，因而在大脑的组织结构方面并无任何器质性的损害，病变的性质基本上是功能性的。患者的表现可有"故意做作"的惊异表情，行动似乎幼稚荒谬，但目光仍显机灵，故称为假性痴呆，又称心因性痴呆。例如，我们经常能在电影中看到的一些情节，某个人突然遭到沉重的打击，如失恋或者亲人的不祥事件而不能自控，结果就出现呆傻的症状，而一旦该事实被证明是假的，其症状就会减轻直至消失，这就是假性痴呆。假性痴呆大多伴随着意识障碍，智慧活动暂时失常，显得"比痴呆还痴呆"。假性痴呆的预后比较良好，其智能障碍通过精神科的适当治疗和处理，在短时期内可以完全恢复正常。假性痴呆常见于癔症及反应性精神病。

四、老年人思维变化的应对策略

人在老年期思维能力的弱化在不同老年人身上的表现程度不同，有些人思维仍很清晰，甚至仍有创造思维，而有些人却有严重的思维障碍。因此，要重视对老年人的全面身心保健，鼓励老年人以积极的态度对待生活，培养其思维品质，以恢复和保持其良好的思维能力。

一般来说，老年人的思维变化是由听力、视力等认知能力降低，记忆力下降，或者出现错误思维方式等因素引起的，所以老年人在应对思维变化时，可以从以下几个方面着手。

1. 老年人大脑可塑性的认知训练

过去几十年，基于大脑可塑性的理论观点，研究者开发了众多有效的认知训练方法，主要包括策略训练、过程训练和多模式综合训练。

（1）策略训练

策略训练主要通过教授被试一些策略或方法，帮助他们更有技巧地使用认知资源，如位置法可以让被试更好地编码和提取项目，从而提高记忆成绩。目前策略训练主要用在记忆、推理和问题解决、目标管理等领域，有明显的训练效果和近迁移效果。

（2）过程训练

过程训练是通过不断练习某种认知加工过程来提高相应的认知能力，测量指标往往是使用同样加工过程的非训练任务。这类训练主要应用于工作记忆、加工速度、注意、执行控制等领域。

（3）多模式综合训练

多模式综合训练以认知训练为主，辅以其他多种干预手段和生活方式管理，干预内容包括认知成分、社会成分和运动成分等。认知成分是一些高认知负荷的活动，如棋牌活动、电子游戏、志愿者工作；社会成分包括让被试参加摄影、茶艺、缝纫等课程；运动成分以有氧运动为主。多模式综合训练有广泛的迁移效果，训练习惯也更容易得到保持。

2. 日常生活中的训练

（1）放声唱歌

唱歌通常是人们用来表达自己喜怒哀乐，调剂生活中酸甜苦辣的方式。但很少有人知道，唱歌还是有助于健康的一剂"良方"，对老年人极其奏效。唱歌时 80% 以上的神经细胞参与大脑活动。老年人经常放声歌唱，除能增加肺活量并在一定程度上改善心肺功能外，还可提高他们的认知能力，增强思维活力及记忆力。

（2）控制体重指数

体重指数（body mass index，BMI）＝体重（kg）÷身高（m）的平方，理想的体重指数应在 $25kg/m^2$ 以下。在记忆力的一项测试中，体重指数为 $20kg/m^2$ 的理想者在过目 16 个单词后能回忆起其中的 9 个，而体重指数为 $30kg/m^2$ 即迈入肥胖门槛者，则只能回忆起其中的 7 个。体重指数对记忆力会有一定的影响，因此老年人要提高思维能力，还要学会控制体重。

（3）思维导图训练

勤用脑可比喻为老年人精神思维上的"慢跑锻炼"，勤用脑的老年人可保持年轻时的精神面貌和思维能力。老年人的思维能力随着年龄的增长而呈下降趋势，适当的干预会激活神经细胞，增加其树突，形成新的神经通路。16 名老年人经过思维导图训练 6 个月后，在基本认知能力测验中，数字快速拷贝、汉字快速比较、汉字旋转、双字词再认、心算、心算答案回忆、无意义图形再认等方面均得到一定改善。老年人用纸笔来绘制导图，如苹果这个主题，在纸的中心画出苹果的图像，然后尽可能地任意发挥，画一些向四周放射的线条，每条线条就可以代表老年人所想的对"苹果"的主要想法（如品种、颜色、加工后的成品及半成品等），在每条线条（即分支）上，用文字来标明关键词，同时采用多种颜色的笔绘图，可促使更多的脑细胞参与活动，使左右脑协同作战，激活更多的脑细胞。

（4）多说话

人老话多是自然规律，虽然有些时候让家人或朋友难以忍受，但它绝不是件坏事，包括说话在内的声响刺激是人类生存的必要条件之一。多说话可以刺激大脑细胞不断活跃并保持一定兴奋，说话的过程需要使用逻辑思考进行语言的提炼和组织，这是对大脑的锻炼，可有效推迟大脑衰老进程，对预防痴呆也有一定的作用。另外，老年人即使是自言自语，也有助于逻辑思维的形成和发展。

（5）多参加社交活动

人是社会性动物，需要与社会接触，与人交流的同时也增加用脑的机会。对于从几十年工作岗位上退下来的老年人来说更要有与人交往的愿望，要加强社交活动，多参加社会活动，广交朋友，多与人进行感情交流，这就要学会主动给大脑找事做，千万别让大脑闲着，越动脑子，记忆力就会越好。

（6）注意合理饮食

多吃绿叶类蔬菜可延缓人的认知能力下降的速度，这是由于绿叶蔬菜富含维生素 E。因此，老年人应在饮食中多增添些维生素 E 含量丰富的菠菜或葵花籽等。此外，老年人应该保证每周吃 1～2 次鱼，每周至少吃鱼 1 次者与不吃者相比，其智力测试成绩明显优异。

（7）多运动

生命在于运动。运动（包括体力劳动）可以提高身体新陈代谢，使身体各器官充满活力，可增强心血管系统的功能；可改善呼吸功能，呼吸功能好有利于人体维持旺盛的精力，推迟老化过程；可提高消化系统的功能；可以改善神经系统功能，使肌肉发达，骨质增强；能够有效改善内分泌系统，特别是调节对新陈代谢有重要作用的垂体-肾上腺系统及胰腺等消化腺的功能时，往往获得显著的改善；可以调节人体免疫系统的应激能力，使免疫器官延缓衰老，增强免疫功能。

》》【任务实施】

通过这部分知识的学习，我们不难发现王奶奶变糊涂的原因，经常忘记事情的王奶奶需要受到更多关注的同时，也可以通过自己锻炼预防变糊涂。老年人思维衰退较为常见，适当地进行合理的体育锻炼可以改善老年人的心理状态，使精神饱满，体力充沛，生机勃勃，青春焕发。适合老年人的体育活动是多方面的，如做体操、练气功、早晚散步、慢跑、打羽毛球、打乒乓球、骑自行车郊游等，锻炼时应注意因人而异，遵循机体功能规律，养成稳定的、有规律的活动习惯，动静结合，循序渐进，持之以恒。许多事例都证明，坚持各种体育锻炼能够增强体质、丰富生活、推迟衰老和延年益寿。开展有益于身心健康的活动，充实老年生活。经心理学研究表明，每个人的心理活动在很大程度上取决于他所处的环境。老年人诸多心理不适追根溯源是生活中缺少积极健康、丰富多彩的生活内容。鉴于老年人本身的惰性，我们更要努力创造条件，帮助他们寻找适合自己特点的休闲方式，如知识型休闲、旅游型休闲、收藏型休闲等。同时，我们每个人特别是近亲属千万不要把老年人思维糊涂当作理所当然，应当在适当的时机采取积极的治疗，效果会很好。

》》【实训练习】

实训练习答案

一、单项选择题

1. 脑功能的衰退主要是由（　　）减少带来的脑萎缩所导致。

  A. 脑实质   B. 神经细胞   C. 脑细胞   D. 神经递质

2. 某老年人，女性，66 岁，时常感到恐惧或提心吊胆，同时伴有紧张性不安、心烦意乱，常常感到就要大祸临头了，请问该老年人的主要心理问题是（　　）。

  A. 焦虑   B. 抑郁   C. 恐惧   D. 痴呆

3. 老年期痴呆的临床首发症状是（　　）。

  A. 记忆障碍   B. 定向障碍   C. 人格障碍   D. 思维障碍

4. 一位 67 岁的老年男性，突然出现智力明显减退，临床上最可能的原因是（　　）。

  A. 高血压脑病   B. 脑卒中   C. 老年期痴呆   D. 血管性痴呆

5. 老年良性记忆减退与阿尔茨海默病最主要的区别是后者的（　　）。

  A. 记忆障碍程度轻   B. 社会功能减退不明显

  C. 非进行性发展   D. 疾病进行性发展

二、判断题

1. 老年人常表现为远期记忆、机械记忆、瞬时记忆很差，过目就忘，对近期记忆还可以。

                           （　　）

2. 思维出现衰退较晚，特别是与自己熟悉的专业有关的思维能力在年老时仍能保持。

（　　）

3. 在老年期痴呆早期，尽管有隐匿的智能衰退，但人格和社会行为仍保留较完整。（　　）

4. 老年期抑郁症起病较快，发展迅速；而老年期痴呆则起病缓慢，发展也缓慢。（　　）

5. 患者的表现可有"故意做作"的惊异表情，行动似乎幼稚荒谬，但目光仍显机灵，故称为假性痴呆。

（　　）

三、简答题

有别于老年期痴呆的其他老年非器质性疾病主要有哪些？

任务四　老年人的决策能力变化

》》【学习目标】

❖ **知识目标**

1. 了解老年人决策的基本特点。
2. 了解老年人决策的影响因素。
3. 了解老年人框架效应的特点。
4. 了解如何引导老年人做出最优决策。

❖ **技能目标**

1. 了解老年人决策中框架效应的作用。
2. 掌握框架效应的特点及影响因素。
3. 掌握老年人决策特点及影响因素。

❖ **素质目标**

1. 了解老年人决策的相关特点，掌握老年人决策的相关影响因素，并学会应用"框架效应"来影响老年人决策。
2. 在同老年人的交往中，学会应用针对不同老年人的个性特点，采取个性化交流方式，采用更适合老年人的框架，引导其做出更优质的决策，从而提升老年人的生活质量。

》》【任务情境】

钟先生，80 岁，患有十多年的糖尿病，服用过各种药物，打过胰岛素，住过几次医院，为了治疗糖尿病，他控制饮食，加强锻炼，但血糖还是偏高。治病心切的他突发奇想上网去查看，幻想着有比医院更好的治疗方法，当他输入"糖尿病治疗"几个字后，某医学研究院的广告跃入眼前：

不打胰岛素、不吃降糖药，在家轻轻松松治疗糖尿病。免费赠送高科技糖尿病治疗仪。钟先生如获至宝，心想还唯独没用过治疗仪，不妨试一试。立刻打电话咨询，一位自称是"医生"的人答复他，"我们可以治你的病，1个疗程3个月包治好。"就这样钟先生不知不觉地进入了不法商家设计好的陷阱中，他先后7次按照某医生的要求购买药品和保健品，直到花去25 800元也未见糖尿病有所好转，这时方知上当受骗了。事后他回忆说，商家从来都不告诉他商家的具体名称和地址，每次都是通过快递公司进行药品、保健品和钱的交换，所收到的中药均无处方、无说明书、不开具发票。他打电话咨询都是转接，先问消费者是谁，然后再打过来，由专人解答，神神秘秘的。

随着通信网络的发展，我们不难发现老年人上当受骗的次数远远大于年轻人，这是否与其独特的决策特点有关呢？我们又能否通过研究来改变这一现状呢？随着人口老龄化程度的加深，老年人的决策问题越来越受到更多人的关注，只有了解老年人决策的特点，找出影响其决策的原因，才能更好地促使老年人做出更优决策，从而提高老年人的生活质量。接下来让我们一起探索一下与老年人决策相关的内容吧。

》》【任务分析】

一、老年人决策

决策，指决定的策略或办法，是人们为各种事件出主意、做决定的过程。它是一个复杂的思维操作过程，是信息搜集、加工，最后做出判断、得出结论的过程。语出《韩非子·孤愤》："智者决策於愚人，贤士程行於不肖，则贤智之士羞而人主之论悖矣。"

随着老年人人口比例的增长，老年人决策的影响力也随之上升，他们决策质量的高低不仅关系到老年人个人的身心状态，也影响着经济与社会等诸多领域的稳定发展，这便需要老年人能够做出高效而明智的决策。老年人的决策与年轻人相比在很多领域不尽相同，具体表现为消费领域的信息搜索数量下降，风险决策中的风险规避倾向不足，医疗决策中对框架效应敏感性下降，但在日常决策中存在经验优势，以下对老年人决策展开探讨。

1. 老年人主要决策类型

（1）消费决策

相较于年轻人来说，老年人在决策前信息搜索的数量明显低于年轻人。例如，有关消费产品选择的研究发现，在购买谷物时，老年人倾向于考虑很少的营养信息；而在购买汽车时，老年人则倾向于考虑很少的品牌、营销商和模型等信息。玛塔（Mata）等（2007）采用钻石价值判断任务，发现老年人决策前平均信息搜索的数量比年轻人少15%，验证了信息搜索模式特点的年龄差异。

也有的研究发现，老年人搜索过少的选项信息确实在一定程度上导致其表现差于年轻人，但更进一步的分析发现，老年人较为积极的情绪特点才是影响决策前信息搜索行为和决策质量的更为重要的因素。

（2）风险决策

在涉及风险的金融决策的研究中发现，无论在实验室还是在真实情境中，老年人完成决策任务的表现都比青年人要差一些，到70岁老年人决策技巧更是陡然下降。采用自理能力评估表（Barthel）考察老年人的冒险行为，要求老年和青年两个年龄组尽可能多地给气球打气，在保证气球不爆炸的情况下依据打气次数获得相应奖励，结果发现，未经过学习的老年人冒险行为显著低于年轻人，导致获得的奖励更少，即决策质量更差。而在金融投资方面，相较于年轻人，老年投资者倾向于购买低风险的股票，并且只将少量的积蓄投资在股票或其他的高风险资产上。

年龄增长通常伴随认知控制、情感动机等改变，这将导致老年人与年轻人的风险决策表现不同。一般情况下，老年人表现得比较保守，有明显的风险规避倾向；而少部分情境下老年人也会比较冒险，这与个人经历有关。

（3）医疗决策

随着人口平均寿命的延长、科技的进步及人口老龄化的加重，越来越多的老年人需要面临愈加复杂的医疗决策。

现有的相关研究通过图表、文本等形式向老年人和年轻人呈现了相同的各种医疗保险计划的信息，测量老年人对医疗保健信息特点的理解及依据明确的信息做出最优选择的能力。结果发现，老年人在理解和选择计划的过程中，犯错误的概率接近年轻人的 3 倍（分别是 25%和 9%）。而在另一项研究中，研究者增加了决策任务中健康、金融等信息的复杂性，从而考察年龄与决策能力之间的关系。结果发现，所有被试在任务变得复杂之后犯错误的概率都增加，而老年人在不同复杂程度任务中的表现均差于年轻人。可见，在医疗决策中，无论任务简单还是复杂，老年人加工信息的出错率均高于年轻人、决策能力也差于年轻人。

（4）日常决策

日常问题解决是老年人生活中面临较为重要的决策问题，包括退休、财产分配、解决纠纷及购房、购车等。

现有研究认为，随着年龄的增长，老年人的日常解决问题的能力也随之上升。如科尼利厄斯（Cornelius）和卡斯皮（Caspi）于 1987 年对 20～78 岁成人进行日常问题解决调查和语言能力测试，发现被试在相关情境问题（如处理复杂或技术性信息、解决家庭成员间的冲突等）上的表现随着年龄的增长而提高。有研究者让 2 个年龄组的被试回答琐事问题（如戛纳电影节在哪个国家举行？），并报告对这些问题回答的自信程度，以考察个体对自身知识及决策能力认识的准确程度，即元认知能力。结果表明，老年人往往对自己能力和知识的认知更加准确，而青年人则表现出过分自信。

2. 相较于青年人的差异

现有的研究发现，老年人群体在认知、情绪、动机等心理行为方面都与年轻人存在显著差异，而正是由于这些心理特征的差异及其与决策任务的交互作用，老年人决策行为表现出了更为特殊且复杂的特性。

个体决策的变化会受到生理老化所导致的基础认知能力下降的影响。首先，一些认知功能的下降，如工作、生活的记忆力下降会影响策略人的选择和应用。研究发现，老年人更倾向于采用信息搜索量较少且更容易整合的简单决策策略，但他们完成简单决策任务所花费的时间仍然要比青年人更多。其次，在需要综合考虑多重信息的整合过程中，老年人出现的错误往往会比青年人更多；但是在这种相对复杂的情况下，老年人基于猜测、简单化策略及规避负性信息等原则，反而会比青年人更快地做出决策。最后，奖赏学习机制的受损会导致老年人在建立刺激和奖惩之间的关系时出现学习困难，从而影响其最终的决策行为。

3. 老年人决策神经机制的变化

现有研究发现，随着机体的不断老化，杏仁核在情绪加工过程中就会有所变化，即老年人的杏仁核对消极信息的反应性有所下降，而对积极信息却并未表现出此类现象，对于与奖赏有关的学习任务来说，杏仁核和腹内侧前额皮质的损伤会明显导致风险规避程度降低。前额叶皮质负责决策领域的控制执行，在生命全程成熟较晚，衰退较早。也可以推测，老年人出现框架效应的增强可能说明内侧前额叶皮质与眶内侧前额叶皮质功能衰退了。

老年人大脑功能异常首先体现在执行各种认知任务时大脑神经活动的变化。目前较为公认的两个认知老化模型，即老年人的大脑半球偏侧化（非对称性）减弱模型和认知老化的后部向前部转换模型，均表明老年人进行认知任务时局部脑区存在过度"激活"的现象。HAROLD（hemispheric asymmetry reduction in older adults）模型表明，在进行认知操作时，年轻人的大脑表现出明显的偏侧化激活，而老年人则表现为明显的双侧化激活。PASA（posterior-anterior shifting aging）模型则表现为前后模式转换，即在进行认知操作时，老年人大脑的前部（额叶）活动增强而后部（感知觉皮质）活动减弱。这两种老化激活模式广泛存在于多种认知加工领域，包括工作记忆、情节、记忆、语言、抑制控制等，表明功能老化现象具有领域普遍性。

二、老年人决策的一般特点

在人们的日常生活中，做一个非常具有理性的决定实在是不容易，我们之中的每个人对此应该都有所领悟。即使是拥有了非常多阅历的老年人，特别对于那些年龄在65岁以上的老年人来说，做出一项思考全面的决定也是一件挺困难的事情。生理老化导致的基础认知能力下降会影响个体的决策。

正常老化老年人的决策能力受到其晶体智力和流体智力两方面的共同影响。随着流体智力的下降，老年人表现出学习能力受损，从而在需要学习成分参与的决策情境中表现出比青年人更差的决策行为。但阅历和晶体智力的增长在一定程度上可以补偿老年人学习能力下降所带来的决策困难。

虽然决策任务的领域划分并非十分严格，但是风险决策任务常常需要消费决策或者医疗决策的情境，而日常决策任务也常涉及购买行为等。各领域关注的重点有所不同，因此所采用的任务就有很大差异。当决策领域和任务发生变化时，老年人决策特点的表现形式就会变化，决策表现的年龄差异方向、强度及影响因素也随之变化。消费领域主要表现为老年决策者信息搜索数量下降及决策质量的变化；风险决策则更关注老化带来的决策偏好及其对决策质量的影响；医疗决策表现为面临医疗决策任务时老年人的表现及对框架效应敏感性与年轻人不同；日常决策则更关注年龄增长引起的心理和行为特征变化对老年人解决人际关系问题及其他问题的影响。总而言之，众多领域的研究结果表明，老年决策者的决策表现与年轻人存在较多方面的差异，其决策特点也更为复杂。这不仅是由老年人在生理、心理特征上的变化造成的，更是决策领域及任务多样性的必然结果。

另外，老年人的决策也更容易受到情绪的影响。老年人情绪对决策表现的影响与年轻人相比具有一定的差异。一方面，这些差异可能源于个体随年龄增长而变化的情绪加工方式，如老年人的积极情绪偏差导致其在决策中对积极信息的偏爱，从而影响决策的信息加工和偏好。另一方面，认知功能下降也是老年人决策中情绪作用显著的重要原因，由于认知功能的下降，老年人转而倾向于利用情绪信息进行决策，降低了决策的难度。这种利用情绪线索进行决策的方式虽然未必能够提升决策本身的质量，但却极大地满足了老年人的情感偏好。

三、老年人决策的影响因素

现有的研究认为，决策主体和决策背景在影响老年人的决策框架效应中起着决定性作用。

1. 决策主体

决策主体主要由于年龄、性别，以及决策者的个性特点、习惯、数学能力等个体因素影响老年人的决策，也就是产生框架效应。

（1）性别

性别是对框架效应影响最为显著的个体因素之一。法格利（Fagley）等研究发现，在实验者所提供的问题中，女性被试对其中 4/5 的问题回答都受到框架效应的影响；而男性被试只对一项研究中的一个问题表现出某种程度的框架效应，并且这种框架效应与预测值完全相反。

（2）年龄

年龄也是导致个体决策差异的重要因素之一。对于成年人的研究也发现，年长者比年轻者更容易受到框架影响，从而影响老年人的决策。由于个体的记忆、推理、注意力随年龄增长而有所下降，进而年龄越大，越易表现出框架效应。

（3）情绪

随着年龄的增长，老年人在身体和认知能力等方面呈现一定的下降趋势，然而在情绪方面并非如此，与年轻人相比，老年人的情绪体验保持稳定甚至有所提升。而在一般的框架任务决策中，正、负框架的描述类似于情感的启发式，潜在地伴随着"正面"与"负面"的情绪，容易激活人们的情绪目标。尤其对于以情绪调节目标为主的老年人而言，也许对其更具有情感激活的作用，"积极效应"的存在也可能会导致老年人在正、负框架下表现出与年轻人不同的决策倾向。

（4）个体认知

彼得斯（Peters）等提出，随着年龄的增长，决策中分析式加工所占的权重下降，而基于情感或经验的启发式加工的权重保持不变或者呈现上升趋势，因此在一定程度上可以解释老年人出现更强的框架效应这一现象。也有研究者提出老年人在医疗决策中表现出更强的框架效应，可能是因为医疗领域是老年人更为熟悉和相关的领域，因而容易启动启发式加工系统，出现框架效应；而金钱问题所诱发的动机水平较低，易驱动分析式系统工作。

除此之外，在进行决策时，个体决策和群体决策往往也会对框架效应产生影响。有学者认为，框架效应在群体决策时将减弱，因为群体更容易忽视个体信息或无关信息，倾向于对问题本身进行思考，从而大幅削弱了框架的作用。

2. 决策背景

决策情境因素主要包括 2 个方面，一方面是从决策情境的内容来说，情境的个体相关性会对老年人的框架效应产生影响；另一方面是从决策情境的形式来说，框架任务特征，即框架的类型及描述和呈现的方式会对老年人的框架效应产生影响。

决策背景是指实验设计的具体内容，包括实验任务、实验选项、任务完成时间等。其中任务领域是最基本也是最重要的决策背景。施奈德（Schneider）发现，不同任务领域中的框架效应是不稳定的。在旺格（Wang）的试验中，被试者在面对生命问题时表现出更加强烈的风险偏好，而在公共财产和个人金钱 2 个任务领域中则表现出相对不那么强烈的风险偏好。其他因素还包括任务选项、实验材料和时间。

任务选项所提供的信息的外部表征形式也会对框架效应产生影响。马赫斯瓦兰（Maheswaran）等发现，在劝服活动中，当框架细节较为完整时，人们倾向于选择正性框架；当框架被大量简化时，负性框架的劝服效果更好。

此外，大量的研究也致力于探讨风险框架中所涉及的概率和数值与框架效应的关系。在研究概率对框架效应影响的相关实验中，收益的概率越高，人们冒险的偏好越明显；损失的概率越高，冒险选项对人们的吸引力越弱。

3. 框架效应

框架类型、决策主体和决策背景 3 类影响因素相互制约、相互作用，共同影响着框架效应的产生和强度，进而影响着决策者的决策行为。不同决策主体在不同决策背景下面对不同框架类型将产生不同的决策行为。

金米（Kim）等的研究表明，在面对关于某一医学治疗方案的消极框架时，老年人较青年人表现得更为冒险；相反，在积极框架下，老年人较青年人表现出更多的规避风险，发现当要求被试不说明自己选择的原因就进行选择时，老年人比青年人出现更多的框架效应，而当被试说明了选择理由再选择后，老年人和青年人都减少了框架效应量。另外，在金钱决策任务中，通过引导年轻人和老年人进行分析式加工策略，如进行概率计算和"像科学家一样思考"，减少了框架效应。同时，扎克斯（Zacks）等研究发现，人过中年以后，智力与年龄呈负相关，随着年龄的增长，个体的记忆、推理、注意都有所下降，因此认为在决策问题中年龄越大，越容易出现"框架效应"。

伴随着老年人生理性的衰退，个体不可控制地受到自动化加工的影响，决策容易受到情感倾向性的操控，从而产生框架效应。对于老年人的认知、情绪与认知神经生理特点 3 个不同方面的探讨则主要基于合理的理论解析，如双加工理论和社会情绪选择理论。老年人虽然在认知神经生理方面出现老化的特点，但是人生经历变得丰富，因此在决策时容易调动其启发式的信息加工模式，根据框架任务本身的情绪线索做出决策，而其情绪的"积极效应"则可能影响其对不同效价情绪信息的加工，从而使老年人对待正、负框架时容易表现出不同的决策倾向。

在老年人的决策中，不同框架更直接地影响着老年人做出不同的决定，而随着年龄的增长，框架效应在决策中更容易出现。接下来我们一起学习老年人决策中的框架效应，从而了解框架效应是如何影响老年人决策的。

四、老年人决策的框架效应

年龄增长往往伴随着个体认知、情绪、认知神经生理等方面的改变，这些都可能成为老年人出现不同框架效应特点的影响因素。而决策情境则与老年人的个体因素共同作用，使老年人的框架效应呈现出独有的特点。

1. 框架效应的概念

框架效应在心理学中被定义为一种认知的偏差，是指对同一个问题在两种逻辑意义上相似的说法却导致了不同的决策判断，即人的思维会受到不同框架的影响，从而做出不一样的选择。框架效应最早于 1981 年由卡内曼（Kahneman）和特沃斯基（Tversky）在针对"亚洲疾病问题"的研究中发现并提出。他们发现，尽管得与失的期望值相同，但是人们会因为提问的方式呈现出获利面或损失面，从而做出不同的决定。当以获利的方式提问时，人们更倾向于避免风险；而当以损失的方式提问时，人们则更加倾向于冒风险。他们将决策者对某一特殊选择有关的行为、结果和意外事件的理解和认识称为"决策框架"，并首次明确提出了"框架效应"的概念。

社会学家戈夫曼（Goffman）在1974年从微观社会学角度提出了"框架"（frame）这一命题：我认为，对一个情境的定义是建立在支配事件的组织原则与对事件的主观参与相一致的前提下。我用"框架"一词指称这些我能够识别的基本元素。由此可以看出，框架是一个涉及认知领域的概念，作为一种基础的认知结构，其能引导人们感知和重现现实。

2. 框架效应的神经机制

在现有的研究中发现，杏仁核在恐惧和焦虑等多种基本情绪加工中都有重要的作用，而杏仁核主要负责情绪情感加工，因此可以进一步证明框架效应是一种非理性加工偏差。卡内曼和特沃斯基在1979年设置了金钱赌博的问题来研究框架效应，他们让一部分被试想象自己获得了1000块钱，并且要在选项A：有50%概率获得1000块钱和选项B：获得500块钱中选择1个，让另一部分被试想象自己获得了2000块钱，并要在选项C：有50%概率失去1000块钱和选项D：失去500块钱中选择1个。结果表明，前一部分被试更多地选择了选项B，而后一部分被试则更多地选择了选项C。而在这一试验中，当人们的选择与框架效应相一致时，其杏仁核会被显著地激活，而且人们对框架效应的易感性及相应的杏仁核激活差异可能部分源自遗传基因的不同。

在亚洲疾病问题中，冈萨雷斯（Gonzalez）等于2005年对框架效应的研究表明，具有潜在受益的风险选择需要付出的认知努力要多于确定受益的选择，而具有确定受损的选择和具有潜在受损的风险选择所要付出的认知努力是相同的，这些认知努力均定位于大脑的前额叶皮质和顶叶皮质，其中腹内侧前额叶皮质能对框架效应产生抑制作用，而眶内侧前额叶皮质与其激活程度存在显著的正相关。

3. 老年人框架效应的特点

旺格于1996年研究发现，在生死情境中尤其是涉及亲友时人们倾向于冒险，他认为此时人们的抱负水平或底线偏高，而平均期望值低于该值。根据展望理论的价值函数会形成风险寻求的情况。该研究还发现损益值增加，风险规避倾向也增强。

范德比尔特（Vander Pligt）于1995年研究了结果显著性对框架效应的影响，发现强调正面结果的概率会导致风险偏好，而强调负面结果的概率会导致风险规避。也就是，与强调负面结果的概率相比强调正面结果的概率会导致对该选择偏好的增加。曼德尔（Mandel）于2001年发现，当描述和结果框架均为正时选择确定项的趋势最强时，自信度最高；而当两者均为负时选择风险项的趋势最强时，自信度也最低。刘雪峰、张志学和梁钧平于2007年发现，与负面特征框架相比，在正面特征框架下人们决策速度更快。

五、如何引导老年人做出更优质决策

老年人做出决策的关键在于如何选择适合的信息呈现方式，这主要涉及语言及数量信息的表达。其中语言信息集中体现在积极与消极框架的选择上，即选项的关键特征可分别从积极或消极方面加以阐述。

举例：一项医疗措施可描述为有 80% 的成功率或 20% 的失败率，一种药物可描述为 80% 的患者没有出现副作用或 20% 的患者出现副作用。目前对于语言类的特征框架效应，研究者基本认同积极框架（如 80% 的牙医推荐无糖口香糖）比消极框架（如只有 20% 的牙医不推荐无糖口香糖）会更有助于提高个体对目标对象的偏好度。

不论老年人是否比年轻人更容易受到框架效应的影响，老年人因此掉入一些决策陷阱是常有的事，基于老年人框架效应的特点来设置框架可能有助于保全老年人的利益，框架效应则无须作为一个"决策偏差"来应对。

以下从两个领域说明如何利用不同框架的选择促进老年人做更优决策。

1. 医学领域

1987 年，迈耶罗维茨（Meyerowitz）和柴肯（Chaiken）进行了关于乳腺自我检查的不同信息框架引起的态度、意图和行为效应的研究，结果发现阅读了用消极框架呈现理由的被试比其他被试（阅读了中性、积极框架下的理由和没有看到任何资料的处理）表现出更为积极的态度、意图和行为。

在医疗过程中，陈列出选择方案的优缺点或者基本原理能使个体在决策的时候是基于所呈现决策情境的具体方面，而不是依赖于先前的经验或者启发式。个体在这个过程中可以深入地思考有关决策方案的所有信息，降低使用启发式的可能性，并做出更为理智的决策。

在老年人的医疗决策中，我们可以呈现给决策对象更多消极框架的因素，来促进其做出更积极的决策，合理的框架设置可以帮助劝服老年人进行治疗，激发老年人的治疗意愿。

2. 消费领域

莱温（Levin）等将同一个商品——牛肉，用 3 类不同的框架（风险选择框架、特性框架和目的框架）表示，从而考察不同类型框架的正负信息对于大学生购买倾向的影响。结果发现，在特性框架下，积极框架下的关键信息带来了更多的有利的评价；而在风险选择框架下，当结果被表述成损失时带来了更多的偏爱。一些商家应用框架效应的这一原理针对老年人的特征诱导老年人做出不合理的消费行为，应教导老年人学会甄别这些消费手段，避免不必要的消费，同时应用适应于老年人的框架设置可以引导老年人的消费选择，而且提高其选择的满意度。

》》【任务实施】

钟先生的例子在我们身边不算少数，通过这部分的学习，我们了解了老年人的特点会让老年人更容易做出错误的决定。随着人口老龄化的严重，老年人的决策越来越受到人们的关注，在本任务学习中，我们充分认识到框架效应在老年人决策中的重要性，而老年人的框架效应主要受决策情境、个体认知、情绪及认知神经生理特点等因素的影响。众所周知，老年人一贯给人"老顽固"的印象，即使是有益的建议也未必能够说服他们，但如果利用框架效应，也许能够改变其行为选择，帮助其做出更优质的决策。

消费者钟先生正是被无良商家所设置的广告所吸引，而这些广告策略都归为对行为经济学中框架效应的应用，针对老年人决策的影响因素，诱导老年人更加倾向于去消费。我们也要认清楚这一特点，教导老年人多了解新闻时事动向，阅历多了，做出决策时自然不会被陷阱所诱导。同时，在老年人的医疗决策中，我们也应当设置更为积极的框架，如"按时吃药，您会减少疼痛""积极锻炼，您看上去更好"，以诱导老年人做出最优医疗决策。

》》【实训练习】

实训练习答案

一、单项选择题

1. 框架效应最早通过（　　）实验被发现并提出。
   A. 金钱赌博问题　　　　　　　　　　B. 亚洲疾病问题
   C. 乳腺癌治疗问题　　　　　　　　　D. 打气球问题

2. 大脑中主要负责情绪情感加工的部位是（　　）。
   A. 杏仁核　　　B. 前扣带皮质　　　C. 海马　　　D. 前额叶皮质

3. （　　）是对框架效应影响最为显著的个体因素。
   A. 性别　　　B. 年龄　　　C. 身高　　　D. 感情经历

4. 目的框架效应会影响（　　）。
   A. 交流信息的说服力　　　　　　　　B. 目标信息评价
   C. 事件信息评价　　　　　　　　　　D. 选择信息的区别

5. （　　）能对框架效应产生抑制作用。
   A. 背外侧前额叶皮质　　　　　　　　B. 腹外侧前额叶皮质
   C. 腹内侧前额叶皮质　　　　　　　　D. 眶内侧前额叶皮质

二、判断题

1. 老年人在决策前信息搜索的数量明显高于年轻人。　　　　　　　　　（　　）
2. 与年轻人相比，老年人保持情绪稳定的能力有所下降。　　　　　　　（　　）
3. 个体决策的变化不会受到生理老化所导致的基础认知能力下降的影响。（　　）
4. 在积极框架下，老年人较青年人表现出更多的规避风险。　　　　　　（　　）
5. 在医疗决策中，老年人加工信息的出错率高于年轻人，决策能力也差于年轻人。（　　）

三、简答题

1. 什么是框架效应？
2. 请举例说明如何通过框架效应影响老年人的决策？

项目五 ▶▶

老年人的情绪特点
与积极心理建设

◇ **项目介绍**

    情绪是人类对客观事物的态度体验及相应的行为反应，是心理健康的重要组成部分。随着生理功能和认知功能的改变，老年人的情绪状态及情绪调节能力也发生着相应变化。随着年龄的增长，一方面类似晚发型抑郁等情绪疾病出现于老年群体；另一方面，研究证据显示老年人在认知加工过程中具有积极情绪偏向，在日常生活中我们也发现老年人相比于年轻人更加豁达和乐观。认识老年人常见的情绪问题和情绪疾病，理解老年人的"情绪悖论"现象，同时能掌握多项积极心理建设的实用技术，对于开展老年人心理照护工作具有实践指导价值。此外，了解老年人积极心理建设对于个人、家庭、社会及国家的意义而言，有助于加深对老年人心理照护工作性质的认识，提升职业认同感。

任务一　老年期常见情绪问题

》【学习目标】

❖ 知识目标

1. 了解老年期情绪问题发生发展的特点及分类。
2. 理解老年人不同情绪问题产生的原因。
3. 掌握老年期常见情绪问题的界定标准。

❖ 技能目标

1. 能够以心理学视角分析老年人情绪问题的来源。
2. 能够运用老年期情绪疾病的诊断标准指导照护工作。
3. 能够基于老年期心理健康环境营造的理论对现实中潜在应激源进行改造。

❖ 素质目标

具备对老年期情绪问题的同理心，以开放、理解和接纳的态度应对老年期情绪问题。

》【任务情境】

王阿姨今年 76 岁，1 年前老伴去世，两个孩子在较远的城市工作安家，逢年过节才能回来探望母亲。经济上，王阿姨的生活依靠微薄的退休金和孩子们每月寄回家的生活费维持。近一年来她常常因为想念老伴伤心难过，由于居所未改，家中的许多物件经常让王阿姨睹物思人，伤痛更甚。渐渐地，她变得闭门不出，拒绝参加广场舞和小区日常身体锻炼活动，也不再愿意与老朋友来往。社交让她觉得负担很大，但独自枯坐在家也让她感觉异常孤独。两个孩子得知这一情况后，商量着为母亲寻找一个合适的养老院。但王阿姨体谅孩子们在大城市生活不易，不想成为孩子们的负担和麻烦，所以拒绝让孩子们再为她出钱。这种"成为累赘"的想法加上不愿与人交流造成的信息闭塞进一步加重了她悲伤的情绪，甚至不知道自己活下去的目标是什么。社区志愿者来访时，她告诉志愿者，自己活得很累，总觉得生活没有盼头，身体状况也变差了。

我们在照护工作中如何正确识别老年人不同的情绪问题呢？

》【任务分析】

随着年龄的增长，老年人面临着来自身体功能衰退、社会身份转换、家庭关系类型变化等一系列改变，这些改变带来的适应困难容易诱发老年人的各种不良情绪。而这些悲观抑郁、焦虑自责、矛盾不安、自我价值感低等一系列情绪问题也不同程度地出现于老年群体中。这些情绪问题中部分具有年龄特异性，其中既包含了日常生活中的情绪问题，也包含了需要谨慎处理的情绪类疾病。

一、老年期情绪的发生发展特点

1. 发生特点

老年阶段的不良情绪常常受到来自生理、家庭、生活事件、社会变迁等因素的交互影响。从生理角度来看，身体功能衰退会使老年人对于身体的控制感下降，产生对疾病或死亡的恐惧。从家庭角度来看，退休回归家庭后，与家人相处模式的变化和代际观念冲突成为老年人的困扰源之一。从生活事件的角度看，老年期相较于人生其他阶段会更多地经历亲友离世等重大生活事件，这些事件给老年人带来双重负面影响：一方面，重要他人的离世造成的悲伤情绪与创伤需要长时间的缓冲，抑郁心境持续而绵长，这一过程将产生无助、愤怒、哀恸等情绪。另一方面，老年人目睹亲友离世，愈发感知到死亡的逼近和对无常的恐惧，导致悲观或焦虑。从社会变迁的角度看，随着社会的发展和变革，新型交通工具、支付方式、社交软件等新兴科技发展速度迅猛，老年人由于知识结构的局限、认知加工速度较慢、没有合适的学习渠道等问题，在日常生活中存在"碰壁"现象，引发自卑感和"被时代抛弃"等不良情绪。

2. 发展特点

1）平缓，通常不激烈。
2）部分老年人刻意隐瞒其不良感受，不愿意告诉子女，所以问题暴露所需时间长，问题被发现时通常已经较为严重。
3）持续时间较长，由于老年人性格趋于稳定，情绪不良多以心境形式出现而非短暂性情绪状态。
4）容易反复，原本已处理过的问题可能由于另一生活事件的诱发而再次出现。
5）造成后续不良影响较大，老年期免疫系统功能下降，情绪问题的持续容易引发一系列的身心疾病，出现身体症状，如血压升高、肠胃不适、头晕乏力、呼吸道问题等。此外，持续性的负面情绪沉浸容易进一步诱发为心境障碍，出现老年期抑郁症、焦虑症等一系列更为严重的情绪疾病，严重者甚至产生自杀倾向和自杀行为。

二、情绪问题与情绪疾病的异同

实际生活中老年人情绪问题的表现是复杂多样的，而目前由于大规模心理疾病筛查的局限性及部分老年人对自身不良心理状况的不自知或隐瞒，社区等非医疗机构内仍存在一些已经符合临床诊断标准的情绪疾病患者仍未就诊。这对于情绪疾病的及时干预、预后效果、转归都产生较大风险，可能引发更严重的负性事件。在这个过程中，照护者在沟通社区与临床之间起着不可小觑的作用。

亚临床情绪问题与达到临床诊断标准的情绪疾病具有容易混淆的地方。在没有掌握临床判别标准的情况下，往往会因为这两种情况都存在心境低落、兴趣减退、食欲不佳等表现而简单判断为"老年人最近心情不好"，没有进行区别处理。另外，老年人由于表达情绪的方式相比于其他年龄人群更为复杂和隐蔽，部分已经患有情绪疾病的老年人常常表现出与某些亚临床情绪问题相似的特征，单靠感觉并不能准确区分老年人究竟是属于情绪问题还是已经患上情绪疾病。照护者在与老年人接触的过程中如发现情绪问题，应首先排除情绪疾病。根据情绪疾病的诊断标准进行判断后，对于排除情绪疾病的老年人积极开展心理疏导工作；对于已经符合疾病诊断标准的老年人，应上报社区，联系专业的心理咨询机构或医院精神科为他们进行临床诊断和治疗。

三、老年期常见情绪问题

1. 离退休综合征

离退休是老年期需要面对的第一个重大转折。尽管多数老年人走入退休生活后都能在一定时间以后适应，但是在这个过程中还是有不少老年人会遇到一些"麻烦"。一个人的主要社会角色随着年龄的增长而发生改变。退休以前，个体往往在社会、家庭中扮演"主角"，但进入老年期或离退休以后，不但生理功能有所减退，在社会、家庭中所肩负的责任也发生了变化，由"主角"逐渐转变为"配角"，从一个家庭支柱转变成为赋闲养老的老年人，从有规律的在职生活转变为悠闲的家居生活。因此，有许多离退休老年人感到不习惯或心理上无所适从，从而产生离退休综合征。离退休综合征是一种老年期典型的心理社会角色适应不良的心理问题，是指离退休的老年人在退休后对环境适应不良而引起的多种心理问题和身心功能失调的综合表现。

可能产生的不良后果：老年人会出现惶恐、不满、沮丧等情绪，甚至会出现一系列异常心理或生理表现，如抑郁症、焦虑症、疑心病、躯体不适等。

2. 空巢综合征

随着经济发展，空巢家庭日益增多，但空巢老年人并不等同于一定会患空巢综合征。更多的时间和空间让一部分老年人生活更加自在。然而，对于一些适应不良的老年人，可能会产生一些不良的情绪反应。常表现为不愿意社交，将自己关在屋内，感到悲哀，认为没有人陪伴自己是不幸的。固化思维使这类老年人较少主动采取行动改善当前心理环境，时常担心自己突然发病或遇到紧急情况无人相助，因而陷入矛盾与忧心忡忡的情绪之中。久而久之，这种"自证预言"式的悲观会让这部分无法适应独居生活的老年人产生一系列不良情绪及后果。

可能产生的不良后果：老年人产生孤独、无助、悲观厌世等不良情绪，查体未见异常但主观上容易出现躯体疼痛、肠胃不适、失眠等表现。长期沉浸在抑郁情绪中容易使老年人变得孤僻麻木，不愿参加社交活动，对子女淡漠。由于长期不进行思考和交际，老年人的大脑功能衰退得更快。

3. 丧偶综合征

丧偶综合征是指老年人突然失去休戚与共、风雨同舟的终身伴侣所产生的适应性障碍。由于丧失了自己最知心、最体己的亲人，其心理反应往往出乎意料的强烈。丧偶及丧偶后的生活变化是引起丧偶综合征的应激源。伴侣的去世通常会引起强烈的悲伤，患者不得不独自适应新的生活。这种心理和生活的变化会导致老年人的不适应。该综合征的发生也与老年人的个体适应能力有关。配偶去世后，有些人可以很好地适应，而有些人则适应力不强。症状的出现可能与脆弱、敏感的性格有关，也与过去的生活经历、应对方式、获得社会支持的能力、伙伴关系等因素有关。

可能产生的不良后果：沉默寡言、神情淡漠、注意力不集中、对周围事物不感兴趣等。这些症状多数人在一段时间后逐渐好转、消失，但也有少数人在较长的一段时间内仍饮食无味、夜不能眠、面黄肌瘦、呆木迟钝，迅速变得苍老，甚至产生厌世心理。

4. 老年期孤独感

老年人在经历退休、丧偶、子女离家后，不同程度地体验到孤独感。具体表现为在平时找不到人说话，有时只能自言自语；觉得无聊，生活没有盼头，每天不知道怎样消耗时间；意志消沉，兴趣减退，认为这个世界没有人在乎自己的感受；变得孤僻、不爱沟通和交际，更愿意躲在家里不出门，对许多人的痛苦渐渐麻木，缺少共情；脾气变得"古怪"，难以相处；总是出现躯体疼痛或内脏不适，但医院检查并没有明显的问题。老年人在感受到孤独时通常不愿意将这些感受与子女或身边人分享，认为自己如果有需要陪伴的需求会容易被别人瞧不起或造成子女的负担，给别人添麻烦。因此，一旦有志愿者或社工上门陪他们"说说话"时，老年人通常感到期待和高兴。

可能产生的不良后果：长期的孤独感得不到排解疏导，容易引起代谢紊乱，诱发各种疾病，如糖尿病、高血压、消化系统疾病、皮肤病、心血管疾病、免疫系统疾病等，也可能继而诱发精神类疾病。

四、老年期情绪疾病

一旦老年人的情绪问题超过临床阈值，照护者需及时判断，将产生情绪疾病的老年人送医就诊。在老年期，多发的情绪疾病包括抑郁症、焦虑症，以及老年人身上比较特殊的疾病焦虑障碍等。

1. 老年期抑郁障碍

老年抑郁症的患病率高，同时具有难发现、难治疗等特征。一是因为抑郁症本身不易被发现，识别诊断率低；二是老年人自身未意识到需要专业人士的帮助，对当前疾病的重视度不够；三是没有专业治疗手段的介入，老年抑郁很难自愈。抑郁障碍包括破坏性心境失调障碍、重性抑郁障碍（包含重性抑郁发作）（表5-1-1）、持续性抑郁障碍（恶劣心境）、物质/药物所致的抑郁障碍、由于其他躯体疾病所致的抑郁障碍，以及其他特定和未特定的抑郁障碍。

表 5-1-1　重性抑郁障碍的临床诊断标准、具体表现及风险与预后因素

诊断标准	1. 在同样的 2 周时期内，出现 5 个或以上的下列症状，表现出与先前功能相比不同的变化，其中至少 1 项是心境抑郁或丧失兴趣或愉悦感。注：不包括那些能够明确归因于其他躯体疾病的症状 （1）几乎每天大部分时间都心境抑郁，既可以是主观的报告（如感到悲伤、空虚、无望），也可以是他人的观察（如表现流泪） （2）几乎每天或每天的大部分时间，对于所有或几乎所有的活动兴趣或乐趣都明显减少（既可以是主观体验，也可以是观察所见） （3）在未节食的情况下体重明显减轻，或体重增加（如 1 个月内体重变化超过原体重的 5%），或几乎每天食欲都减退或增加 （4）几乎每天都失眠或睡眠过多 （5）几乎每天都精神运动性激越或迟滞（由他人观察所见，而不仅仅是主观体验到的坐立不安或迟钝） （6）几乎每天都疲劳或精力不足 （7）几乎每天都感到自己毫无价值，或过分、不适当地感到内疚（可以达到妄想的程度），并不仅仅是因为患病而自责或内疚 （8）几乎每天都存在思考或注意力集中的能力减退或犹豫不决（既可以是主观的体验，也可以是他人的观察） （9）反复出现死亡的想法（而不仅仅是恐惧死亡），反复出现没有特定计划的自杀观念，或有某种自杀企图，或有某种实施自杀的特定计划 2. 这些症状引起有临床意义的痛苦，或导致社交、职业或其他重要功能方面的损害 3. 这些症状不能归因于某种物质的生理效应，或其他躯体疾病 注：诊断标准 1～3 构成了重性抑郁发作

诊断标准	注：对于重大丧失（如丧痛、经济破产、自然灾害的损失、严重的躯体疾病或伤残）的反应，可能包括诊断标准 1 所列出的症状，如强烈的悲伤，沉浸于丧失中，失眠，食欲缺乏和体重减轻，这些症状可以类似抑郁发作。尽管此类症状对于丧失来说是可以理解的或反应恰当的，但除了对重大丧失的正常反应外，也应该仔细考虑是否还有重性抑郁发作的可能。这个决定必须基于个人史和在丧失的背景下表达痛苦的文化常模来做出临床判断 4. 这种重性抑郁发作的出现不能更好地用分裂情感性障碍、精神分裂症、精神分裂症样障碍、妄想障碍或其他特定的或未特定的精神分裂症谱系及其他精神病性障碍来解释 5. 从无躁狂发作或轻躁狂发作 注：若所有躁狂样或轻躁狂样发作都是由物质滥用所致的，或归因于其他躯体疾病的生理效应，则此排除条款不适用 （资料来源：美国精神医学学会，2016. 精神障碍诊断与统计手册[M]. 北京：北京大学出版社.）
老年人具体表现	几乎每天或每天中大部分时间都存在抑郁心境。老年人的抱怨经常是失眠或疲劳，一开始可能拒绝承认悲伤情绪，但或是通过访谈了解，或是从面部表情和举止得以推断。重性抑郁障碍的老年人通常描述自己抑郁、悲伤、无望、泄气或"心情低落"，在一些案例中，老年人一开始不承认悲伤，但后续可能在访谈中表现出来（如看上去似乎要哭了）。对于表达比较充分的老年人，他们会倾诉自己觉得人生乏味、闷闷不乐、唉声叹气。不过当谈起他们感兴趣的话题时，也会发笑，但迅速重新转入愁苦情绪之中。通常伴有多种症状，如乏力、口干、耳鸣、全身疼痛、腹胀、出汗等，这些症状常随心情好转而得到改善
风险与预后因素	气质的：神经质（消极情感）是重性抑郁障碍起病的已确立的风险因素，高水平的神经质似乎让老年人在应对生活应激性事件时更可能发展成抑郁发作 环境的：先前的负性经历构成一系列重性抑郁障碍的风险因素。应激性生活事件往往被看作重性抑郁发作的促发因素，但临近患病前，负性生活事件似乎对预后或治疗并无指导作用（时间点更靠前的事件对此类疾病有更强的预测作用，所以此类疾病并不是单纯由近期发生事件或社会因素导致，这也是照护者在实际处理中无法仅用心理学的疏导技巧达到好的治疗效果的原因，一旦符合诊断标准必须送治） 遗传与生理的：重性抑郁障碍个体的一级亲属患重性抑郁障碍的风险比一般人群高 2～4 倍，遗传可能性约为 40%

2. 老年期焦虑症

焦虑症是一种并非由焦虑刺激引起的突如其来的反复出现的焦虑和恐惧。临床表现为既无确定的焦虑对象，又无具体的焦虑内容，无端地不安和害怕。患者觉得大难临头，祸在旦夕，但又说不清具体原因，所以往往搓手顿足，坐立不安，来回徘徊。患者还会感到口干、胸闷、腹胀、尿多、周身不适、乏力等躯体症状。临床上焦虑障碍包括多个分支，老年期多发广泛性焦虑障碍（表 5-1-2）。

表 5-1-2　广泛性焦虑障碍的临床诊断标准、具体表现及风险与预后因素

诊断标准	1. 在至少 6 个月的多数日子里，对于诸多事件或活动表现出过分的焦虑和担心（焦虑性期待） 2. 个体难以控制这种担心 3. 这种焦虑和担心与下列 6 种症状中至少 3 种有关（在过去 6 个月中，至少一些症状在多数日子里存在） （1）坐立不安或感到激动或紧张 （2）容易疲倦 （3）注意力难以集中或头脑一片空白 （4）易激惹 （5）肌肉紧张 （6）睡眠障碍（难以入睡或保持睡眠状态，或休息不充分的、质量不满意的睡眠） 4. 这种焦虑、担心或躯体症状引起有临床意义的痛苦，或导致社交、职业或其他重要功能方面的损害 5. 这种障碍不能归因于某种物质（如滥用的毒品、药物）的生理效应，或其他躯体疾病（如甲状腺功能亢进） 6. 这种障碍不能用其他精神障碍来更好地解释 （资料来源：美国精神医学学会，2016. 精神障碍诊断与统计手册[M]. 北京：北京大学出版社.）

续表

老年人具体表现	对于老年人来讲，他们焦虑的中心内容可能是自身健康状况、家庭成员的健康、家庭幸福、不幸的事是否会发生在孩子身上或一些很小的事情（如做家务或参加活动迟到）。在这个障碍的病程中，担心的焦点会在不同主题之间迁移
	用来鉴别广泛性焦虑障碍与非病理性焦虑的特征：第一，与广泛性焦虑障碍有关的担心是过度的，且通常显著干扰心理社交功能，然而日常生活性的担心不过度且更可控，当更为紧急的事情出现时，可以暂时放下。第二，与广泛性焦虑障碍有关的担心更广泛、明显、令人痛苦，病程更长，在没有促发因素的前提下频繁发生。第三，日常的担心伴随躯体症状（如坐立不安、感觉紧张或烦躁不安）的可能性较小
风险与预后因素	气质的：行为抑制，负面情感（神经质），以及对伤害的回避与广泛性焦虑障碍相关
	环境的：当前研究仍不确定是否有环境因素与广泛性焦虑障碍有特定关联，做诊断时，环境因素既不是必需的，也不是充分的
	遗传与生理的：经历广泛性焦虑障碍风险的个体有 1/3 是遗传性的，这些遗传因素与神经质风险重叠

》》【任务实施】

作为心理照护师，我们的行为和帮助渗透于老年人日常生活的点滴之中。《黄帝内经》中提出"上医治未病，中医治欲病，下医治已病"的观念，如何在情绪疾病尚未发生或情绪问题程度较轻时积极做好预防措施，提供良好温暖的心理环境是照护者的必备知识技能。

一、从鉴别诊断标准出发识别情绪疾病并进行准确处理

1. 针对未达到临床诊断标准但出现情绪问题的老年人

亚临床状态的老年人虽然相较于情绪疾病患者而言程度较轻，但却更为普遍，且他们同样经受着精神上的痛苦。因此，这部分老年人是社区心理照护师的主要工作对象。

面对产生情绪问题的老年人，照护者需做到以下方面。

1）详细了解和倾听老年人的言语描述，观察、记录非言语（动作举止、对各类事件的反应等）表现并综合概括主要表现及问题核心。

2）通过生理、社会、家庭、经济、个人性格特征等角度分析老年人当前问题可能的产生根源。

3）采取相应的心理疏导或干预手段（具体技术将在本项目任务四中呈现）。

4）与家属沟通并宣讲相关知识与注意事项，帮助老年人营造解决问题的良好环境。

5）尽可能地减少应激源或容易导致问题恶化的不良环境要素。

6）定时、定点跟进问题的发展或处理进程，必要时寻求心理咨询师的指导或帮助。

2. 针对达到情绪疾病临床诊断标准的老年人

对于患有精神和情绪障碍的社区老年人，照护者应及时与家属和社区沟通，联系医院进行临床诊断和治疗。辅助老年人接受药物或心理咨询等治疗，照护者在此期间需做到以下方面。

1）做好与家属沟通等事宜，普及情绪疾病相关的心理知识。

2）做好老年人的思想建设工作，减少对治疗的恐惧情绪或对自身情绪疾病的病耻感，增加老年人的治疗依从性。

3）支持性言语辅助与心理疏导在老年心理患者的日常生活中也必不可少。作为照护者，应多鼓励老年人坚定治疗信念，减少动摇的想法，提醒其按时服药、治疗、复查等。

4）持续关注老年人在病情稳定后回归社区的进展。帮助老年人减少自卑，顺利重建社交网络，

增加社会支持，提高或恢复社会功能。

二、通过塑造环境有效预防老年期情绪问题

作为日常生活中常与老年人打交道的照护师，可以通过塑造环境预防老年期情绪问题。具体包括以下方面。

1. 适宜的生活环境（包含家居设置、温度、锻炼场所、空气流通性等）

室内环境因素：室内尽量保持干净、卫生、幽静、舒适、空间适中。宜居条件下老年人更容易放松心情。反之，如果屋子脏乱差、有难闻的异味，不仅容易产生健康问题，而且更容易使老年人心烦意乱。进入老年期后家居可进行一些适应性调整。例如，厕所墙壁安装扶手，为了方便老年人存取物品，将储物柜从高处往下挪，使用材质更硬实的床垫和沙发以减少脊柱弯曲和仰卧困难等，从人因工程学的角度改造室内空间以方便老年人的生活。

室外环境因素：绿化面积较大，室外气温适中，居住楼层不宜过高，步道设置健全，健身器材安置合理，既不过分吵闹又不失人气的室外环境更有利于老年人的居住。如果周边生态环境恶劣，上下楼不方便，过分拥挤或完全没有邻里互动，不利于老年人的情绪疏导。

2. 良好的家庭环境与家人悉心照顾陪伴

家庭成员的态度是影响老年人情绪稳定性的重要因素。对老年人的尊重和重视、鼓励老年人丰富老年生活、家庭氛围和谐融洽等都是营造良好心理环境的要素。在日常工作过程中，照护师应给予老年人充分的关心和关怀，引导老年人正确认识器官组织功能衰退，正视衰老和疾病。同时，对老年人的子女给予正确的指导，告知子女老年人的心理特点，为子女讲解专业的疾病知识和心理保健的具体措施和注意事项，鼓励子女充分关心、爱护、关注老年人，为老年人创造更好的生活环境和条件。

3. 支持性心理疏导与援助

社区可开展老年心理卫生的宣传与咨询，普及医疗卫生常识，增强老年人对新的生活模式的适应能力。对于有情绪问题的老年人，定期、定点的社区心理咨询与援助有助于早期发现相关症状，使老年人及时接受诊治，减少由于心理障碍和精神疾病造成的痛苦或危害。对于普通情绪问题，也可及时疏导与管理，避免恶化。

4. 减少心理疾病的病耻感

不论是家庭成员还是社区工作者，告诉老年人心理也会"感冒"，情绪疾病就像是"高血压"，不必要有强烈的负担，以积极开放的心态接受专业人士对他们心理上的帮助。引导老年人从理解和接纳的角度看待自身情绪问题，不因心理问题本身泛化出自卑等不良情绪。

5. 鼓励老年人参与社交活动和集体娱乐活动

老年人如果能够主动、健康、经常性地与人交往则有利于保持积极情绪状态。如果自我封闭，不能正确处理人与人之间的关系，可能会越来越孤独，从而导致心理问题。此外，研究表明，鼓励老年人积极参与社区志愿活动有利于老年人获得感、自我效能感的提升。

6. 制订充足适宜的营养方案

老年人由于身体功能的衰退,饮食方案与年轻人有所不同。制订更加适合老年人的营养方案和饮食菜谱,对其身体健康更有益,可为心理健康提供基石。多吃鸡肉、鱼肉、瘦猪肉及豆类制品等优质蛋白质食品,营养丰富且容易消化。此外,研究表明,过分饱食对健康有害,老年人每餐应以八成饱为宜,尤其是晚餐。新鲜蔬菜不仅含有丰富的维生素 C 和矿物质,还含有较多的纤维素,对保护心血管和防癌、防便秘有重要作用,每天的蔬菜摄入量应不少于 250g。最后,老年人对寒冷的抵抗力差,如吃冷食可引起胃壁血管收缩,导致供血减少,并反射引起其他内脏血液循环量减少,不利于健康。

7. 注意基础疾病的定期检查、复查及药物监控

高血压、高血糖、高血脂、冠心病等慢性病在老年人群中的患病率高且持续。鼓励老年人积极接受治疗与复查,稳定病情,为心理健康提供稳态生理基础。

综上所述,我们从鉴别诊断标准出发识别情绪疾病并进行准确处理,可以有效应对社区老年人情绪问题。同时,在日常生活起居中有针对性地塑造环境也可以起到预防和辅助治疗老年人情绪问题的效果。

》【实训练习】

实训练习答案

一、单项选择题

1. 焦虑症判别标准不包括 (　　)。
    A. 过分的焦虑和担心　　　　　　　B. 对以前感兴趣的事情提不起兴趣
    C. 容易疲倦　　　　　　　　　　　D. 大脑一片空白
2. 下列不属于抑郁症诊断标准的是 (　　)。
    A. 每天都感到疲劳　　　　　　　　B. 活动兴趣减少
    C. 因身体疾病产生疼痛　　　　　　D. 反复出现死亡想法
3. 下列不属于老年人产生疾病焦虑障碍时的表现是 (　　)。
    A. 反复在自己身上找符合疾病诊断的表现　B. 不相信医院的检查
    C. 一直反复洗手并对此非常困扰　　D. 担心家里人没有告知他们真实的病情
4. 广泛性焦虑障碍的诊断需要不良心理状态至少持续 (　　) 个月。
    A. 4　　　　　　　B. 5　　　　　　　C. 6　　　　　　　D. 7
5. 对于在社区中发现的老年抑郁症患者,做法错误的是 (　　)。
    A. 及时上报并联系医院　　　　　　B. 因老年人不愿就医而自行疏导
    C. 告知家属并商讨解决方案　　　　D. 普及情绪疾病知识,减少老年人病耻感

二、判断题

1. 在社区中发现老年人符合广泛性焦虑症诊断标准,应联系医院精神科进行诊断。 (　　)
2. 老年人罹患抑郁症是由于近期不良生活事件导致,因此只要解决近期不良事件即可痊愈。

（　　）
3. 惊恐障碍是抑郁症的一个分类。　　　　　　　　　　　　　（　　）
4. 只要老年人不出现强烈的自杀想法就可以不送医院诊治。　（　　）
5. 良性检查结果也可能诱发疾病焦虑障碍。　　　　　　　　　（　　）

三、简答题

请简述在社区遇到未达临床诊断但出现情绪问题的老年人的正确做法。

四、案例分析题

社区老年人王大爷退休前是地方某工厂的厂长，工作能力出色，厂里的人都对他很尊敬。今年退休后，王大爷被女儿接到大城市的家中开启了老年生活，本想着终于有时间享受天伦之乐，却发现在与女儿的高频率相处中出现了不少矛盾。王大爷因此闷闷不乐，内心许多话想一吐为快。周末，社区志愿者在与王大爷聊天中得知，退休后王大爷开始负责接送外孙上下学和做饭，在此期间他对于家中事务的安排与年轻人的生活习惯不一致，如对于饮食方案的安排和家具摆放，两代人时常互相争吵。此外，在大城市接送外孙上幼儿园，王大爷第一次接触地铁，新型的交通工具和拥挤的人潮让王大爷倍感不适，甚至有一次坐错了方向，导致孩子去幼儿园迟到了。幼儿园老师给王大爷的女儿打电话问孩子为什么没来上学，女儿在忙碌中不得不一直给王大爷打电话，王大爷没有及时查看手机，等到终于接通电话，女儿焦急和指责的口气也让王大爷觉得很难受。

因此，王大爷近一周以来整日闷闷不乐，对待接送外孙的事情更加战战兢兢，害怕自己又搞出什么岔子，渐渐地，王大爷吃饭也没有了胃口，感觉自己很没用，也不愿意参加各种社交活动了。

问题 1. 王大爷的情绪问题主要是什么？原因有哪些？
问题 2. 如何判断王大爷的问题是否属于情绪疾病？
问题 3. 如何处理此类问题？

任务二　老年人的情绪悖论

》【学习目标】

❖ 知识目标

1. 认识老年人的情绪悖论。
2. 了解老年人积极情绪偏向的证据。
3. 理解老年人积极情绪偏向的理论模型。

❖ 技能目标

1. 能够掌握老年人产生"情绪悖论"的原因。
2. 能够基于老年人积极情绪偏向的特点有效提高其情绪体验。

❖ **素质目标**

具备理解和尊重老年人情绪感受与老年人耐心交流的职业精神。

》【任务情境】

小李这两天因为肠胃问题住院了，隔壁床位是 70 多岁的王阿姨。王阿姨年龄大了，也算是医院的常客，每个月要来医院取降压药，腰酸背痛也是常有的，这次住院也是因为胃病。王阿姨的老伴虽然走了，但王阿姨的病床边一直热热闹闹的，家人、亲戚和朋友不间断地总有人过来探望她。见小李总是一个人，王阿姨便热情地和他聊天。王阿姨对现在的老年生活很满意，幸福感也很高，即使当下在住院，也没有什么抱怨，并且还时不时宽慰小李，觉得"这都不是事儿"，一切都会好起来。小李很纳闷为什么衰老并没有让王阿姨变得消极，反而使她比很多年轻人更积极地面对生活？

》【任务分析】

众所周知，老年人会更高频地面临诸如健康恶化、亲友过世、经济压力之类的消极事件，引起相应的负性情绪。因此，年老化通常与悲伤、恐惧、沮丧等相联系。然而，研究证据显示老年人在认知加工过程中具有积极情绪偏向，在日常生活中我们也发现老年人相比于年轻人更加豁达和乐观。理解老年人的"情绪悖论"现象，对于开展老年人心理照护工作具有重要的实践意义。

一、老年人的情绪悖论

随着生理和认知功能的衰退，人们通常认为老年人的情绪调节能力也会受到影响。然而现有研究发现，老年人的情绪调节能力并没有像认知能力那样随着年龄增长呈现下降趋势，相反，有研究显示年龄越大，情绪调节能力可能更加突出。一项跨度 7 年的纵向研究表明，个体幸福感水平与年龄呈正相关：相较年轻人，老年人的生活满意度与生活质量更高。我国老年人也同样具有该发展趋势，骆为祥和李建新以"中国高龄老人健康长寿调查"项目中 2002 年、2005 年、2008 年的追踪数据为依据，对老年人生活满意度的年龄差异进行分析，结果发现年龄因素影响老年人的生活满意度自评。对于老年人来说，年龄对生活满意度的正向作用超过了负向作用，老年人的年龄越大，生活满意度评价越积极。当老年人能够运用年龄优势（注意、评估、调节策略等技巧）来避免消极事件发生时，就会出现情绪幸福感随年龄增长而上升的现象；而出现消极情绪事件时，老年人生理唤醒较年轻人更为缓慢的特征有助于缓解这种消极情绪体验。

总之，随着年龄的增长，老年人能够保持健康的积极情绪甚至改善不良情绪，且在注意和记忆等方面也表现出积极情绪偏向。老年人认知能力、身体健康等方面的下降与其积极情绪维持在较高水平之间形成了矛盾，许多心理学家将这一现象称为老年人的情绪悖论。

二、老年人的积极情绪偏向

积极情绪偏向是指相较于年轻人，老年人在注意、记忆等认知加工过程中对积极信息的偏好高于消极信息，老年人积极情绪偏向带来的情绪调节使其可以保持积极的情绪和较高的幸福感。近年来，众多学者从时间知觉、生理、认知、决策、动机等不同方面解释老年人积极情绪偏向产生的原因，以下将针对不同理论进行详细阐述。

三、老年人积极情绪偏向的相关模型

1. 社会情绪选择理论

社会情绪选择理论由劳拉·卡斯滕森（Laura Carstensen）提出，本质是生命全程动机变化的理论，即随着年龄的增长，个体知觉到的未来时间变得越来越有限，而不同社会目标的优先级也会随之发生变化。该理论建立在 3 个假设之上：第一，社会互动是人类生存的核心，人的社会联结与互动影响人们的行动。社会兴趣、社会依恋处于不断变化之中；第二，人们的行为由其实现目标的预期所驱动，不同的目标预期会驱使人往不同的方向努力；第三，人们具有多重甚至相反的目标，目标的选择先于行动，有限或充裕的时间知觉会影响社会目标选择。

社会情绪选择理论认为，时间知觉是人类目标导向行为的重要组成部分，是人类动机的重要组成部分。时间知觉不仅仅是时钟时间或日历时间，也是对生命内在时间的感知，是人类的基本特征。当我们思考生命时，我们假定存在一个内在时钟，时间一直在不停地、缓慢地流逝，人类的衰老本质上是时间的流逝。研究表明，年轻人会认为等待自己的未来是广阔的、令人充满期待的，而老年人则认为他们的未来是有限的，并且没有充足的时间去追求他们的目标。根据该理论，社会目标可以分为两大类，一类是与知识获取有关的，另一类是与情绪调节有关的。当时间被认为是广阔的，诸如知识获取之类的面向未来的目标将被优先考虑。相反，当时间被认为是有限的，与无限时间相关的知识获取模式就转变为一种更面向当下的模式，优先考虑与获得情感意义和体验情感满足相关的目标，从对未来的担忧中解脱出来，将注意力转移到当下发生的事情上。老年人大多以当前情感需求为导向，不像年轻人那样关心遥远的未来。然而，他们不像普遍刻板印象所认为的那样沉湎于过去；相反，他们比其他年龄段的人更关注此时此刻。生命剩余时间和个体生理年龄之间有着不可分割的联系，确保了与年龄相关的社会目标的选择。

从发展的角度来看，生命早期个体对知识获取的需求较高，然而随着知识的积累，知识获取需求在生命过程中的权重逐渐下降，知识积累的时间越来越短。由于年龄的增长，人们意识到时间在某种意义上正在流逝，于是开始关注现在，更有可能追求当前情感需求的满足，因为它们是立即体验到的，在有限的时间里更宝贵。随后，当人们意识到他们逐渐接近生命的终点时，他们更关心社会关系的维系与情绪状态的稳定，而不是扩展他们的视野（图 5-2-1）。

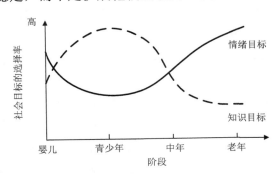

图 5-2-1　社会情绪选择理论的理想化模型：两类社会动机在整个生命周期中的变化

2. 其他相关理论

（1）动态整合理论

动态整合理论描述了个体从童年到老年整个生命周期的情感发展过程。动态整合理论认为认知与情绪之间的内在关系是动态的，年龄相关认知加工能力的下降也会影响情绪加工。随着年龄的增长和流体智力的下降，个体处理高度紧张和高度复杂情绪信息的能力越来越弱。总体而言，动态整合理论预测老年人情绪信息处理功能会因年龄增长而受损，而消极信息比积极信息更复杂，因此更难整合到认知-情感系统中，从而导致老年人更容易关注与记忆积极信息。另一种可能是，老年人的认知控制能力较低，导致个体情绪从更复杂的情绪调节模式逐渐转变为强调个体幸福感优化的简单模式。因此，老年人在情绪调节上的积极情绪偏向是一种与衰老过程中认知资源下降相关的自动化加工过程，使他们能够避开消极信息，专注于积极信息的加工。

（2）老化-脑模型

卡乔波（Cacioppo）等提出老化-脑模型，他们认为衰老可能与杏仁核的功能下降有关，而杏仁核对情感加工至关重要，从而产生积极情绪偏向。一方面杏仁核对消极刺激的激活随年龄增长而减少，但对积极刺激的激活则随年龄增长而保持稳定；另一方面杏仁核激活水平的降低与老年人对消极刺激的情绪唤醒减弱有关；再者，对消极刺激情绪唤醒的减弱相应地降低了对情绪唤醒事件的记忆，提高了主观幸福感。

（3）强弱整合模型

相对于年轻人，老年人流体智力下降，但晶体智力保持不变或有所上升。查尔斯（Charles）和特克（Turk）在 2010 年提出了强弱整合模型，他们认为老年人在注意、评估和行为等情绪调节策略方面具有一定优势，老年人可以有效准确地判断当前形势与预测可能出现的情绪反应，并在情绪反应出现前选择相应的情绪调节策略，促进其幸福感的产生和发展。但同时，老年人的弱势在于他们更难调节高水平且持久的生理唤醒状态，生理灵活性下降了，生理唤醒状态就更持久，因此他们需要花更长时间才能从事件中恢复过来。此外，年龄越大，持久的唤醒状态对身体造成的压力也越大。因此，强弱整合模型提出，老年人能够运用年龄的优势（注意、评估、行为等调节策略）来避免或缓和消极事件带来的情绪影响，提升自身幸福感。

（4）认知控制假说

认知控制假说则认为积极情绪偏向是老年人更注重调节情绪的结果。老年人比年轻人更有可能将情绪调节目标置于其他目标之上，当产生消极情绪时，他们更有可能进行情绪调节，而有效的情绪调节需要认知控制过程的参与，如情境选择、情境修正、注意部署、认知重评和反应调节等。对于老年人来说，选择性地关注积极信息和忽略消极信息都严重依赖认知资源。老年人认知功能下降，认知资源有限，与情绪调节有关的目标优先级会更高，通常会获得更多的认知资源。

（5）选择、优化与补偿理论

巴尔特斯（Baltes）等提出了选择优化与补偿理论，该理论认为人的资源是有限的，人们会根据现有资源来选择和优化特定的情绪调节策略。个体要想成功就必须根据个人能力设定目标（选择），并发展最大潜力（优化）及补偿损失（补偿）。而奥匹兹（Opitz）等在此基础上提出了情绪调节的选择、优化与补偿理论。该理论的核心思想是，人们会根据现有资源来选择和优化特定的情绪调节策略。相较于年轻人，老年人可以更多地得到来自他人的鼓励，因为他们的社会关系网更小而紧密，这代表了一种资源的获取或增加（选择），所以他们也更关注社会关系与情绪状态（优化）；

但由于年龄相关的大脑改变，老年人的认知控制水平不如年轻人，这代表了一种资源的损失。因此，年轻人更多地使用认知重评策略，而老年人则更多地使用情绪选择策略（补偿）。

四、老年人积极情绪偏向的证据

1. 注意中的积极情绪偏向

老年人更注重情绪的调节，因此他们对事物的关注重点相较于年轻人是有差异的。一项研究支持了这种可能性，老年人需要判断情绪面孔图片出现后随机出现的点的位置。研究发现，当点出现在消极面孔后面时，老年人对点的反应比点出现在中性面孔后面时要慢一些，而当点出现在积极面孔后面时，老年人对点的反应比点出现在中性面孔后面时要快一些。相比之下，年轻人对点的反应没有表现出任何情绪面孔注意偏向。眼球追踪技术研究支持了不同年龄初始注意和持续注意之间存在区别。当消极图片和中性图片同时呈现时，年轻人和老年人都更有可能一开始就看消极图片，但年轻人看消极图片的时间相比老年人更长。而当看到的两张图片是积极和中性图片时，年轻人和老年人之间没有年龄差异。在持续性注意方面，虽然老年人与年轻人对积极图片的持续注意没有差别，但在消极图片的持续注意时间上却出现了年龄差异，年轻人对消极图片的注意时间明显长于老年人。总之，老年人往往比年轻人更趋向积极刺激或规避消极刺激。这可能是因为，一方面，老年人在感知到未来时间有限时更关注自身情绪以调节保持积极情绪，从而选择更多地关注积极信息；另一方面，考虑到认知资源的影响，老年人在认知资源有限时比年轻人更倾向于抑制消极信息、关注积极信息，这时注意偏向出现了显著的年龄差异。

2. 记忆中的积极情绪偏向

萨夫（Save）等让年轻人与老年人记忆不同情绪面孔图片，结果发现当需要记忆的图片为悲伤或愤怒面孔时，老年人的记忆正确率显著低于年轻人，当需要记忆的图片为高兴面孔时，则没有年龄差异。马瑟（Mather）等用功能磁共振成像（fMRI）来测试记忆情绪图片时老年人与年轻人杏仁核活动的差异，结果发现，虽然老年人和年轻人在记忆积极与消极情绪图片时的杏仁核活动都比记忆中性图片时的杏仁核活动要强，但是老年人记忆积极情绪图片时的杏仁核活动显著强于记忆消极情绪图片时的杏仁核活动，而年轻人却没有这种情况。另一些研究则通过比较同一年龄组内不同情绪效价（积极、中性与消极）条件间的差异，间接地验证了记忆中积极情绪偏向的存在。贝穆德斯（Bermudez）和索萨（Souza）在2017年的一项研究中要求老年人与年轻人依次记忆呈现的情绪图片，结果发现老年人对积极和中性图片的记忆效果好于对消极图片的记忆效果，而年轻被试在3种情绪效价图片条件下的记忆效果没有明显差异。另一项研究发现，当需要记忆的词汇是同一效价时，年轻人与老年人对积极词的记忆效果优于中性词和消极词；当需要记忆的词汇是不同效价时，年轻人对消极词和积极词的记忆效果优于中性词，而老年人只有对积极词的记忆优于中性词，对消极词和中性词记忆无差异。综上所述，情绪调节目标使得老年人在记忆任务中表现出积极情绪倾向，但老年人的这种积极情绪偏向不一定以对积极信息记得更好的形式出现，还可能表现为对消极信息记得更差。

3. 决策中的积极情绪偏向

决策过程中的信息处理存在两种不同的思维模式：经验和深思熟虑。这两种模式对做出最终决定都很重要。相较于深思熟虑，经验以一种相对轻松和自发的方式产生，这种模式是内隐而快速的，是基于情感的。情感对日常选择过程至关重要，人们在判断和决策时可能会依赖情绪或情感作为信息来源，如果老年人在决策时更多地依赖情感，即使失去了深思熟虑的分析，也可能会在一些复杂的情况下做出更好的选择。由于各种原因，随着年龄的增长，人们在判断和决策时可能会越来越依赖情感信息。其中一个主要原因是，随着年龄的增长，记忆力、处理速度、推理能力及其他与决策过程相关的基本认知能力都会下降。在某种程度上，良好的决策制定依赖于这些能力，与年龄相关的风险判断和决策的准确性或适当性可能会下降。布兰卡德-菲尔茨（Blanchard-Fields）等推测，较高的积极情绪会降低老年人在各种决策任务中信息搜索数量，还会影响其对不同性质信息搜索的偏好，如倾向情感上更有意义的信息。随着年龄的增长，个体情绪调节策略重点在于将积极情绪最优化，消极情绪最小化，即调节消极情绪，产生积极情绪。这将导致决策中个体对消极情绪的敏感性降低，如在一些简单的决策任务中，老年人对损失的厌恶反应是要低于年轻人的。此外，与追求收益的年轻人不同，老年人更加倾向于规避损失，从而规避消极情绪。

》【任务实施】

2021 年底，中共中央、国务院发布《关于加强新时代老龄工作的意见》（以下简称《意见》），《意见》围绕健全养老服务体系、完善老年人健康支撑体系、促进老年人社会参与、着力构建老年友好型社会、积极培育银发经济等 8 个方面提出 24 条举措满足老年人多层次、多样化需求。值得注意的是，《意见》中强调"积极老龄观、健康老龄化"成为近年来发布的老龄工作文件中的一大新亮点。"积极老龄化"是指人到老年时，为了提高个人的生活质量和健康预期寿命，使居民健康、参与和保障的机会发挥最大效益的过程。

活动参与频率越高，老年人的积极老龄化水平越高。活动理论认为老年人在老年期参加社会活动，不仅有利于老年人的身体健康，还对老年人的心理健康有积极的促进作用。因此，提高老年人的活动参与频率可以有效地提高老年人积极老龄化水平。张一的研究表明，老年人的社会参与度在年龄、性别、婚姻、文化程度、失能情况等方面存在差异。社区在开展活动时，应尽量考虑到这些因素，增加活动的多样性，难易并存，让更多的老年人加入其中，丰富生活内容，实现老有所乐。并且，近年来随着老年大学的普及，可以对老年人进行各方面的教育培养，使老年人发掘自己的潜能和继续发挥自己的价值，对生活更有信心，提高老年人的成就感，更能有效地趋于积极老龄化。

具体而言，我们可以通过加强老年人自身锻炼、社交、积极暗示、陪伴等方面有效提高老年人的积极情绪。具体方法见表 5-2-1。

表 5-2-1　提高老年人积极情绪的方法

方式	具体方法	意义
锻炼	老年人锻炼身体应当适当，不宜剧烈，运动前要热身，运动过程中关注身体的时时变化，运动后注意补水，每天坚持。常见的运动方式包括太极拳、八段锦和广场舞等	有利于保持老年人身体健康、预防老年人跌倒，且这些锻炼活动的动作简单易学，可以放松心情，减缓疾病
社交	线上社交：学习社交媒体的使用；线下社交：应鼓励老年人积极地同他人交往。社区或街道组织相应活动，促进老年人邻里社交	老年人从社会岗位上退休下来之后，子女也逐渐离巢，此时，老年人孤独感会格外强烈，需要建立新的社会关系以获得社会支持
暗示	树立正向的老年观，消除老龄化的负面印象，如"老龄不等于衰老"，时常夸奖、鼓励老年人，用一些"老当益壮""精神矍铄"之类的词语评价他们	暗示可以增强老年人对自我的肯定与认同，让老年人觉得自己有价值、有力量，肯定自身对社会的价值与作用，提高自我效能感

续表

方式	具体方法	意义
陪伴	鼓励老年人的子女与伴侣多陪伴老年人，如果空间上有距离，也需要时常联系老年人。在情感上给予老年人更多的慰藉与温暖，回应老年人的情感需求，避免体会到孤独情绪	老年人的生活目标是满足自身的情感需求而非知识学习，陪伴可以增强老年人与他人的情感联结，满足情感需求，从而有较高的幸福感与生活满意度

》》【知识拓展】

如今不少老年人退休后仍有强烈的社会参与意识和发挥余热的意愿，或是发挥专业所长，或是出于个人爱好，或是希望回馈社会。老年人再就业是一种丰富晚年生活、充实自我的方式，不仅可以发挥余热，也能缓解社会的养老压力。

"我以为我的人生会一直平淡无奇，但从这一刻开始，我要让它熠熠生辉！"82 岁的闫奶奶是社区优秀老年人志愿者的代表，她参与志愿者活动已经 5 年了。无论是酷暑天气的红绿灯交通值守，还是疫情时期的防控一线，都能看到闫奶奶的身影。"退休后时间多了，但我总是闲不住，人总是闲着迟早要闹出病来。要找点事儿干，生活才有意义。"为此，闫奶奶投身到了社会服务当中，用实际行动彰显人生价值，绽放出了最美夕阳红。"别看是我在帮他们，其实是他们在帮我呢！"这是闫奶奶常说的一句话。每当闫奶奶参加志愿活动时，都觉得收获满满。一方面，闫奶奶充实了自己退休后的生活；另一方面，在志愿活动中闫奶奶接触到了许多新鲜事物。闫奶奶表示，她就喜欢在家门口做些关心集体的小事，还要在社区服务中继续发挥余热。

李老师于 2019 年 5 月到达退休年龄，从辛勤耕耘四十载的中学教师岗位退休。然而退休在家后，李老师觉得生活少了很多意义感，大把的空闲时间令他感到无所适从。"按年份算，我今年 60 岁，但从个人感觉来讲，我觉得我还年轻，各方面能力和那些还在工作岗位上的人没什么区别。"李老师如是说。带着自己的专业技术重新投入社会，继续发光发热，成了李老师退休后的最大心愿。2021 年 10 月，李老师所居住的社区开设了"社区学堂"，为本社区中小学生提供日常放学后及寒暑假的活动场所。考虑到许多学生可能有补习功课的需要，社区发布公告招募志愿者为学生提供公益补习。李老师得知这个消息后，立即向社区报了名，最终如愿地成为社区学堂的志愿教师。现在每天下午 4：30，李老师都会在社区学堂的教室里继续自己教书育人的事业。"只要我身体健康，我还是愿意继续我的教书工作，既发挥自己的专长服务于社会，也充实了自己的生活。"

近年来，有很多到了退休年龄的叔叔阿姨非常喜欢发挥余热，在退休之后还被原单位"返聘"，或者去新单位再就业，"银发族"的再就业问题受到广泛关注。人力资源服务商发布的《2022 老龄群体退休再就业调研报告》显示，68%的老龄群体在退休后有强烈的就业意愿。其中，46.7%的老年人重返就业市场以寻求个人和社会价值；19%的求职者希望发挥一技之长，继续追求职业发展；34.3%的求职者通过再就业补贴家用、增加收入来满足更高层次的消费需求。

为满足老年人的再就业需求，由中国老龄协会老年人才信息中心主办的"中国老年人才网"在2022 年正式上线，这标志着我国老年人才信息库和老年人才信息服务平台的正式启动建设，"银发族"的再就业或成新常态。为更好地保障老年人的合法权益，发展老龄事业，弘扬中华民族敬老、养老、助老的美德，打造老年人友好社会，新修订的《中华人民共和国老年人权益保障法》提到，根据社会需要和可能，鼓励老年人在自愿和量力的情况下，依法从事经营和生产活动。积极应对人口老龄化是国家的一项长期战略任务，国家和社会应当采取措施，健全保障老年人权益的各项制度，逐步改善保障老年人生活、健康、安全及参与社会发展的条件，实现老有所养、老有所医、老有所为、老有所学、老有所乐。

对于老年人来说，无论是再就业，还是参加志愿服务，都需要再学习。《意见》将老年教育纳入终身教育体系，从终身教育体系的建设、老年大学的多渠道筹办、公共服务平台的搭建、老年教育的学科建设和人才培养等角度提出了发展老年教育的规划，并提出"促进有条件的学校开展老年教育""支持社会力量举办老年大学（学校）"等举措。这些举措将极大推动老年教育工作的开展。

编者按："积极老龄观"与"积极老龄化"需要老年人树立积极、乐观、向上的观念，需要老年人积极地面对老年生活，主动融入社会，积极参与社会发展，分享经济社会发展成果，实现老有所学、老有所为、老有所用。只有持续学习与参与，才能够让老年人一直保持一个积极的心态，更好地发挥其自身的积极情绪偏向作用。

》【实训练习】

实训练习答案

一、单项选择题

1. 社会情绪选择理论的提出者是（　　）。
   A. 卡斯滕森　　　　　B. 卡奇奥波　　　　　C. 巴尔特斯　　　　　D. 克拉勒斯
2. 老化-脑模型认为脑的（　　）区域的变化与老年情绪加工变化有关。
   A. 杏仁核　　　　　　B. 前额叶　　　　　　C. 颞叶　　　　　　　D. 海马体
3. 以下不是社会情绪选择理论的基本假设的是（　　）。
   A. 社会互动是人类生存的核心　　　　　　B. 目标选择优于行动
   C. 情绪影响动机　　　　　　　　　　　　D. 预期驱动目标行为
4. 影响人与情境间的动态交互作用的因素不包括（　　）。
   A. 认知资源　　　　　　　　　　　　　　B. 情感唤醒强度
   C. 个体特质倾向与反应倾向　　　　　　　D. 年龄
5. 当认知资源有限时，老年人比年轻人更关注的情绪特征是（　　）。
   A. 中性　　　　　　　　　　　　　　　　B. 积极
   C. 消极　　　　　　　　　　　　　　　　D. 老年与年轻无差异

二、判断题

1. 老年人的生活满意度，相较于年轻人而言更高或者没有差异。（　　）
2. 根据社会情绪选择理论，老年人对未来的时间感知更为广阔。（　　）
3. 根据选择、优化、补偿理论，年轻人更频繁、成功地使用认知重评策略，而老年人则更频繁、成功地使用情境选择策略。（　　）
4. 与年轻人相比，老年人会花更多的时间注意消极刺激而不是积极刺激。（　　）
5. 老年人基于描述型决策和经验型决策对不同框架下产品做出风险决策，与年轻人相比，老年人对正向框架的偏见更小，对负向框架的偏见更大。（　　）

三、简答题

社会情绪选择理论是如何解释老年积极情绪偏向的？

任务三　老年人积极心理建设的意义

》》【学习目标】

❖ 知识目标

1. 了解老年人积极心理建设的定义。
2. 了解老年人积极心理建设在个人、家庭、社区、国家等不同层面的意义。

❖ 技能目标

1. 能够将老年人积极心理建设的意义贯穿于照护工作之中。
2. 能够为老年人积极心理建设提供更多的实践经验及现实意义。

❖ 素质目标

具备关注、重视老年人的心理健康，为发展老年人积极心理建设献计献策的职业精神。

》》【任务情境】

重阳佳节来临之际，为了提高学生对老年心理健康的了解与认识，引导青年人关注老年人心理建设的内涵及意义，老年心理照护课的老师们组织开展了"九九重阳"系列活动。活动分为两大板块：宣传普及专栏与实践专栏。板块一：学生通过阅读老年人积极心理建设相关的文献资料，制作宣传展板，向社会各界普及老年人积极心理建设的内涵及意义；板块二：学生参与到老年人积极心理建设中来，开展"我为建设出点力"主题策划活动，从照护者角度将老年人积极心理建设落到实处。活动开启后，学生们积极热情地投入到对老年积极心理建设的了解与实践中。

那么，我们为什么要进行老年人积极心理建设？具体在个人、家庭、社区、国家等层面分别蕴含了什么意义呢？

》》【任务分析】

发展老年人的心理健康关乎社会和谐与国家发展全局，对于全面建设社会主义现代化国家具有重要意义。新时代背景下，老年人积极心理建设受到社会各界的广泛关注。因此，了解积极心理建设的定义及内涵，明确老年人积极心理建设对老年人自身、家庭及社会的意义，对开展老年人积极心理建设的工作具有重要的指导性作用。

一、老年人积极心理建设的定义及内涵

1. 老年人积极心理建设的定义

（1）积极心理的定义

1958 年，美国心理学家贾霍达（Jahoda）首次提出"积极心理健康"的概念。随后"积极心理"在心理学等领域的文章中得到广泛应用，但当时并没有明确的定义解释这一概念。直到 1998 年，美国心理学会主席塞利格曼（Seligman）主张开展积极心理学运动，由此，"积极心理"的概念逐步有了明确的界定。积极心理的核心是个体在先天潜能和环境教育交互作用的基础上形成的相对稳定的正向心理特质，其宗旨就是帮助个体发现存在的乐趣、帮助社会建设可持续发展的社会契约、帮助人类实现对人性更深刻的理解。积极心理不仅对人的行为表现具有直接的影响，还同时决定了人的生活态度，关乎其未来的发展。

具体而言，积极心理主要包括 3 个方面的内容，即积极情绪体验、积极人格特质及积极社会组织系统。积极情绪体验是指使人感到愉悦的、引起我们接近和喜爱的情绪，包括兴趣、爱等。积极情绪不仅可以促进个人思维与行为的不断发展，而且能够帮助个体培养发散性思维，从而提升其不断努力的热情。积极人格特质是积极心理研究的主体，受内部条件和外部环境等因素共同影响。其中，构建积极的外部环境是培养个体积极人格特质的主要途径。积极社会组织系统则主要包括社会、家庭等环境因素，为培养个体的积极情绪、积极人格提供前提条件和保障。因此，现代意义上的积极心理是指以个体的积极品质为出发点和终点，通过增加个体的积极情绪体验，以指向培养具有积极人格特质的个体为最终目标。

（2）心理建设的定义

心理建设指通过教育及各种措施和专门性活动促使人的心理品质按照期望的模式发展。这里的心理品质包括两个方面：一是个体差异，即人与人具有不同水平的心理品质；二是培养标准，即要求人们的心理应达到的水平。心理建设能够主动唤起个体自身的内在动机和内在资源，以更好地面对环境中的机遇与挑战，是当今治国理政思想发展脉络的自然延续和创新。同时，心理建设是应对各种现实心理问题，培育积极社会心态，增强心理"正能量"，创新社会主义精神文明建设，实现国家治理体系和治理能力现代化的必然要求。

（3）积极心理建设的定义

积极心理主张培养个体的积极品质，充分挖掘人固有的、潜在的具有建设性的力量，促进个体和社会的发展，其中的积极品质正好与心理建设中的心理品质相吻合。因此，积极心理建设指家庭、社区与国家等通过各种措施及专门性活动增加个体的积极情绪体验，从而培养具备积极心理品质的个体。对于老年人而言，积极心理建设模式的主要内容包括：①模式对象，老年群体；②模式核心任务，帮助老年人积极应对老化过程中面临的困境与问题；③模式方法，多方协作、全方位、全过程、全面渗透；④模式目标，优化老年人的心理功能，完善其积极品质，从而促进老年群体的心理健康发展。总的来说，老年人积极心理建设是以优化老年群体的心理功能、完善其积极品质为目标，通过家庭、社区与国家等多方协作，帮助老年人积极应对老化过程中遇到的问题，促进老年人心理健康发展、达到自我实现的一整套措施和操作活动。

2. 老年人积极心理建设的内涵

（1）以"新时代老龄化"为底色

随着中国特色社会主义进入新时代，我国老龄事业改革发展也站在了新的历史起点上，老龄化问题日益凸显。潜在的老龄化、高龄化、空巢化、失能化等问题对新时代老年人积极心理建设提出了新的要求。首先，老龄化是高度社会化的结果，与现代化的发展相辅相成。老年群体往往表现出继续自主学习以适应社会需要，参与公益活动发挥经验余热，保持健康自立减轻社会压力的心理动机，这为老年人的积极心理建设工作提供了动力源泉。其次，在满足人民日益增长的美好生活需要的基本目标之下，新时代老龄化下的积极心理建设凸显了其至关重要的作用。因此，新时代老龄化要求建设较为完整的积极心理建设体系，从而改善人民群众的生活水平。最后，从老龄化发展进程来看，国家现代化是外因，人的现代化是内因，即新时代老龄化是内因和外因相互作用的结果。这进一步要求各方应从新时代老龄化的视角看待当前老年人的心理健康，从内、外两个角度协同进行老年人的积极心理建设。

（2）以优化老年人心理健康为目标

心理健康是健康的重要组成部分。关注老年人心理健康关乎老年人的生活质量、家庭幸福及整个社会的和谐安宁。建设和推进心理健康工作既是实施国家积极应对人口老龄化战略的必然选择，也是推进社会治理体系和实现治理能力现代化的内在要求。积极心理建设要以优化老年人心理健康为目标，不断优化心理健康服务，提高老年人心理健康水平。"积极老龄化"框架下，老年人心理健康包括 5 个基本点：①性格状况是否积极向上、开朗乐观，情绪状态是否稳定、实现自我调适；②人际关系是否良好稳固；③认知状态是否清晰和正确；④社会适应是否较强；⑤面对突发状况是否理性。这也是评价老年人心理健康、推进老年人积极心理建设的 5 个有效着力点。

（3）以"积极"为核心价值和主线

在推进老年人积极心理建设进程中，"积极"应当成为贯穿心理建设全过程的核心价值和主线，使每一位老年人的心理素质获得更健康、更积极的发展，心理潜能得到更充分、更自主地开发。"积极"具体包括 3 个方面的含义：首先，"积极"是对过分注重问题矫治的传统消极型心理健康教育的变革。其次，倡导积极的人性观，关注人性的积极面，注重发展老年人的积极潜能。最后，强调积极解读老年人当前存在的心理问题，并使老年人能够从中获得积极意义。

二、老年人积极心理建设的意义

1. 个人层面

从个人层面来看，积极心理建设是促进老年人心理健康的重要手段，提高生活质量的基础，适应社会发展的保证，更是实现"成功老龄化"的必备条件。

（1）按年龄阶段划分

根据世界卫生组织最新标准，按照年龄阶段可以将老年人划分为年轻老年人（60～74 岁）、老年人（75～89 岁）与长寿老年人（90 岁及以上）3 种。不同年龄阶段的老年人群由于其生理及心理健康状况、生活方式等方面存在差异，对心理建设的需求也不尽相同。从年龄发展阶段的角度出发，了解老年人积极心理建设的意义更具有针对性。

1）年轻老年人（60～74 岁）：该阶段老年人的主要标志是适应退休并为高龄做好准备。刚脱离工作节奏的年轻老年人还保持着原有的兴趣爱好，精力相对充足，对生活的热情度高，并未与社会脱节。同时，这个年龄阶段的老年人总体健康情况较好，无论是生理功能、社会功能还是心理健康水平都相对较好。针对年轻老年人开展的积极心理建设，能够发挥他们主观能动性，提高该阶段老年人心理健康的自我管理水平，有效应对生活中的心理问题，及时调整情绪状态，为维护其身体健康及心理健康提供科学指导及保障。针对这一阶段老年人开展的积极心理建设主要引导其自主管理并调节心理健康，预防心理健康水平下降。

2）老年人（75～89 岁）：该阶段老年人的主要标志是出现各种活动缺乏的现象，具体表现为精力和兴趣不断下降，日常社交活动逐渐减少，因此出现与社会脱节的倾向。由于生理功能不断衰退，慢性病不可避免地发生、发展，老年人往往因担忧自身的身体健康而产生不良情绪。针对该阶段老年人开展的积极心理建设，能够帮助他们从负面情绪中"走"出来，使其平淡、从容地看待生理功能等方面衰退的情况，帮助老年人适应社会发展，从而防止社会隔离现象的发生。对于这一阶段老年人的积极心理建设主要是帮助其及时管理自身的心理健康情况，为产生心理问题的老年人提供心理建设措施和方案。

3）长寿老年人（90 岁及以上）：该阶段老年人的主要标志是保持或恢复自主性。这个阶段的老年人整体身体健康状况普遍较差，从而影响其心理健康水平。由于体质弱，力量、速度等方面都跟不上节奏，往往会面临社会隔离的威胁。同时，长寿老年人认知水平和生活能力显著减退，更多地倾向于依靠别人。针对长寿老年人开展的积极心理建设，尽可能地为他们提供社会支持，能够增强他们的自我效能感，促进其完善感和满足感的不断发展，学会面对当下保持淡然且积极乐观的心态，学会享受晚年的幸福生活。对于这一阶段老年人的积极心理建设主要涉及幸福感、满足感、完善感的提升，淡化因担心生命终结而产生的消极情绪。

（2）按身体状况划分

按照老年人的身体状况及生活能力水平，可以将其划分为自理老年人、半失能老年人、失能老年人及失智老年人。4 种身体状况的老年人对应的心理需求不尽相同，自理老年人更多是在保证健康的基础上加强其心理健康水平，其他 3 种老年人的心理健康需求各有侧重。因此，区分不同身体状况老年人开展相应的积极心理建设有着导向性的意义和作用。

1）自理老年人：是指生活行为完全自理，不依赖他人帮助的老年人。自理老年人由于能够独立完成日常生活活动，更多地将时间用于参与社会交往，心理健康状况较大程度可以利用其主观能动性进行自主调节。针对自理老年人开展的积极心理建设，能够引导老年人提高对自身心理健康水平的认识，为老年人提供调节心理健康的理论依据和指导性方案。对自理老年人开展积极心理建设的主要目的在于引导其增强对自身心理状态的关注度，灵活、及时地调整自身的情绪状态。

2）半失能老年人：是指生活行为依赖扶手、拐杖等设备（介助）或他人护理（介护）的老年人。由于正在发生的或潜在的身体健康问题，这类老年人往往容易产生恐惧、焦虑等负性情绪，并更加依赖社会支持。针对半失能老年人开展的积极心理建设，能够及时调整老年人的情绪，使其能够更加理性客观地看待心理健康发展轨迹，增强其归属感和幸福感。对于该类型老年人的积极心理建设，主要目的在于帮助半失能老年人有效应对当前的心理健康问题，促进其积极心理品质的发展，为其面对身心健康挑战提供保障。

3）失能老年人：是指至少有一项日常生活生理活动（包括吃饭、穿衣、洗澡、上厕所、上下床和室内走动 6 项）不能独立完成的老年人。按日常生活自理能力的丧失程度，分为轻度失能、中度失能与重度失能3种。这类老年人大多长期卧病在床，往往面临来自身体和心理健康的双重威胁，严重影响其生活质量。针对失能老年人开展积极心理建设，能够帮助其养成积极的生活方式，缓解不良情绪，提高老年人的依从性，进而改善心理乃至身体的健康状况。对于该类型老年人的积极心理建设，更多地从护理角度优化老年人的心理健康水平，减少心理疾病或并发症的发生和发展，辅助性地提升老年人的整体健康状况。

4）失智老年人：是指因脑部受伤或脑退行性疾病导致的认知功能退化，具体表现为记忆力衰退、注意力分散、感知能力丧失或衰弱、情绪波动平缓、语言及思维能力衰弱，严重时无法分辨人、事、时、地、物。针对失智老年人开展的积极心理建设，能够尽可能地保留老年人身体和心理空间上和外部世界的连接，从而间接地延缓其失智的进程。对于该类型老年人的积极心理建设，其意义在于能够尽可能地给失智老年人一个有质量、有尊严的晚年生活，减慢病情发展进程。

2. 家庭层面

随着经济快速发展、社会转型及城市化进展步伐加速，传统"四世同堂"的家庭结构逐渐瓦解，我国总体家庭结构趋于小型化，家庭类型趋于多样化。如果老年人出现心理健康问题，其所在的整个家庭同样会面临危机。因此，老年人的积极心理建设是其家庭和谐的基础，是影响家庭成员心理健康的重要因素。

（1）联合型家庭

联合型家庭是指三代或四代人同住的传统家庭结构类型。处于该家庭结构的老年人更有可能得到子女、孙子/女的支持，如生活照料、经济支持等，特别是情感慰藉。因此，针对生活在联合型家庭的老年人开展积极心理建设，能够让其家庭成员更为深刻地理解老年人当前心理健康发展水平与心理健康状态，给家庭成员带来积极的正向作用，同时能够使老年人在关注自身心理健康的基础上协调家庭内部的矛盾，促进家庭和谐相处，最终实现心理健康水平持续发展的双向循环。

（2）直系型家庭

直系型家庭是指老年人与已婚子女共同生活的家庭结构类型。处于该家庭结构的老年人能够得到子女及其配偶的支持。已婚子女往往经历过或正在经历着生活问题，老年人作为其长辈，此时发挥着重要的作用。因此，针对生活在直系型家庭的老年人开展积极心理建设，能够对子女及配偶起到引导和示范作用，使其家庭成员在处理生活琐事的同时也能更加关注自身及整个家庭的心理健康状况，从而促进家庭风气的正向发展，为之后可能发生的家庭模式转变奠定坚实的心理基础。

（3）核心型家庭

核心型家庭指老年人与未婚子女共同生活的家庭结构类型。处于该家庭结构的老年人得到的家庭支持仅来自子女，得到与感知到的社会支持有限。值得注意的是，这种家庭模式往往在老年人或子女成长阶段过程中占据大部分时间，不容易发生因某个成员缺失或新成员诞生所带来的心理变化。因此，针对生活在核心型家庭的老年人开展积极心理建设，能够为稳定的家庭结构"添砖加瓦"，使家和谐幸福从心理健康水平角度迈上新的台阶，促进家庭成员向积极的方向不断发展。

（4）其他家庭

其他家庭主要包括老年夫妻共同居住和老年人独居这两种家庭结构类型。老年夫妻共同居住的家庭也能够为老年人彼此提供一定的支持，生活中互相帮助、互相陪伴，情感上相互交流。但双方的身体功能都在逐渐衰退，从而影响其生活质量，因此老年人也会产生相应的心理问题。因此，针对老年夫妻共同居住家庭的老年人开展的积极心理建设，能够使得夫妻关系更为和睦，促进小家庭的美满幸福，让夫妻二人过上幸福的晚年生活。而对于独居的老年人，生活中既没有劳动力成员为其解决身体负担，也没有来自其他家庭成员的支持，容易产生各种各样的心理问题。因此，针对独居老年人开展的积极心理建设，对于老年人自身的重要性等同于对其"一个人的"家庭的重要性，能够维持这个小家庭继续以良性的步调发展下去，是自身也是这个家对心理健康挑战的有力应答。

3. 社区层面

老年人积极心理建设是社区和谐发展的前提，是社区心理建设的主要落脚点和着力点，是创造一个拥有轻松、快乐文化氛围的社区的不竭动力。由此可见，针对老年人开展的积极心理建设对于其所在社区乃至整个社会的发展具有重要作用。社区是已形成的城市基层的社会共同体。老年人积极心理建设能够有力提升社区功能，丰富社区管理建设内容，拓宽其工作面，使社区从心理建设的层面担当起造就和谐社会的重任，并成为能协调和凝聚方方面面的中心。社区同时是各种社会矛盾的交汇点。老年人心理问题在社区矛盾和问题中占有重要地位，老年人的负面情绪也会将社区逐渐推向社会矛盾和社会问题的风口浪尖。因此，老年人积极心理建设的开展有利于社区提前防范潜在的矛盾，最大限度地将各种心理健康建设问题消化在基层，防患于未然。社区是基层民主政治建设的演兵场。开展老年人积极心理建设能够让老年人更大程度地参与到社区事务之中，通过参与社区服务直接或间接地管理、建设社区，将自身的积极心理与社区的良好发展紧密联系在一起，提高社区建设的活力和创造力，实现社区与老年群体的良性互动和协调发展。

4. 国家层面

从国家层面上观，随着我国人口老龄化程度的不断加深，老年人的积极心理建设是国家应对人口老龄化的重要举措，是促进我国人口长期均衡发展、经济社会可持续发展的基础，事关国家发展全局。基于当前人口老龄化背景，迫切需要进行老年积极心理建设。目前，中国正在面临着深度老龄化，未来 10 年是积极应对人口老龄化的战略转变、经济转型和社会进步的关键时期。针对老年人开展积极心理建设能够提高老年人的身心健康素质，响应党中央针对人口老龄化的战略要求。老年人积极心理建设是加强国家心理服务体系建设的前提。在国务院印发的《"十四五"国家老龄事业发展和养老服务体系规划》中提到，"十四五"时期的发展目标为不断扩大养老服务供给，逐步健全老年健康支撑体系。针对老年人开展积极心理建设吻合该时期的发展目标，是践行国务院提出的积极老龄观、健康老龄化理念的重要举措，为养老服务向多业态、创新融合发展贡献力量。同时，老年人积极心理建设是满足老年群体对美好生活需要的必然要求。中国特色社会主义进入新时代，我国社会主要矛盾已经转化为人民日益增长的美好生活需要和不平衡不充分的发展之间的矛盾。作为占据近 1/5 人口的老年人，其对美好生活的需要基于健康的身体和心理。由此，针对老年人的积极心理建设为解决当前主要矛盾提供了抓手。

》》【任务实施】

了解了针对老年人开展积极心理建设在个人、家庭、社区及国家层面具有的重大意义，相应地，照护者也应从这 4 个层面为推进老年人积极心理建设进程贡献自己的力量。

从国家层面而言，照护者应积极为国家推进老年人积极心理建设献计献策，从政策引导、制度设计、经费投入、监督管理等方面为国家推进老年人积极心理建设事业发展贡献力量，从而保障心理建设工作的正常运行。同时，照护者应以国家政策为指引，依托社区服务资源，加强自身的专业发展及职业素质提升，将心理照护者的作用最大化。

从社区层面而言，照护者可以依托逐步成熟的社区医疗服务中心及社区老年人心理健康服务网络开展全面化、系统化、多样化的照护工作，将"生理—心理—社会"系统观念作为老年人积极心理建设的指导。照护者也应倡导老年人丰富精神生活，让更多的老年人能够在参与社区工作的同时，感受到来自社区的支持与关爱。另外，照护者应协助社区开展相关宣传教育，帮助老年人了解心理健康知识，推动老年人积极心理建设发展，提高老年人对积极心理建设的认知。

从家庭层面而言，家庭是老年人养老的最基本场所，家庭成员关系与支持力度都会对老年人的生理、心理产生影响。因此，照护者除鼓励家庭成员为老年人提供足够物质精神保障外，还应在工作中给予老年人更多的精神关注，让老年人实现"老有所养，老有所乐"。同时，照护者应与老年人的家庭成员主动进行交流，了解老年人生活、心理需求，尊重、理解老年人，提高老年人的信任感与认同感。

从老年人自身层面而言，照护者应最大限度地发挥老年人自身的主观能动性，加强其关注和重视自身心理建设的能力，让其能够保持积极心态，提高自我心理健康评价。同时，照护者应鼓励老年人积极参加社会活动，摆脱衰老的限制，回归社会，在继续学习、工作和与人交往中远离空虚感和孤独感，以实现精神上的充实。照护工作中，照护者应根据老年人不同类型合规、合理、合情地提高老年人的心理健康水平。

立足国家战略，结合国家政策，依托社区及家庭的协助与支持，照护者应将积极心理建设落实于老年人的照护工作过程中，在充分了解老年人积极心理建设意义基础上实现多层面并举。

》【知识拓展】

出生在书香门第的张允和，受其家庭环境的熏陶，每天都沉浸在文学的世界中。张允和与其三个姐妹被称为民国时期"最后的闺秀"。本人也被誉为"白发才女"，昆曲研究家，享年93岁。

张允和在张家四姐妹中排行老二，由于先天因素的影响，其从小体质最差。因此，体弱多病的她常常自嘲自己只有一个脑袋是发育健全的。一天，张允和突然身体不适，晕倒在地。醒来后，医生告知她患有严重的心脏病，很有可能活不过50岁。突如其来的噩耗对于张允和与她的家人来说都是致命一击。为了治疗，张允和的爱人陪同其奔赴全国各地，最后得到的结论只有一个，那就是"活不过50岁"。她不相信，张允和下定决心要与命运抗争到底。从这以后，张允和便为自己制定了"三不原则"：不拿别人的过失责备自己；不拿自己的过失得罪人家；不拿自己的过错惩罚自己。

定下"三不原则"后，张允和的心态越来越积极，遇到麻烦事从不抱怨，并且在最大程度上理解和宽容他人的过失。受其影响，张允和的爱人也同样遵守着"三不原则"，还要求自己自食其力、自得其乐、自鸣得意。就这样，夫妻二人同心协力，每天以最乐观、最积极的心态面对周边的人和事。直到2002年，张允和安然离世，享年93岁，已属超高龄。传奇的一生终于落下帷幕，留给世人一片感慨。

编者按：通过张允和的故事，我们可以发现积极稳定的情绪是长寿至关重要的预测因素，也是维持身心健康的重要保障。因此，针对老年人开展积极心理建设具有不可代替的重大意义，在帮助老年人以积极心态面对老年生活的同时，促进老年人的身体健康正向发展，从积极意义上认识生命、理解生命。

》【实训练习】

实训练习答案

一、单项选择题

1. 积极心理不包括（   ）。
    A. 认老服输
    B. 积极情绪体验
    C. 积极人格特质
    D. 积极社会组织系统

2. 针对年轻老年人，积极心理建设的主要作用是（   ）。
    A. 帮助老年人及时管理自身的心理健康情况，为产生心理问题的老年人提供心理建设措施和方案
    B. 提高该群体的幸福感、满足感、完善感，淡化对生命终结的消极情绪
    C. 引导其自主管理并调节心理健康，预防心理健康水平下降
    D. 从护理角度优化老年人的心理健康水平，减少心理疾病或并发症的发生和发展，辅助性地提升老年人的整体健康状况

3. 以下老年人的自我心理健康管理水平最强的是（   ）。
    A. 失能老年人   B. 半失能老年人   C. 失智老年人   D. 自理老年人

4. 最不适合老年人的积极心理建设的家庭结构类型是（   ）。
    A. 直系型家庭   B. 联合型家庭   C. 独居型家庭   D. 核心型家庭

5. 不是评价老年人心理健康、推进老年人积极心理建设的有效着力点的是（   ）。
    A. 性格状况是否积极向上、开朗乐观，情绪状态是否稳定、实现自我调适
    B. 身体是否健康
    C. 人际关系是否良好稳固
    D. 社会适应是否较强

二、判断题

1. 积极心理指个体在先天潜能和环境教育交互作用的基础上形成的相对稳定的正向心理特质。（   ）

2. 美国心理学会主席塞利格曼首次提出"积极心理健康"的概念。（   ）

3. 老年人的积极心理建设同样是其家庭和谐的基础，是影响其家庭成员心理健康的重要因素。（   ）

4. 针对老年人开展的积极心理建设对于其所在社区乃至整个社会的发展具有重要的作用。（   ）

5. 老年人积极心理建设是满足老年群体对美好生活需要的必然要求。（   ）

三、简答题

从社区层面而言，老年人积极心理建设有何意义？

任务四　老年人积极心理建设的实用技术

【学习目标】

❖ 知识目标

1. 了解老年人积极心理建设实用技术的相关理论。
2. 掌握老年人积极心理建设实用技术的实施步骤。
3. 掌握老年人积极心理建设实用技术的应用。

❖ 技能目标

能够正确运用老年人积极心理建设的实用技术提升老年人的心理健康。

❖ 素质目标

尊重、关爱老年人，具备为老年人提供积极心理建设服务的能力。

【任务情境】

　　罗阿姨入住养老机构时 72 岁，退休前是某工厂工人，未婚，一直和妹妹一家同住。近些年，罗阿姨的身体状况逐渐变差，双腿骨关节病变，还患有高血压和帕金森病。2014 年 11 月，罗阿姨因腰椎问题住院。由于罗阿姨术后需要长时间卧床，妹妹提出自己无法继续照顾罗阿姨。罗阿姨的兄弟姐妹商量后，决定让她入住市里一家养老院。罗阿姨听到亲人的决定后感到伤心、难过，以不吃饭、不说话的方式表示抗拒。后来，妹妹告诉罗阿姨，他们只是暂时送她去养老院康复治疗一段时间，并不是让她长住下去，几经劝慰后罗阿姨暂时同意了亲人们的决定。入住养老院后，家属为需卧床的罗阿姨选择了一对一护理服务。在此期间，除了跟照顾她的护工有交流外，罗阿姨抗拒与养老院的其他人交流，还与同房间的老年人发生过激烈争吵。2015 年 3 月初，罗阿姨已经能依靠拐杖在走廊慢慢散步，她觉得自己已经初步康复，于是多次情绪激动地跟妹妹提出要回到妹妹家里。妹妹向罗阿姨分析了家里的情况，认为还是在养老院比较适合她现在的状况。罗阿姨看到没人愿意接她回家，整天伤心难过。最终妹妹找到社工，希望其能疏导罗阿姨的情绪，并让她安心在养老院住下来。

　　经过 4 个多月的积极心理干预，罗阿姨对养老院的认识明显改变，逐渐适应了养老院的生活，也不再提回家的事情了。认识的改变也带来了心态的改变。罗阿姨对养老院的态度从百般挑剔到逐渐接受，她开始参加一些集体活动，也会主动与其他老年人聊家常。在后续的服务中，社工观察到，罗阿姨对养老院的生活不仅越来越满意，甚至还会主动劝说新来的老年人适应养老院的生活。

　　当在社区中遇到像罗阿姨这样的老年人时，我们应该采用什么心理照护技术才能有效帮助他们脱离困境呢？

》【任务分析】

老年人保持积极情绪对他们的身心健康至关重要，而积极情绪离不开积极的心理建设。积极心理建设是从积极心理学的角度来改善老年人的心理健康状况，通过调动老年个体自身所具有的积极力量，提高老年人的心理健康水平。积极心理建设致力于帮助老年人解决各种心理问题的同时，还致力于增强老年人的各种积极心理力量，体现了真正的健康关怀理念。目前在老年群体中运用到的积极心理建设技术包括合理情绪疗法、正念疗法、音乐疗法、缅怀疗法、森田疗法等。掌握老年人积极心理建设中各种实用技术的适用条件和实施步骤，不仅能帮助老年人更加顺利地展开晚年生活，还能为老年人的身心健康发展保驾护航。

一、合理情绪疗法

1. 概述

合理情绪疗法又称为理性情绪疗法，由美国心理学家阿尔伯特·艾利斯（Albert Ellis）于 20 世纪 50 年代创立。它是一种具有独特性、生动性、指导性的心理咨询和心理治疗方法，其理论基础是 ABC 理论。ABC 理论认为激发事件（activating event，A）只是引发情绪和行为后果（consequence，C）的间接原因，而引起 C 的直接原因则是个体对激发事件 A 的认知和评价产生的信念（belief，B），即人的消极情绪和行为障碍的结果（C）不是由某一激发事件（A）直接引发的，而是由经受这一事件的个体对它的不正确认知和评价所产生的错误信念（B）直接引发的，这里的错误信念也称为非理性信念。在老年群体的生活中，随着年龄的增长和各项身体机能的逐渐衰退，老年人经常产生一些非理性信念，使他们产生各种情绪困扰。这些非理性信念的存在，久而久之还会引发各种情绪或精神疾病。

人有不计其数的信念，它包括认知、想法和主意等。这些信念是影响老年人认知、情绪和行为结果的主要因素。在合理情绪疗法中，我们主要关注的是理性信念和非理性信念，前者帮助老年人产生愉悦、饱满的精神及积极的自助行为；后者则与焦虑、抑郁及其他心理病症密切相关。为了改善老年人的消极情绪状态，合理情绪疗法以老年人的思想和信念为突破口，通过协助老年人识别出非理性信念，并与这些非理性信念做辩论，最终改变引起消极情绪的非理性信念，形成积极健康的新理念。

合理情绪疗法的整个干预过程是与非理性信念进行辩论（disputing，D）并获得所设想的效果（effect，E），最终产生积极的新感觉（new feeling，F），所以由 ABC 理论所建立的合理情绪疗法可以用"ABCDEF"6 个字头作为其整体模型（图 5-4-1）。

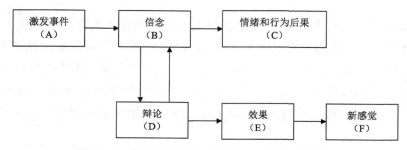

图 5-4-1　合理情绪疗法"ABCDEF"理论模型图

2. 治疗过程及步骤

（1）心理诊断

这一阶段是治疗的初始阶段，首先要求照护师与老年人建立良好的工作关系，帮助老年人建立对于治疗的信心。其次摸清老年人关心的各种问题，将这些问题根据所属性质和老年人对它们产生的情绪反应类型进行分类，从他们最迫切希望解决的问题入手。

（2）领悟

这一阶段的主要任务是引导老年人分析事件中的"ABC"，罗列他们对事件的关键看法并进行合理的分析与归纳，帮助老年人认识到自己不适当的情绪和行为症状，寻找产生这些症状的思想或哲学根源，即找出他们的非理性信念。

（3）修通

这一阶段，照护师主要采用辩论的方法动摇老年人的非理性信念。例如，用夸张或挑战式的发问要求老年人回答他们有什么理论或证据对事件持相关看法等。通过反复不断地辩论，老年人理屈词穷，不能为其非理性信念自圆其说，从而使他们真正认识到，他们的非理性信念是不现实的，不合乎逻辑的，也是没有根据的。帮助他们分清什么是理性信念，什么是非理性信念，并用理性信念取代非理性信念。此阶段是本疗法的核心阶段，干预时还可采用其他认知或行为疗法，如给老年人布置认知性的家庭作业或进行放松训练以加强治疗效果。

（4）再教育

这一阶段是治疗的最后阶段，为了进一步帮助老年人摆脱旧有思维方式和非理性信念，还要探索老年人是否存在与此症状无关的其他非理性信念，并继续与之辩论，协助老年人逐渐养成与非理性信念进行辩论、用理性方式进行思维的习惯。在积极心理干预结束之后，老年人仍可以使用学到的技能应对生活中的其他问题，更好地适应现实生活。

3. 疗法的应用

常用的几种合理情绪疗法的干预技术包括合理信念辩论技术、合理情绪想象技术及认知家庭作业。合理情绪疗法认为老年患者的情绪障碍是由他们的非理性信念造成的，因此简单地说，这种疗法就是以理性治疗非理性，协助老年患者以合理的思维方式代替不合理的思维方式，以合理的信念代替不合理的信念，从而最大限度地减少不合理信念给老年群体带来的不良影响。研究发现，使用合理情绪疗法对老年人进行心理行为干预能够有效改善老年患者的日常生活能力，提高其生活满意度。

合理情绪疗法在案例中的应用，属于一种指导性的心理干预方法，大多时候是为了帮助老年人理性、客观、合理、全面地思考和看待问题，降低老年人的情绪困扰，减少不利于自身健康发展的行为，更加幸福地生活。在干预过程中，照护师要扮演问题的提出者、理论的解释者、错误观念的澄清者与启发者等不同的角色，处于主导地位。老年人参与干预的过程即是认识并放弃自己的不合理认知的过程，以达到合理思考、改变情绪、矫正行为的目的，这也是一种学习的过程。由于这种方法不过多地关注老年人的以往经验，着重探讨现在的非理性信念，因而比较适合短程的心理咨询。

二、正念疗法

1. 概述

"正念"这个概念最初源于佛教禅修,卡巴金(J.Kabat Zinn)将其定义为一种精神训练方法。这种精神训练过程强调有意识地觉察,将注意力集中于当下,以及对当下的一切观念不做评判。这种方法对老年人的日常心理问题具有很好的疏通作用。西方心理学家和医学家将正念的概念与方法从佛教中提炼出来,剥离其宗教成分,发展出了多种以正念为核心的心理疗法,旨在辅助(而非取代)一般的医疗行为,引导老年患者运用自己内在的心理力量为自己的身心健康积极地做一些他人无法替代的事情。正念疗法能够有效缓解和治疗老年人的焦虑、抑郁、强迫、冲动等情绪问题,提高情绪调节能力,维持老年人情绪稳定。该疗法在老年人的健康管理、社区服务等方面也起到了重要的支持作用。

2. 治疗过程及步骤

目前较为成熟的正念疗法包括正念减压疗法和正念认知疗法。正念减压疗法是用来缓解老年人压力的一套操作化的团体训练课程,其核心步骤是正念冥想练习,干预时间一般为连续的8周,正式训练过程如表5-4-1所示。而正念认知疗法则是融合了"认知疗法"与"正念减压疗法"的成分来解决患者的情绪问题,倡导老年人学会"面对"而不是"逃避"潜在的困难,主张接纳痛苦与紧张的情绪而继续生活。其核心技术是集中注意力、觉察自己的身体与情绪状态、顺其自然、不做评判。通过打坐、静修和冥想等技术,帮助参与治疗的老年人培养出一种开放、接受的态度来应对当前出现的消极想法或情绪。正念疗法促使老年人产生一种"能意识到"的觉醒模式,而不是一种习惯化、自动化了的浑然模式。通过这一疗法使老年患者尽可能在早期觉察到导致情绪问题复发的消极思维模式,从而有效阻止情绪问题的复发。

表 5-4-1　正念减压疗法的干预过程

步骤	干预主题	具体内容
1	正念吃葡萄干	通过看、闻、听、尝等动作,放慢速度让老年人注意自己对感官方面的投入,发现和感受从未注意过的行为细节,引导老年人逐渐进入正念训练状态
2	身体扫描	采取坐姿或卧姿,闭上双眼,从头到脚慢慢注意身体不同精细部位的感觉变化。增强老年人对当下身体的觉察和接纳能力
3	正念呼吸	把当下的呼吸当作觉察对象,闭上眼睛,让意识跟着呼吸,感受并专注于自己的呼吸
4	正念伸展运动	用内在的觉知和意识去"扫描"自己的身体,觉察身体姿势和拉伸过程,留意自己的动作带来的身体感受
5	正念行走	引导老年人将注意力集中于脚部的感觉上,全身心感受脚掌触碰地面时的压力,觉知抬脚、放下和行走的感觉,并引导老年人把体验描述出来
6	正念觉察想法	引导老年人感受自身情绪、内心意念并进行分析,冥想自己的情绪和心理的互动情况,不评判自己对生活中负性事件的反应,进而使抑郁情绪得到疏解
7	3分钟呼吸空间	感受呼吸,放松大脑,用正念面对和处理生活中的压力与身心疾病,用3分钟时间,尝试从思考和情绪中走出来,觉察自身和环境的状态
8	将正念融入生活	觉知幸福事件、压力事件及业余爱好等日常活动,把正念融入日常生活中,引导老年人进行非正式训练,解决训练中发现的问题

3. 疗法的应用

以正念为核心的心理疗法是目前美国最为流行的心理干预方法,其疗效具备从神经科学到临床心理学等不同学科的大量实证研究证据,相关研究获得了美国国立卫生研究院的大力支持。不仅如此,相关医学研究结果显示,坚持练习某种类型的正念疗法在改善老年人的心血管系统问题、缓解疼痛(如神经性头痛、腰痛等)、提高免疫力等方面具有显著益处。研究表明,接受正念干预的老年人在焦虑、抑郁等不良情绪的改善方面明显优于接受常规健康宣教的老年人,干预后生活满意度的提升更高,慢性疾病的急性发作率更低。日常临床实践发现,正念减压训练可以带给老年人更多积极的改变,如变得更加自信和放松,更易于从习惯性的消极反应中解脱出来。有研究显示,正念干预训练可以辅助居住在养老院的老年人建立新的情绪调节方式,改善不良情绪,从而提高生活质量。正念疗法还广泛地应用于改善老年人的睡眠质量等问题,研究显示,对养老机构 84 名老年人实施为期 8 周的正念干预有助于改善老年人的睡眠质量和认知功能。此外,正念减压疗法能够减少社交障碍老年人的压力感,加强对自我情绪的认知和控制能力。研究显示,持续 8 周的正念干预不仅可以改善居家老年人的躯体状况,还能提高老年人的日常积极情绪体验,增加老年人的生活满意度和心理幸福感。

三、音乐疗法

1. 概述

音乐疗法是利用乐音、节奏对具有生理或心理疾病的老年患者进行心理干预的一种方法。音乐的频率、节奏和有规律的声波振动是一种物理能量,而适度的物理能量会引起颅腔、胸腔或某一组织产生共振。这种声波引起的共振现象会直接影响人的脑电波、心率、呼吸节奏等身体功能。我国医学经典著作《黄帝内经》早在 2000 多年前就提出了"五音疗疾"的治疗方法,意为根据宫、商、角、徵、羽 5 种民族调式音乐的特性与五脏五行的关系来选择曲目进行治疗(表 5-4-2)。音乐疗法主要是针对在生理或心理等方面有需要进行治疗的个体,针对其需要治疗的部分,进行有计划、有目的的治疗过程。根据老年人心身障碍的具体情况,可以适当地选择独唱、合唱、舞蹈、作曲、器乐演奏、音乐欣赏、音乐比赛等形式来促进老年人的身心健康。

表 5-4-2　五脏、五音、五声对应表

五脏	五音	五声	乐曲推荐
肝	角	呼	《胡笳十八拍》
心	徵	笑	《紫竹调》
脾	宫	歌	《十里埋伏》
肺	商	哭	《阳春白雪》
肾	羽	呻	《梅花三弄》

音乐是怡养心神、祛病延年的一剂良药。优美悦耳的音乐环境可以改善老年人的神经系统、心血管系统、内分泌系统和消化系统,促使人体分泌一种有利于身体健康的活性物质,调节体内血管的流量和神经传导。合适的音乐能够提高大脑皮质的兴奋水平,振奋精神,激发感情,改善情绪,同时还有助于消除由心理、社会因素所造成的紧张、焦虑、忧郁、恐怖等不良心理状态,提高应激能力。

2. 治疗过程及步骤

音乐疗法的治疗过程一般为 1～2 个月，也有以 3 个月为 1 个疗程的。在具体实施治疗步骤时，如何选择音乐或歌曲是一个亟待进一步解决的问题，原则上音乐的选取应适合老年人的心理（尤其情绪方面），更要适合老年人的病情。音乐疗法可分为接受式、再创造式、即兴式 3 种治疗类型。

（1）接受式音乐治疗

接受式音乐治疗包括音乐欣赏、音乐回忆、音乐想象等。通过欣赏音乐的方式促进老年人生理、认知、精神、情绪等方面改变。老年人在欣赏音乐的过程中或观赏后可能产生自由联想、生理放松、情绪宣泄等一系列身心过程，在照护师的引导下达到治疗与康复的目的。老年人可根据治疗需要和自己对音乐的偏好，选择一些符合个性化治疗方案的曲目，每天抽出一定的时间，边听边闭目养神，品味音乐描绘的意境。

（2）再创造式音乐治疗

再创造式音乐治疗包括歌词创作、乐曲创作、器乐演奏、音乐心理剧等。老年人根据自己的能力参与音乐活动，通过音乐参与行为（如演奏、演唱等）来达到心理干预的目的。例如，学习如何用嗓音和乐器来演唱、演奏，如何记忆旋律、根据乐谱演奏乐器、参与音乐表演等。

（3）即兴式音乐治疗

即兴式音乐治疗包括器乐即兴、口头表演等。即兴式音乐治疗是由老年人自发地演唱或演奏。老年人既可以单独给照护师演奏，也可以在团体中或与其他小组成员一起演奏。演奏通常在照护师设定的规则、形式和主题下进行。

3. 疗法的应用

（1）音乐疗法的适应证

音乐疗法广泛地应用于老年神经症、疼痛、失眠、社会适应不良、精神类疾病、各种心理障碍等生理心理问题的治疗中。

（2）音乐的应用功能

1）镇静作用：平稳柔美的音乐能调节老年人的心律和呼吸，消除精神紧张，起到松弛和催眠的作用。老年人听轻松的音乐可以消除紧张感，减轻恐惧不安的情绪。

2）镇痛作用：活跃、激情的音乐对疼痛具有良好的抑制作用，并且能有效地提高麻醉效果，因为愉快、兴奋的情绪可使老年人的疼痛阈限升高，从而降低他们的疼痛感。

3）降压作用：舒缓的音乐能够消除紧张的精神和烦躁不安的情绪，因而对心血管系统具有良好的反射作用。另外，平静的音乐还能够促使血管舒张，从而降低血压并改善心脑血管供血状况。

4）改善记忆作用：音乐具有容易与长时记忆中的各种节点进行连接的特点，借助这一特性进行老年期痴呆的治疗，可以刺激老年人对以往事件的记忆，增强长时记忆的效果，进而改善老年期痴呆患者的记忆障碍。

5）调节情绪作用：平稳、柔和的音乐促使老年人情绪舒缓、心平气和；抒情、优美的音乐促使老年人心情舒畅、心胸开阔；明朗、欢快的音乐促使老年人心情愉悦、精神爽朗；激情、兴奋的音乐则促使老年人精神抖擞、斗志昂扬。

四、缅怀疗法

1. 概述

缅怀疗法又称为回忆治疗，该疗法源自巴特勒（Butler）的"生命回顾"理念，认为人生回顾在生命的任何阶段均可发生，其理论基础源于埃里克森的心理社会发展理论。埃里克森的人生八阶段论认为，个体在老年阶段面临的社会心理危机是自我整合与自我绝望的冲突。要解决这一危机，老年人往往需要通过回顾往事，从中认识到人生的意义和自身的价值。缅怀疗法帮助老年人重新理解、评价过去的事件和经历，从正面、积极的角度去解读过去经历给自己带来的成长，从而实现自我整合。在护理措施分类系统（nursing intervention classification，NIC）中将缅怀疗法定义为：通过对过去事件、情感及想法的回顾，帮助人们增加幸福感、提高生活质量及对现有环境的适应能力。缅怀疗法的核心是引导老年人回忆并记住过去事件的积极意义和他们的强项，让他们相信自己是有价值的。缅怀疗法能够帮助老年人提升自尊和自我认同感，保持情感平衡。在老年人与他人交往的过程中，缅怀疗法还能对老年人的心理产生一定的安慰作用。

2. 治疗过程及步骤

治疗过程及步骤见表 5-4-3。

表 5-4-3　缅怀疗法干预计划书

干预主题	干预内容	干预目的
破冰与建立契约	专业关系的确定，建立契约书	一起书写契约书，达成约定并作为活动的约定
九九重阳情	分享重阳节知识，增进组员的协调与默契	分享重阳节习俗和难忘的生日经历，过集体生日
返老还童	通过分享，肯定自己，提高自我认同感	分享童年趣事，并在有趣的游戏中重返童年
重返 20 岁	分享经历，促进组员学会调整情绪和心态	分享青春奋斗的经历并以绘画的方式展现
难忘的游记	认识到自己的一生是独特的、有价值的	回忆自己难忘的旅游经历，分享感受
大联欢 DIY 相册	回顾往期活动成果	回忆往期活动，手工制作属于自己的相册

3. 疗法的应用

缅怀疗法很早就应用于老年机构照护和社区服务中，对老年人的社会化和自我价值的提升具有积极作用。在面向高龄老年人开展以怀旧为主题的缅怀疗法治疗中，发现缅怀往事能够帮助老年人重新审视自己的人生经验，挖掘所获成就，促使他们重新认识自我、肯定自我价值，调整面对老年生活的态度，坦然接受老化的事实，让晚年生活更充实。对于高龄老年人而言，疾病缠身、行动不便、活动范围受限等因素严重影响了老年人的社交。研究人员开展团体缅怀疗法，让老年人在小组中分享自己的经历，并由社工引导其他组员进行交流讨论，帮助老年人学会使用较为正面的、双向的方式与他人交往，促使老年人积极开展人际交往，构建新的朋友圈。缅怀疗法有助于改善社区老年人的情绪平衡，提高他们的心理健康水平。研究者在探讨团体缅怀疗法改善社区老年人自尊及情绪平衡的研究中发现，对社区 129 例老年人进行为期 6 周的干预后，发现老年人的积极情绪和情绪平衡相对于干预前有显著升高，而消极情绪明显下降。此外，缅怀疗法在改善患有抑郁症的老年群体中同样具有积极效果。研究者运用缅怀疗法对我国某养老机构中存在轻、中度抑郁症状的老年人进行干预，结果显示干预后老年人抑郁情绪明显减少，对环境的适应能力明显增强，证明了缅怀治疗在我国养老机构中实施的实用性和可行性。

五、森田疗法

1. 概述

森田疗法是由日本精神医学家森田正马于 1920 年创立的一种系统心理疗法，最早源于佛学文化，主张"顺应自然，为所当为"的理念。它指导老年人"顺应自然"地接受现状，积极、正面地对待情绪、疾病等各种问题，倡导带着症状去工作和生活，以"为所当为"的原则去做应该做的事情。需要指明的是，这里所说的顺应自然的态度绝不是企图逃避，把问题放置起来，也不是要对自己的一切活动都放任自流，无所作为。而是要求老年人一方面接纳自己的症状和不良情绪的存在，另一方面靠自己本身所具有的能动性，积极努力地去做应该做的事，这样就可以在不知不觉中获得适应现状的信心。

森田疗法强调不能简单地把消除不良情绪作为治疗目标，而应该把自己从反复消除不良情绪的泥潭中解放出来，重新调整生活。引导老年人不要指望立即消除自己的不良情绪，而要学会带着不良情绪去生活。经过近百年的实践与研究，森田疗法的适应证也逐步扩展，在治疗抑郁、焦虑、失眠、神经衰弱等心理及情绪问题方面取得了良好的效果。其主要干预形式包括 3 种，即住院式森田疗法、门诊式森田疗法和生活发现法。可根据老年患者的症状轻重，以及对社会功能影响的大小，选择适当的方法。森田疗法不仅是一种改善老年人心理和情绪问题的治疗手段，同时也可用作老年人日常情绪调节的方法，有效帮助老年人舒缓心理压力，提高心理素质，使其积极乐观地面对生活。

2. 治疗过程及步骤

（1）相对卧床期

第一周，在实施干预的过程中，保证老年人卧床休息，绝对安静，静止一切活动和探视。争取以卧床的孤寂、烦闷取代焦虑、抑郁带来的痛苦，体验"烦闷即解脱"的心境。嘱咐其用"顺其自然，为所当为"的应对原则纠正敏感、孤僻等性格特征所带来的不良反应。同时禁止其进行谈话、读书、吸烟等其他消遣活动。

（2）轻作业期

第二周，要求老年人不要去想焦虑、抑郁等情绪问题引起的躯体不适症状，让老年人忍受痛苦并坚持工作。同时，引导老年人将注意力转移到自身之外，白天到户外接触新鲜空气和阳光，做一些简单的活动，如折纸、散步、听音乐等。晨起及入睡前可以阅读读物，晚上写日记，记录心得，同时照护师要对日记进行批注。

（3）重作业期

第三周，指导老年人在轻作业期的基础上逐渐增加活动量和活动时间，以室外为主，室内为辅，鼓励老年人全身心投入太极拳、健身操、广场舞、家务等相对重作业。重作业后静坐休息。鼓励老年人将当前不良情绪及症状看成自身的一部分，主动、积极地适应当前处境，提高和增强对生活的信心和勇气。

（4）康复期

第四周，此时焦虑日记已记录 4 周，已初步总结出焦虑发生的事前诱因和规律性，照护师可适当组织老年人进行知识共享沙龙、相互交流、自我分析等情绪减压活动，指导老年人制订生活或工作计划，协助其逐步走出困境。此期间可邀请家庭成员参与进来，感受森田疗法的理念和治疗原则，学习相关知识，有助于调整家庭关系，创造良好的康复环境，改善家庭支持系统对老年人不良情绪的影响。

3. 疗法的应用

初始，森田疗法被认为只适用于神经症的治疗，随着多种改良版本的出现，森田疗法的适用症状更加多样。目前，森田疗法被广泛地应用于各种情绪和精神疾病的治疗中。在对 108 例老年抑郁症患者的研究中发现，改良森田疗法辅以药物治疗老年抑郁症的疗效优于单纯药物治疗的效果，并且改良森田疗法辅以药物的副作用明显低于单纯药物治疗，因此认为改良森田疗法辅以药物是一种安全、有效的治疗老年抑郁的方法。此外，有研究使用焦虑日记联合森田疗法对老年焦虑症患者进行干预时发现，森田疗法能够显著降低老年焦虑症患者的焦虑症状，并提升其社会功能。此疗法的干预方式简单、易接受，可推广性也较强。还有采用改良森田疗法结合心理弹性的研究发现，帕金森病患者的抑郁、焦虑症状得到有效改善，心理弹性和睡眠质量也得到了显著提升。森田疗法在老年群体中的应用广泛，对于老年人积极心理建设的作用非常明显。

》【任务实施】

当老年人出现心理和情绪问题时，我们应该如何分步实施前面介绍的多种干预技术为老年人提供积极心理建设服务呢？

一、科学评估

在实施积极心理建设技术之前，首先要根据老年人的基本人口统计学信息、健康状况、认知功能、生活自理能力、情绪反应、精神状态、家庭环境及其他社会经济条件等对老年人的心理状况进行初步分析，评估老年人的情绪障碍类型，建立完善的心理健康档案。对老年人抑郁症和焦虑症的筛查通常使用 9 项抑郁筛查自评量表（PHQ-9，见附表 4）和 7 项广泛性焦虑障碍量表（GAD-7，见附表 5）。在评估过程中，评估人员应遵循规定的程序和规范，使用专业术语，严谨地操作每一个评估环节。根据量表筛查结果，针对老年人的特定情绪障碍类型制订科学合理的治疗和护理方案，并给予恰当的心理干预。

二、制订个体化积极心理建设计划

在制订个体化积极心理建设计划时，我们应该根据评估的具体结果，有针对性地为每位老年患者制订适合他们身心健康发展的积极心理干预方案。同时，照护师应遵循个体化原则，运用不同的方法和技巧，为老年人提供个性化服务，以得到老年人的积极配合，从而更好地开展心理干预工作。对于一些文化水平较高、接受能力较好的老年人，照护师可选择采取认知疗法，使老年人了解疾病的治疗疗程及病情转变情况，引导老年人对自身健康状况形成客观正确的认识，学会接受自己在治疗过程中出现的各种状况；对于一般言语疏导较难起作用的老年人，照护师可以注重采用行为疗法，培养其良好的生活习惯，建议应用放松训练、作业训练、音乐疗法等进行干预；而对受暗示性程度较高的老年人，可使用催眠疗法，以达到缓解或消除患者的紧张、焦虑情绪和降低血压的作用。

三、实施计划

1. 积极宣传，提高老年人心理自助能力

大多数老年人没有心理健康的观念，很多时候不知道自己得了心理疾病，更不会主动求助于专业人员，使得这个问题经常被忽视。在实际生活中，为了保障老年人心理健康的良性发展，需要社区工作者及社会各界加大对老年人积极心理建设的宣传，普及积极关注自身心理健康发展的观念，促进老年人主动了解、学习并接受积极心理建设的多种实用技术，帮助老年人积累和发展自己的积极力量来摆脱各种心理和行为问题，促进心理健康的持续发展。

2. 加强培训，提高家属心理陪护能力

社会工作者在为老年人的身心健康提供服务时，不仅要运用专业的社会工作方法缓解老年人的情绪问题，同时还要关注老年人的家庭支持系统，加大家属成员之间的联动。亲属的关爱与陪护对老年人的身心健康有着至关重要的作用。护理人员可以向家属讲解疾病的相关知识，并依据老年人的家庭情况制订治疗方案，通过积极沟通使家属了解家庭对治疗的重要意义。指导家属科学照顾老年人的方法，提高对老年人的日常照护能力及应对突发事件的紧急处理能力。在日常生活中给予老年人足够的关怀与陪伴，培养家属的责任意识，为老年人提供良好的康复环境。

3. 专业支持，提高医护干预能力

作为一名合格的医护人员在加强专业知识培训与学习的同时，还要加强实操方面的锻炼。和老年人进行就诊交谈时，医护人员要尽量使用医学术语，带有明确的目的性，同时还要细心发现老年人谈话中透露出来的情绪和心理变化，根据不同的心理状况对老年人进行有针对性的心理干预治疗。在日常护理中，应重视老年人情绪状态的细微变化，细致、耐心、热情地做好疾病知识宣教工作，加强老年人对自身疾病的认识，增强对医学治疗和疾病康复的信心，减少在治疗过程中的不良心理，避免不安全感，使老年人以积极态度参与治疗和康复训练。

4. 各级联动，提高心理援助体系运作效率

通过心理普查，可以将老年人群分为三类：正常人群、隐患人群、患病人群。对应于这三类人群，建立起自助、互助、专业帮助的"三助"联动的老年心理援助体系，加强各级互动来为老年人的身心健康提供有效支持。总的来说，综合护理效果要显著优于单一护理效果，因此"三助"和"三类"人群间的工作也可以交叉进行，如图5-4-2所示（实线表示主要援助方式，虚线表示辅助援助方式）。老年护理应加强各级联合，使老年人不管处于何种情况，都能得到有效的援助。

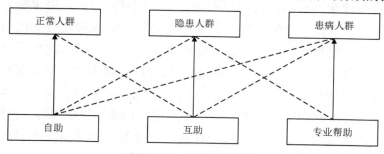

图 5-4-2 心理援助体系

四、综合评价

干预结束之后，需要对老年人心理变化的各个方面进行综合评价，以检验心理干预实施的有效性。在评价的过程中，我们应从情绪及心理等多个方面进行考察，如表 5-4-4 所示。

表 5-4-4　老年人积极心理干预的综合评价

评价方面	干预前	干预后
希望感	情绪低落，沉默寡言，认为生活没有意义，感觉自己活着就是子女的累赘，恐惧死亡	关注自己的身心健康，积极参与日常体育锻炼，生活丰富精彩，乐于与亲人及朋友交流
幸福感	失落感、焦虑感较强，感受不到生活中的快乐，认为做什么事情都一样	对生活充满热情，积极发展自己的各种兴趣爱好，热情乐观，遇事豁达，生活满意度高
自我效能	认为自己各方面都不如年轻时，做什么事情觉得做得不够好。不愿交际，内心孤独	对生活充满自信，积极为社会发挥余热。悦纳自我，积极扩展交际圈，开展多样化的生活
积极心态	终日无所事事，悲观、失落、烦心事多，生活圈子狭窄	对生活充满兴趣，积极参与社会活动，做事情量力而行，待人处世宽厚，保持一颗乐观和年轻的心
心理韧性	认为人生方方面面都不尽如人意，害怕自己生病，遇到挫折就手足无措，生活难以自理	面对生活中的挫折不轻言放弃，能够尽快从逆境、冲突等负面情绪中恢复过来，有坚定的人生信念

综上所述，经过科学评估、制订个体化积极心理建设计划、实施计划、综合评价等心理照护步骤，以及护工的耐心陪护，老年人的情绪问题可望得到有效缓解。

》【 知识拓展 】

姜奶奶，今年 77 岁，退休老干部，一直在养老院居住。平常与养老院的其他老年人相处得很和谐。但当姜奶奶发作时经常出现焦虑和暴躁情绪，并大吵大闹执意要回家。在被养老院的护工拒绝后经常表现出激动情绪。作为一名照护人员应如何对姜奶奶进行积极心理建设的干预服务呢？

1. 合理情绪疗法服务策略

利用药物和医疗手段，控制姜奶奶的精神症状，降低精神异常对姜奶奶造成的负面影响，同时建构姜奶奶的社会支持体系，帮助姜奶奶建立安全的依赖关系。

积极接纳姜奶奶的情绪状况并进行心理评估，以此提供情绪疏导和心理干预方案。

通过理性情绪行为疗法，借助于信仰的力量，修正不合理信念，改变姜奶奶对当前事件的认识和评价，从而改变认知、情绪和行为。

2. 合理情绪疗法服务过程

（1）判断情绪问题，及时诊断治疗

姜奶奶的情绪源于自己的担忧：家里亲戚生病了，姜奶奶想要回家看望的需求无法得到正面满足，从一开始的担心、焦虑发展到被拒绝后的情绪紧张、暴躁，并多次对护工大吵大闹。了解姜奶奶的情况后，护工首先联系医生对其症状进行了专业鉴别诊断，精神科医生为其开具了奥氮平，经过几天的坚持服药，姜奶奶的暴躁情绪得到了有效控制。

（2）利用合理情绪行为疗法，改变不合理认知

护工利用合理情绪疗法，即根据"ABC"理论，对姜奶奶的情况进行了分析。

A 表示激发事件，即姜奶奶想要回家看望亲人的需求得不到满足。

B 表示干预对象针对此激发事件产生的一些信念，即对事件的看法和态度。姜奶奶觉得自己一直以来都是一个踏实的老党员，从不说谎，也没有做过违法乱纪的事情，因为家里有亲戚生病了才提出要回家的，困惑为什么自己的"合理要求"不能得到满足。

C 表示干预对象由此产生的情绪和行为结果，即姜奶奶表现出紧张、暴躁情绪和激动行为。

护工了解到姜奶奶对党有着崇高而坚定的信仰，便邀请了社区党支部书记前来帮忙说服。党支部书记告知姜奶奶党组织了解到她的事情后高度重视，已经专门去姜奶奶的家里了解情况，姜奶奶的亲戚只是腿痛的老毛病又犯了，目前已经去医院治疗，暂时需要在家里休养一段时间，姜奶奶的妹妹也经常去看望亲戚，让姜奶奶放心。党支部书记告诉姜奶奶自己是党组织专门派来慰问的代表，一是为了告知事情处理的结果，让姜奶奶安心；二是探望一下老党员前辈，学习党员精神。

姜奶奶听到党组织后，整个人立刻放松下来，开始同党支部书记分享起自己身为老党员的经历和心得，话语里满满都是自豪感和对党组织的无条件信任。

（3）重构社交网络，恢复正常生活

姜奶奶病情逐渐稳定后，护工通过邀请姜奶奶参加养老院组织的日常活动、以党组织名义关心和慰问等方式获得姜奶奶的信任，进而丰富姜奶奶的社交活动。在精神疾病得到有效控制的基础上，通过建构其社会支持网络，姜奶奶的生活逐渐回归正常化。

3. 服务成效与反思

通过药物和护工的积极心理干预，姜奶奶的负性情绪得到了有效疏导，精神疾病也得到了控制并保持在相对稳定的水平。在对姜奶奶进行合理情绪疗法的干预过程中，护工逐步修正姜奶奶的不合理认知，同时为其建构了社会支持体系，进而使姜奶奶情绪和行为上的问题得到有效解决，生活也回归正常化。

编者按：实施积极心理建设干预技术的目的是帮助老年人改善由身体或精神疾病造成的负性情绪反应和体验，引导老年人保持良好的心态，增强抗病能力，促进行为及心理上的积极改变，提高其晚年生活质量。作为心理照护人员，掌握老年人积极心理建设的实用技术将有助于照护工作的顺利开展。

》》【实训练习】

实训练习答案

一、单项选择题

1. 合理情绪理论认为直接引发了情绪和行为后果的是（　　　）。
   A. 激发事件　　　　B. 消极情绪　　　　C. 信念　　　　D. 辩论
2. 以下选项不属于音乐疗法治疗类型的是（　　　）。
   A. 接受式　　　　B. 主动式　　　　C. 即兴式　　　　D. 再创造式
3. 缅怀疗法依赖的理论是（　　　）。
   A. 心理社会发展理论　　　　　　　　B. 动机理论
   C. 需要层析理论　　　　　　　　　　D. 强化理论
4. 在为老年人制订积极心理建设干预计划时，照护师应该遵循的原则是（　　　）。

A. 教育性原则　　　　B. 个体化原则　　　　C. 发展性原则　　　　D. 客观性原则

5. 以下选项不属于森田疗法的治疗步骤的是（　　　）。

A. 相对卧床期　　　　B. 轻作业期　　　　　C. 重作业期　　　　　D. 放松期

二、判断题

1. 按照合理情绪疗法的观点，人有不计其数的信念，它包括认知、想法和主意等。这些信念是影响老年人认知、情绪和行为结果的主要因素。在合理情绪疗法中，我们主要关注的是这些信念。（　　　）

2. 音乐疗法是利用乐音、节奏对具有生理或心理疾病的老年人进行心理干预的一种方法。音乐的频率、节奏和有规律的声波振动是一种物理能量，而适度的物理能量会引起颅腔、胸腔或某组织产生共振。（　　　）

3. 正念减压疗法课程的核心步骤是正念冥想练习，干预时间一般为连续的 8 周。（　　　）

4. 老年人群可分为正常人群、隐患人群、患病人群三类。对应于这三类人群，建立起自助、互助、专业帮助的"三助"联动的老年心理援助体系，加强各级互动来为老年人的身心健康提供有效支持。（　　　）

5. 合理情绪疗法强调的是有意识地觉察、将注意力集中于当下，以及对当下的一切观念都不做评判。（　　　）

三、简答题

合理情绪疗法的治疗过程及步骤是什么？

四、案例分析题

今年李奶奶已经 78 岁了，自从 3 年前老伴去世，李奶奶就搬到儿子所在的小区生活。老伴走后，李奶奶觉得生活突然失去了乐趣。之前每天都和老伴聊天、去公园散步，但老伴走后，李奶奶再也不喜欢去公园散步了，平时总是独来独往，不愿出门，也不愿参加社区组织的各种关爱老年人身心健康的活动，李奶奶觉得那些活动没什么意思，也不怎么认识社区里面的其他老年人。最近李奶奶每天都挺空闲的，不知道自己想干什么，也没有什么朋友，情绪十分低落。另外，李奶奶感觉记忆力也逐渐衰退了，自己放的东西，每次找都要找很久，为此李奶奶非常苦恼，感到焦虑和恐慌，总觉得自己身体状况出了严重的问题。

1. 案例中的李奶奶存在哪些情绪问题呢？

2. 针对李奶奶的情况采用哪种积极心理干预技术比较合适呢？

3. 作为一名心理照护师，应如何对李奶奶的情绪问题进行干预呢？

项目六

老年心理照护基本原则

 项目介绍

　　衰老不仅是细胞、器官及机体外形上的老化，心理上的衰老更加需要重视。随着人口老龄化进程的加快，老年人的康养照护问题已经成为全社会关注的焦点和重点，对老年人而言，生命质量的提升，不仅要有一个健康的身体，而且要有幸福的心态。因此，老年照护工作在做好身体照护的同时，也需要关注老年人的心理需求，保持心理健康。实施老年人心理照护场所不再局限于医院，而广泛应用于家庭、社区、养老院、社交公共场所。老年心理照护人员不再局限于医务工作者，而是需要照护人员、家属、志愿者等全社会人员的关注与参与；接受老年心理照护的对象不再局限于有心理疾病的老年人，正常老年人同样需要给予心理支持和心理照护。做好老年人心理照护，需要遵守接纳、理解、尊重三大原则。在照护老年人时，从情感上做到专注于老年人心灵呵护，对老年人的语言、情绪、心理等全方位接纳，给予高质量的陪伴与沟通。与老年人交流时，需要与老年人建立共情，真正理解老年人，运用时代效应与补偿效应等技能，更用心地读懂老年人。照护人员需要认识到老年人心理需求的重要性，对于老年人来说，被尊重比被照顾更重要，在日常生活中应该在照顾老年人身体的同时更加照顾老年人的心理，使老年人既得到身体上的安全需求，也得到心理上的尊重需求。掌握老年心理照护基本原则，运用相关技巧与方法，为老年人提供周到、细致、贴心的心理照护，真正让老年人不孤单，度过一个有尊严、有品质、有爱相伴的幸福晚年。

任务一　接　纳

》》【学习目标】

❖ 知识目标

1. 了解老年人社会角色转变与社会适应。
2. 理解接纳老年人在老年心理照护中的含义。
3. 掌握高质量陪伴和沟通、全方位接纳在老年心理照护工作中的意义。

❖ 技能目标

1. 能够掌握老年人社会适应问题的应对措施。
2. 能够掌握高质量陪伴和有效沟通技巧，实现全方位接纳老年人，确保老年人得到良好的心理照护。

❖ 素质目标

1. 理解老年人社会适应的重要性。
2. 理解高质量陪伴和有效沟通对于接纳老年人的重要性。

》》【任务情境】

　　李老伯，70 岁，性格开朗，除了腿脚不好生活尚能自理。与老伴儿结婚 50 年，老两口儿相濡以沫，感情深厚，有一个儿子，学业有成留在大城市工作，逢年过节回老家探望父母，一家人其乐融融。可就在 1 个月前，老伴儿外出不小心摔了一跤，股骨颈骨折卧床不起，本以为做了手术就没问题了，谁想手术后老伴儿突发肺栓塞离世了。老伴儿的意外离世给李老伯身心带来了巨大的打击。不吃不喝，劝说无用，一直责怪自己没有照顾好老伴儿才导致老伴儿死亡的。每天大门不出，不是对着老伴儿的照片自言自语，就是一个人呆呆地愣神。平日里乐观开朗的李老伯一去不复返，孝顺的儿子看在眼里，急在心里，不放心把李老伯一个人留在老家。经过反复商量请求，李老伯同意来到大城市的儿子家。

　　儿子考虑得也周到，想到自己和爱人白天都要上班，怕老人家一个人在家瞎琢磨想不开，生活上也没人照顾，就考虑找个能说说话、聊聊天照顾老父亲的保姆。可是一连找了几个保姆老父亲都不满意，抱怨保姆没有耐心，不愿意听他说话，有的时候话还没说完就打断他，或者干脆离开去忙别的事情。更让李老伯气愤的是李老伯白天喜欢出去透透气、散散心，可保姆说李老伯腿脚不利索出去不安全，不愿意陪李老伯外出。这下可愁坏了李老伯的儿子。小李从没想过找一个能够让父亲满意的人这么困难。通过为父亲找照护人员这件事，小李意识到能够完全接纳老年人、提供专业照护服务是一项重要而有意义的工作。

》【任务分析】

人到老年，会面临躯体疾病的困扰、家庭结构的改变等客观事实，对老年人身心造成伤害。丧偶是严重的生活事件之一，对老年人是一个巨大的心理创伤，有些人在老伴儿去世后，身体和精神都迅速衰退，甚至一蹶不振，会出现过度忧伤、积郁成疾、孤独无助。有资料报道，老年人在近期内丧偶后心理失衡而导致死亡的人数是正常死亡人数的 7 倍。对于丧偶的老年人应该理解丧偶给老年人带来的痛苦和伤害，接纳丧偶给老年人带来的负面情绪，更多地陪伴，鼓励老年人培养业余爱好、参加社会公益活动、扩大活动圈，多与人交往。减少老年人的孤寂无助感，爱与陪伴尤为需要。

老伴儿离世给李老伯带来了巨大打击，虽然儿子先后请了几个人照护李老伯，但照护人员不理解李老伯，缺乏耐心和爱心，不能与李老伯很好地沟通交流，没有做到真正地接纳，一度让李老伯和儿子都很困惑无助。

一、老年人社会角色转变与社会适应

1. 老年人社会角色转变

社会角色在心理学中是指不同性别、年龄、身份和社会地位的一整套为社会所期望的社会行为模式，它反映个体在社会生活中和各种人际关系中所处的位置。每个不同的角色都按照其特定的地位和所处的情境，遵循社会对角色的期望而行事。老年人社会角色的改变，不仅意味着失掉了某种权利，更为重要的是丧失了原来所担当角色的情感，丢掉了几十年来形成的行为方式。

（1）从职业角色转为闲暇角色

老年人退休后，在角色上的显著变化就是从职业角色转为闲暇角色。离退休是老年人生活中的一次重大变动，由此开始，老年人在生活内容、生活节奏、社会地位、人际交往等各个方面都会发生很大变化。老年人由于适应不了新环境的改变，出现情绪上的消沉和偏离常态的行为，甚至引起疾病，就是所谓的"离退休综合征"。

（2）家庭结构变为"空巢"家庭

"空巢"家庭是指随着子女求学、就业、婚姻等各种原因离开家庭，老年夫妇开始独自生活或老年人独居生活。"老年空巢综合征"是老年人常见的一种心理危机，随着家庭规模在缩小、住房条件在改善，子女提前离巢，"空巢"家庭不断增多，并有低龄化的趋势。孤独是这类家庭中老年人的共性，还容易出现各种身心疾病，如抑郁、焦虑、失眠等。

（3）从主体角色变为依赖角色

主体角色主要表现为个体对自己的思想和行为负责，不断地认识世界和改造世界，处于主体角色的人会觉得自己是有能力的，自信能够把握自己。但是老年人随着年龄增长，身体逐渐衰老，行动有所不便，身体状况特别差的老年人还需要别人进行日常起居护理。而且，老年人的记忆力、学习能力也有所衰退，老年人扩大认识世界范围的能力逐渐减弱。进入老年期后，老年人的生活越来越需要其他人的帮助，于是，老年人逐渐从"主体角色"过渡到"依赖角色"。老年人会出现沮丧、缺乏自信、对自己感到失望。

（4）从配偶角色变为单身角色

人到老年，失去配偶的可能性日益增大，一旦配偶丧失，剩下的一方老年人即进入单身角色。

丧偶对老年人身心健康的严重损害，是一个巨大的心理创伤，可以分成两个阶段，即前阶段的过度忧伤和后阶段的孤独无助。

2. 老年人的社会角色适应

老年人的社会角色适应是动态的，受个人和环境的共同影响。老年人要不断调整自身以适应社会的变化，政府、社会及家庭也要不断地创造条件，从物质支持、照料服务、精神文化关怀等多方入手，接纳老年人的角色变化，为老年人的社会角色适应提供全方位的支持和帮助。老年人的社会角色适应问题的应对措施包括以下几点。

（1）健全制度保障

完善养老保障制度框架设计，形成相对完备的老年社会保障、社会福利等政策体系，增强老年人生活安全保障感。出台鼓励社会团体、企业单位和个人参与养老事业的优惠政策，动员全社会关心、支持、参与养老服务。加强养老服务人员培训，促进服务队伍专业化、职业化，改革养老模式，完善养老照护体系，为老年人适应社会提供政策支持和物质支撑。

（2）完善社会服务体系

根据老年人的特点和特殊需求，建立健全满足老年人需要的物质帮助和社会服务体系，为老年人提供方便、舒适的养老环境。完善社区养老和居家养老模式，使老年人在应对各种社会问题的过程中有充分的社会服务作为支持和辅助手段。

（3）加强家庭精神慰藉

家庭不仅能使老年人的物质生活得到重要保障，同时对精神生活也有着不可替代的作用。家庭成员给予老年人全方位的悉心照顾、情感关爱，消除老年人在各种适应过程中的心理和情感压力，获得精神的满足。家庭的作用是其他个人或者机构难以替代的。

（4）提高老年人自我应对能力

首先，老年人要安排好自己的生活，应对自己身体突发不适有思想准备。其次，应该增强心理上的自立程度。克服孤独感的有效途径是寻找精神寄托，充实新的生活内容，提升生命的意义。

二、接纳在老年心理照护中的含义

1. 接纳的概念

接纳包含接受和采纳两层含义。根据认知行为疗法中的接纳承诺疗法，关于"接纳"的定义：允许我们的感受按照他本来的样子存在，无论他们是痛苦的还是愉快的，对他们保持开放，以开放的态度为各种痛苦情感、冲动、感受和情绪腾出空间，不与他们战斗、逃避或者被它们淹没，接纳它们本来的面目。接纳不仅仅是一种容忍，而是一种对过去和当下经验的积极而非评判的涵容。

2. 接纳在老年心理照护中的含义

老年人，历经几十年的生活历程，铸就了每个人的习惯、性格和爱好，已经根深蒂固。在老年心理照护工作中，"接纳"具体表现为全然地认可和接纳老年人现有的一切，照护人员不能用自己的习惯方式试图去改变老年人，更不能苛求老年人。照护人员要做到不分析、不评判、不下定义，只是爱与陪伴，专注于老年人的心灵呵护工作。在陪伴照护老年人时对老年人的言语、情绪、心理全方位接纳。接纳老年人，需要理解、包容老年人，尊重老年人的心理需要，真心实意地给予老年人关怀，做到全身心地关爱老年人、陪伴老年人，让老年人安享晚年。

三、接纳老年人的心理照护技巧：高质量陪伴与沟通

1. 高质量陪伴与沟通的概念

高质量陪伴与沟通，既是在理解和共鸣的基础上与老年人互动的过程，又是一个相互学习、相互交流的过程。照护人员在陪伴老年人时，沟通无处不在、无时不有，除了感官上的看见，更重要的是用心"看见"对方真正需要的是什么，在陪伴的同时能够增加交流和互动，引导老年人做一些有意义的事情。

2. 高质量陪伴与沟通对老年人的意义

加强老年人社会支持系统，完善养老照护体系对老年人晚年生活至关重要。高质量的陪伴与沟通可以为老年人提供爱与呵护，通过陪伴，身心与老年人在一起，能达到唤醒爱、践行爱、传播爱、成为爱的目标，让老年人感受到温暖、关怀、被理解和被接纳，度过幸福安详的晚年生活，高质量陪伴与沟通对老年人就是最好的接纳。

3. 高质量陪伴与沟通的技巧方法之一：有效倾听

（1）有效倾听的意义

有效倾听是指在对话中，把感观、感情和智力的输入综合起来，寻求其含义和理解的智力和感情过程。这个过程不仅需要"耳到"，更需要"眼到"、"脑到"和"心到"。从医学角度而言，老年人多说话有益于身心健康，可以延缓脑衰老。照护人员通过倾听可以满足老年人倾诉的愿望，可以充分获得信息，了解老年人，力求达到最佳的沟通效果。

（2）如何做到有效倾听

1）营造一个良好氛围：营造一个有利于老年人积极、尽情陈述过往经历，表达内心感受的环境氛围，要考虑物理环境，如声音、气味、光线及色彩布局对于老年人是否安全。此外，还要考虑环境中老年人所喜好的艺术氛围，即有利于通过歌舞表演、音乐欣赏、经典朗诵、书法绘画、拼图游戏等灵活多样的形式，让老年人将自己内心的感受和情绪艺术性地表达出来。

2）倾听时要保持专注的态度：老年照护者端坐，与老年人保持 50～125cm 的距离（私人距离），也可采用恰当的抚触，目光与老年人视线平行或低于老年人视线，使老年人获得踏实感和安全感。倾听时思维、行为要与老年人同频，并适时地给予真心回应，让老年人感受到被关注、被尊重。避免心不在焉、东张西望、不停地看手表或手机、打断老年人讲话等不专注和不礼貌的行为。

3）耐心细致地倾听能够获得老年人的信任：照护人员的耐心、对老年人信息的关注程度、对老年人的关怀都可以在倾听中体现出来。在互动过程中，老年人可以获得满足感，从而进一步激发老年人倾诉的愿望。回忆和怀旧是老年人独有的特点，在回顾中重新体验快乐、成就、尊严等有利于身心健康的情绪，能提升老年人的自尊和幸福感。但过去的陈年旧事老年人会习惯性地反复提起，这就需要照护人员不厌其烦地耐心倾听，每一次倾听，都像第一次听到一样，充满好奇心并做出反馈。

4）细心洞察表情、情绪、肢体行为等非语言信息：老年人社会交往减少，孤独感是造成老年人心理问题和心理障碍的原因之一。在倾听过程中除获取语言信息外，还要细心洞察老年人在交谈中的表情、情绪、肢体语言，了解老年人省略或隐含的意思，使其可以宣泄负性情绪，释放内心的不良体验，由此感受到照护人员的真诚和理解，拉近彼此的心理距离。

5）尊重老年人的个性和习惯：老年人由于个性、习惯、知识水平、疾病等因素，会造成表达不准确、表述不清晰。照护人员倾听时，要认真、共情、设身处地地听，努力理解老年人讲话的真正内涵。不能要求老年人倾诉过分精确，应该积极引导老年人尽可能地表达感受、想法。当双方因价值观有冲突时，照护人员应当调整自己的心态和情绪，不带偏见，不做价值评判，予以尊重。

6）肯定老年人的谈话价值：老年人随着年龄增长，会觉得自己的价值越来越小，自信心也会随之下降。老年人在谈话时，即使一个小小的价值，如果能及时得到肯定，内心也会非常愉悦，并提升自信心。照护者在倾听时，要用心去寻找老年人的价值，并加以积极的肯定和赞美。

7）保护老年人的隐私：老年人愿意把心里话、隐私讲出来，是对倾听者的信任。照护人员要遵守保密原则。当老年人的问题可能对老年人本人或他人造成伤害的情况下可选择合适的处理方式。对于老年人的家庭成员，尤其是子女，其孝养父母的行为，照护人员秉持不打听、不过问、不评论的态度。

8）语言表达障碍老年人的倾听技巧：对语言表达障碍者，第一，可以从视线上先吸引老年人的注意力，循序渐进，与老年人达成共识；第二，可以采用触摸的方式表达对老年人的关心和体贴，及时给予老年人回应；第三，鼓励老年人积极表达内心的感受和需要；第四，在倾听过程中，要用语言及时向老年人传达信息，还可以适当提问，让老年人感受到照护人员在认真倾听。

9）听力障碍老年人的倾听技巧：对于听力障碍的老年人，第一，要保证环境的安静；第二，适当增加一些肢体接触，因为听力障碍者通常对旁人的到来感觉迟钝，因此照护人员可以轻轻触摸老年人，让其知道自己的到来；第三，要面对面与老年人沟通，让老年人清楚看到照护人员的面部表情和口型；第四，恰当地运用肢体动作，有助于老年人明白照护者在认真倾听；第五，可以借助于道具进行信息传递。

4. 高质量陪伴与沟通的技巧方法之二：语言沟通

（1）语言沟通的内容

在日常生活中照护人员与老年人的沟通是相当频繁的，通过语言的交流，应该为老年人传递信心、希望和正能量。语言沟通的话题尽量选择老年人喜欢的话题，避免提及老年人不喜欢或者会让老年人产生情绪波动的话题，如无特殊情况，应回避死亡话题。如果在最初交流时不能准确把握，则宜选择一些安全话题，如可以和老年人说说自己的情况，或是给老年人讲一些有趣的生活见闻等，慢慢了解老年人感兴趣的内容。

（2）语言沟通的要求

1）语言沟通以尊重为前提。与老年人沟通时使用尊称和敬语，准确的称呼和恰到好处的敬语，表达的是对老年人的尊重和友好。在沟通用语上，需要尊重老年人的习惯、性格、能力和情感需求。

2）用语态度以宽容为原则。有些老年人交流中会表现出爱唠叨、说话刻薄、淡漠、爱挑剔等，需要照护人员控制情绪，保持耐心平和的心态，承认和接受老年人不同的看法，不急于加以否定。

让自己的身心与老年人在一起，心无旁骛，让老年人感受到真正的爱与陪伴。

3）语言表达善意和赞美。老年人敏感且缺乏自信，恰当的赞美能够满足老年人的自我意识，善意和赞美的语言沟通能让老年人更加愉悦。尊重老年人的价值，多给予鼓励，使老年人对生活满怀信心。

4）交流强调换位思考。在与老年人沟通过程中，需要重视老年人的情绪变化。鼓励老年人自由表达，换位思考，全面理解老年人在语言、情感上的流露，真正拉近彼此的距离，建立信任感，实现有效沟通的效果。

5）运用语言文字时注重通俗易懂。与老年人沟通时使用老年人易懂的语言，尽量使用生活化的语言，有意识地避免陌生的专业名词、网络名称、流行语。避免使用自己家乡的方言，但如果和老年人的方言一致，建议使用方言，可以增加双方交流的亲切感。

6）语言表达清晰明确。与老年人沟通时语言表达要清晰、具体、明确，根据老年人的听力、理解力、思维能力等情况选择合适的音调和语速，便于老年人能够清楚、准确地理解沟通信息。对于重要的内容可以重复，并及时了解老年人的理解程度。

7）照护人员要保持稳定的情绪。照护人员不能把自己生活上伤心的情绪带入与老年人的交流中，从而影响老年人的心情，更不能把老年人作为自己宣泄不良情绪的对象。

8）对于有语言交流障碍的老年人，如听觉缺失、失语或者其他不适用于语言沟通的老年人，可以采用替代手段，如手势、文字或图画等。

5. 高质量陪伴与沟通的技巧方法之三：非语言沟通

（1）非语言沟通的内容

1）肢体语言：可以传递释放信息，是语言沟通的辅助和重要补充，包括手势语言、动态语言和触摸语言。

2）表情语言：是传递信息的一种方式，在照护老年人时具有重要作用。老年人对照护人员的表情很敏感，表情是辅助老年人理解照护人员信息的手段，包括目光语言和微笑语言。

（2）非语言沟通的要求

1）非语言沟通作为语言沟通的补充，使用时要保持与语境的一致性。

2）使用手势语言时，要了解不同手势的意义，避免用错手势而引起对方的误解和不满情绪。

3）照护人员在与老年人交流时，要注意站立、行走、入座和其他动作所传达的意思，保持日常行为的礼仪修养，避免不礼貌、不优雅的行为举止。

4）在使用触摸语言时要注意场合、情景。通过触摸交流表现出对老年人的理解和爱，使他们有安全感和亲切感。切勿唐突行事，造成老年人紧张和不舒服。

5）目光语言要做到能够相互注视到对方的眼睛，彼此的沟通才能建立。避免心不在焉地扫视、不屑一顾地闭眼和让对方产生抵触的侧视。

6）在与老年人沟通时，常现笑容能让老年人感受到善意和亲切，亲切的微笑能够使老年人获得慰藉，使沟通在一个轻松的氛围中展开。

》》【任务实施】

社会适应良好是心理健康的标准之一，如何接纳老年人，帮助提高老年人社会适应能力目前得到社会各界越来越多的重视。随着老龄人口数量的增多和身心被照护需求的增加，养老照护人员的作用显得更为重要。

一、科学评估

随着人口老龄化的加快，老年人的心理照护问题已成为社会关注的重点。当人进入老年期，躯体和心理都会发生变化，同时离退休问题、家庭与社会关系问题、经济来源问题、衰老和疾病等问题都会对老年人的心理造成不同程度的影响。对于家属或照护人员，能够及时准确识别老年人的心理变化和心理需求，接纳老年人，对提供有效的心理照护非常重要。任务中的李老伯面对亲人的离世，从开始的麻木、否认到孤独、自责、愤怒，甚至陷于深深的悔恨之中，产生焦虑、抑郁。生活中，像上述李老伯的情况并不在少数。可以说，丧亲之痛是一种可怕的"生命杀手"。因此，对遭遇丧偶的老年人，必须高度重视。

二、方案实施

1. 重视家庭成员亲情支持

家庭成员是老年人朝夕相处最亲近的人，也是对老年人的脾气性格最了解的人。老年人害怕孤独、寂寞，渴望有家人的陪伴，尤其在老年人遇到丧偶、失亲等重大家庭事件时，家庭成员亲情支持对老年人更是不可或缺的，也是不可替代的。亲情不仅能使老年人的物质生活得到重要保障，同时对精神生活更至关重要。家庭成员及时洞察到老年人的变化，给予老年人全方位的悉心照顾、情感关爱，消除老年人在各种适应过程中的心理和情感压力，提供精神上的支持。

2. 提供高质量的陪伴与照护，全方位接纳老年人

随着年龄的增长，身体功能在逐渐衰退，老年人不可避免地面临自理能力下降或缺失。在为老年人提供生活照护的同时，更要关注老年人的心理照护。尤其是老年人在面对负性事件时更需要高质量的陪伴。在陪伴照护老年人过程中全身心地专注投入，用爱心、耐心、诚心和孝心服务于老年人，有效倾听、主动的沟通意识和有效的沟通技巧是照护人员应具备的素养。照护人员只有用心读懂老年人的心理，设身处地地感受老年人的内心世界，倾听老年人的诉说，抚慰老年人的心灵，才能真正理解尊重老年人、接纳老年人、帮助老年人、陪伴老年人度过一个幸福安详的晚年。

三、任务评价

选择恰当的时机为老年人提供心理照护，给予高质量的陪伴，让老年人感觉到被尊重、被关注、被接纳。任务中的李老伯，幸运的是，好朋友介绍了一个有多年照护老人经验的小张，小张理解李老伯丧偶后的心情，在与李老伯的相处中，恰当地采用倾听、共情等沟通技巧，理解、尊重、接纳李老伯的意愿表达，经过一段时间的相处，李老伯露出了久违的微笑，说："小张心细会照顾人，关键是善解人意懂老人的心。"在小张和家人的用心照护陪伴下，帮助李老伯走出了丧偶的悲伤，李老伯又开启了祥和的晚年生活。

》》【知识拓展】

接纳是最好的爱

第一次近距离接触到阿尔茨海默病的患者是在我居住的小区里。那是一个夏日的晚上，饭后在小区里散步，陪妈妈停留在一个长廊座椅上休息。不远处一对老年夫妇走了过来，老先生在座椅上坐了下来，老妇人70多岁的样子，友好地向我们打了招呼，走到了长廊的立柱旁，轻盈地将一条腿抬起，以180°上抬到立柱上，瞬时间把我看呆了，哪里是一个70多岁的老人，俨然像一个体操运动员。一下子便有了与老人攀谈的好奇心，"阿姨，您今年多大岁数？""73"，阿姨不假思索地告诉我。留给我的就是对阿姨的无比佩服。闲聊中阿姨不经意地给我透露出她的属相是牛，我妈妈也属牛，我掐指一算，不应该73啊，应该和我妈妈同岁啊。我为了确认阿姨真实的年龄，我又问阿姨："阿姨，您今年多大岁数？""78"。我意识到阿姨可能记忆力出现了问题。与老先生交流了一下，才得知阿姨是一位阿尔茨海默病患者，还看到了阿姨胳膊上佩戴的载有阿姨信息的黄手环。看着眼前的阿姨我真的难以置信。

我认识的第二位阿尔茨海默病患者是我的至亲。8年前我曾经在海南代职工作一年，之后一直在北京工作。可就在一年前我的婆婆在我每天下班回家时都会问我一个问题："你从海南回来了？还去不去呀？"至此，我这个每天都在北京城里上下班的人在婆婆眼里变成了"海南一日游"。与婆婆沟通也越发变得困难，如每天对婆婆讲若干遍的垃圾分类，但她总是会告诉我"我不知道，没有人跟我说过"；又如刚刚吃过的晚饭她却完全说不出所吃的食物都有什么。而对此，我的丈夫有时也会不耐烦地埋怨婆婆，婆婆只会感觉很无辜。

以前觉得阿尔茨海默病离自己很遥远，通过身边的两位老人让我近距离地了解了阿尔茨海默病。阿尔茨海默病是临床医学当中常见的脑部组织退化疾病，会导致人思维能力受损、语言表达不清晰、注意力不集中、记忆力减退等。尤其是对于老年人来讲，60岁以后，患有阿尔茨海默病的概率会不断增加，在全球范围内，患有阿尔茨海默病的人数正在不断增加，这主要是与人口老龄化及预期寿命不断增加存在因果关系。

患此病后，老人的记忆力将进一步丧失，身体功能也慢慢衰退，老人会猝不及防地交流困难，找不到回家的路，甚至会忘记至亲的人。在这期间，可能还会出现一些让人难以理解的行为变化，成为照护中最难应对的问题。作为照料者，不能因为老人自理能力的下降就大包大揽，还是要鼓励老人做一些力所能及的事情，更不能因为老人思维逻辑出现问题，与老人争吵、限制、批评或忽略他。

面对失智老人，作为家人和照护人员首先要做到的是从容面对，主动接纳老人的当下；接受老人阿尔茨海默病的诊断；认识到阿尔茨海默病是一个从早期、中期到晚期的发展过程；认识到安全是阿尔茨海默病的首要问题；阿尔茨海默病患者看似异常的行为其实也是一种表达，我们应该从容地面对、理解和接纳；家庭成员是共同的护理伙伴，用爱照护，用爱陪伴。失智老人的照护像一场漫长的修行，在这场修行中，爱是成长，爱是陪伴，爱是最好的照料。

实训练习答案

》》【实训练习】

一、单项选择题

1. 有效倾听是指在对话中，把感观、感情和智力的输入综合起来，寻求其含义和理解的智力和感情过程，最深层次的倾听是（　　）。

A. 耳到　　　　　B. 眼到　　　　　C. 脑到　　　　　D. 心到

2. 对于语言表达障碍老年人的倾听技巧首先应该是（　　）。

A. 从视线上先吸引老年人的注意力，与老年人达成共识

B. 用触摸的方式表达对老年人的关心和体贴

C. 鼓励老年人积极表达内心的感受和需要

D. 用语言及时地向老年人传达信息

3. 对于听力障碍老年人的倾听技巧要做到（　　）。

A. 保证环境安静　　　　　　　　B. 适当增加肢体接触

C. 借助面部表情和道具进行信息传递　　D. 以上都正确

4. 在日常生活中照护人员与老年人的语言交流尽量选择的话题是（　　）。

A. 自己所关注的话题　　　　　　B. 老年人喜欢的话题

C. 媒体所关注的话题　　　　　　D. 如何面对死亡的话题

5. 肢体语言可以传递释放信息，是语言沟通的辅助和重要补充，其中对于焦虑、沮丧心理的老年人，尤为重要的语言是（　　）。

A. 触摸语言　　　　B. 手势语言　　　　C. 动态语言　　　　D. 以上都是

二、判断题

1. 高质量的陪伴，是指身心与老年人在一起，是对老年人最好的关爱。　　　　（　　）

2. 老年人在交流中会表现出爱唠叨、言语刻薄、淡漠、爱挑剔等，照护人员应该控制情绪，以宽容态度为原则。　　　　　　　　　　　　　　　　　　　　　　　　　　（　　）

3. 在使用触摸语言时要注意场合、情景而进行正确使用，但对于老年人，任何情景都适用。　　　　　　　　　　　　　　　　　　　　　　　　　　　　　　　　　　（　　）

4. 非语言沟通作为语言沟通的补充，使用时要保持与语境的一致性。　　　　（　　）

5. 照护人员与老年人交流时，当双方因价值观有冲突时，照护人员应当调整自己的心态和情绪，不带偏见，不做价值评判，予以尊重。　　　　　　　　　　　　　　　　　（　　）

三、简答题

老年人社会角色转变包括哪几方面？

任务二　理　解

》》【学习目标】

❖ **知识目标**

1. 了解老年人认知变化与人格特征。
2. 了解理解的定义。
3. 掌握世代效应与补偿效应的定义。

❖ **技能目标**

1. 掌握理解在老年人照护中的含义。
2. 掌握世代效应与补偿效应,增进理解。

❖ **素质目标**

1. 具备在老年人的日常照护中让老年人感受到被理解的能力。
2. 具有增进理解老年人的方法与技巧,并有让老年人敞开心扉的能力。

》》【任务情境】

任奶奶年近 80 岁,除了腿脚不好之外,身体还算硬朗。最近,她总是觉得自己的钱丢了或是存折不见了,思来想去,觉得是保姆给拿走了。任奶奶便给儿子打电话说保姆偷盗要换保姆,保姆也觉得自己被冤枉,就和任奶奶产生了争执。儿子劝解保姆说任奶奶是因为患了阿尔茨海默病,不是故意冤枉您的,她再说您偷钱的时候,别往心里去,别理她。可是保姆觉得自己是靠劳动赚钱,被冤枉偷东西是对自己的侮辱。保姆对任奶奶因疾病而产生的行为不但不能理解,甚至还会和任奶奶发生口角冲突,使任奶奶的儿子苦不堪言。

任奶奶和保姆之间的冲突,归根结底是理解的问题。老年人本身患有疾病,而且保姆与老年人经历的历史事件和生活背景也不一样,所以对同一件事情的理解也会有所不同。作为照护者,要掌握理解老年人的方法,如知晓世代效应与补偿效应;要学会应用增进理解的技巧,如角色互换、共情、语言技巧与非语言技巧等。

》》【任务分析】

随着年龄的增长,老年人的生理、心理都会发生很大的变化。一般老年人心理承受能力会出现不同程度的降低,遇到困难或挫折时,情绪反应更为剧烈,对待过去的事情不能放下,有的时候甚至有些偏执。这可能是器质性病变的缘故,也可能是非器质性的。

此时,如果家人、照护者、社会不能理解老年人,会给老年人带来更多的身心健康方面的影响。

所以，理解老年人的知与行，并理解知与行背后的原因，对促进老年人身心健康，提高生活质量是很有必要的。尤其是从事老年工作的人群要真正理解老年人的心理与行为变化，理解他们心理与行为变化的原因，让老年人在被理解、被爱、被接纳的环境中愉快地生活。

一、理解的含义

1. 理解的定义

"理解"一词，最早见于元朝末年编纂的《宋史》，是指从内心上明白、从道理上了解。理解是理性的思考和解读，认识得越全面，了解得越透彻，理解得就越深刻，对人、对客观事物就有更准确地把握。

2. 理解在照护老年人中的含义

理解在老年照护工作中是指换位思考，站到老年人的立场去思考问题，对老年人性格与行为的改变给予接纳，对老年人的生理与心理变化给予理解，理解世代效应与补偿效应对老年人知与行的影响。只有建立在理解基础之上，才能更好地与老年人沟通，让老年人快乐地安度晚年。敬老、爱老，让老年人幸福快乐地安度晚年，是全社会的共同责任。

3. 世代效应的定义

世代效应（同辈效应、组群效应）强调的是不同年龄段的人所经历的社会事件的不同所导致的某种发展变化。它主要讲的是群体的年龄差异是由群体成长时代所处的社会文化、历史条件和历史事件造成的，而不是发展造成的。世代效应是横断设计。

关于世代效应里的"代"，在以前，一代大概是 20 年，即父辈与子辈间的时间跨度。但现在，由于社会文化发展，更迭的速度在不断地加快，"代"的时间跨度在不断地缩小，15 年、10 年，甚至更短。也就是说，现在相差 10 年甚至更短时间的两个年龄段的人群之间，就会有"代"的存在了。

4. 补偿效应的定义

"补偿"一词在生活中并不陌生，拆迁需要补偿，征地需要补偿，离婚需要补偿，损坏他人的财物需要补偿……这些都是物质的补偿。对于人的身体而言也有补偿功能。身体上若一项功能减弱或消失，另一部分功能就会启动补偿。例如，盲人的视觉消失了，但嗅觉、听觉和触觉会对视觉进行补偿，变得异常灵敏，这是生理补偿，而且人的心理也有着补偿功能。

补偿效应既是一种保持心理平衡的心理适应机制，又是一种内在动力。体现在适应社会的过程中总有一些偏差，为减少心理偏差以求得到补偿。从心理学上看，这种补偿，其实就是一种"移位"，人们因为主观或客观原因引起不安而失去心理平衡时，企图采用别的方式，借以减轻或抵消不安，从而达到心理平衡的一种内在要求。

二、增进理解老年人的技巧

1. 理解疾病所致性格行为的改变

身患疾病的老年人，可能会发生行为性格的改变。原来处事认真的人，可能变得固执、生硬，甚至急躁、乖僻；文雅清高的人变得独善其身，不爱理人；性格随和、满不在乎的人变得任性甚至粗野；和蔼可亲的人变得嫌恶别人；意志坚定、作风正派的人变得轻浮庸俗；浪费或慷慨的人变得吝啬贪财；脾气急躁、心直口快的人变得谨慎稳重、圆滑周到；博学儒雅、文质彬彬的教授可能在吃饭时带走饭店的小勺子等。再比如我们前面所讲的任奶奶，她会因为阿尔茨海默病而冤枉身边的人。

对待因为疾病而引起的性格行为改变，照护人员要给予理解。在理解的基础上去照护老年人，会让老年人在有尊严、有爱的环境中安度晚年，提高生活质量。

2. 角色互换

经历的历史事件不同，对同一问题的理解也会不同。所以照护者不能只站在自己的角度、自己的思维里去思考或是评判老年人的想法和行为。照护者可以采用角色互换的方式，站在老年人角度上考虑问题，用心体会老年人的经历，就能理解老年人心理需求和行为背后的动因，消除彼此间的隔阂，更好地理解老年人。

例如，经历了物资匮乏年代的人，即使现在自己工资待遇水平很高，但是仍然很节俭。冰箱里过期的肉舍不得扔，衣服补了又补仍旧在穿，有钱买菜但非要到菜市场捡菜叶；而经历了战争的人，他会一直看一部或是几部描述抗战的电视连续剧等。照护者对老年人讲："剩饭剩菜对身体不好，衣服要讲究材质，电视里还有很多其他的节目……"老年人不但听不进去，还会发脾气说："就你毛病多，穷讲究。"生活中这样带有明显时代烙印的老年人很常见。如果认真体会一下老年人的经历，他们曾经吃过树皮，你还会觉得他们到菜市场捡菜叶、过期的肉不扔等行为不可理喻吗？如果用心体会一下他们经历的全家十几口人只有一条裤子，谁外出谁穿的过往，你还会觉得他们穿补了又补的衣服是太小气吗？如果换位思考，是不是会对他们的知与行多一分理解？

3. 对老年人的知与行要原样接受

这一点很难做到。即使是很尽心，照护者也总是习惯地按照自己的满腔热情，把自己的理念强加给老年人，其结果不是令人满意，反而会适得其反。一位年迈的母亲患有多种疾病，高血压史15年，糖尿病病史20年。儿媳考虑到婆婆有病在身，就嘱咐婆婆什么事也不要做，但婆婆丝毫没有高兴愉快的样子。为什么会这样呢？因为儿媳的行为给婆婆带来了压力，使婆婆陷入了丧失自我的不安中。所以说，老年人的心思照护者要去揣摩，老年人的意志照护者要顺从，要鼓励他们、肯定他们、支持他们，与他们达成共识，才能换来心灵的沟通，彼此的理解。

4. 选择老年人理解的事情进行沟通

老年人多伴有生理功能低下，记忆力、辨别力下降，还会伴有多种慢性疾病。应根据老年人的年龄、职业、文化、社会背景、爱好等情况，选择老年人感兴趣的话题交流进而降低世代效应的影响，以便更好地理解老年人。老年人一般都喜欢说自己过去的经历，特别是值得骄傲的那些事，回忆往事无论是苦还是乐都会情绪激动。这时，照护者要对老年人过去的努力、坚强、勇敢、智慧、善良、大度，适时给予恰如其分的、发自内心的赞美，这会使老年人心情愉悦，帮助老年人在今后做得更好，更乐观豁达，不再为小事而烦恼。

5. 尊重个人品质

尊重个人品质，理解是基础。理解更多的是要求设身处地为对方着想，能做到将心比心，客观地对待差异，允许不同观点的存在，从而达到与老年人交往的"视域融合"的效果。

6. 共情

共情又称移情，是指一种能设身处地体验他人处境，深入他人的感受，从而达到感受和理解他人心情的能力。

共情的 5 个层次如下。

1）毫无共情反应，即完全忽视当事人的感受和行为。

2）片面而不准确的共情反应，即理解当事人的经验及行为而完全忽略其感受。

3）基本的共情反应，理解当事人的经验、行为及感受，但忽略其感受程度。

4）较高的共情反应，理解当事人的经验、行为及感受，并把握其隐藏于内心的感受和意义。

5）最准确的共情，即准确把握当事人言语传达的表层含义，亦把握其隐藏的深层含义及其程度。

一位穿着得体的 90 多岁的长者在路边捡拾垃圾箱外的剩饭，在毫无共情反应的情况下，会说出："这个人真是思想有问题，穿得好好的，还缺买饭钱吗？"片面不准确的共情反应，会说出："这位老人可能是见不得浪费吧。"基本的共情反应，会说出："这位老人也许经历过饥饿吧，所以见不得浪费粮食。"较高的共情反应，会说出："这位老人经历过饥饿，而且身边的亲人、邻居肯定会有很多人在饥饿中失去生命。"最准确的共情，会说出："这位老人经历过饥饿，而且身边的亲人、邻居有很多人在饥饿中失去生命。当时正值战乱年代，他一共 4 个孩子，无饭可吃，马上就要饿死了。他不得不将最大的儿子，其实也不过 9 岁，送到富贵人家去当童工。后来富贵人家去了台湾，自此再无大儿子的任何音讯。他无时无刻不在悔恨与自责中度过，每次见到浪费粮食的情况，大儿子的事情就又一次浮现在眼前。他力所能及做到的，就是减少浪费，减少身边人的浪费，来缓解自己苦闷的心绪。"

共情能力能提升照护者对别人的关注度，能帮助照护者扩展心胸，看到更真实的画面，听到更真实的声音，触到更细腻的感情，理解更多的人与事。

7. 增进理解的语言技巧

（1）所使用的言语要有礼貌

在与老年人沟通时要采用礼貌的言语，这样可以让老年人感受到被尊重和理解，从而使沟通得以顺利进行。根据老年人的生活经历及文化背景选择适宜的称谓，能在沟通开始时迅速拉近与老人的距离感，使人感到亲切，如根据工作称呼任职过教师的老年人为"老师"；根据年龄差距称呼其为"叔叔""大爷"等。沟通的过程中，多采用请教而非说教的言语。

（2）所使用的言语要有安慰性

在沟通过程中，要学会使用安慰性、鼓励性言语，如"是的""你们那时候真是不容易""你们真的很坚强""还有呢？"以此来拉近与老年人的距离，使老年人感受到理解和体贴，促进沟通的顺利进行。

（3）所使用的言语要有解释性

与老年人沟通时使用言语尽量简单通俗，语速要慢，吐字要清晰，根据老年人的反应给予重复。老年人提出问题时，不能不耐烦，不能拒绝回答，而是应当耐心解释。有些老年人固执、坚持己见，使沟通不畅，可通过略过此话题或是适当的幽默使沟通继续进行下去。同时，考虑到老年人所受的教育程度不同、社会家庭背景等的不同，照护者也可以使用方言，拉近彼此间的距离，增加亲切感。

8. 增进理解的非语言技巧

非语言沟通占所有沟通形式的65%。非语言沟通包括眼神交流、肢体语言、手势和面部表情、沉默、倾听等方式。美国的一项研究表明，在情感、态度交流方面，93%的信息以非语言的形式（声调的高低和面部表情）传递，仅有7%靠语言交流，可见在沟通中非语言沟通所传递的信息远大于语言沟通。

（1）和谐融洽的沟通氛围

在与老年人沟通时，首先要营造良好的环境氛围，一个温馨安静没有干扰的环境，使人放松容易敞开心扉。由于大多数老年人都存在听力下降的情况，安静的环境有利于沟通。沟通地点尽量选择老年人熟悉的、能带给老年人安全感的地点。

（2）大方得体的仪表

在沟通过程中照护者良好的形象同样也是一个有利的条件，如整洁大方可使老年人产生信赖感；言行举止文明，让人赏心悦目，可使沟通顺利地进行下去。

（3）和蔼可亲的笑容

在人际沟通中，来自面部表情的信息，更容易为人们所觉察和理解。微笑是一种最常用、最自然、最容易让对方接受的面部表情。在与老年人沟通的过程中，应当向老年人展示发自内心的微笑，博取他们的信任和配合，让老年人感受到愉悦、安全、可信赖，创造一种温馨亲切之感，缩短心理距离。

眼睛作为心灵的窗户，一个人的情绪和态度及微妙而复杂的思想情感都能从眼睛中表达出来。目光是最清楚、最正确的信号，是最能反映一个人内心真实情感的非语言行为。相对面部表情，眼睛更具有真实性。人们可以做出与内心状态不一致的面部表情，但无法随意控制自己的目光。关注的目光，常表示希望交流、崇敬之意。与老年人保持适当的目光接触，通过眼神沟通，鼓励老年人表达自己的需求和想法，增强他们的自信心和成就感，能够获得真实的信息，增进对老年人的理解。

（4）适宜的身体接触

身体接触是最有力和最亲密的沟通行为之一，它可以跨越语言的界限，传递各种信息，达到语言沟通无法达到的作用。老年人常有沮丧、抑郁、焦虑等心理状态，而此时通过一个细微的动作，如为老年人整理蓬松的头发，握住老年人的手耐心倾听，或许比实施语言行为更有效。

当语言无法清晰表达时，身体姿势可适时有效地辅助表达，如在床边与老年人进行沟通时，应稍微向前倾斜身体，以表示对老年人的尊重和诚意；不要交叉双手，不要交叠双腿，要让老年人感觉放松，让老年人感受到亲切感，让老年人感受到照护者想要沟通的意愿。在与老年人沟通时，要适时点头，以表示正在倾听老年人的表述，向老年人传达"说下去"或"我明白了"的意思，以促进沟通更好地进行。

（5）有效地倾听

沟通是一个双向的过程，既要有言语的技巧，也要有倾听的技巧。有效地倾听，能够掌握更准确的信息，更能理解老年人思想、行为背后的真实内心。倾听不是一个单纯的生理过程，而是包括了认知和情感过程。无论是对于那些喜欢讲自己光辉经历的老年人还是因为疾病表述不清的老年人，倾听都是必要的。倾听是获取信息的重要渠道，它向人传递着"我很关注你"的信息。倾听时也要注意适时、适当地反馈，如微微点头，轻声应答"哦"，以示自己在听，判断要慎重，不要轻易打断对方。

（6）适宜的距离

在进行沟通的过程中，也要注意距离。一般情况下，社交距离分为亲密距离、私人距离、礼貌距离和公共距离。

亲密距离（intimate distance，0～45cm）：交谈双方关系密切，身体的距离从直接接触到相距约45cm，这种距离适于关系最为密切的双方，如夫妻和亲人。

私人距离（personal distance，45～120cm）：朋友、熟人或亲戚之间往来一般以这个距离为宜。

礼貌距离（social distance，120～360cm）：用于处理非个人事务的场合中，如进行一般社交活动、外交会议，或在办公、办理事情时。

公共距离（public distance，360～750cm）：适用于非正式的聚会，即公共场所人与人之间的距离，如在公共场所看演出等。

对于沟通距离的选择要根据沟通的情况选择适宜的距离。例如，与老年人说一些公开正式的内容，要选择1.2～3.6m的礼貌距离。在不同情况下选择合适的距离，对于沟通的良好进行极有帮助。如果在说一些老年人不想要让他人知道的内容时，采用公共距离，询问声音洪亮，则会容易引起对方的不满，对沟通极其不利。因此，要基于沟通的内容和与老年人关系的亲近程度选择合适的距离。

沟通过程中，语言和非语言都十分重要。说话者的音调不同，同一句话意义就可能截然不同。因此在沟通过程中，对方"怎么说"事实上比"对方说什么"更重要。老年人因为更加敏感，所以照护者要更好地表达"怎么说"才能更好地获知老年人内心深处的声音，才能更好地理解老年人。

》》【任务实施】

一、任务评估

任奶奶的儿子给任奶奶雇了保姆照顾其日常生活，但是任奶奶时常冤枉保姆偷了她的钱，保姆因觉得受了冤枉而不相让。评估结果为保姆对任奶奶的状态没有正确的认识。

二、任务准备

向保姆讲述任奶奶在未患病情况下待人接物的宽容、与人为善的品行，并出示任奶奶的诊断与用药情况。让保姆理解，任奶奶现在的行为并非她的本意，而是疾病所造成的。

三、任务实施

照护老年人除了满足其物质生活需要外，更主要的是理解老年人，关注心灵，尊重、尊敬、宽容，尽量满足老年人的心理需要，让老年人感受到发自内心的理解与关怀。例如，有的老年人爱唠叨，有的老年人爱清静，有的老年人性格豁达，有的老年人性格古怪，照护者都应该理解和体谅。

老年人有自己的心理需要，但是他们的心理需求有时容易被表象所掩盖，需要照护者认真对待。满足了需要才能心理平衡，才能健康。老年人最希望有一个和睦的家庭，融洽的环境，儿女孝顺，互敬互爱，和和美美，这样才会感到温暖和幸福。但在实际生活里，经常是子女忙于工作，老年人退休在家无事可做，一天到晚都是老头儿对着老太太，冷冷清清。特别是有些老年人虽然退了休，但依然身体硬朗，有工作能力，经验丰富，要让他们整天闷在家里没什么事做，反而会闷出病来。

理解，是孝敬与照护老年人的基础。试着用本章所讲，去理解自己家里的老年人和自己照护的老年人（表6-2-1）。

表6-2-1　老年人行为清单

项目	具体行为	理解方法
饮食	冰箱里过期的食物	世代效应
	剩菜、剩饭不倒	世代效应
	最好吃的要留给孙子、孙女	补偿效应
	去菜市场捡菜叶	世代效应
衣着	补丁摞补丁	世代效应
	不舒适的的确良材质衣服	世代效应
	拿已经很过时的衣服送人	世代效应
行为	突然有拿走别人小东西的行为	阿尔茨海默病
	省吃俭用，省下的钱毫不吝啬地给子孙买玩具	补偿效应
	身体不适但是仍然坚持清明节回乡祭祖	补偿效应
	每天给家里的孩子和自己的兄弟姐妹打无数遍电话，但自己觉得没有打	阿尔茨海默病或记忆减退

　　经过给任奶奶的保姆讲解，保姆理解了任奶奶的行为，不但不再和任奶奶计较，反而会哄着任奶奶。任奶奶的儿子也可以安心地工作了。

【实训练习】

实训练习答案

一、单项选择题

1. 与老年人交流时应该（　　　）。
   A. 站着　　　　　B.坐着　　　　　C. 蹲着　　　　　D. 躺着
2. 能听到老年人真实内心声音的交流能力是（　　　）。
   A. 倾听能力　　　B. 共情能力　　　C. 世代效应　　　D. 补偿效应
3. 亲密距离适合于（　　　）关系。
   A. 夫妻　　　　　B. 同事　　　　　C. 谈判双方　　　D. 观看演出
4. 最能体现内心活动的是（　　　）。
   A. 眼睛　　　　　B. 言语　　　　　C. 情绪　　　　　D. 姿势
5. 不同年代的人对同一件事情的看法不同，是因为（　　　）。
   A. 世代效应　　　B. 补偿效应　　　C. 共情能力不同　　D. 倾听内容不同

二、判断题

1. 最准确的共情，即准确把握当事人言语传达的表层含义，亦把握其隐藏的深层含义及其程度。　　　　　　　　　　　　　　　　　　　　　　　　　　　　　　　（　　　）
2. 非语言沟通比语言沟通更重要。　　　　　　　　　　　　　　　　　　（　　　）
3. 刚开始和老年人沟通适合采用亲密距离。　　　　　　　　　　　　　　（　　　）
4. 世代效应是横断面设计。　　　　　　　　　　　　　　　　　　　　　（　　　）

5. 补偿效应是心理平衡的内在需求。　　　　　　　　　　　　　　　　（　　）

三、简答题

什么是世代效应与补偿效应？

四、案例分析题

张奶奶是离休干部，工资待遇与各方面的保障都不错。但是生活过于节俭，甚至有些苛刻，周围的人都觉得不可思议。

阳光温暖的公园里，张奶奶坐在轮椅上，眼睛空洞地看着远方。照护者李阿姨走上前去，与她聊起家常。张奶奶说她很爱运动，无奈现在双腿不太好。李阿姨便推着轮椅带着张奶奶慢慢逛风景。到了卖冰糕的地方，张奶奶停下来，买了两根冰糕，她和照护者每人一根。她还狡黠地笑着说："别看我 80 多岁了，我胃肠好，也爱吃冰糕。"就这样，张奶奶打开了话匣子。她 10 岁的时候母亲去世了，身边还有 3 个幼弟，他的父亲也不管家里的吃穿。那时候缺衣少食，在青黄不接的时候，是她去借粮食，是她去跟邻家的婶婶学习做棉衣。年幼的她承担起一家人的吃穿。说到这里，张奶奶的眼睛模糊了。李阿姨蹲在她的轮椅旁，轻轻地握着她的手。后来受到革命感召，跟着共产党队伍走了。她的父亲知道后，暴跳如雷，拿着棍子就去追，无奈没有追上队伍。这一走，她就再也没有了家乡的音讯，直到抗战胜利后，才和家乡取得了联系。那时她才得知，最大的弟弟已经死于饥饿。从那时起，她供自己另外两个弟弟读书，都考取了大学，又帮助他们成家。每月给父亲生活费，并且在家乡给父亲盖了当时最漂亮、最大的房子。父亲生病，从始至终都是她操劳。她和她的爱人，因为革命，失去了生育能力，但是她抚养了两名烈士遗孤，一位取名为"国平"，另一位取名为"爱国"，但是因为工作关系，两个孩子从托儿所开始就寄宿在学校。

问题：这样的一位老年人，你会觉得她很苛责、不近人情吗？

任务三　尊　重

≫【学习目标】

❖ **知识目标**

　　1. 了解老年人尊重需求的心理特点。
　　2. 了解老年人被尊重比被照顾更重要的原因及其意义。
　　3. 理解影响老年群体尊重心理需求发展的因素。
　　4. 掌握尊重对老年人的重要意义。

❖ **技能目标**

　　1. 掌握老年人被尊重的心理需求特点。
　　2. 掌握尊重老年人的照护原则及应对方式。

3. 掌握尊重老年人心理需求比身体需求更重要的方法及应对方式。

❖ **素质目标**

1. 照顾老年人的同时，让其感受到受尊重。
2. 掌握尊重老年人的实用技巧与方法。

》【任务情境】

颜阿姨是一位退休老人，与老伴从老家来北京陪同儿子居住，平常儿子、儿媳工作忙，无暇照顾家庭，两位老人帮助照顾家庭，颜阿姨自己负责接送孙子，因为老伴近些年来身体不好，生活也需要照顾，所以平常做事爱干净、喜欢张罗大小事的颜阿姨更忙了。这样一来，颜阿姨没有闲暇时间做自己喜欢的事情，无法安静休息，情绪也变得不稳定。与儿媳关系敏感的颜阿姨，在家里付出很多，可是儿媳因为不喜欢颜阿姨的强势，在很多时候会和颜阿姨发生口角。得不到儿媳的尊重，颜阿姨感到很受伤害，小区里有很多人劝颜阿姨陪老伴回老家好好休息，可是颜阿姨不放心自己的孙子，很是矛盾。

由于颜阿姨长期没有好好休息，又担心老伴的身体和孙子的成长，儿子为了照顾母亲让她回老家休息，可是好强的颜阿姨坚持认为这样自己的价值得不到体现，感受到不被尊重，很是失落。

对于颜阿姨这样的老年人，子女在照顾的过程中应该如何做才能让她感觉到自己被尊重？不同背景和性格的老年人在尊重的需求上有哪些不同？尊重老年人又具体体现在哪些方面？上述问题将会在本章节中予以讲解。

》【任务分析】

我国已步入老龄化社会，老年人心理在不断地发生变化，马斯洛需要层次论把人的需要分为生理需要、安全需要、社交需要、尊重需要、自我实现需要 5 类，可见尊重是人们常见的心理需求。针对老年人群离退休后，社会角色的转变会带来少许的失落感、孤独感，尊重需要就显得尤为重要。任务中的颜阿姨处在社会角色转变的时期，对于家庭尽心尽力照顾可以使其得到自我价值存在。离开目前的状态不能照顾儿子的家庭，一度让颜阿姨和儿子都很困惑无助。

一、老年人尊重需要的心理特点

1. 老年人的心理学概论

老年人的健康不仅体现在躯体健康，还包括心理健康和社会功能良好，只有三者达到完美状态才是真正的健康，老年人的心理变化是非常明显的，但这种变化的个体差异很大。根据埃里克森的心理发展社会理论，强调在每一个阶段个体都有一项心理社会性任务要完成。他认为每一项任务都会产生冲突，并伴有两种可能的结果，如果冲突得以解决，一种积极的品质就会在个体内产生，更进一步的发展就会开始。如果冲突持续下去，或者没有得到完美的解决，自我就会受到损害，因而就整合了一种消极的品质。

（1）老年人共有的心理

获得完善感和避免失望感，人生进入最后阶段，如果对自己的一生获得了最充分的肯定，则会产生完善感，如果达不到这种感觉就可能恐惧死亡，对人生感到厌倦和失望。

（2）老年人人格构成与个体差异

希波克拉底的特质人格类型分类有以下 4 类：多血质（血液占优势），表现为快乐好动；黏液质（黏液占优势），表现为缺乏情感的、行动迟缓的；忧郁质（黑胆汁占优势），表现为悲伤易哀愁；胆汁质（黄胆汁占优势），表现为易激怒、易兴奋。

艾森克根据人格测验的数据强调了人格的 4 个基本维度：内倾-外倾、稳定-不稳定。艾森克认为，人格存在不同层次的组织。按照不同组织，他把人格分成 4 种水平：具体反应水平、习惯反应水平、特质水平、类型水平，如图 6-3-1 所示。

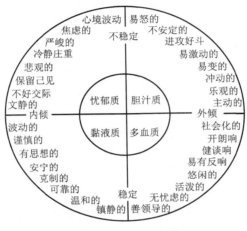

图 6-3-1　艾森克人格环

2. 老年人的自尊与尊重需要

自尊是个体内部尊重，是指一个人希望自己在不同情境中具有实力、能够胜任、充满信心、独立自主；被尊重是个体外部尊重，是指一个人希望自己在社会上有地位、有威信、受到别人的信赖和积极评价。

（1）老年人更加注重自我的权利

老年人追求存在感，一些老年人年老后，社会看不到他们的功能和价值，把他们看作隐形人，他们的存在感就被削弱了。这些老年人被社会边缘化、被抛弃，找不到自己的角色定位和认同感，他们找不到自己的存在感，长久在这种不被看见的状态下心理会产生消极情绪，不利于老年人健康。

老年人追求精神自由，精神自由不是一个人想做什么就做什么，而是一个人能够想什么的自由，老年人的精神世界随着阅历的增加越来越大，优于中青年人，他们的智慧，他们对于事物的判断，是值得我们学习的。应多多学习老年人对于思想和智慧的运用。

老年人不愿失去掌控感，掌控感即人对自己的日常生活、对周边环境的控制感，是指有意识地促进预期结果的产生，预防不良结果产生的程度。现今社会偶尔剥夺老年人的掌控感，让他们感受到不被重视、不存在。当老年人感觉自己失去掌控感时，他们会用各种各样的方式抗议。他们需要的是感受到自己还是一家之主，自己的想法和感受还是能够得到社会及家人的认可与尊重。

老年人追求经济独立，近年的研究显示，不同经济状态的老年人心理健康存在差异，老年人的心理状况受到收入和生活开支情况的影响。收支平衡的老年人的心理状况相较于入不敷出经济困难老年人的状况更好。低收入老年人群多分布于农村乡镇，在经济生活上多依赖于子女，可获得的社会资源较少；而高收入者多分布于城市或高文化水平人群，具备一定的经济能力，社会资源较多，能够积极主动地规划和改变自身的生活方式。

（2）老年人需要他人的认可与尊重

老年人的生活环境和经济条件各有不同，但是心里需要他人认可与尊重的意愿都是一致的。老年人通常因为搬迁、与子女分开居住而失去谈话的对象，没有事情可做，一旦与他人没有了情感上的连接，自己的内心就不再丰富充实了，也产生孤独感等不良的情感，精神状态就会很差，在这种情况下，若得不到他人的认可与尊重，心灵将备受煎熬。相反，他人的认可和尊重使老年人建立了与他人的情感连接，在这种良性的、积极的关系中，老年人寂寞孤独的心情可以得到安慰并建立自信，寻求更佳的生活状态。对老年人而言，有一份情感的支持，尤其是来自伴侣的情感支持是非常重要的。

（3）老年人追求社会的认可与尊重

老龄化社会的到来，更多的人进入自己生命发展的最后阶段，老年人的心理健康也会受到社会环境的影响，社会是否尊重老年人，有没有老年歧视的现象，这些环境因素都会影响老年人对自身的感觉，如果社会对老年人群的关注减少，甚至歧视老年人，其结果是消极的、偏见的，最终导致老年群体被边缘化与病态化。社会应采取各种举措，出台各种政策关注老年人的心理健康，老年人服务在精神关怀层面还有很大的发展空间。这是一个加强社会关爱的、提升社会幸福感的好机会，我们能为老年人创造一个可以被友善对待的环境。

二、了解老年群体尊重心理需求发展的影响因素

晚年生活幸福，活得有尊严，是老年人群普遍的美好愿望，老年人群在生理上进入了衰老，心理上也在不断地发生变化。现代社会的快速发展，老年人生活年代等历史因素导致的思想滞后，常会给老年生活带来诸多不便，如购物支付方式的电子信息化、多样化出行打车软件的推陈出新、医院看病挂号的电子预约平台使用等，都会困扰部分传统老年人的生活，若尊重心理得不到满足，老年人会出现失落感、孤独感、敏感多疑、恐惧、自卑等诸多不良情绪。

1. 社会适应问题

很多老年人在离退休以后，与社会和同事、朋友的接触骤然减少，生活由以事业为重心转向以家庭为重心，由面向社会转向面向家庭，而此时子女又不在身边，家庭仿如一个空巢，由于缺乏与外界的接触、沟通、交流，使老年人的社会适应能力下降，容易产生离退休综合征、空巢综合征等。这是每一位老年人都会经历的社会角色转变，从一线退为二线，从忙人变为闲人，从有职有权变为平民百姓，从管理、指挥别人到无人指挥等，这种转变令不少老年人感觉不适应。老年人要求别人尊重他们的心理需求更加显著，小事稍有不顺心，失落感就出现，常因此造成矛盾和冲突。

2. 家庭支持系统

子女离家建立自己的家庭，好多老年人无子女陪伴，偶尔有子女的陪伴而子女却不理解老年人的心理需求，也不知道用正确的方式和老年人沟通。门庭冷落，亲友来往减少，信息不通，出现与世隔绝的感觉，感到孤独无助甚至很伤感。从工作岗位退下，生活、学习突然从紧张有序转向自由

松散，老年人在不被理解、孤立无援的情况下，与子女的交流沟通常带着情绪，更加引起子女的困惑，造成亲子关系的紧张和对立。如果家庭成员不能给予老年人更多尊重的心理支持，老年人会出现孤独寂寞、无所适从。因此，家庭成员需要给予老年人尊重的心理支持，不要让老年人感觉到被嫌弃。

3. 市场经济发展

在社会转型、市场经济发展的过程中，讲求效率和竞争成为社会发展的主要特点。社会流行年轻人主导的文化，普遍存在的、消极的、偏见的老龄化观念渗透在制度与文化的各个层面，被边缘化的老年人在自我价值感的丧失与较高的自尊心交织影响下，常表现得过分关注其他人对自己的看法，做事过分敏感，因此需要更多的尊重帮助老年人走出这样的困惑。

4. 个人认知发展

老年期最大的恐惧是面对死亡的恐惧。老年人常患有一种或多种慢性疾病，给晚年生活带来痛苦和不便，因为体弱多病，自然常会想到与"死"有关的问题，并不得不做出随时迎接死亡的准备。对于某些患有癌症等难以治愈疾病的老年人，有 1/4 以上常表现出惊恐、焦虑、不知所措。进入老年期，随着年龄增大，逐步出现生理性衰老，也有因老年疾病而出现的病理性衰老，因为衰老直接给生活带来不便，学习能力、推理能力下降，思维的敏捷性和逻辑性逐渐下降，所以老年人常担心自己被别人看不起，自我否定产生自惭形秽。当自尊需要得不到满足，又不能恰如其分、实事求是地分析自己时，易产生自卑心理。

三、了解老年人尊重需要满足的重要意义

中国文化受儒家思想的影响很深，提倡尊老敬老的社会风尚。老年人是我们社会共同的老年人，服务老年人，关注老年人心理健康，使老年人的尊重需要得到满足，不断提高老年人的心理健康水平，让老年人幸福、愉快地欢度晚年及善终，这已成为我国的一个重要卫生课题。被尊重包含有认知和情感的成分，认知成分是对他人能力、地位、身份等的肯定和积极评价，而情感成分则有仰慕、钦佩、向往等的情感反应。存在有多种对尊重的界定，如个体在群体中的地位、被群体成员喜欢的程度、受到群体成员公正对待等。

1. 尊重老年人有利于使其获得自我实现，体现自我价值

老年人的自我实现需要以良好的心理状态为基础，生理及心理状态同时步入衰老的人群，对自己的价值感与存在感存有很多的积极盼望，如果在社会和家庭支持系统中给老年人更多的尊重，能帮助老年人更好地树立信心和增加战胜疾病的勇气，让老年人获得自我实现和体现自我价值。

2. 尊重老年人有利于实现"心盛"

PERMA 心盛模型（PERMA flourish theory）由积极心理学之父马丁·塞利格曼（Martin Seligman）提出，"心盛"是一种更为完美的心理健康状态，可以用来衡量幸福，包括积极情绪（positive emotion）、投入（engagement）、人际关系（relationship）、意义（meaning）、成就（accomplishment）这五大元素，以英文首字母简称为 PERMA。整个人群的心理健康可以看作是一个光谱，研究学者将心理健康光谱分为心盛、心常、心衰与心病 4 个切点阶段。老年人受到很多情绪的困扰，若能给

予老年人更多的尊重则有助于实现和保持"心盛"状态。

3. 尊重老年人可以促进老年家庭的和睦

多数老年人不求回报地服务于家庭。在与子女等家庭成员相处时，因为代际间文化差异和社会环境的不同，产生矛盾在所难免，家庭成员是老年人最亲密、最关注、最在意的，假如从他们身上感受不到尊重，就容易受到更大的伤害，产生愤怒、多疑、不满等不良情绪，情绪主导不良的行为会破坏家庭的和睦；尊重并理解老年人的想法，不要急于制止、否定老年人的观点，更有助于家庭的和睦。

4. 尊重老年人可以促进老龄化社会和谐

社会经济体制的发展日新月异，老年人在社会适应方面不像年轻人一样与社会环境同步，不能同为一体融在一起，很多社会问题的出现都需要健康积极心态的老年人作为前辈和长者去规划、解决。老年人若感到被尊重，会变得更加自信，发挥更多的余热，关注社会时事，提出智慧的建议，同时尊重老年人可以弱化一些"问题"老年人群的锋芒，从消极方面来看减少了造成社会不和谐的不良因素。

四、了解老年人被尊重比被照顾更重要的原因及其意义

老年人被尊重满足的是精神层面的需求，被照顾满足的是身体层面的需求，从马斯洛需要层次论来说，精神层面的需要更优于身体层面。一位老年人可以面对自己身体的疾病得到好的照顾，但是若得不到尊重，可能处于极度痛苦的心境中甚至会影响身体的健康；相反，若老年人的尊严得到很好的维护，受尊重的心理需要得到满足，会改善其身体的不良状况，使其更加积极地面对老年期生活。

1. 应该如何帮助老年人获得尊重

（1）帮助老年人建立"健康老龄化"的新观念

世界卫生组织于 1990 年提出实现"健康老龄化"的目标，即健康的老年人不单指个体身体状况的良好、时序年龄的延长，也包括老年人心理年龄、社会年龄的延长。1999 年，世界卫生组织又提出了"积极老龄化"的口号。"积极老龄化"表达比"健康老龄化"更为广泛。"积极"一词不仅指身体活动能力或参加体力劳动，而且指不断参与社会、经济、文化、精神和公民事务。积极老龄化改变了人们对"老"的看法。传统观点认为"老而无用""老年人是社会的负担"，而现代观点则认为，老年人是宝贵的社会财富，老有所为，老年人不仅可以独立自主、不求回报地服务于家庭和社区治安，给社会带来不容忽视的贡献。同时，老年人也获得了自我实现、体现自我价值的机会。由此看来，老年人要保持一个良好的心理状态还需要积极的社会参与。

（2）积极与老年人沟通，使老年人感受到被尊重

与老年人群的沟通受多重因素影响，老年人的听力普遍不好，一句话可能没有被听见需要反复说多次，很多人没有耐心，不愿意和老年人沟通甚至表现出不耐烦，这样并不能让老年人感受到被尊重，在与老年人交流时，应大声讲话、语速减慢、表情专注，可以适当配一些肢体语言或者使用画板用图画出沟通内容简单明了，耐心让老年人明白你所表达的意思。另外老年人记忆衰退，主要表现为近事记忆障碍，常记不清刚刚决定要做的事情，东西放在哪里一转眼就忘记了，此时照护者

对于老年人的提问应耐心倾听，充分地给予解答。老年人的观念可能会不被认可，当在沟通时发生不被支持的观点时，不要急于否定老年人所表达的观点，避免和老年人发生正面冲突。最后与老年人沟通的态度很重要，以谦虚的心态向老年人表达虚心请教的态度，在沟通互动中向老年人传递的信息是"你对我很重要""我理解并尊重你"，让老年人感受到被接纳、被信任。

（3）在情感支持上让老年人感受到被尊重

情感是指一个人对外界事物的不同看法所产生的不同的内心体验，它既包括了与这个人社会需要密切联系的内心体验，如正义感、责任感、同情心等，也包括了这个人对客观事物的态度和主观体验，如喜怒哀乐等情绪。情感是持久稳定的，情感支持可以影响老年人的生活满意度，老年伴侣的情感支持对老年人生活影响重大，首先是多理解、多体谅，增进相互理解，相濡以沫的夫妻彼此照顾对方，积极营造一种良好的沟通氛围，有助于老年人的身心健康。其次生活上多给予关心和体贴，关注对方情绪，培养晚年爱好，有助于不良情绪的注意力转移，陶冶情操，提高自己的修养和品位。有子女情感支持的老年人生活满意度更高，应倡导子女多与老年人沟通、联系，给予老年人更多的精神慰藉，人的情感是需要培养的，对于自尊心强的老年人，遇到困难不愿打扰别人，即使家人之间也是如此，所以应积极努力主动地给予关心，利用空闲时间多陪伴、多看望父母。

2. 面对不同家庭类型的老年人在照护中如何体现尊重

（1）对丧偶老年群体的尊重

丧偶对老年人是沉重的打击，是老年人生活中的重大事件。一旦遭遇老伴亡故，常会悲痛欲绝、不知所措，持续下去会严重危害身心健康，会引起机体严重而持久的应激反应，损害免疫功能，容易诱发各种身心疾病，或促使原有疾病复发或恶化。在特殊情况下，甚至导致死亡。老年人丧偶后的心理反应一般要经过4个阶段：①麻木，这是某些老年人在失去伴侣后即刻会出现的反应。麻木不仁并不意味着情感淡漠，是一种心理防御机制，避免丧偶老年人经历剧烈的悲痛。②内疚，在接受了伴侣亡故的消息后，某些老年人会出现内疚、自责或懊悔的心理，觉得对不起逝者，认为自己可以对逝者更好一些，认为自己可以更精心地照顾多挽留逝者一些时间。③怀念，在强烈的悲哀情绪平息后，随着时间的流逝，会逐渐产生对逝者的深深怀念，感到失去他后，自己是多么的孤独。丧偶老年人此时渴望逝者重生，以陪伴自己，情绪平静但充满思念和遗憾。④恢复，当居丧老年人逐渐认识到"人的生老病死是无法抗拒的自然规律""对老伴最好的寄托和思念是保重身体、更好地生活下去"，理智战胜了感情，身心也就能逐渐恢复常态。老年丧偶者的悲伤因人而异，其程度、方式和持续时间都不尽相同，丧偶者需要照护人员全程积极地干预，对于处在悲伤情绪中的老年人，应给予其机会尽情倾诉宣泄，把内心的哀伤、痛苦、焦虑和种种想法，尽情向子女或亲友说出来。避免过分自责，许多老年人丧偶都会自我责备，认为对不起逝去的老伴，给自己无形中增加了沉重的压力，照护人员不能责怪丧偶老年人。在家庭系统中鼓励子女多陪伴老年人，避免丧偶老年人独自一人生活，帮助老年人转移注意力，重新建立学习新知识的能力，随着时间的迁移可以走出消极情绪。

（2）对残障老年群体的尊重

每年的12月3日是"国际残疾人日"（International Day of Disabled Persons），该节日旨在促进人们对残疾问题的理解和动员人们支持维护残疾人的尊严、权利和幸福。由于生理、法律和社会方面的障碍，残疾人通常不能与正常人一样平等地享受政治、经济、社会和文化等权利。残障老年人群体是尤其值得重视的特殊人群，在日常的生活中，应给予更适合残疾人需要的辅助器具并尊重残障老年人的生活方式，不反感排斥残障老年人群。社会支持系统应更多研发配备残障人群的适老产品，帮助残障老年人平稳安全地度过晚年生活。由于残障老年人很可能因生活劳动能力长期丧失而无经济收入来源及支持，应更多地给予社会经济保障支持，建立健全残障老年人弱势群体照顾服务体系。让残障老年人群得到有效便利的康复治疗、生活得更有质量和尊严，具有重要的社会现实意义。关注残障老年人居家康复技术，该技术是一项解决上述问题的重要举措，可有效恢复残障老年人本已丧失的功能，或延缓正在丧失功能的速度，还可节约社会公共卫生医疗成本等。

（3）对失智老年群体的尊重

失智老年人由于认知能力下降，日常生活能力减退，加之机体衰老，无法有效识别或躲避生活中的危险，容易发生跌倒、走失、误食等意外伤害，导致老年人受伤、中毒，甚至死亡。同时，有失智老年人的家庭成员在紧张的精神压力下还需要更加全方位重视失智老年人的安全防护，以确保该人群的安全，防止意外发生。因此更多关注失智老年人群照顾者的心理健康，指导在家中创造安全良好的家庭环境，防止跌倒及意外伤害，创造良好安全的睡眠环境，提高睡眠质量，以保证白天精力充沛。鼓励并引导老年人做力所能及的事情，如在正确看护下自己吃饭、穿衣、行走等。尊重老年人的饮食习惯，对老年人强烈抗拒进餐时，不可强行喂食，在情绪稳定时再进餐，不可催促其进餐。可以为失智老年人群佩戴中国人口福利基金会在全国发放的失智症专用"黄手环"，便于他人知道老年人患有失智症，以便及时提供帮助。对于失智老年人做出的不合常规的决策应充分理解，忌使用批评性言语与强制性动作刺激老年人情绪，不抛弃、不放弃失智老年人。

（4）对住院治疗老年群体的尊重

相对于年轻人来说，老年人受到更多慢性病的折磨，其健康需求更复杂多样化，老年人患病后社会角色退化，身体衰弱患病导致部分生活不能自理，身体上需要被照顾，心理上更需要被充分理解和尊重。应帮助老年人树立治疗康复的信心，与患者家属进行沟通，取得家庭的支持和帮助，尽可能地维护老年人的自尊。使老年人能保持乐观的精神状态，消除紧张心理，有助于改善住院治疗老年人的心理，消除对疾病的恐惧和紧张，树立早日战胜疾病康复出院的信心。

3. 如何帮助老年人优化其行为方式与他人互敬

（1）帮助容易多疑老年人学习与他人互相尊重

多疑老年人很难信任和尊重他人，不好相处，常误解别人的善意，甚至给他人带来不必要的伤害和麻烦，但是老年人的多疑常事出有因，遇到这类老年人不应该单方面地躲避或反感。老年人在社会生活中处于弱者的地位，感到自己从此不能再与青壮年相比，一种"夕阳西下""处处不如人"的惶恐不安的心理油然而生，容易使他们对青壮年的"年富力强"产生忌妒。出于对自尊心及自我利益的维护，故常毫无根据地猜疑别人做了对自己不利的事情，捕风捉影，对人缺乏起码的信任。对这样的老年人应给予充分的包容和理解，并引导其走出这种不健康的心理状态。

（2）帮助固执刻板老年人学习与他人互相尊重

固执刻板的老年人不会根据情况的变化做变通的处理。固守己见，听不进去别人的良性友好建议和意见，老年人喜欢坚持自己长期实践总结的可行的道理，对于年轻人提出的新鲜事物通常不愿接受，这会造成代际间的误会，很难使老年人看到年轻人的长处，固执刻板坚持自己的意见使得沟通陷入僵化，不利于老年人获得更多的尊重，老年人应大力扶持年轻人，接受正确的新鲜事物。

（3）帮助易激怒、易激动老年人学习与他人互相尊重

情绪易激动的老年人稍遇到不合自己心意或刺激自己的事情就会大动干戈、怒火中烧，即便是小事情也会被无限夸大，让周围人难以与他们和平相处，常闻风而逃。其实遇到这样情绪激动易怒

的老年人，应当保持平和冷静的心态，更多地倾听老年人怒气背后的真实原因与动机，尝试用言语引导老年人转移注意力，放下自己的傲气和怒气，学会尊重别人，善于化解矛盾，发现他人身上的优点，这样才能融洽相处。

（4）帮助抑郁性障碍老年人学习与他人互相尊重

很多老年人在社交上难以有所收获，缺乏自信，认为人老了，又没有工作，可能还有一些疾病，说起话来或许还有些啰唆，出现抑郁障碍，这是一种持久的心境低落状态，多伴有焦虑、躯体不适感和睡眠障碍。此种老年人的抑郁情绪具有较强的隐蔽性，不易被察觉和识别，其核心征象是心境低落，愉快感丧失，兴趣缺乏，从而导致活动效能受损。此类老年人的自尊心经受了创伤，不愿主动与他人来往沟通，应耐心地帮助其培养信心，激发生活的动力，并且尽量帮助其自我能力的恢复，进而改变他们的负性思维模式，转变自卑心理，矫正认知曲解，增强其自信心，让此类老年人感受到更多的温暖和关爱。

》》【任务实施】

老年人受尊重比受照顾更重要，受照顾既是前提也是基础，受尊重是帮助老年人获得良好心境的重要因素，因此在日常生活中应该在照顾老年人身体的同时更加照顾老年人的心理，使老年人既得到身体上的安全需要，也得到心理上的尊重需要。为了帮助老年人更加顺利积极地度过老年期，获得良好的自尊心和尊重感，可在家庭中、养老机构、社区及医院各级服务单元中关爱老年人，尊重老年人群，建立维护老年人自我认同感及社会适应良好。掌握老年人被尊重的心理需求特点，掌握尊重老年人的照护原则及应对方式。同时，针对社会上出现的无理取闹、不接纳、不宽容别人，爱较真、较劲，思想狭隘，钻牛角尖等类型的老年人，要掌握与他的相处之道，只要他还维护自己的自尊，与他就好交谈，事情就好办，因为他自爱，他会要求自己，约束自己，有比较高的思想觉悟。

好学的老年人更容易获得尊重，这其中包含好奇心和热爱学习，即获得新知识、新体验的强烈渴望。老年人只有学习才会更新，才不会沉浸在过去的经验和体系里面。善良宽容的老年人更容易被尊重，为别人做好事，照顾别人的需要。宽容是种特质，对于不利于自己的言语不会计较，能明辨是非，更加豁达。家庭成员要多夸奖老年人，共情体谅老年人的不易，在与老年人发生矛盾时，不激化矛盾，使用积极的言语和行为干预有助于强化老年人的人生圆满感，尊重老年人的心理体验。尊重老年人就是尊重未来的自己，年轻时种下一粒尊重的种子，到了老年，必能收获圆满与感动！

任务中的颜阿姨经历家庭困惑，因照护家人不能得到充分的休息，与儿媳关系的不和谐让颜阿姨面对是否回老家离开目前的家庭状况。尊重独立个体的小家庭，也是老年人获得尊重的前提，颜阿姨的受尊重感不建立在其他家庭成员的依恋上，而是在更好地更正确地认识自己，享受老年生活上，热心的帮助若不在正确家庭次序中，则不能在家庭中获得更多的尊重。

》》【实训练习】

实训练习答案

一、单项选择题

1. 提出 16 种人格因素的是（   ）。

A. 卡特尔   B. 阿尔波特   C. 奥波特   D. 沙洛威

2. 艾森克认为（ ）是人格的 3 个基本维度。

  A. 内倾-外倾神经质和精神质   B. 外内倾、智力和守恒性—激进主义

  C. 神经质、精神质和智力   D. 神经质、守恒性—激进主义和外内倾

3. 以下不是老年期心理发展常见问题的是（ ）。

  A. 失落孤独   B. 多疑   C. 恐惧   D. 激动亢奋

4. 老年人希望自己在不同情境中具有实力、能够胜任、充满信心、独立自主，被称为（ ）。

  A. 自满   B. 自负   C. 自尊   D. 自信

5. 老年人受尊重的主要表现是（ ）。

  A. 有利于自我实现，体现自我价值   B. 有助于达到"心盛"效应

  C. 促进家庭和睦、社会和谐   D. 以上都是

二、判断题

1. 老年人随着年龄的增长社会认可度降低，因此相对于青年人来说更加不需要社会的尊重。（ ）

2. 老年人对自我评价全面客观，尊重感需求不强，不会出现人际交往中的问题。（ ）

3. 社会支持系统对残障老年人的投入并不能带来社会效益，因此无益处。（ ）

4. 老年人的受尊重需求在特殊家庭中有所提高。（ ）

5. 受尊重可以帮助老年人建立积极心态面对生活中的困难和疾病。（ ）

三、简答题

如何帮助老年人获得尊重？

附 录 >>>

 项目介绍

  随着心理测量技术的进步,老年心理健康的评估工具开始不断涌现。目前有多项测量工具由于其科学性和实用性而得到科研工作者和医学工作者的广泛使用。其中,认知功能和情绪状态是老年心理健康评估关注的两个重要方面。本项目共包含 2 项认知障碍筛查工具和 3 项情绪状态评估量表,供阅读者参考学习。鉴于量表评定工作的科学性和专业性,建议由具备相应资质的专业人员进行使用。

附表1 简易精神状态检查量表（MMSE）

项目	得分	
请您告诉我：		
1. 现在是哪一年	正确：1分	错误：0分
2. 现在是什么季节	正确：1分	错误：0分
3. 现在是几月份	正确：1分	错误：0分
4. 今天是几号	正确：1分	错误：0分
5. 今天是星期几	正确：1分	错误：0分
6. 这是什么城市（城市名）	正确：1分	错误：0分
7. 这是什么区（城区名）	正确：1分	错误：0分
8. 这是什么街道	正确：1分	错误：0分
9. 这是第几层楼	正确：1分	错误：0分
10. 这是什么地方	正确：1分	错误：0分
现在我告诉您3样东西的名称，我说完后您重复一遍并记住，过一会儿我还要问您。"皮球""国旗""树木"。请您重复（仔细说清楚，每样东西复述时1秒，如果患者不能完全说出，可以重复，最多6遍，但记录第1遍得分）		
11. 皮球	正确：1分	错误：0分
12. 国旗	正确：1分	错误：0分
13. 树木	正确：1分	错误：0分
现在请您算一算，从100中减去7，所得的数再减7，一直算下去，将每减一个7后的答案告诉我，直至我说"停"为止（每一个正确答案1分，如果上一个错了，如100-7=90，下一个对，如90-7=83，则第2个仍给分）		
14. 100-7=93	正确：1分	错误：0分
15. 93-7=86	正确：1分	错误：0分
16. 86-7=79	正确：1分	错误：0分
17. 79-7=72	正确：1分	错误：0分
18. 72-7=65	正确：1分	错误：0分
现在请您说出刚才我让您记住的是哪3样东西		
19. 皮球	正确：1分	错误：0分
20. 国旗	正确：1分	错误：0分
21. 树木	正确：1分	错误：0分
命名		
22. （检查者出示手表）请问这是什么	正确：1分	错误：0分
23. （检查者出示铅笔）请问这是什么	正确：1分	错误：0分
24. 请您跟我说"吃葡萄剥葡萄皮，不吃葡萄不剥葡萄皮"	正确：1分	错误：0分
25. 请您念一念这句话，请您闭上眼睛并按这句话的意思去做（请出示下页句子）	正确：1分	错误：0分
我给您一张纸，请您按照我说的做："用右手拿起这张纸，双手把它对折起来，放在您的左腿上"		
26. 右手拿纸	正确：1分	错误：0分
27. 双手对折	正确：1分	错误：0分
28. 放在左腿上	正确：1分	错误：0分
29. 请您写一个完整的句子（由患者自己写，必须有主语、谓语，有一定的内容。语法、标点、拼写错误可以忽略）（请写于表格下面空白处）	正确：1分	错误：0分
30. 请您照着这个样子把它画下来（必须画出10个角，两个五边形交叉，交叉图形呈四边形才能得分，线条不平滑可以忽略）（请绘于下页图形下面空白处）	正确：1分	错误：0分
31. 总分（最高30分）		

评分标准：识别认知障碍的分界值为文盲组≤19分、小学组≤22分、初中及以上组≤26分。

资料来源：张振馨，洪霞，李辉，等，1999. 北京城乡55岁或以上居民简易智能状态检查测试结果的分布特征[J]. 中华神经科杂志（3）：20-24.

请您闭上眼睛

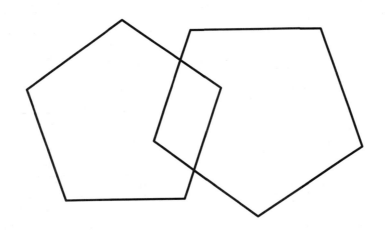

附表 2　蒙特利尔认知评估量表（MoCA）

项目	得分
（1）视空间结构功能	
指导语：我们平时用数字 1、2、3、4 来表示顺序，也用汉字甲、乙、丙、丁来表示顺序。请您从一个阿拉伯数字到一个汉字把它们按照顺序交替连起来（老人明白后，说"开始"进行测验）	
交替连线测验（请绘于下页空白处）	正确：1 分　　错误：0 分
指导语：请您按照这幅图在旁边的空白处再画一遍，并尽可能准确	
复制立方体（请绘于下页空白处）	正确：1 分　　错误：0 分
指导语：请您在这儿画一个钟表，填上所有的数字，时钟的指针指向 11 点 10 分	
画钟试验（请绘于下页空白处）	
轮廓	正确：1 分　　错误：0 分
数字	正确：1 分　　错误：0 分
指针	正确：1 分　　错误：0 分
（2）命名（图片见下页）	
指导语：请您告诉我这张图中动物的名字	
狮子	正确：1 分　　错误：0 分
犀牛	正确：1 分　　错误：0 分
骆驼或单峰骆驼	正确：1 分　　错误：0 分

（3）记忆，读出下列词语（不计分）				
指导语：下面我给您念几个词语，您要注意听，一定要记住，我读完后，把您记住的词告诉我，想起哪个就说哪个，不必在乎我读的顺序				
面孔	天鹅绒	教堂	菊花	红色
指导语：我把这些词语再读一遍，请您尽力记，并把您记住的词告诉我，包括您第一次说过的词				

第二次结束提示：过一会儿，我会让您把这些词语再回忆一次	
（4）注意力	
指导语：下面我读一些数字，请您仔细听，我说完后请您照原样重复一遍（1 字/秒）	
顺背 2 1 8 5 4	正确：1 分　　错误：0 分
指导语：下面我再说一些数字，您仔细听，我说完后请您倒着重复一遍（1 字/秒）	
倒背 7 4 2	正确：1 分　　错误：0 分
指导语：下面我要读出一系列数字，请注意听，当我读到 1 的时候您就敲一下桌子（可示范或用笔敲），当我读到其他数字的时候不要敲	
警觉性：52139411806215194511141905112	正确：1 分　　错误：0 分
连续减 7 100-7=_____ -7 　　 =_____ -7 　　 =_____ -7 　　 =_____ -7 　　 =_____	3 分　2 分　1 分　0 分
（5）重复句子	
指导语：下面我会读一句话，我读完之后请您尽可能将这句话原原本本地复述出来	
"我只知道今天张亮是来帮过忙的人。"	正确：1 分　　错误：0 分
"狗在房间的时候，猫总是躲在沙发下面。"	正确：1 分　　错误：0 分

续表

项目	得分
（6）流畅性	
在 1 分钟内尽可能多地说出动物的名字（达到 11 个就计 1 分）	正确：1 分　　　错误：0 分
（7）抽象能力	
指导语：请您说说橘子和香蕉在哪些地方类似（都是水果） 如果错误（都能吃、都有皮）提示：再换一种说法，它们在什么方面类似 如果错误，提示：您说的没错，也可以说它们都是水果	
火车和自行车	正确：1 分　　　错误：0 分
尺子和手表	正确：1 分　　　错误：0 分

（8）延迟回忆

	面孔	天鹅绒	教堂	菊花	红色
回忆时 （无提示）得分	正确：1 分 错误：0 分	正确：1 分 错误：0 分	正确：1 分 错误：0 分	正确：1 分 错误：0 分	正确：1 分 错误：0 分
指导语：刚刚我读了几个词并让您记住，请您再尽量回忆一下，这些词都有什么					
分类提示 得分	正确：1 分 错误：0 分	正确：1 分 错误：0 分	正确：1 分 错误：0 分	正确：1 分 错误：0 分	正确：1 分 错误：0 分
指导语：给出分类提示：身体的一部分、一种纺织品、一种建筑、一种花、一种颜色					
多选提示 得分	正确：1 分 错误：0 分	正确：1 分 错误：0 分	正确：1 分 错误：0 分	正确：1 分 错误：0 分	正确：1 分 错误：0 分
指导语：我说 3 种东西，您看哪个是之前您记住的					
总得分 （按无提示计分）	5 分　　4 分　　3 分　　2 分　　1 分　　0 分				

（9）定向	
日期	正确：1 分　　　错误：0 分
月份	正确：1 分　　　错误：0 分
年份	正确：1 分　　　错误：0 分
星期几	正确：1 分　　　错误：0 分
地点	正确：1 分　　　错误：0 分
城市	正确：1 分　　　错误：0 分
总分（最高 30 分）	
注：如果受教育年限≤12 年，则总分加 1 分。请注明是否加分：（满分不再加分）	加分：1 分　　　不加分：0 分

评分标准：识别认知障碍的分界值为≤21 分。

资料来源：Yu J，Li J，Huang X，2012. The Beijing version of the Montreal cognitive assessment as a brief screening tool for mild cognitive impairment: A community-based study[J]. BMC Psychiatry，12:156.

交替连线测验：   完成时间：

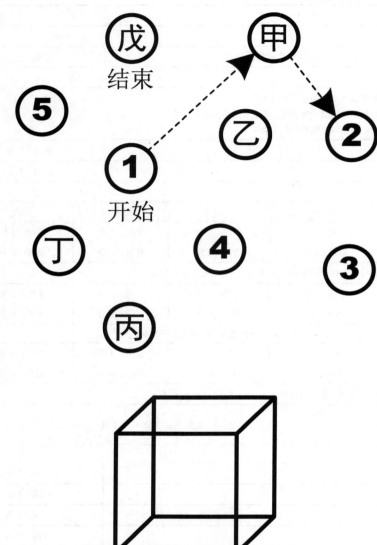

视空间结构：

画钟试验：

命名：

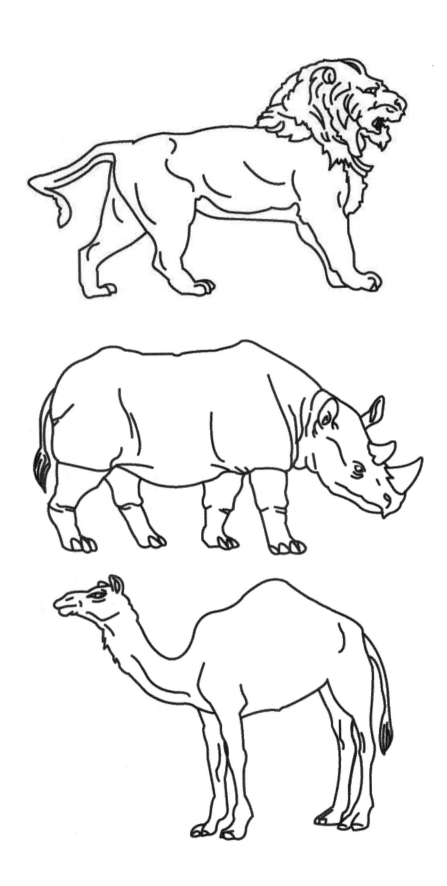

附表 3　老年抑郁量表（GDS）

说明：30 个条目中的 10 条用反序计分（回答"否"表示抑郁存在），20 条用正序计分（回答"是"表示抑郁存在）。每项表示抑郁的回答得 1 分。一般来讲，在最高分 30 分中，0～10 分可视为正常范围，即无抑郁症；11～20 分显示轻度抑郁；21～30 分为中重度抑郁。

选择最切合您最近一周来感受的答案。

题目	是	否
E1. 你对生活基本上满意吗	0	1
E2. 你是否已放弃了许多活动和兴趣	1	0
E3. 你是否觉得生活空虚	1	0
E4. 你是否常感到厌倦	1	0
E5. 你觉得未来有希望吗	0	1
E6. 你是否因为脑子里有一些想法摆脱不掉而烦恼	1	0
E7. 你是否大部分时间精力充沛	0	1
E8. 你是否害怕会有不幸的事落在你的头上	1	0
E9. 你是否大部分时间感到幸福	0	1
E10. 你是否常感到孤立无援	1	0
E11. 你是否经常坐立不安，心烦意乱	1	0
E12. 你是否希望待在家里而不愿去做些新鲜的事	1	0
E13. 你是否常常担心将来	1	0
E14. 你是否觉得记忆力比以前差	1	0
E15. 你觉得现在活得很惬意吗	0	1
E16. 你是否常感到心情沉重	1	0
E17. 你是否觉得像现在这样活着毫无意义	1	0
E18. 你是否总为过去的事情烦恼	1	0
E19. 你觉得生活很令人兴奋吗	0	1
E20. 你开始一件新的工作很困难吗	1	0
E21. 你觉得生活充满活力吗	0	1
E22. 你是否觉得你的处境已毫无希望	1	0
E23. 你是否觉得大多数人比你强得多	1	0
E24. 你是否常为些小事伤心	1	0
E25. 你是否常觉得想哭	1	0
E26. 你集中精力有困难吗	1	0
E27. 你早晨起来很快活吗	0	1
E28. 你希望避开聚会吗	1	0
E29. 你做决定很容易吗	0	1
E30. 你的头脑像往常一样清晰吗	0	1
总分		

资料来源：Yesavage J A, Brink T L, Rose T L, et al, 1982. Development and validation of a geriatric depression screening scale: A preliminary report[J]. Journal of Psychiatrie Research, 17(1):37-49.

附表4　9项抑郁筛查自评量表（PHQ-9）

在过去的两周里，你生活中以下症状出现的频率有多少？请在答案对应的位置打"√"。

项目	没有 （0分）	有几天 （1分）	一半以上时间 （2分）	几乎天天 （3分）
做什么事都没兴趣，没意思				
感到心情低落抑郁，没希望				
入睡困难，总是醒着，或睡得太多，嗜睡				
常感到很疲倦，没劲儿				
胃口不好，或吃得太多				
自己对自己不满，觉得自己是个失败者，或让家人丢脸了				
无法集中精力，读报纸或看电视时记忆力下降				
行动或说话缓慢到引起人们的注意，或刚好相反，坐卧不安、烦躁易怒、到处走动				
有不如一死了之的念头，或想怎样伤害自己一下				

计分及解释：计算所有项目得分的总和。0~4分：没有抑郁；5~9分：可能有轻微抑郁（建议咨询心理学工作者）；10~14分：可能有中度抑郁（建议咨询心理学工作者）；15~19分：可能有中重度抑郁（建议咨询精神科医生）；20~27分：可能有重度抑郁（需就诊精神科医生）。

资料来源：Kroenke K, Spitzer R L, 2002. The PHQ-9: A new depression diagnostic and severity measure[J]. Psychiatric Annals, 32(9): 509-515.

附表5　7项广泛性焦虑障碍量表（GAD-7）

在过去的两周里，你生活中有多少天出现以下的症状？请在答案对应的位置打"√"。

项目	没有 （0分）	有几天 （1分）	一半以上时间 （2分）	几乎天天 （3分）
感到不安、担心及烦躁				
不能停止担心或控制不了担心				
对各种各样的事情过度担心				
很紧张，很难放松下来				
非常焦躁，以致无法静坐				
变得容易烦恼或易被激怒				
感到好像有什么可怕的事情会发生				

计分及解释：计算所有项目得分的总和。0~4分：没有焦虑症；5~9分：轻度焦虑（建议咨询心理学工作者）；10~14分：中度焦虑（建议咨询精神科医生）；15~21分：重度焦虑（需就诊精神科医生）。

资料来源：Spitzer R L, Kroenke K, Williams J B, 2006. A brief measure for assessing generalized anxiety disorder: The GAD-7[J]. Archives of Internal Medicine, 166(10): 1092-1097.

参 考 文 献

陈志彬，李敏，吴泳玲，等，2022. 老年人积极老化态度影响因素的二元 Logistic 回归分析[J]. 临床医学研究与实践，7(26): 1-4,9.

戴必兵，李娟，刘视湘，2011. 韧性量表的编制[J]. 中国心理卫生杂志，25(5): 385-388.

戴碧茹，高婧，袁群，等，2010. 团体回忆治疗对社区老年人自尊及情感平衡的干预效果研究[J]. 护理研究，24(19): 1704-1707.

党俊武，2021. 构建适应老龄社会的"主动健康观"[J]. 老龄科学研究，9(2): 1-10,50.

党俊武，2015. 老龄社会的革命[M]. 北京：人民出版社.

邓希泉，2017. 青年年龄与青年政策年龄研究[J]. 青年学报，4: 43-53.

杜鹏，李龙，2021. 新时代中国人口老龄化长期趋势预测[J]. 中国人民大学学报，35(1): 96-109.

杜鹏，2021. 中国老龄化社会 20 年：成就·挑战与展望[M]. 北京：人民出版社.

段锦云，曹忠良，娄玮瑜，2008. 框架效应及其认知机制的研究进展[J]. 应用心理学，14(4): 378-384.

樊富珉，1997. 大学生心理健康与发展[M]. 北京：清华大学出版社.

冯林，2009. 积极心理学[M]. 北京：九州出版社.

傅宏，陈庆荣，王港，2017. 老龄化社会心理问题研究和心理服务实践——以江苏为例[J]. 中国科学院院刊，32(2): 138-147.

傅小兰，张侃，2019. 中国国民心理健康发展报告（2017～2018）[M]. 北京：社会科学文献出版社.

傅小兰，张侃，2021. 中国国民心理健康发展报告（2019～2020）[M]. 北京：社会科学文献出版社.

高云鹏，胡军生，肖健，2013. 老年心理学[M]. 北京：北京大学出版社.

葛海燕，梁肖，张红，等，2021. 正念干预对社区养老机构老年人抑郁，焦虑情绪的影响研究[J]. 检验医学与临床，18(11): 1592-1595.

葛均波，徐永健，王辰，2018. 内科学[M]. 9 版. 北京：人民卫生出版社.

郭桂芳，2012. 老年护理学[M]. 北京：人民卫生出版社.

郭念锋，2012. 心理咨询师[M]. 北京：民族出版社.

国家应对人口老龄化战略研究总课题组，2014. 国家应对人口老龄化战略研究总报告[M]. 北京：华龄出版社.

韩布新，朱莉琪，2012. 人类心理毕生发展理论[J]. 中国科学院院刊，27(51): 78-87.

郝海水，张秀芳，周清，2007. 浅谈老年人的合理用药[J]. 中国医疗前沿，2(8): 127.

胡雪琴，2014. 老年人日常问题解决能力不同测评方式的研究[D]. 赣州：赣南师范学院(7): 55.

黄飞，2010. 尊严：自尊、受尊重与尊重[J]. 心理科学进展，18(7): 1136-1140.

黄玮，余嘉元，2008. 框架效应对决策的影响研究综述[J]. 江苏技术师范学院学报（职教通讯），23(2): 93-98.

黄一帆，王大华，刘永广，等，2010. 老化态度问卷（AAQ）中文版的初步试用[J]. 中国临床心理学杂志，18(4): 447-450.

霍丽娟，郑志伟，李瑾，等，2018. 老年人的脑可塑性——来自认知训练的证据[J]. 心理科学进展，26(5): 846-858.

纪小龙，2018. 认识老年期的生理变化 乐天知命顺其自然[J]. 保健与生活(14): 18-19.

贾晓宁，陈民，2018. 老年痴呆病因病机研究[J]. 中医药临床杂志，30(1): 41-44.

姜乾金，马辛，赵旭东，2020. 医学心理学[M]. 北京：人民卫生出版社.

姜向群，杜鹏，2015. 中国人口老龄化和老龄事业发展报告 2014[M]. 北京：中国人民大学出版社.

蒋玉芝，2015. 老年人心理护理[M]. 北京：北京师范大学出版社.

焦娜娜，赵萍，杨琨，等，2020. MBSR 干预对 housebound 老年人抑郁及 ADL 的影响[J]. 中国老年学杂志，40(1): 194-197.

金佳，张武科，2015. 框架效应影响因素及其认知机制研究综述[J]. 西安电子科技大学学报，25(2): 30-36.

孔宪焜，肖巧玲，李娟，2018. 老年抑郁症状相关因素的城乡比较[J]. 中国心理卫生杂志，32(8): 648-655.

黎泽天，吕志红，闫晓光，等，2021. 嗅觉训练治疗嗅觉减退的临床进展[J]. 国际耳鼻咽喉头颈外科杂志，45(4): 223-226.

李汉宗，单欣欣，2007. 青年人与老年人之间代沟的起因与接纳[J]. 社会与法制(7): 749.

李娟，吴振云，韩布新，2009. 老年心理健康量表（城市版）的编制[J]. 中国心理卫生杂志，23(9): 656-660.

李姝花，王岩，2002. 试述老年痴呆的病因病机与治疗[J]. 黑龙江中医药(1): 5-6.

李晓明，谭谱，2018. 框架效应的应用研究及其应用技巧[J]. 心理科学进展，26(12): 2230-2237.

李宇峰，2018. 老年人语言衰退现象调查研究——以吉林省为例[J]. 社会科学战线，9: 271-275.

李赞，2015. 爱与陪伴[M]. 北京：中国劳动社会保障出版社.

廖宗梅，邓美珍，陈艳云，2020. 焦虑日记联合森田疗法在老年焦虑症患者中的应用[J]. 护理实践与研究，17(16): 151-153.

林占峰，詹艳平，辛红菊，等，2011. 合理情绪疗法与老年患者健康行为的相关研究[J]. 承德医学院学报，28(3): 287-288.

刘安国，曹朝霞，朱田田，等，2018. 针刺对弱视视觉可塑性调节的脑功能机制研究进展[J]. 针刺研究，43(9): 597-600.

刘德寰，2007. 年龄论——社会空间中的社会时间[M]. 北京：中华工商联合出版社.

刘涵慧，2013. 年龄与风险决策中框架效应间关系及其机制探析[J]. 心理学进展，3(3): 238-245.

刘敏慧，2010. 老年心理学[M]. 天津：天津大学出版社.

刘妮娜，党俊武，魏彦彦，2018. 中国城乡老年人生活状况调查报告[M]. 北京：社会科学文献出版社.

刘荣才，2009. 老年心理学[M]. 武汉：华中师范大学出版社.

刘铁桥，2009. 老年精神病学[M]. 北京：人民卫生出版社.

刘文清，潘美意，2017. 老年服务沟通技巧[M]. 北京：机械工业出版社.

刘翔平，2018. 积极心理学[M]. 北京：中国人民大学出版社.

刘雪峰，张志学，梁钧平，2007. 认知闭合需要、框架效应与决策偏好[J]. 心理学报(4): 611-618.

刘泽，杨国源，2021. 人为什么会老化——生物体的老化机制[J]. 上海交通大学学报，55(S1): 30-31.

娄清娜，林梅，2013. 浅谈与老年人沟通困难的原因及相应对策[J]. 科技资讯，14: 234.

罗寒冰，徐富明，李彬，等，2014. 框架效应的神经机制[J]. 心理科学，37(4): 867-874.

罗扬拓，冯帅，姜学钧，等，2021. 听觉中枢可塑性与耳鸣发生机制的研究进展[J]. 临床耳鼻咽喉头颈外科杂志，35(11):1038-1041.

骆为祥，李建新，2011. 老年人生活满意度年龄差异研究[J]. 人口研究，35(6): 51-61.

马丁·塞利格曼，2012. 活出乐观的自己[M]. 杭州：浙江人民出版社.

马志国，2020. 老年幸福秘籍：70例老年心理咨询案例[M]. 北京：中国人口出版社.

梅慧生，2003. 人体衰老与延缓衰老研究进展——主要衰老学说介绍及评价[J]. 解放军保健医学杂志(3): 182-184.

美国精神医学学会，2016. 精神障碍诊断与统计手册[M]. 北京：北京大学出版社.

莫怀飘，杨梅芳，罗仕珍，2020. 改良森田疗法结合心理弹性支持对帕金森患者心理及睡眠状况的影响[J]. 中国医学创新，17(21): 78-81.

亓寿伟，周少甫，2010. 收入、健康与医疗保险对老年人幸福感的影响[J]. 公共管理学报，7(1): 100-107,127-128.

邱林，郑雪，王雁飞，2008. 积极情感消极情感量表(PANAS)的修订[J]. 应用心理学，14(3): 249-254,268.

任俊，2011. 积极心理学[M]. 北京：开明出版社.

沈来凤，2010. 老年痴呆症的研究进展[J]. 现代医药卫生，26(4):542-544.

沈小君，2018. 心理呵护——中国式居家养老实用手册[M]. 北京：中国劳动社会保障出版社.

沈政，林庶芝，2016. 生理心理学[M]. 3版. 北京：北京大学出版社.

史蕾，王惠珍，高钰琳，等，2012. 回忆治疗对养老机构中抑郁老人生活质量的影响[J]. 中国实用护理杂志，28(35): 25-27.

孙建萍，张先庚，2018. 老年护理[M]. 4版. 北京：人民卫生出版社.

唐丹，张芷凌，2020. 流动还是留守?家庭流动安排对农村老人社会网络及心理健康的影响[J]. 南方人口，35(6): 40-52.

陶莉，2018. 老年人心理特点与心理保健的建议分析[J]. 中国医药指南，16(25): 67-68.

佟新，2010. 人口社会学[M]. 4版. 北京：北京大学出版社.

汪苗，潘庆，2021. 我国老年人焦虑状况城乡差异及影响因素分析[J]. 中国全科医学，24(31): 3963-3970.

王才康，胡中锋，刘勇，2001. 一般自我效能感量表的信度和效度研究[J]. 应用心理学(1): 37-40.

王晨茜，陈天勇，韩布新，2018. 前额叶在老年阶段的可塑性及相关机制[J]. 心理科学进展，26(11): 2003-2012.

王昊城，2012. 中国人口死亡模式研究[D]. 保定：河北大学.

王惠芳，蒋京川，2016. 老年人的框架效应[J]. 心理科学进展，24(4):612-621.

王俊霞，赵雅宁，张盼，等，2015. 正念训练联合娱乐疗法心理干预对养老院老年人生存质量的影响[J]. 中国老年学杂志，35(17): 4964-4966.

王磊，伍麟，2010. 毕生发展心理学的理论研究进展[J]. 齐齐哈尔医学院学报，31(14): 2291-2293.

王硕，2018. 增龄对听觉系统生理结构与功能的影响[J]. 国际耳鼻咽喉头颈外科杂志，42(6): 368-372.

王艳红，黄菲芸，郑媛，等，2017. 黑龙江省大庆市社区老年人社会隔离与认知功能关联的研究[J]. 中华流行病学杂志，38(4): 472-277.

王伟凯，2016. 老年期痴呆患者的病因分析及家庭护理干预[J]. 科技展望，26(1): 235.

韦志中，2021. 老年人心理服务与关怀[M]. 北京：红旗出版社.

邬沧萍，2016. 全面建成小康社会积极应对人口老龄化[M]. 北京：中国人口出版社.

吴方芳，王人成，金德闻，等，2007. 足底振动刺激对人体平衡能力影响的实验测试系统的研究[J]. 中国康复医学杂志，22(12): 1090-1092.

肖水源，杨德森，1987. 社会支持对身心健康的影响[J]. 中国心理卫生杂志(4): 183-187.

谢劲，2022. 社会支持对城市空巢老人身体活动的影响——自我效能的中介作用与互联网使用的调节作用[J]. 体育学刊，29(6): 85-92.

熊嵘，2007. 老年痴呆的病因及预防治疗[J]. 临床和实验医学杂志(8): 117.

徐方，1988. 老年痴呆症的病因学研究进展[J]. 宁夏医学院学报(4): 109-111.

徐鹏，周长城，2014. 我国老年人主观幸福感影响因素研究[J]. 社会保障研究 (2): 43-52.

徐荣周，曹秋芬，2020. 老年人精神生活健康指南[M]. 3 版. 北京：中国医药科技出版社.

徐世才，彭洁，袁铭，等，2020. 正念疗法对养老机构老年人睡眠质量和认知功能的影响[J]. 中国健康教育，36(7): 667-669.

徐祖豫，2002. 老年期与老年病的特点[J]. 中国康复理论与实践，8: 449-451,476.

许淑莲，1987. 老年心理学[M]. 北京：科学出版社.

许淑莲，申继亮，2006. 成人发展心理学[M]. 北京：人民教育出版社.

许又新，2000. 调节与适应[M]. 北京：北京出版社.

杨光平，2022. 健康生活方式可降低老年痴呆症风险[J]. 家庭医学(3):33.

杨国愉，2014. 中老年人心理健康与调适[M]. 重庆：重庆大学出版社.

杨兴海，2005. 当代老年的心理行为问题及其应对措施[J]. 中国高等医学教育(5): 25-26.

姚树娇，杨艳杰，2021. 医学心理学[M]. 北京：人民卫生出版社.

叶欣，朱大伟，高嘉敏，等，2019. 中国老年人听力对抑郁的影响研究[J]. 人口与发展，25(5): 66-74.

尹述飞，朱心怡，王筱璐，等，2017. 主观记忆减退老年人脑结构与功能的可塑性[J]. 中华行为医学与脑科学杂志，26(7): 666-670.

俞国良，2008. 现代心理健康教育[M]. 北京：人民教育出版社.

俞卓伟，李瑾，马永兴，等，2014. 保健策略与衰老/脑衰老干预——某些中国文化元素在干预中的作用[J]. 中国老年学杂志，34(16): 4709-4712.

袁欢，叶飞，李世逸，等，2017. 从"郁"论老年痴呆[J]. 湖南中医杂志，33(9): 143-144.

张宝山，李娟，2012. 流调中心抑郁量表在老年人群中的因素结构[J]. 心理科学，35(4): 993-998.

张冬芝，2020. 缅怀疗法在高龄老年人小组中的运用[J]. 中国社会工作(2): 40-41.

张力元，毕研玲，张宝山，等，2015. 老年人行为决策:领域现状与挑战[J]. 心理科学进展，23(5): 858-870.

张美增，李鑫，刘涛，2017. 老年神经病学[M]. 北京：科学技术文献出版社.

张守字，2017. 老年痴呆的病因有上百种[J]. 百姓生活(5):70-71.

张卫东，黄伟清，叶斌，1998. 应对的多测评维度的鉴别分析[J]. 心理科学(1): 29-33,38-95.

张卫东，2001. 应对量表（COPE）测评维度结构研究[J]. 心理学报(1): 55-62.

张雪莲，2014. 老年痴呆症的家庭预防与护理[J]. 中国伤残医学，22(6): 336-337.

张一，2018. 社会参与与代际支持与老年人精神健康[D]. 上海：华东理工大学.

张振馨，洪霞，李辉，等，1999. 北京城乡 55 岁或以上居民简易智能状态检查测试结果的分布特征[J]. 中华神经科杂志(3): 20-24.

章全英，时蓉华，1984. 老年人动作反应和思维特点的研究[J]. 老年学杂志(2): 6-11.

赵晓芳，2014. 健康老龄化背景下"医养结合"养老服务模式研究[J]. 兰州学刊(9): 129-136.

赵瑛，肖世富，夏斌，等，2004. 老年神经精神病学[M]. 上海：第二军医大学出版社.

赵郁馨，万泉，张毓辉，等，2008. 2006年我国卫生总费用测算结果与基本卫生服务筹资方案[J]. 中国卫生经济，27(4):5-10.

周岚，2002. 老年痴呆的病因病机及其证治[J]. 中医药学刊(6): 774-776.

朱平，杨莉萍，2014. 老年人反事实思维与心理健康的相关研究[J]. 牡丹江师范学院学报（哲学社会科学版）(1): 128-130.

朱宇航，郭继志，李敏，等，2016. 山东省老年人应对方式及其影响因素分析[J]. 中国健康心理学杂志，24(1):119-123.

Anil K Nair，Marwan N，Sabbagh，2020. 老年神经病变[M]. 杨春慧，译. 北京：人民卫生出版社.

Newman Newman，2005. 发展心理学[M]. 白学军，译. 西安：陕西师范大学出版社.

NHK 特别节目录制组，2019. 老后破产——名为长寿的噩梦[M]. 王军，译. 上海：上海译文出版社.

Baltes P B, Staudinger U M, Lindenberger U, 1999. Lifespan psychology: Theory and application to intellectual functioning[J]. Annual Review of Psychology, 50(1): 471-507.

Baltes P B, Baltes M M, 1990. Psychological perspectives on successful aging: The model of selective optimization with compensation[J]. In P. B. Baltes & M. M. Baltes (Eds.), Successful aging: Perspectives from the behavioral sciences (pp. 1–34). Cambridge University Press.

Bermudez T, Souza A S, 2017. Can emotional content reduce the age gap in visual working memory? Evidence from two tasks[J]. Cognition and Emotion, 31: 1676-1683.

Blanchard-Fields F, Stein R, Watson T L, 2004. Age differences in emotion-regulation strategies in handling everyday problems[J]. J Gerontol B Psychol Sci Soc Sci, 59: 261-269.

Bu F, Steptoe A, Fancourt D, 2021. Relationship between loneliness, social isolation and modifiable risk factors for cardiovascular disease: A latent class analysis[J]. Journal of Epidemiology and Community Health, 75(8): 749-754.

Cappell R, 2010. Neurocognitive aging and the compensation hypothesis[J]. Current Directions in Psychological ence, 17(3):177-182.

Carver C S, Scheier M F, Weintraub J K, 1989. Assessing coping strategies: A theoretically based approach[J]. J Pers Soc Psychol, 56(2): 267-283.

Charles S T, 2010. Strength and vulnerability integration: A model of emotional well-being across adulthood[J]. Psychol Bull, 136(6): 1068-1091.

Chang Q, Sha F, Chan C H, et al, 2018. Validation of an abbreviated version of the Lubben Social Network Scale ("LSNS-6") and its associations with suicidality among older adults in China[J]. PLoS One, 13(8):e0201612.

Cheng C, Inder K, Chan S W C, 2021. The relationship between coping strategies and psychological distress in Chinese older adults with multiple chronic conditions[J]. Australas J Ageing, 40(4): 397-405.

Cornelius S W, Caspi A, 1987. Everyday problem solving in adulthood and old age[J]. Psychology and Aging, 2(2):144-153.

Diener E D, Suh M E, 1997. Subjective well-being and age: An international analysis[J]. Annual Review of Gerontology and Geriatrics, 17(1): 304-324.

Ehrlich J R, Hassan S E, Stagg B C, 2019. Prevalence of Falls and fall-related outcomes in older adults with self-reported vision impairment[J]. Journal of the American Geriatrics Society, 67(2):239-245.

Engvig A, Fjell A M, Westlye L T, et al, 2014. Effects of cognitive training on gray matter volumes in memory clinic patients with subjective memory impairment[J]. Journal of Alzheimers Disease, 41(3):779-791.

Engvig A, Fjell A M, Westlye L T, et al, 2012. Hippocampal subfield volumes correlate with memory training benefit in subjective memory impairment[J]. Neuroimage, 61(1):188-194.

Fagley N S, Miller P M, 1990. The effect of framing on choice interactions with risk-taking propensity, cognitive style, and sex[J]. Personality and Social Psychology Bulletin, 16(3):496-510.

Finucane M L, Slovic P, Hibbard J H, et al, 2002. Aging and decision-making competence: An analysis of comprehension and consistency skills in older versus younger adults considering health-plan options[J]. Journal of Behavioral Decision Making, 15(2): 141-164.

Galderisi S, Heinz A, Kastrup M, et al, 2015. Toward a new definition of mental health[J]. World Psychiatry, 14: 231-233.

Gonzalez C, Dana J, Koshino H, et al, 2005. The framing effect and risky decisions: Examining cognitive functions with fMRI[J]. Journal of Economic Psychology, 26(1):1-20.

Lavretsky H, Khalsa D S, Leaver A, et al, 2015. Changes in the functional brain connectivity and verbal memory performance following yoga or memory training in older adults with subjective memory complaints[J]. Alzheimer Dementia, 11(7):896-896.

Hampel H, Lista S, 2016. DEMENTIA the rising global tide of cognitive impairment[J]. Nature Reviews Neurology, 12(3):131-132.

Harvey I S, Alexander K, 2012. Perceived social support and preventive health behavioral outcomes among older women[J]. Journal of Cross-Cultural Gerontology, 27(3): 275-290.

Hawkley L C, Cacioppo J T, 2010. Loneliness matters: A theoretical and empirical review of consequences and mechanisms[J]. Annals of Behavioral Medicine, 40(2): 218-227.

Heckhausen J, Wrosch C, Schulz R, 2010. A motivational theory of life-span development[J]. Psychological Review, 117(1): 32-60.

Hibbard J H, Slovic P, Peters E, et al, 2001. Is the informed-choice policy approach appropriate for Medicare beneficiaries?[J]. Health Affairs, 20(3):199-203.

Holt-Lunstad J, Smith T B, Baker M, et al, 2015. Loneliness and social isolation as risk factors for mortality: A meta-analytic review[J]. Perspectives on Psychological Science, 10(2): 227-237.

Horley J, Lavery J J, 1995. Subjective well-being and age[J]. Social Indicators Research, 34(2): 275-282.

Huang Y, Wang Y U, Wang H, et al, 2019. Prevalence of mental disorders in China: A cross-sectional epidemiological study[J]. Lancet Psychiatry, 6(3):211-224.

Levin I P, Gaeth G J, Schreiber J, et al, 2002. A new look at framing effects: Distribution of effect sizes, individual differences, and independence of types of effects[J]. Organizational Behavior and Human Decision Process, 88(1):411-429.

Jahoda M, 1958. Current concepts of positive mental health[M]. New York: Basic Books.

Jia J, Wang F, Wei C, et al, 2014. The prevalence of dementia in urban and rural areas of China[J]. Alzheimers Dement, 10(1): 1-9.

Jia L, Du Y, Chu L, et al, 2020. Prevalence, risk factors, and management of dementia and mild cognitive impairment in adults aged 60 years or older in China: A cross-sectional study[J]. Lancet Public Health, 5(12):e661-e671.

Jiang S, Qu C, Wang F, et al, 2015. Using event-related potential P300 as an electrophysiological marker for differential diagnosis and to predict the progression of mild cognitive impairment: A meta-analysis[J]. Neurological Sciences, 36(7):1105-1112.

Jokela M, Singh-Manoux A, Ferrie J E, et al, 2010. The association of cognitive performance with mental health and physical functioning strengthens with age: The Whitehall II cohort study[J]. Psychological Medicine, 40(5): 837-845.

Joseph M B, Zhao X, Nancy M, et al, 2015. Discrimination of mild cognitive impairment and Alzheimer's disease using transfer entropy measures of scalp EEG[J]. Journal of Healthcare Engineering, 6(1): 55-70.

Kelly M E, Loughrey D, Lawlor B A, et al, 2014. The impact of cognitive training and mental stimulation on cognitive and everyday functioning of healthy older adults: A systematic review and meta-analysis[J]. Ageing Research Reviews, 15(1): 28-43.

Keyes C L, 2006. Mental health in adolescence: Is America's youth flourishing?[J] American Journal of Orthopsychiatry, 76(3): 395-402.

Kim S, Goldstein D, Hasher L, et al, 2005. Framing effects in younger and other adults[J]. Journal of Gerontology: Psychological Sciences, 60(4): 215-218.

Kim E S, Kubzansky L D, Soo J, et al, 2017. Maintaining healthy behavior: A prospective study of psychological well-being and physical activity[J]. Annals of Behavioral Medicine, 51(3): 337-347.

Korniotis G M, Kumar A, 2011. Do older investors make better investment decisions?[J]. The Review of Economics and Statistics, 93(1):244-265.

Kovalchik S, Camerer C F, Grether D M, et al, 2005. Aging and decision making: A comparison between neurologically healthy elderly and young individuals[J]. Journal of Economic Behavior & Organization, 58(1): 79-94.

Kumar A, 2009. Who gambles in the stock market?[J]. The Journal of Finance, 64(4): 1889-1933.

Kupper N, Denollet J, 2018. Type D personality as a risk factor in coronary heart disease: A review of current evidence[J]. Current Cardiology Reports, 20(11): 104.

Kwak Y T, 2006. Quantitative EEG findings in different stages of Alzheimer's disease[J]. Journal of Clinical Neurophysiology, 23(5):456-461.

Labouvie-Vief G, González, M M, 2004. Dynamic integration: Affect optimization and differentiation in development[M] //Dai D Y, Sternberg R J. Motivation, Emotion, and Cognition: Integrative Perspectives on Intellectual Functioning and Development. New Jersey:Lawrence Erlbaum Associates Publishers: 237-272.

Laidlaw K, Power M J, Schmidt S, 2007. The attitudes to ageing questionnaire (AAQ): Development and psychometric properties[J]. International Journal of Geriatric Psychiatry, 22(4): 367-379.

Lau S Y Z, Guerra R O, Barbosa J F S, et al, 2018. Impact of resilience on health in older adults: A cross-sectional analysis from the International Mobility in Aging Study (IMIAS)[J]. BMJ Open, 8(11): e023779.

Leung D S, Liu B C, 2011. Lifelong education, quality of life and self-efficacy of Chinese older adults[J]. Educational Gerontology, 37(11):967-981.

Li C, Chi I, Zhang X, et al, 2015. Urban and rural factors associated with life satisfaction among older Chinese adults[J]. Aging & Mental Health, 19(10): 947-954.

Li D, Wu T C Z, 2008. An exploration of the subjective well-being of the Chinese oldest-old[M]. Springer: Dordrecht.

Liu X, Liang J, Gu S, 1995. Flows of social support and health status among older persons in China[J]. Social Science & Medicine, 41(8):1175-1184.

Livingston G, Huntley J, Sommerlad A, et al, 2020. Dementia prevention, intervention, and care: 2020 report of the Lancet Commission[J]. The Lancet, 396(10248): 413-446.

Luo J, Hendryx M, 2022. Mediation analysis of social isolation and mortality by health behaviors[J]. Preventive Medicine, 154: 106881.

Mandel D R, 2001. Gain-Loss framing and choice: Separating outcome formulations from descriptor formulations[J]. Organizational Behavior and Human Decision Processes, 85(1):56-76.

Martin-Maria N, Miret M, Caballero F F, et al, 2017. The impact of subjective well-being on mortality: A meta-analysis of longitudinal studies in the general population[J]. Psychosomatic Medicine, 79(5): 565-575.

Mata R, Schooler L J, Rieskamp J, 2007. The aging decision maker: Cognitive aging and the adaptive selection of decision strategies[J]. Psychology and Aging, 22(4):796-810.

Mather M, Carstensen L L, 2003. Aging and attentional biases for emotional faces[J]. Psychological Science, 14(5): 409-415.

Mather M, Canli T, English T, et al, 2004. Amygdala responses to emotionally valenced stimuli in older and younger adults[J]. Psychological Science, 15(14): 259-263.

McAuley E, Szabo A, Gothe N, et al, 2011. Self-efficacy: Implications for physical activity, function, and functional limitations in older adults[J]. American Journal of Lifestyle Medicine, 5(4): 361-369.

Meyers L J, 1990. The influence of message framing and issue involvement[J]. Journal of Marketing Research, 27(3): 361-367.

Mukadam N, Sommerlad A, Huntley J, et al, 2019. Population attributable fractions for risk factors for dementia in low-income and middle-income countries: An analysis using cross-sectional survey data[J]. Lancet Global Health, 7(5): e596-e603.

Niles A N, O'Donovan A, 2019. Comparing anxiety and depression to obesity and smoking as predictors of major medical illnesses and somatic symptoms[J]. Health Psychology, 38(2): 172-181.

Oliverfaust, Bairy M G, 2012. Nonlinear analysis of physiological signals: A review[J]. Journal of Mechanics in Medicine and Biology, 12(4):1240015-1240035.

Ong A D, Uchino B N, Wethington E, 2016. Loneliness and health in older adults: A mini-review and synthesis[J]. Gerontology, 62(4): 443-439.

Opitz P C, Gross J J, Urry H L, 2012. Selection, optimization, and compensation in the domain of emotion regulation: Applications to adolescence, older age, and major depressive disorder[J]. Social and Personality Psychology Compass, 6: 142-155.

Park D C, Reuter-Lorenz P, 2009. The adaptive Brain: Aging and neurocognitive scaffolding[J]. Annual Review of Psychology, 60(1):173-196.

Pedroso R V, Fraga F J, Ayán C, et al, 2017. Effects of physical activity on the P300 component in elderly people: A systematic review[J]. Psychogeriatrics, 17(6): 479-487.

Quadt L, Esposito G, Critchley H D, et al, 2020. Brain-body interactions underlying the association of loneliness with mental and physical health[J]. Neuroscience & Biobehavioral Reviews, 116: 283-300.

Radloff L S, 1997. The CES-D scale: A self-report depression scale for research in the general population[J]. Applied Psychological Measurement, 1(3): 385-401.

Rösler A, Ulrich C, Billino J, et al, 2005. Effects of arousing emotional scenes on the distribution of visuospatial attention: Changes with aging and early subcortical vascular dementia[J]. Journal of the Neurological Sciences, 229-230: 109-116, 2005.

Sasse L K, Gamer M, Büchel C, et al, 2014. Selective control of attention supports the positivity effect in aging[J]. PLoS One, 9(8): e104180.

Sava A A, Krolak-Salmon P, Delphin-Combe F, et al, 2017. Memory for faces with emotional expressions in Alzheimer's disease and healthy older participants: positivity effect is not only due to familiarity[J]. Aging, Neuropsychology, and Cognition, 24(1): 1-28.

Schie E, Pligt J, 1995. Influencing risk preference in decision making: the effects of framing and salience[J]. Organizational Behavior and Human Decision Processes, 63(3):264-275.

Schiffman S, 1977. Food recognition by the elderly[J]. Journal of Gerontology, 32(5):586-592.

Schneider S L, 1992. Framing and conflict: Aspiration level contingency, the status quo, and current theories of risky choice[J]. Journal of Experimental Psychology: Learning, Memory, and Cognition, 18(5):1040-1057.

Serlachius A, Pulkki-Råback L, Elovainio M, et al, 2015. Is dispositional optimism or dispositional pessimism predictive of ideal cardiovascular health? The Young Finns Study[J]. Psychology & Health, 30(10): 1221-1239.

Shankar A, McMunn A, Banks J, et al, 2011. Loneliness, social isolation, and behavioral and biological health indicators in older adults[J]. Health Psychology, 30(4): 377-385.

Shen K, Zeng Y, 2011. The association between resilience and survival among Chinese elderly[J]. New York: Springer.

Solé-Padullés C, Bartrés-Faz D, Junqué C, et al, 2006. Repetitive transcranial magnetic stimulation effects on brain function and cognition among elders with memory dysfunction. A Randomized Sham-Controlled Study[J]. Cerebral Cortex, 16(10):1487-1493.

Steptoe A, 2019. Happiness and health[J]. Annual Review of Public Health, 40: 339-359.

Stubbs B, Vancampfort D, Veronese N, et al, 2017. Depression and physical health multimorbidity: Primary data and country-wide meta-analysis of population data from 190 593 people across 43 low- and middle-income countries[J]. Psychological Medicine, 47(12): 2107-2117.

Suominen K, Isometsä E, Lönnqvist J, 2004. Elderly suicide attempters with depression are often diagnosed only after the attempt[J]. International Journal of Geriatric Psychiatry, 19(1): 35-40.

Thiruchelvi A, Supriya M V, 2012. An investigation on the mediating role of coping strategies on locus of control-wellbeing relationship[J]. The Spanish Journal of Psychology, 15(1):156-165.

Thomas B M, Farquhar-Smith P, 2013. Gabapentin enacarbil extended release for the treatment of postherpetic neuralgia in adults[J]. Therapeutics & Clinical Risk Management, 9(12): 469-475.

Tversky K A, 1979. Prospect Theory: An Analysis of Decision under Risk[J]. Econometrica, 47(2):263-291.

Valtorta N K, Kanaan M, Gilbody S, et al, 2016. Loneliness and social isolation as risk factors for coronary heart disease and stroke: Systematic review and meta-analysis of longitudinal observational studies[J]. Heart, 102(13): 1009-1016.

Wang X T, 1996. Framing effects: Dynamics and task domains[J]. Organizational Behavior and Human Decision Processes, 68(2):145-157.

Wang L, Shentu Q, Xu B, et al, 2020. The prevalence of anxiety on the empty-nest elders in China[J]. Journal of Health Psychology, 25(2):152-160.

Watson D, Clark L A, Tellegen A, 1988. Development and validation of brief measures of positive and negative affect: the PANAS scales[J]. Journal of Personality and Social Psychology, 54(6): 1063-1070.

Yang Y C, McClintock M K, Kozloski M, et al, 2013. Social isolation and adult mortality: The role of chronic inflammation and sex differences[J]. Journal of Health and Social Behavior, 54(2): 183-203.

Yesavage J A, Brink T L, Rose T L, et al, 1982. Development and validation of a geriatric depression screening scale: A preliminary report[J]. Journal of Psychiatric Research, 17(1): 37-49.

Yin S, Yang Q, Xiong J, et al, 2020. Social support and the incidence of cognitive impairment among older adults in China: findings from the Chinese longitudinal healthy longevity survey study[J]. Frontiers in Psychiatry, 11: 254.

Yu J, Li J, Huang X, 2012. The Beijing version of the Montreal Cognitive Assessment as a brief screening tool for mild cognitive impairment: A community-based study[J]. BMC Psychiatry, 12(1): 156.

Zaninotto P, Wardle J, Steptoe A, 2016. Sustained enjoyment of life and mortality at older ages: Analysis of the English longitudinal study of ageing [Editorial Material][J]. BMJ, 355: i6267.

Zeng Y, Shen K, 2010. Resilience significantly contributes to exceptional longevity[J]. Current Gerontology and Geriatrics Research, 2010:525693.

Zhang L, Xu Y, Nie H, et al, 2012. The prevalence of depressive symptoms among the older in China: A meta-analysis[J]. International Journal of Geriatric Psychiatry, 27(9):900-906.

Zhang X, Kamin S T, Liu S, et al, 2020. Negative self-perception of aging and mortality in very old Chinese adults: The mediation role of healthy lifestyle[J]. The Journals of Gerontology, 75(5): 1001-1009.

Zhao L, Zhang X, Ran G, 2017. Positive coping style as a mediator between older adults' self-esteem and loneliness[J]. Social Behavior and Personality, 45(10):1619-1628.

Ziegler G, Dahnke R, Jäncke L, et al, 2012. Brain structural trajectories over the adult lifespan[J]. Human Brain Mapping, 33(10):2377-2389.

Zimet G D, Dahlem N W, Zimet S G, et al, 1988. The multidimensional scale of perceived social support[J]. Journal of Personality Assessment, 52(1): 30-41.

实用老年心理照护

下　册

范　利　张秋俭　傅小兰　总主编

侯惠如　吕　静　主　编

科学出版社

北　京

内 容 简 介

　　本书以老年人心理健康管理与心理照护为主线，采用理论与实践相结合的方式进行论述，将老年心理健康和护理领域的前沿知识简洁易懂地呈现在读者面前。

　　本书分为上、下两册。上册重在阐述与老年心理相关的理论，分 6 个项目，21 个任务，详细介绍了人口老龄化与老龄社会、衰老与发展、老年心理健康、老年人的认知变化、老年人的情绪特点与积极心理建设、老年心理照护基本原则，为开展老年心理照护的实践工作提供重要前提。下册重在阐述老年心理照护的实践操作技术，分 7 个项目，31 个任务，详细介绍了老年人常见心理问题的心理照护、老年人常见适应性问题的心理照护、患有常见疾病老年人的心理照护、老年人特殊情境下心理问题的心理照护、长寿老年人及其家属的心理照护、临终老年人及其家属的心理照护、老年人长期照护者的心理照护，涵盖老年人心理问题分析及评估等相关内容。

　　本书贯穿身心并护理念，以任务描述（案例）形式清晰地讲述了老年心理照护知识，融合知识拓展和实训练习，便于读者学习掌握。本书既是老年心理照护人员，老年医疗照护人员，健康照护师，养老从业人员，护理、老年服务与管理等相关专业师生学习和培训的教材，也是广大读者关注和了解老年心理健康和照护的宝贵参考读物。

图书在版编目(CIP)数据

实用老年心理照护. 下册/范利，张秋俭，傅小兰总主编；侯惠如，吕静主编. —北京：科学出版社，2023.7
　ISBN 978-7-03-075843-9

　Ⅰ. ①实… Ⅱ. ①范… ②张… ③傅… ④侯… ⑤吕… Ⅲ. ①老年人-护理学-医学心理学 Ⅳ. ①R471

中国国家版本馆 CIP 数据核字（2023）第 109728 号

责任编辑：付　娇　李乐维 / 责任校对：赵丽杰
责任印制：吕春珉 / 封面设计：东方人华平面设计部

科 学 出 版 社 出版
北京东黄城根北街 16 号
邮政编码：100717
http://www.sciencep.com

北京中科印刷有限公司 印刷
科学出版社发行　各地新华书店经销
*
2023 年 7 月第 一 版　　开本：889×1194　1/16
2023 年 7 月第一次印刷　　印张：31 3/4
字数：852 000
定价：99.00 元（全两册）
（如有印装质量问题，我社负责调换〈中科〉）
销售部电话 010-62136230　编辑部电话 010-62135319-2031

本书编委会

总　主　编：范　利　张秋俭　傅小兰

上　册

主　　　编：李　娟　曹　丰
副　主　编：郑志伟　勇琴歌
编写组成员（按姓氏笔画排序）
马卓娅　元　媛　牛程程　孔　诺　付江宁　朱心怡
朱海兰　李　娟　李　晶　李瑾竹　张　维　张秋霞
陈　越　苗竞文　郑志伟　赵晓凤　姜海鑫　宦盛茵
勇琴歌　姚晓晖　黄　妍　黄润玉　曹　丰　龚竹云
喻　婧　翟博宇

下　册

主　　　编：侯惠如　吕　静
副　主　编：张瑞芹　石瑞君
编写组成员（按姓氏笔画排序）
丁　瑜　于江丽　王　敏　石瑞君　申雪琴　田玉洁
兰雪云　毕艳媛　曲立新　吕　静　许晓东　孙　静
李　娜　李冬梅　杨　英　吴　贞　沙薇薇　张　颖
张华果　张丽娟　张瑞芹　赵　婷　赵　静　侯惠如
聂　丹　高　娜　高艳红　郭佳钰　康丰娟　魏迎东

审定专家：彭华茂　曾　慧　黄德海　施红梅　孙　沛　杨铿

主编单位：中国人民解放军总医院　中国老年医学学会　中国科学院心理研究所

序

老龄化已成为世界范围内的大趋势，据统计，作为人口大国，中国人口老龄化速度比世界平均水平快一倍多，预计到 2050 年中国 60 岁以上的老年人超过 5 亿。随之而来的老龄化相关的健康问题也尤为突出，老年群体日益增长的健康服务需求与医疗服务保障体系不完善之间的矛盾日益凸显，如何加强健康管理和全周期服务老年群体面临着巨大挑战。

党的二十大报告指出："重视心理健康和精神卫生"。心理健康是健康的重要组成部分，身心健康密切联系、互相影响，记得在世界卫生组织工作期间，我也曾多次呼吁"没有心理健康就没有健康"，重视和关注老年心理健康已逐渐成为社会各界的共识。针对老年群体开展专业化的心理慰藉和心理照护服务，不仅能够提高整个社会老年群体的心理健康水平，也是积极应对老龄化的探索与实践。

老年心理照护是老年照护体系的重要组成部分，同时也是心理护理学中面向特定对象为老年群体的护理部分。2020 年，健康照护师作为新职业正式纳入《中华人民共和国职业分类大典》，健康照护师其中一项职责便是识别、鉴别照护对象的心理问题，并提供相应心理疏导及支持性照护措施。老年心理照护师将是健康照护师的职业细分领域，我认为《实用老年心理照护》的出版恰逢其时，该书不仅是一本大众了解老年心理照护概貌与知识的好读物，也可以成为培养实用型老年心理照护师的教材。

该书是以老年人心理健康管理与心理照护为主线，采用理论与实践相结合的方式进行论述，将老年心理健康和护理领域的前沿知识简洁易懂地呈现在读者面前。该书详细阐述了老年人的生理和心理特征，介绍了老年心理健康的概念和评估方法，提出了老年心理照护的基本原则。全书贯穿"身心并护"的新理念，以案例形式清晰地讲述了老年心理照护领域的新知识、新技术、新方法。通过阅读该书，引导我们积极关注老年心理健康，激发我们去思考如何才能更好地满足老年人的心理健康需求，赋予老年人生命更高的质量和价值。

值得推荐的是，该书非常注重可读性和实操性，将抽象的老年心理照护知识科学生动地呈现给读者。该书为读者梳理了每章节的学习目标，这有利于读者带着问题去深入阅读，进而将读者带入任务的情境、分析、实施等具体环节，同时还包括知识拓展和实训练习，既方便读者理解记忆和拓展应用，又有利于读者自学。

该书紧跟老年心理照护的新发展，注重老年心理照护的工作实际，不仅适用于专业的老年心理照护师和医务工作者，同样也适用于家庭成员、养老从业人员及社会工作者。该书的成功付梓得力于中国老年医学学会的牵头，并联合中国科学院心理研究所、中国人民解放军总医院国家老年疾病临床医学研究中心、西南大学及中国老龄科学研究中心等单位，汇聚我国老年医学护理领域和心理学领域有影响力的专家学者共同编著。我相信，这本《实用老年心理照护》将有助于促进我国老年心理健康领域的人才队伍建设，对推动老年心理健康领域社会工作实务发展具有重要意义。

陈冯富珍

世界卫生组织荣誉总干事
第十三届全国政协常委
清华大学万科公共卫生与健康学院首任院长
2022 年 12 月 1 日

前　　言

我国自 20 世纪末进入老龄化社会以来，老年人口数量迅速增加，占总人口的比重大幅攀升。截至 2021 年底，60 岁及以上老年人口从 2000 年的 1.26 亿增加至 2.67 亿，老年人口占比也从 10.2% 上升至 18.9%，提升的幅度是世界平均水平的两倍。老年人的慢性病合并功能减退、情绪焦虑抑郁及认知沟通障碍逐年增加，严重影响老年人的生活质量。如何积极应对人口老龄化，以确保中华民族伟大复兴的顺利实现，具有深刻持久的影响。伴随着人口年龄结构老化，社会与家庭的负担逐渐加重，社会保障支出压力也增大，养老及各类的健康服务，尤其是心理健康服务的供需矛盾更加突出。如何完善养老服务体系和老年健康服务体系，构建养老、孝老、敬老的政策体系和社会环境，是满足人民日益增长的美好生活需要的重要内容。

人口老龄化对经济运行、社会建设、社会文化，乃至国家综合实力等方面均有深远的影响。全社会对养老服务、心理健康的需求大幅度增加。各种失能高龄老年人的生活照料、长期照护及心理服务的需求也在持续增加。如何使公共服务资源得到更加合理的配置，而不影响家庭功能和代际和谐，面临着多方严峻的挑战，也存在着发展的机遇。本书为了实现老有所养，老有所医，老有所为，老有所学，老有所乐，提出应对中国特色人口老龄化的心理照护体系，把握人口发展的大趋势和老龄化规律，积极地开拓老年心理照护的理论与实践经验的发展。

积极推进健康中国建设，建立完善包括健康教育、预防保健、康复护理、长期照料及安宁疗护等综合连续的老年健康照护服务体系，以居家为基础的社区为依托机构充分发展医养结合的多层次养老心理健康服务体系，可以为健康发展方式的全方位、全周期保障人民健康的理念提供重要的手段和抓手。加强老年心理健康服务体系的建设和规范化管理，尤其是对空巢、失能、残疾、留守特殊家庭老年人提供心理辅导，加快安宁疗护机构的标准化、规范化建设和高效整合医疗资源服务，才能提高老年全维度健康保障水平，实现老年健康服务的个性化。

医疗模式不断更新，目前已从治病为中心转为以人民健康为中心，关注疾病预防功能完善及健康寿命的增长。心理健康服务是要构建新型的心理服务集成平台和健康管理模式，促进老年心理医学理论的推广，服务更多的老年患者和老年人群。本书分为上、下两册，上册重在介绍与老年心理相关的理论，下册重在介绍老年心理照护的实践操作技术。本书避开了生硬简单的说教，以简练的语言、实际的案例和生动的故事，分享老年心理照护的实践体会，旨在指导和辅助相关服务人员正确应对老年人群照护相关的心理护理挑战。

此刻，我们把这些经验和理论编入本书，这些研究报告和案例模式不仅能够很好地指导老年心理照护，而且可以引领开拓创造性的老年心理护理技术，以期提升广大老年人的生活质量和幸福感、获得感。

目　　录

下　　册

项目七　老年人常见心理问题的心理照护⋯⋯⋯⋯⋯⋯⋯⋯⋯⋯⋯⋯⋯⋯⋯⋯⋯⋯⋯207
　　任务一　焦虑障碍老年人的心理照护⋯⋯⋯⋯⋯⋯⋯⋯⋯⋯⋯⋯⋯⋯⋯⋯⋯⋯208
　　任务二　抑郁老年人的心理照护⋯⋯⋯⋯⋯⋯⋯⋯⋯⋯⋯⋯⋯⋯⋯⋯⋯⋯⋯⋯218
　　任务三　睡眠障碍老年人的心理照护⋯⋯⋯⋯⋯⋯⋯⋯⋯⋯⋯⋯⋯⋯⋯⋯⋯⋯227
　　任务四　孤独老年人的心理照护⋯⋯⋯⋯⋯⋯⋯⋯⋯⋯⋯⋯⋯⋯⋯⋯⋯⋯⋯⋯234
　　任务五　偏执老年人的心理照护⋯⋯⋯⋯⋯⋯⋯⋯⋯⋯⋯⋯⋯⋯⋯⋯⋯⋯⋯⋯240
　　任务六　疑病老年人的心理照护⋯⋯⋯⋯⋯⋯⋯⋯⋯⋯⋯⋯⋯⋯⋯⋯⋯⋯⋯⋯248
　　任务七　老年恐惧的心理照护⋯⋯⋯⋯⋯⋯⋯⋯⋯⋯⋯⋯⋯⋯⋯⋯⋯⋯⋯⋯⋯255

项目八　老年人常见适应性问题的心理照护⋯⋯⋯⋯⋯⋯⋯⋯⋯⋯⋯⋯⋯⋯⋯⋯⋯263
　　任务一　离退休老年人的心理照护⋯⋯⋯⋯⋯⋯⋯⋯⋯⋯⋯⋯⋯⋯⋯⋯⋯⋯⋯264
　　任务二　空巢老年人的心理照护⋯⋯⋯⋯⋯⋯⋯⋯⋯⋯⋯⋯⋯⋯⋯⋯⋯⋯⋯⋯270
　　任务三　丧偶老年人的心理照护⋯⋯⋯⋯⋯⋯⋯⋯⋯⋯⋯⋯⋯⋯⋯⋯⋯⋯⋯⋯277
　　任务四　失独老年人的心理照护⋯⋯⋯⋯⋯⋯⋯⋯⋯⋯⋯⋯⋯⋯⋯⋯⋯⋯⋯⋯283
　　任务五　失能老年人的心理照护⋯⋯⋯⋯⋯⋯⋯⋯⋯⋯⋯⋯⋯⋯⋯⋯⋯⋯⋯⋯289

项目九　患有常见疾病老年人的心理照护⋯⋯⋯⋯⋯⋯⋯⋯⋯⋯⋯⋯⋯⋯⋯⋯⋯⋯298
　　任务一　老年高血压患者的心理照护⋯⋯⋯⋯⋯⋯⋯⋯⋯⋯⋯⋯⋯⋯⋯⋯⋯⋯299
　　任务二　老年冠脉综合征患者的心理照护⋯⋯⋯⋯⋯⋯⋯⋯⋯⋯⋯⋯⋯⋯⋯⋯307
　　任务三　老年消化性溃疡患者的心理照护⋯⋯⋯⋯⋯⋯⋯⋯⋯⋯⋯⋯⋯⋯⋯⋯317
　　任务四　老年糖尿病患者的心理照护⋯⋯⋯⋯⋯⋯⋯⋯⋯⋯⋯⋯⋯⋯⋯⋯⋯⋯325
　　任务五　老年帕金森病患者的心理照护⋯⋯⋯⋯⋯⋯⋯⋯⋯⋯⋯⋯⋯⋯⋯⋯⋯332
　　任务六　老年阿尔茨海默病患者的心理照护⋯⋯⋯⋯⋯⋯⋯⋯⋯⋯⋯⋯⋯⋯⋯339
　　任务七　老年慢性阻塞性肺疾病患者的心理照护⋯⋯⋯⋯⋯⋯⋯⋯⋯⋯⋯⋯⋯345
　　任务八　老年人外科手术后的心理照护⋯⋯⋯⋯⋯⋯⋯⋯⋯⋯⋯⋯⋯⋯⋯⋯⋯352
　　任务九　老年癌性疼痛患者的心理照护⋯⋯⋯⋯⋯⋯⋯⋯⋯⋯⋯⋯⋯⋯⋯⋯⋯363

项目十　老年人特殊情境下心理问题的心理照护⋯⋯⋯⋯⋯⋯⋯⋯⋯⋯⋯⋯⋯⋯⋯372
　　任务一　住院老年人的心理照护⋯⋯⋯⋯⋯⋯⋯⋯⋯⋯⋯⋯⋯⋯⋯⋯⋯⋯⋯⋯373
　　任务二　康养中心老年人的心理照护⋯⋯⋯⋯⋯⋯⋯⋯⋯⋯⋯⋯⋯⋯⋯⋯⋯⋯382
　　任务三　日间照料中心老年人的心理照护⋯⋯⋯⋯⋯⋯⋯⋯⋯⋯⋯⋯⋯⋯⋯⋯390

项目十一　长寿老年人及其家属的心理照护⋯⋯⋯⋯⋯⋯⋯⋯⋯⋯⋯⋯⋯⋯⋯⋯⋯399
　　任务一　长寿老年人的心理照护⋯⋯⋯⋯⋯⋯⋯⋯⋯⋯⋯⋯⋯⋯⋯⋯⋯⋯⋯⋯400
　　任务二　长寿老年人家属的心理照护⋯⋯⋯⋯⋯⋯⋯⋯⋯⋯⋯⋯⋯⋯⋯⋯⋯⋯407

项目十二　临终老年人及其家属的心理照护···419

　　任务一　临终老年人的心理照护···420

　　任务二　临终老年人家属的心理照护···430

项目十三　老年人长期照护者的心理照护··438

　　任务一　老年人长期照护者——配偶的心理照护·····················439

　　任务二　老年人长期照护者——子女和亲属的心理照护···········445

　　任务三　老年人长期照护者——聘用照护师的心理照护···········450

附录···457

参考文献···486

项目七 ▶▶

老年人常见心理问题的心理照护

◇ **项目介绍**

随着年龄的增长，老年人躯体器官功能逐渐退化，对抗各种疾病的能力也在逐渐下降，同时心理状况也发生着各种改变。老年人心理问题的临床症状复杂多样，不同心理问题的特点各异，这与老年人性格特点、社会支持等多种因素相关，因而老年人心理问题的照护不同于其他年龄人群。老年期出现的各种心理问题更容易导致老年人社会功能减退，影响生活质量。因此，对于老年人心理问题的心理照护，要因人而异、因地制宜，采取适宜的方法。在照护方面除了要加强生活上的照料和注意安全护理，还要积极预防并发症和意外安全事件的发生，积极帮助老年人创造一个和谐、美好、平和的心理状态。

任务一　焦虑障碍老年人的心理照护

》》【学习目标】

❖ **知识目标**

1. 掌握焦虑障碍老年人的症状特点。
2. 熟悉老年人不同焦虑障碍的处理。
3. 了解老年焦虑障碍常用的药物及使用注意事项。

❖ **技能目标**

1. 掌握老年焦虑障碍的评估方法。
2. 掌握常用的焦虑障碍老年人的心理照护方法。
3. 熟悉焦虑障碍老年人家庭照护与支持的方法。
4. 了解与焦虑障碍老年人沟通的技巧。

❖ **素质目标**

1. 换位思考，从老年人的角度理解焦虑感受。
2. 以老年人为中心，全方位提供亲情护理。

》》【任务情境】

王奶奶，75岁，丧偶5年，目前退休在家，独自一人生活。她经常因各种身体不适在医院的老年科门诊就诊，就诊症状包括头痛、头晕、偶有呼吸困难、胃灼热感、恶心、食欲减退、腹部不适、疲劳等。做过各种检查，大多没什么问题。吃过很多药，但就是不见效。经常担心自己和家人出事，心烦意乱，坐卧不宁，有时心神不定、搓手顿足、走来走去、小动作增多、注意力无法集中，自己也不知道为什么如此惊慌不安。时常心情不好，体重减轻，觉得自己处理问题变得困难了。夜间难以入睡，经常服用催眠药物帮助入睡，她说"我没有别的方法了"。她有时感到心悸，出汗增加，担心自己会失去平衡，可能突然昏倒或"发疯"。

近3个月来，王奶奶有几次自己在家中看电视时突发胸前区不适，并迅速发展为胸闷、呼吸不畅，怀疑可能是心脏病发作，紧张不安，恐惧害怕，觉得自己快要死了。在他人帮助下由120急救车送入急诊科。每次进行心电图检查基本正常，未发现其他躯体症状。发作时间一般持续数分钟至半小时，有时自行缓解，有时刚到急诊就好了。现在她害怕离开家，因为担心心脏疾病发作，或者担心自己会死亡等。还会担心别人可能因为她的牙齿脱落了几颗认为自己古怪，总是感到紧张不适。王奶奶没什么朋友，平时仅与唯一的女儿交往，未参与任何社交活动，也没有什么兴趣爱好。患有高血压十余年。

》》【任务分析】

在我国老年人群中，焦虑障碍是一组非常常见的心理障碍。近年来老年人口逐渐增加，在老年期患焦虑障碍的人数也逐渐增多，老年人的心理问题应该受到足够的关注和重视。调查显示我国老年人焦虑障碍的患病率为5.61%~7.96%，焦虑症状的发生率为16.8%~27.2%。在社区当中，老年人焦虑障碍的患病率甚至高达14%~15%。解决焦虑对老年人身心健康的影响是当前精神卫生保健和临床照护工作中的重要内容。

焦虑障碍，是以焦虑综合征为主要临床表现的一组精神障碍。焦虑综合征表现为精神症状和躯体症状，精神症状是一种提心吊胆、恐惧和忧虑的内心体验并伴有紧张不安的状态；躯体症状是在精神症状的基础上伴发自主神经系统功能亢进症状，如心慌、胸闷、气短、口干、出汗、肌紧张性震颤、颤抖、颜面潮红或苍白等。最常见的表现形式是广泛性焦虑障碍。广泛性焦虑障碍的主要临床特征是对多种境遇的过分焦虑和担忧，同时伴有不安、肌肉紧张和行为的改变。所有年龄段均可出现广泛性焦虑障碍，但患广泛性焦虑障碍的老年人往往知觉更差，孤独感更强，生活满意度更差，慢性躯体疾病更多，生命质量更低。

焦虑障碍的另一种表现形式是惊恐发作，是一类急性严重焦虑发作。患者在发作时常有明显的心血管和呼吸系统症状，如心悸、胸闷、气急等。严重者可有濒死体验，或者担心失控、发疯或死亡，临床上常易误诊为心脏病等。每次发作持续几分钟或更久，如果不及时处理，患者在随后的一周或数周内可有再次惊恐发作。发作时可无明显原因或无特殊情境。也有一些人在某些特殊情境中发作，如在拥挤的人群、商店、公共车辆中等。惊恐发作时，由于身体症状明显，老年人难以忍受，常常以为是突发躯体疾病而立即拨打120急救电话。惊恐发作常常反复出现，恐惧感强烈，虽然时间较短，但大多数老年人在间歇期常担心再次发作，经常惴惴不安，平时也可出现自主神经活动亢进症状。其中大约有60%的患者由于担心发病或不能得到救助，而主动回避一些活动或情境，如不敢到人多的场所、不肯一个人出门、不愿乘坐汽车等。

焦虑障碍是一种大脑功能失调性疾病，缺少器质性改变的病理基础，主要表现为心理障碍。该病的发生常与个体性格特点及内心冲突有关，如顽固狭隘、多愁善感及孤僻独处等。焦虑障碍在老年人群中屡见不鲜，原因也很多。有的老年人由于退休后无法适应原有生活节奏的突然改变，产生一种无用感和寂寞感；有的老年人日常生活枯燥单一，缺少兴趣爱好，缺乏沟通、关爱及陪伴。

另外，老年焦虑常常与躯体疾病并存。躯体疾病的存在使得老年人更加关注身体健康状况，担心疾病后果及药物的不良影响，常使得焦虑情绪较重；而焦虑情绪也会导致个体免疫力下降、自主神经功能紊乱，从而使原有的躯体疾病加重。躯体疾病与焦虑症状常常互为因果，因此，要进一步加强老年人焦虑的心理照护，减轻其焦虑情绪，促进心身一体恢复，提高生活质量。

本任务中的老年人存在广泛性焦虑障碍，并在近1个月出现惊恐发作，在排除躯体疾病的基础上，需进行心理方面的干预疏导。

》》【任务实施】

一、任务的难点与重点

1. 焦虑症状不易识别，容易漏诊或误诊

老年人常常患有很多基础疾病，使得焦虑常常难以被识别，因而容易出现漏诊或误诊。这个病例里的老年人反复去老年科就诊，诊治躯体症状，老年人经常会这样做，因为身体确实感觉不舒服，第一反应就是自己的身体出了问题。当然这样做是合理的，首先要排除躯体的疾病，但是当经过医生检查，或躯体疾病影响不大时，就要考虑可能是心理疾病导致身体的不适。这时照护者就要及时提醒老年人到心理科或精神科就诊。不然，会使老年人长期担心、纠结躯体疾病，一方面忽略心理症状，一方面加重焦虑情绪。

2. 完善各项检查，排除躯体疾病

焦虑障碍可能引发躯体化表现，表现出很多身体不适，如头痛、头晕、偶有呼吸困难、胃灼热感、恶心、食欲减退、腹部不适等。为了明确诊断，排除躯体疾病，首先需要与家属联系，充分了解老年人的病史，进一步完善各种检查，以排除躯体疾病的可能，有助于诊断。一些有帮助的初期检查包括血常规、尿常规、肝肾功能、甲状腺功能、血糖、血电解质、心电图、超声波等，必要时还可以进一步做 24 小时动态心电图、脑电图、CT 或磁共振等检查。

3. 焦虑持续存在，影响生活质量

该患者常年在家独处，又很少与人沟通交流，缺少兴趣爱好，难免将自己的注意力放在自己和家人身上，同时身体的不适更容易让她关注、担心自己的身体状况，容易思虑过多，从而产生焦虑情绪。本任务中患者的焦虑情绪主要表现为经常担心自己和家人，心烦意乱，坐卧不宁，感到心悸，有时出汗增加。这些都可能是焦虑导致的躯体症状。这些症状符合广泛性焦虑障碍的诊断，使患者的生活质量严重下降。

4. 惊恐发作，加重老年人恐惧

该任务中的老年人不仅存在广泛性焦虑障碍，而且在近 1 个月来存在急性焦虑——惊恐发作。惊恐发作常常是突然发作，有显著的自主神经症状（如心悸、出汗、震颤等），并伴以强烈的濒死感或失控感。惊恐发作常常是突发突止，躯体检查通常无明显异常，并且反复出现。这使老年人内心更加焦虑不安，担心病情加剧，对死亡充满恐惧。

5. 家属对焦虑障碍存在误解，焦虑老年人需要社会支持

焦虑的症状主要以个体的主观感受为主，常常伴有身体明显不适，但检查未见异常或不严重，致使焦虑老年人反复就医，持续担心。经常是"疼在患者身，烦在患者心"，但家属难以体会和理解，经常误解焦虑老年人过于矫情，不坚强，甚至以为老人故意夸大或装病。由于社会支持缺乏，老年人的不被理解感、孤独无助感更加明显，常常心里憋闷苦恼不堪，迫切需要心理照护，需要社

会的理解和支持。本任务中的老年人经常独居独处，少有朋友社交，缺乏兴趣爱好，仅与女儿有联系，使其社会支持系统薄弱，难以成为有力的后备支持，因而更要从心理照护开始，鼓励其增加兴趣爱好，增强社会支持。

6. 焦虑伴发症状容易被忽略，需多加注意

焦虑症状常伴发抑郁症状，如该任务中的老年人，时常心情不好，体重减轻，觉得自己处理问题变困难了，说明存在抑郁的症状。一般情况下，焦虑老年人对死亡是恐惧的，这往往会使其更积极地抗争，采取行动加以对抗，一般不会轻生，可一旦自己的办法无效，或感到绝望时，抑郁症状占优势，老年人也有轻生的可能，所以不要忽视抑郁情绪。另外，该任务中王奶奶常常伴有睡眠障碍，焦虑症状的改善有助于睡眠的好转。

二、实施步骤

（一）评估与准备

1. 评估

（1）生理功能方面

为了排除躯体疾病，除了详细的病史询问、躯体和精神状况检查外，还应有针对性地根据老年人的描述做一些实验室检查，包括三大常规检查（血常规、尿常规、大便常规）、生化检查、心电图、超声心动图、脑电图、CT或磁共振等以利确诊，排除躯体疾病。还要常规评估老年人的生命体征，全面评价疼痛或身体不适情况，弄清潜在的或现存的营养失调状况，知晓睡眠的特点及紊乱状况，明确躯体各器官功能状态，以及老年人生活自理能力等情况。

（2）焦虑症状的评估

焦虑症状的评估可以采用自评和他评两种方法。由于焦虑是主观的体验和感受，通常可使用焦虑自评量表评估焦虑的程度。但由于自评量表容易受主观因素影响，缺乏客观的可比性，有时也会采用他评的方法进行评估，主要由医务人员根据观察到的焦虑症状进行评估，常用的他评量表是汉密尔顿焦虑量表。

1）焦虑自评量表（self-rating anxiety scale, SAS）：由美国精神医学家宗氏（W. W. K. Zung）于1971年编制，适用于具有焦虑症状的成年人，能较准确地反映有焦虑倾向患者的主观感受的严重程度，效度高，容易受主观因素影响，缺乏客观的可比性（附表6）。

2）汉密尔顿焦虑量表（Hamilton anxiety scale, HAMA）：是目前应用最广泛的量表之一，由汉密尔顿（Hamilton）于1959年编制，包括14个项目，可以对个体焦虑症状的严重程度进行评估，同样适用于老年人焦虑的评估（附表7）。

（3）心理功能方面

除了要对老年人的焦虑状态进行认真检查外，还要对其个性特点、应激时的心理应对方式等方面进行评估。这些方面与老年人焦虑的心理因素密切相关，也决定着其在心理照护中更适合采取何种方式。

（4）社会功能方面

社会功能的评估可通过询问老年人本人及其亲友来完成，人际交往能力的缺陷是最常见的社会

功能损害。焦虑老年人还可能存在一些风险，如可能有潜在的或现存的自杀、自伤、暴力行为等。此外，还要评估他们的自我保护能力是否改变、社交能力是否受损、个人应对是否无效、是否存在不合作情况，以及对于焦虑的认识是否存在误区等。

（5）其他方面

另外，还需要进一步了解焦虑老年人的家庭和周围的环境，知晓其家族史、既往疾病史、用药史及社会支持等情况。

2. 准备

（1）环境准备

1）房间准备：干净整洁，安静舒适，光线适宜。

2）物品准备：纸、笔、评估工具。

（2）照护者准备

资料收集充分，态度和蔼，仪表整洁。

（3）照护对象准备

1）着装整洁，体位舒适。

2）避开检查、治疗时间。

3）状态良好，理解、配合。

（二）实施与评价

1. 实施

（1）全方位照护管理

1）遵医嘱规范用药，观察效果：为了改善老年人的症状，需要应用药物治疗。目前对于药物治疗的误解较多，人们认识得不够全面，调查显示接受规范药物治疗的老年焦虑患者较少。为了让老年人更好地接受药物治疗，要向老年人详细讲解药物治疗的必要性和药物使用原则，并强调规范用药的重要性。很多老年人对药物有偏见，担心药物的副作用，照护者需要帮助老年人了解药物的适应证，以及可能出现的副作用，以便减轻老年人对药物治疗的疑惑。但对于过于敏感的老年人，应尽量少描述副作用，避免心理暗示作用。

苯二氮䓬类药物能较为迅速有效地改善老年人的焦虑症状。但长期服用此类药物会产生严重的副作用，因而并不提倡应用。这类药物会降低认知功能，损坏精神运动功能，还可能增加老年人摔倒的风险，加重有害的药物相互作用，并产生药物依赖。虽然要求谨慎使用，但临床上有 10%～20% 的焦虑老年人服用这类药物。

临床试验显示，抗抑郁药物能有效治疗焦虑障碍，包括老年广泛性焦虑症和惊恐障碍。老年焦虑障碍患者的焦虑、担心及抑郁症状能被舍曲林、文拉法辛、西酞普兰有效改善。尽管抗抑郁药物应用前景很好，但老年人使用时仍需注意其所存在的危险因素，伴有躯体疾病的老年人的潜在药物相互作用问题就是其中之一。

抗焦虑药如丁螺环酮和坦度螺酮，副作用较少，无镇静作用，无抗惊厥及肌肉松弛作用，也不存在依赖性和停药戒断反应，长期应用无体内蓄积，适用于焦虑症的治疗。

随着年龄的增加，老年人躯体各系统的功能显著减退，代谢、解毒、排泄能力降低，敏感性增加、耐受性下降，从而容易导致药物的半衰期延长，毒副作用增加。再加上老年人一般患有多种基础疾病，常同时服用多种药物，使得用药选择更加困难。老年患者用药要格外慎重，并严格遵守开始小剂量、缓慢增量、实验用药、使用方便、因人而异、巩固治疗的原则，规范系统地用药。药物的应用要从小剂量逐渐加量，起效较为缓慢，效果剂量因人而异，且要巩固治疗一段时间。有的老年人对治疗存在过高过快的期待，缺乏耐心；有的老年患者担心药物的副作用，很可能会影响服药的依从性，导致无法系统用药，或不知如何正确使用药物。因此，照护者要与老年人及家庭监护者保持密切合作，充分解释药物的作用，详细说明药物的用法用量，避免不必要的担心等，避免因依从性差导致不规律用药。

对于有惊恐发作的老年人，嘱其常在身边备用快速镇静的药物，如劳拉西泮，发作时即时服用，能有效降低惊恐发作带来的恐惧感（表7-1-1）。

表7-1-1　焦虑障碍的药物治疗

药物类型		代表药
抗抑郁药	选择性5-羟色胺再摄取抑制剂（SSRI）	氟西汀、帕罗西汀、舍曲林、西酞普兰等
	5-羟色胺-去甲肾上腺素再摄取抑制剂（SNRI）	文拉法辛、度洛西汀等
苯二氮䓬类药	长效制剂	地西泮、氯硝西泮、氟西泮等
	中效制剂	阿普唑仑、劳拉西泮等
	短效制剂	三唑仑、咪达唑仑等
抗焦虑药	5-羟色胺受体部分激动剂	丁螺环酮、坦度螺酮等

2）加强焦虑宣教，消除误区：照护者要针对老年人的焦虑症状、用药情况与老年人及家属沟通，向老年焦虑障碍患者进行焦虑宣教，增加老年人对病态焦虑的认知和理解，使其充分意识到躯体疾病也可以加重焦虑症状，焦虑不安可以严重影响身体健康和生活质量。焦虑与躯体疾病可以形成恶性循环，只有打破这种恶性循环，才能使情绪心态、身体和生活质量向好的方向发展。要明确的是，如果积极规范诊治，该病的预后良好。要消除焦虑障碍的神秘感及迷信色彩，帮助老年焦虑患者减轻精神负担，提高治疗信心和增强对治疗的依从性。帮助患者学会处理或适应那些维持并加重焦虑症状的社会问题。例如，人到了一定的年龄就是要退休的，"老同志从岗位上退下来，让年轻同志上"，这是正常规律，不是丢人的事情等。老年人患上焦虑障碍以后，要从心理上消除各种疑虑，正确认识到焦虑障碍的性质是功能性的改变，而非器质性损伤，焦虑障碍是可以治愈的，因而应尽量鼓励老年人积极规范治疗，正确地安排生活，参加一些有意义的活动。

3）建立良好的照护关系，加强沟通：要在生活上和心理上给予老年人帮助，首先要加强照护人员与老年患者之间的沟通与交流，建立良好的沟通关系，定期进行心理指导。满足老年人的心理需要，使其保持舒坦、平静的心境。给予老年人指导、保证、劝解、疏解等，从而使其增加心理防御能力，增强对环境的适应力。基于老年人常见的焦虑、抑郁、孤独、恐惧等情绪进行疏导，合理使用倾听、共情等方法，耐心倾听，让他们表达自己的想法，并适时用理解、同情等方法给予心理安慰和精神支持。支持安慰可以帮助老年人正确面对焦虑，有力量面对社会的看法，逐渐恢复信心以面对未来的生活。与此同时，给老年人空间以进行适当的情绪宣泄，但也要防止过度恶劣情绪影响健康。

4）增加兴趣爱好，转移注意力：对于症状比较稳定的焦虑老年人，可以鼓励其增加兴趣爱好，引导老年人通过多种途径排解压力，如倾诉、听音乐、运动、看电影等形式。身体状态比较好的老年人还可以参加更多样的运动，如太极拳、健身操、自行车、爬山、慢跑等，多到公园和森林呼吸新鲜空气，保持规律作息和充足的睡眠。

5）实施安全护理，防止意外：照护者在老年人严重焦虑时，需监测老年人的生命体征，最好及时就医，有专人看护；为避免外界干扰，应保证房间安静舒适，设施简单安全；老年焦虑患者伴有躯体疾病时，需向老年人讲明激烈的、不稳定的情绪会对身体造成不良影响，让老年人尽量配合治疗，控制情绪；密切观察老年人躯体情况的变化，适时稳定老年人情绪，做好心理护理。此外，为了防止老年人激动时发生骨折等意外，需调整其饮食结构，加强摄入营养物质并及时加强钙质补充。

有时老年焦虑症患者在急性重度焦虑发作时极为烦躁不安，感到生不如死，情绪极度偏激时可能会出现自杀行为，因而要密切观察老年人的情绪变化，及时发现异常言行。例如，老年人可能会流露厌世的想法，有的会收藏一些危险物品。不能让老年人蒙头睡觉，要采取措施保证老年人的睡眠质量。对情绪异常的老年人，测体温时应严防其咬吞体温计；发放特殊药品时，应对老年人口腔进行仔细检查，严防藏药或蓄积吞服。

（2）采取适宜的心理干预及疗愈方法

研究表明，对于焦虑老年人，在心理护理的基础上选择合适的方法，适时进行心理干预，可以有效降低焦虑水平，提高生活质量。但由于老年人的个性特征、兴趣爱好、症状特点等不同，要因人而异地制订个体化心理干预方案。照护者帮助老年人找到自身心理和行为的平衡，重建健康生活习惯，增强心理治疗的主动性和自信心。心理治疗的专业性和技术性都很强，需要由专业的心理治疗师进行。治疗方法多种多样，以下介绍几种焦虑老年人常用的心理治疗方法。

1）正念认知疗法（mindfulness-based cognitive therapy，MBCT）：是目前最为经典的心理治疗方法之一。1979 年，美国的乔·卡巴金（Jon Kabat-Zinn）博士在麻州大学医学院开设减压诊所，并设计了"正念减压治疗"（mindfulness-based stress reduction，MBSR），协助患者以正念禅修的方式处理压力、疼痛和疾病，疗效获得多方肯定。后来由 3 位临床心理学家对其进行发展，将东方禅学与认知心理学、认知行为学等相结合应用于治疗，发展为 MBCT。研究表明，MBCT 能有效改善焦虑、抑郁、双相情感障碍、失眠、强迫症等症状，还对慢性疼痛、肿瘤、糖尿病、帕金森病有积极影响，目前已经被更多的人了解和应用。

MBCT 的训练内容主要包括正念冥想、躯体扫描、正念行走、三分钟呼吸空间等。MBCT 也可以在日常生活中实施，来强化自己当下非评判性的体验，如在走路、呼吸、平卧时练习，并将注意力集中在自身的体验上，从而排除杂念，缓解紧张、焦虑等情绪。MBCT 训练能够教人树立以开放、非评论的态度去体验当下，认识事物的本质，尝试接受顺应而不是去改变，从而减少挫败厌烦的情绪和改变事物的欲望，进而降低焦虑情绪。

2）放松训练（relaxation training）：放松可以使交感神经系统功能稳定，从而促进损伤的治愈。然而，压力性的情形和条件通常会激活交感神经系统的功能。因此，放松训练可以保存能量以对抗不舒适感和疾病。研究表明，放松可以增加血流量，加速组织愈合，也有助于改善焦虑和促进睡眠。对于轻度和中度焦虑的老年人，通过规律性地放松，可以促进或加速自身康复，改善焦虑情绪。特别是对于易接受暗示的老年人，可用催眠的方法，效果更佳。常用的放松方法包括生物反馈训练、渐进性放松训练、自主训练等，还可采用打太极拳等方法。

3）认知行为疗法（cognitive-behavioral therapy，CBT）：主要包括心理教育、自我监测、解决问题、认知重建、行为活化、恐惧暴露或消除刺激等内容。需要充分了解老年人的躯体和心理症状，引导老年人正视自己的不良认知，加强老年人对焦虑情绪的自我控制。与老年人共同分析其焦虑症状是非客观的、非理性的，使老年人意识到焦虑不安是把面临的困难无限歪曲夸大了，而把自己应对困难的能力看低了。提出问题让老年人思考，引导焦虑老年人自我反省，诉说潜意识中引起痛苦感受的事情，寻找焦虑的根源及症结，从而产生顿悟，自觉放弃原有的非理性认知，重建科学的、理性的认知。有时也可进行情绪宣泄，一般情绪宣泄后症状可减轻或消失。改变不良认知方式能够降低老年人生理、心理应激水平，从而起到改善焦虑症状的作用。

各种片面的想法或错误的认知使焦虑不断增加，将导致恶性循环。这时也可采用挑战忧虑性思维的方法。通过减少忧虑思维的负面作用来缓解和摆脱焦虑。一般通过以下 3 个步骤进行：①识别忧虑性思维；②挑战忧虑性思维；③寻找代替忧虑性思维的合理思维方式。

4）音乐疗法：是将音乐与心理学的方法相结合，增强参与者的主动性，改善老年人的焦虑、抑郁情绪。音乐治疗通常选择合适的音乐来激发生理、心理上的变化，一般使用平静的、符合老年人欣赏习惯的音乐，并配合放松训练。要注意音乐的节奏、曲调与和声等对情感状态的影响，如舒缓、稳定的节奏可以使人放松镇静。

5）森田疗法：其观点认为焦虑情绪是每个人都有的一种自然现象，不用理会它，顺其自然，症状会自然消失。这样，焦虑情绪就不会把人束缚。森田疗法对焦虑症的治疗有两种形式：门诊治疗和住院治疗。门诊治疗是在心理门诊进行的，与老年人谈话交流，同时进行治疗指导，引导老年人接受自己的焦虑症状，而不再排斥它。住院治疗是预先将森田住院式理论讲解给老年人，让老年人认识到身心交互作用的结果，即由于担心焦虑症状治不好而整日痛苦不堪，从而加重身心负担，导致病情加重。让老年人知道导致病情加重的动力正是这种身心交互作用，治疗的目的就是要消除这种动力。

心理治疗学派众多，由于发展程度不同，疗效也各有不同。慢慢地大家开始意识到，虽然心理治疗的方法不同，但存在影响治疗变化过程的共同因素，因而很多学者开始探索心理治疗整合模式。尝试将多种方法并用已成为当今心理治疗发展的趋势，如综合应用认知疗法、森田疗法、放松训练等。另外，也可以将同期老年人组织起来进行团体训练，如 3～4 人的小组集中授课，成员之间可以互相交流倾诉，利用互动排遣焦虑压力等。

（3）帮助老年人获取社会支持

1）增加社会支持：加强对家属的宣传教育，获取老年人家属的支持和理解。家属应当根据实际情况和生活习惯，对老年焦虑症患者给予适当的关心和鼓励，关注需保持在合理的范围，不可毫不在意，也不可过度关注，避免老年人过度紧张和担心。家属要鼓励老年人多做自己感兴趣的事情，转移老年人的注意力。部分老年人焦虑时感觉不适，有时可能会有极端的想法，所以家人需保管好药物，而且要督促老年人按时、按量服药。尝试使家属了解老年人身体紧张、持续性担忧、自主神经系统反应等症状。理解焦虑老年人的苦恼，知道焦虑症状常常严重影响老年人的生活质量及与家人间的沟通。照护者指导家属与老年人互动交流，了解老年人所关心担忧的事情，满足老年人的心理需求，使老年人感受到自己是被家庭、社会关爱和尊重的。还要让家属认识到，不论是广泛性焦虑症还是惊恐发作，都不是老年人故意给家人找麻烦，而是焦虑症状的表现。

2）增加亲情相伴：家庭成员对老年人的关心理解可使老年人感受到来自亲情的温暖，增加亲情的力量。因此，要充分发挥老年人家属的这种亲情作用，帮助家属与老年人经常进行沟通交流，教授家属带着爱进行亲情照护，把温暖的亲情带给老年人，使老年人的焦虑、孤独感得以缓解，康复信心得以提高。亲情有助于加强与老年人之间的良性沟通，改善老年人的躯体症状和心理状态，提高生活质量。

2. 评价

该任务为老年广泛性焦虑并伴有惊恐发作的典型病例。照护人员的目标是减轻焦虑老年人的焦虑症状、提高生活质量,给予老年人全面的评估、充分的理解、专业的共情、规范的指导,同时采取人性化、个体化的心理干预方法,争取更多的社会支持,使老年人的焦虑症状得到有效缓解,提升了老年人的生活质量(表7-1-2)。

表7-1-2　老年焦虑患者心理照护思维导图评价表

评价内容		评价等级		
		A（满意）	B（合格）	C（不满意）
全面的评估与检测	生理功能方面			
	焦虑症状的评估			
	心理功能方面			
	社会功能方面			
	其他方面			
全方位照护管理	遵医嘱规范用药,观察效果			
	加强焦虑宣教,消除误区			
	建立良好的照护关系,加强沟通			
	增加兴趣爱好,转移注意力			
	实施安全护理,防止意外			
心理干预及疗愈方法	正念认知疗法			
	放松训练			
	认知行为疗法			
	音乐疗法			
	森田疗法			
帮助老年人获取社会支持	增加社会支持			
	增加亲情相伴			
自我总结				

》》【知识拓展】

焦虑的作用

现代社会生活节奏逐渐加快,人们容易产生严重的焦虑情绪。

焦虑情绪是人类独特的情绪。焦虑情绪可以分为两种,即常态的焦虑和病态的焦虑。常态的焦虑是一种正常人面临危险时的本能反应,是处理危机事件时的应激机制。它指的是处理危机事件时的情绪,这种情绪有助于人们解决问题。病态的焦虑是神经症的原因之一,也是神经症患者特有的心理反应。它是一种主观感受,是自我中心式的,经常存在主观臆造的成分。病态焦虑常常会使人痛苦不堪,而不能帮助人们解决问题。

古埃及的学者提出,焦虑是人类的一种消极情绪;而中世纪的阿拉伯学者则提出,焦虑是人类存在的基本状态,是普遍存在的。现代社会中,人们更加重视焦虑问题。20世纪,著名人本主义心理学家罗洛·梅（Rollo May）系统阐述了焦虑与文学、音乐、哲学和宗教的关系。

目前，许多生物学家和心理学家认为，焦虑对维护生命有积极的作用。焦虑反映了人类古老的本能——"战斗—逃跑"，这是有机体面对危险时所采取的动员身体能量的生物学反应。当人们感知到外界有危险存在时，预见了伤害的可能，从而采取理智的焦虑应对危险的现实。焦虑与逃避的反应相联系，是自我保护本能的一种最古老的方式。

精神分析学派的创始人西格蒙德·弗洛伊德（Sigmund Freud）认为，焦虑的存在预示着存在外界的危险或者内部的危险。一旦人们感知到外界有力量威胁自己的存在，或者感受到自己的内部想法会造成危险（如想做违反道德和法律的事情），就会产生焦虑反应。当人们感知到危险时，为了应对这种危险，就会动员身体的能量或者心理的能量。

从这个角度来看，焦虑并不是完全的消极情绪，也不是完全的负性情绪，不是只能给我们带来痛苦，而是有利于我们生存和发展的武器装备，这种情绪反应是生命中必然要出现的。

》【实训练习】

实训练习答案

一、单项选择题

1. 焦虑症患者可出现的症状是（　　）。
   A. 腹泻　　　　B. 发热　　　　C. 尿痛　　　　D. 失聪　　　　E. 失忆

2. 焦虑症的两种临床类型是（　　）。
   A. 焦虑发作和广泛性焦虑　　　　　　　B. 惊恐发作和部分性焦虑
   C. 广泛性焦虑和部分性焦虑　　　　　　D. 惊恐发作和广泛性焦虑障碍
   E. 焦虑发作和惊恐发作

3. 生物反馈治疗主要适用于（　　）。
   A. 疑病症　　　B. 躁狂症　　　C. 焦虑症　　　D. 精神分裂症　　　E. 儿童多动症

4. 下列最可能属于焦虑症患者表现的是（　　）。
   A. 幻听　　　B. 坐立不安　　　C. 自语自笑　　　D. 唉声叹气　　　E. 活动增多

5. 关于苯二氮䓬类抗焦虑药的临床应用，不正确的是（　　）。
   A. 可治疗各种躯体疾病伴随出现的焦虑、紧张、失眠
   B. 可用于各型神经症的对症治疗
   C. 长期应用不引起耐受与依赖
   D. 可治疗多种原因所致的失眠
   E. 可用于癫痫治疗和酒精急性戒断症状的替代治疗

二、判断题

1. 广泛性焦虑患者常有主动性回避行为。　　　　　　　　　　　　　　（　　）
2. 惊恐发作时意识模糊，事后难以回忆发作时的经过。　　　　　　　　（　　）
3. 病态焦虑的对象常为现实中的人和事。　　　　　　　　　　　　　　（　　）
4. 一般在没有客观危险的情况下发生惊恐发作。　　　　　　　　　　　（　　）
5. 焦虑的患者常伴有自主神经症状。　　　　　　　　　　　　　　　　（　　）

三、简答题

列举焦虑患者常用的心理治疗方法（至少 5 种）。

四、案例分析题

一位 60 岁男性走在路上，突感心慌、呼吸困难、全身乏力，甚至觉得自己快不行了，症状持续数分钟，紧急送至医院后，经检查躯体并无病变。然而，在随后的 1 个月时间里，又连续 2 次发生上述"紧急情况"。

1. 患者最可能的疾病是（　　）。

A. 强迫症　　　　B. 惊恐发作　　　C. 广场恐惧症　　　D. 广泛性焦虑障碍　　E. 癔症

2. 该疾病发作时一般（　　）达到高峰。

A. 30 分钟　　　B. 5 分钟　　　C. 20 分钟　　　D. 10 分钟　　　E. 1 小时

3. 关于该疾病，下列描述正确的是（　　）。

A. 症状单次持续时间一般为 30 分钟，一般不超过 2 小时

B. 一般有明显而固定的诱因

C. 脑电图会出现特异性改变

D. 起病时间可以预测

E. 可自行缓解

任务二　抑郁老年人的心理照护

》》【学习目标】

❖ **知识目标**

1. 掌握老年抑郁的定义。

2. 掌握老年抑郁的临床表现。

3. 熟悉老年抑郁的影响因素。

4. 了解老年抑郁的注意事项。

❖ **技能目标**

1. 掌握老年抑郁的评估要点。

2. 熟悉老年抑郁的应对方式。

3. 了解老年抑郁的治疗方法。

❖ **素质目标**

1. 具备及时捕捉抑郁老年人症状的素质。

2. 基本具备科学干预抑郁老年人的素质。

》【任务情境】

张奶奶，年轻时是一名音乐教师，为人处世严谨、细致。老伴去世早，女儿小慧大学毕业后定居北京市，退休后的她独自帮女儿带孩子。今年年初，小慧生了二胎，张奶奶刚把大外孙带到 6 岁进入小学，轻松了不到 1 年，不得不再次"北上"帮助女儿带小儿子。"这次来北京的心情和之前完全不同，"张奶奶说，"已经是半身入土的人了，自己能好好活着就不错了，还要帮忙带孩子。现在女儿家里两个孩子闹哄哄的，小两口儿工作也忙，我就像个老妈子，又要照顾外孙，又得做饭，伺候完这个伺候那个。我现在掰着手指头熬日子，心里烦得很。"

带孩子不到 1 年，张奶奶就经常感觉全身乏力、懒怠进食，女儿赶紧请了保姆分担家务，但也不见张奶奶好转，以至于靠轮椅代步，最终卧床不起。家人多次带她到医院就诊，可一直查不出病因。后来在医生的建议下去看心理门诊，心理医生了解张奶奶的情况后，对她进行了心理问卷测试。经医生评估与访谈后，家人才意识到，张奶奶卧床之前出现的情绪低落、兴趣缺乏、悲观厌世是抑郁症状，但一直未引起家人的重视。最后张奶奶以"抑郁症"被收治入院。

》【任务分析】

抑郁用于形容情感状况，它的第一要素是"缺失快乐"，大意是指没有使自己高兴的事。抑郁是正常情绪向情绪低落方向的波动，如烦闷、悲哀、痛苦、不高兴等整合性的情绪体验，这些都是个体的主观体会，并不只是指精神心理学上的抑郁症。抑郁症是以显著的心境低落为主要特征的精神障碍。常见的症状有消极言语及行为、自我评价过低、丧失自信心、没有价值感、强烈的自卑感，严重时有自罪妄想，甚至出现自杀意念及行为。多出现睡眠减少甚至不眠、食欲减退、缺乏兴趣爱好，精力下降，做事感到吃力，开始回避社交活动，在工作中出现退缩行为，工作能力下降，无法胜任以前的工作和学习。

随着年龄的增长，老年人面临着形态老化、器官功能下降、记忆减退、感知衰退、情绪情感变化、行为、人格变化等一系列生理、心理、性格特征等方面的问题，老年人常因衰老或躯体疾病的困扰而使抑郁症的发病被掩盖。因此，老年抑郁症的诊断较中青年患者更加困难，老年抑郁症也成为我国面临的主要公共卫生问题之一。老年人抑郁给个体及家庭带来了经济负担及精神压力，严重影响生活质量，且持续陷入负性情绪所诱发的自伤行为，使得老年人残疾率、死亡率均有所升高。因此，分析并掌握老年人抑郁特点，并及时进行科学干预尤为重要。

抑郁症是一种常见的心理疾病，然而由于社会、文化、躯体疾病等因素影响，诊断常更为困难。老年抑郁症具有一定的隐匿性，老年人一般不会主动表达"心情不好"，而是反复诉说各种躯体不适，如头晕、心慌、胃痛、全身无力等，但到医院做各种检查却发现没有明显异常，这时家人就要注意老年人是不是经常愁眉苦脸、唉声叹气，是不是经常感到烦躁、坐立不安等，结合老年人的生活经历，推测老年人是否出现了心理问题，若是则应及时去精神心理科就诊。

》【任务实施】

一、任务难点与重点

1. 知识缺乏，识别老年抑郁症难度大

抑郁症是老年人最常见的精神障碍，其特点主要包括神经科病变及躯体疾病所占比重大、躯体主诉或不适多、疑病观念较多、体重变化，早醒、性欲减退、精力缺乏等因年龄因素而变得不突出，部分老年抑郁障碍患者会以易激惹、敌意为主要表现，情感脆弱，情绪波动性大，往往不能很好地表达忧伤情绪；概括来说，老年期抑郁障碍的临床表现往往不太典型，相对老年期前发病的抑郁障碍，下列症状在其临床表现中显得较为突出：①焦虑、抑郁和激越；②认知损害；③精神运动性迟滞；④躯体症状；⑤疑病症状；⑥妄想；⑦自杀倾向。识别老年抑郁症的难度大。张奶奶从开始的感觉全身乏力、懒怠进食，发展至靠轮椅代步，最终卧床不起。家人一开始不重视，都认为张奶奶是照看孩子累着了，直到后来前往医院诊治，最终才确定为抑郁症，这与相关知识的缺乏有很大关系。

2. 沟通匮乏，家人参与治疗难度大

抑郁症给患者和家庭带来极大的痛苦，给社会造成巨大的经济负担。老年人出现抑郁症状后常常把自己封闭起来，容易出现社会隔离。他们一方面不愿意与人沟通，另一方面又容易与别人争执，认为别人不理解自己，家庭关系和社会关系受到破坏，从而失去社会支持。张奶奶现已卧床不起，沟通更为困难，家人参与治疗的难度加大。

3. 病情较重，尽快恢复难度大

抑郁症以显著而持久的情绪低落、思维迟缓及言语活动减少为主要表现。例如，出现闷闷不乐、郁郁寡欢、度日如年的感觉，既往的兴趣爱好也变得没意思，感觉生活枯燥乏味，甚至会感到绝望，无为、无助、无用感明显，自责、自罪感加强，甚至有轻生的念头出现。目前张奶奶已经卧床不起，病情较重，尽快恢复难度大，其本人及家属需要做好长期治疗的准备。

二、实施步骤

（一）评估与准备

1. 评估

（1）一般情况评估

老年人抑郁状况的影响因素有很多，其社会人口学因素包括年龄、性别、婚姻状况、受教育水平、经济状况、健康状况及社会支持等，应当对这些方面进行具体评估。

1）年龄：有研究表明，年龄是老年抑郁的显著影响因素，且年龄越大越容易抑郁。可能与随着年龄的增长，老年人躯体功能减弱、获得的社会支持减少等原因有关。

2）性别：大多数研究认为老年女性相较于老年男性更容易抑郁。可能是由于女性特殊的生理

结构及年老以后体内激素水平的变化等因素，且女性相较于男性承担了更多的家庭任务，致使女性更容易产生抑郁情绪。

3）婚姻状况：有研究表明，在婚的老年人抑郁状况明显要比非在婚老年人轻，且抑郁发生率也较低。婚姻状况对抑郁的影响主要从家庭支持和家庭功能中产生，在婚老年人可能要比非在婚老年人获取的支持范围更为广泛。

4）受教育水平：有研究表明，知识水平是老年抑郁症的影响因素，知识水平越高，患抑郁症的可能性越小。这可能与受教育水平高的老年人能掌握更多的排解心理压力的方法，获取健康信息的途径更多，且能够及时地采取措施进行预防有关。

（2）评估量表

临床上应用的抑郁评估量表种类较多，一般由心理医生展开调查。张奶奶到心理科就诊时，医生在了解张奶奶的一般状况后对其进行了老年抑郁量表调查，除此之外，还有一些比较常用的调查问卷，按编制时间顺序介绍如下。

1）汉密尔顿抑郁量表（Hamilton depression scale，HAMD）由汉密尔顿于 1960 年编制，是临床上评定抑郁状态时应用得最为普遍的量表（附表 8）。该量表有 17 项、21 项和 24 项 3 种版本。该量表需要由经过培训的两名评定者对患者进行联合评估，一般采用交谈与观察的方式由两名评定者分别独立评分，在治疗前后进行评分还可以评价病情的严重程度及治疗效果。

2）贝克抑郁问卷（Beck depression inventory，BDI）由美国著名精神医学家贝克（A.T.Beck）编制于 20 世纪 60 年代，后被广泛运用于临床流行病学调查，是专门评测抑郁程度的量表（附表 9）。整个量表包括 21 组项目，每组有 4 句陈述，每句之前标注的阿拉伯数字为等级分。可根据 1 周以内的感觉，把最适合自己情况的一句话前面的数字圈出来。21 组项目都做完后，将各组的圈定分数相加，得到总分。

3）抑郁自评量表（self-rating depression scale，SDS），由美国精神医学家宗氏（W.W.K.Zung）编制于 1965 年，后作为精神药理学研究的量表之一（附表 10）。因其使用简便，能相当直观地反映患者抑郁的主观感受及其在治疗中的变化，现已广泛应用于门诊患者的粗筛、情绪状态评定，以及调查、科研等。心理咨询门诊及精神科门诊或住院精神患者均可使用 SDS，但对于具有严重阻滞症状的抑郁患者，用 SDS 评定有困难。

4）流调中心用抑郁自评量表（center for epidemiological survey depression scale，CES-D），原名为流行病学研究中心抑郁量表，由美国国立精神卫生研究所编制于 1977 年（附表 11）。量表主要用于流行病学调查，用以筛查出有抑郁症状的对象，以便进一步检查确诊；也有人将其用于临床检查，评定抑郁症状的严重程度。与其他抑郁自评量表相比，CES-D 更着重于个体的情绪体验，较少涉及抑郁时的躯体症状。

5）老年抑郁量表（geriatric depression scale，GDS）是由布林克（Brink）等在 1982 年创制的，专用于老年人抑郁的筛查（附表 12）。针对老年人 1 周以来最切合的感受进行测评，较一般自评量表更适用于老年人。该量表共有 30 个条目，包括情绪低落、活动减少、容易激惹、退缩痛苦的想法，对过去、现在与未来消极评分等。

需要注意的是，在进行抑郁症诊断时，除参考量表分值外，主要还要根据老年人临床症状来确定，量表分值仅作为一项参考指标而非绝对标准。

（3）个性特点评估

个性特点是人对现实的态度和行为方式中较稳定的个性心理特征，它是个性的核心部分，最能表现个体差异。除了要对老年人的抑郁状态进行认真评估外，还要对他们的个性特点、对应激的心理应对方式等方面进行评估。这些方面与老年人抑郁的心理因素密切相关，也为采用更适合的方式对老年人实施心理照护提供了依据。

（4）社会功能评估

社会功能评估包括社会关系、社会经济状况及生活方式。社会关系包括老年人的家人、亲属、朋友、邻居等；社会经济状况包括老年人的职业、经济收入等。此外，还要评估老年人的自我保护能力是否改变、社交能力是否受损、是否存在不合作情况，以及对于抑郁的认识是否存在误区等。

（5）其他评估

还需要进一步评估抑郁老年人的家族史、既往史、用药史等。

2. 准备

（1）环境准备

1）房间准备：光线明亮，安静整洁，温湿度适宜，配备舒适的沙发。

2）物品准备：音乐播放器、评估量表、笔。

（2）照护者准备

仪表整洁、举止端庄、态度亲近。

（3）照护对象准备

1）着装整洁，体位舒适。

2）避开检查、治疗时间。

3）状态良好，理解、配合。

（二）实施与评价

1. 实施

（1）加强老年人及家属健康教育

1）区分抑郁和抑郁症，从根本上引起重视：抑郁是一种以情绪低落为主要特征的复杂情绪，涵盖了从低落到绝望等情绪。与抑郁症相比，抑郁是一种非常常见的情绪状态，每个人都可能出现，严重者或持续抑郁可能诱发抑郁症。抑郁症属于一种障碍，完全不同于碰到困难后所表现出的抑郁情绪，如不及时诊治，会造成生活质量下降、增加心身疾病的患病风险和死亡风险。

下面是老年抑郁症常见的 8 种症状：①对日常生活丧失兴趣，无愉快感；②精力明显减退，无原因的持续疲乏感；③动作明显缓慢，焦虑不安，易发脾气；④自我评价过低、自责或有内疚感，严重时感到自己犯下了不可饶恕的罪行；⑤思维迟缓或自觉思维能力明显下降；⑥反复出现自杀想法或行为；⑦失眠或睡眠过多；⑧食欲缺乏或体重减轻。本任务中的张奶奶全身乏力、懒怠进食，最终以轮椅代步、卧床不起，是老年抑郁症的典型表现，应及时就医，接受治疗。

2）家人参与治疗老年抑郁症：抑郁症老年人如果长期得不到家人的关怀和帮助，就会深陷抑郁症的泥潭难以自拔，甚至做出自残、自杀等过激的行为。所以抑郁症老年人的家人要一起努力，帮助老年人早日走出抑郁症的阴影，为其营造一个温馨、爱意满满的环境。由于抑郁症老年人大多自我内心封闭，对一切事物均悲观失望、缺乏信心，甚至绝望而轻视生命，家属应多与老年人接触交谈，随时掌握其思想动态，经常给予帮助和鼓励，帮他们树立信心。对他们要做到不厌其烦、耐心地倾听，并尽量满足老年人的合理需求。

家属是和抑郁症老年患者接触最多的人，最能感受到老年人心理与身体的变化，因此要勤于观察，防范意外事件发生。抑郁症是精神疾病中的第一杀手，自杀率极高，家庭照护的重点就是要防范自杀行为的发生。抑郁症状往往晨重暮轻，故自杀行为多发生于清晨；自杀手段多隐蔽，有预谋性，常给人某种假象，即微笑型自杀，故当发现抑郁症老年人情绪突然好转时，千万别掉以轻心，这可能是一种危险信号，应加强防范。

3）在日常生活中改善抑郁状态。

A. 养成良好的作息习惯。人一生中的睡觉时间超过生命总时间的1/3，良好的睡眠是改善抑郁情况的方法之一。规律的作息时间是良好睡眠的必备条件，它可以为人体调整好"生物钟"，让人处在一个健康的状态。张奶奶"又要照顾两个外孙，又得做饭，伺候完这个伺候那个"，得不到合理的休息。鼓励家属和张奶奶一起制订一个合理的作息时间，减少她的工作量，并和她一起坚持执行。

B. 科学饮食。脑部的一些化学物质称为神经传导物质，负责管理我们的行为，也与我们的情绪密切相关，其浓度会受我们饮食的影响。这些神经传导物质中有一些特别重要，如血清素、B族维生素、蛋白质等。香蕉、菠菜、深海鱼等是产生血清素的食物；在没有加工过的全谷类食物里，B族维生素含量比较丰富，如糙米、小麦、燕麦、荞麦等；高蛋白质的食物如奶类、鱼类、蛋类、豆制品等，会促使多巴胺和肾上腺素的产生，使我们更加愉悦，神清气爽，远离忧郁。张奶奶懒怠进食，家属应该尽量做一些富含以上营养物质的色、香、味俱全的食物，以增进她的食欲。

C. 合理运动。适当的运动可以驱散抑郁状态下释放的激素，起到降低抑郁水平的作用；可以改善脑部的血液循环，增加葡萄糖的供给，最大限度地提高氧运输能力，使人精力旺盛。美国杜克大学的科学家发现，运动能有效地治疗抑郁及防止病情恶化，在预防疾病复发的问题上，其效果甚至比专门用以对抗抑郁情绪的药物更加显著。张奶奶现在虽然是卧床状态，但家属可以从开展床上被动运动开始，循序渐进，增强张奶奶的运动量。

（2）加强抗抑郁药物用药管理

1）遵医嘱规范用药：告知张奶奶遵医嘱服药的重要性及服药期间的注意事项，并督促其服药。加强对张奶奶服药情况的观察并做好记录，防止藏药、自行减药或停药，确保每日按时、按量服药。

2）密切观察药物不良反应，给予针对性指导：目前抑郁症的治疗以药物治疗为主要方式，而抗抑郁药物在缓解抑郁症状的同时也会出现不同程度的不良反应。抗抑郁药物不良反应与药物治疗安全性直接相关，且影响老年人服药依从性，因此密切观察老年人服药后不良反应，并给予针对性措施也是照护的一项重要内容。抗抑郁药物的不良反应可累及中枢神经系统、心血管系统、交感神经系统、消化系统等，可给予如下针对性护理措施。

A. 中枢神经系统不良反应的护理：服药后可出现乏力、嗜睡、意识障碍等现象，应合理安排服药时间，小剂量用药者可晚间服药，日间服药者可指导老年人适量活动以缓解乏力、嗜睡。若出现时间、地点、人物定向力障碍等严重不良反应，立即通知医生进行处理。

B. 心血管系统不良反应的护理：服药后可出现头晕、低血压、期前收缩、心率增快等反应，指导照护人员及时识别老年人的症状，防止老年人发生跌倒。若出现低血压，立即协助其采取头低脚高位增加回心血量。出现心率增快时，连接心电监护仪进行监测，及时通知医生，遵医嘱给予相应处理，密切监测生命体征，必要时请心内科医生会诊。

C. 交感神经系统不良反应的护理：常见口干，指导老年人服药后少量多次饮水以缓解症状，多食新鲜水果、蔬菜，注意低盐饮食。

D. 消化系统不良反应的护理：常见恶心、呕吐等胃肠道症状，指导老年人规律饮食，忌烟酒，忌油腻、辛辣、刺激性食物，饮食应清淡、易消化，多食蔬菜、水果，限制脂肪类食物的摄入。出现严重不良反应时及时告知医生，遵医嘱给予相应处理。

（3）应用正念认知疗法（MBCT）

MBCT 是用于处理长期性抑郁问题的一种心理治疗方法。在训练过程中，指导老年人"应对"而不是"躲避"负面情绪，从而塑造对外开放的、接纳的心态来解决目前存在的问题。对老年人进行循序渐进、分阶段的干预，不同阶段的措施如表 7-2-1 所示。

表 7-2-1 "正念认知疗法"阶段表

阶段	具体内容
建立信任关系	照护人员与老年人及其家属热情、真诚地沟通，耐心倾听，及时了解并满足老年人的需求，建立良好的关系，增加老年人及其家属的信任感
感知、觉知、协助认识自我	1）指导老年人在日常生活中转移注意力并感受当下，根据自己的真实体会，不加以个人评判地用语言描述出此刻的感受，帮助老年人感受自身负面情绪 2）教老年人学会伸展练习、静坐、冥想、呼吸训练等正念减压方法，通过训练，指导老年人对抑郁情绪不进行评判，接受并观察自己对此类情绪的反应，鼓励其说出抑郁、消极情绪，加强人际交流
融入生活处理自我消极	指导老年人将正念认知疗法融入生活，通过正念训练教会老年人面对和处理生活中的负面情绪和躯体疾病，减轻心理压力，调动其正面情绪的产生。通过团体训练，加深老年人的积极感受和信念

（4）个性化音乐疗法辅助治疗

治疗前充分评估老年人心情、抑郁症状及喜欢的音乐类型。例如，在老年人喜欢的前提下，为情绪低落的老年人选择轻松欢快的歌曲；为存在失眠问题的老年人选择有助眠作用的音乐。病情允许时，同一老年人在不同时间段也可播放不同类型的音乐，清晨为老年人播放较为欢快的音乐，晚上播放旋律低沉、节奏较慢的音乐。本任务中，张奶奶情绪较为低落，照护者选择了轻松欢快的音乐。

在光线、温湿度适宜并已做好隔音处理的环境下为老年人播放音乐，调整适宜的音量。协助老年人进入音乐意境，治疗过程中可与其适度交流，疏导其抑郁情绪，同时观察其面部表情及躯体反应，以判断老年人是否喜欢，音乐是否适宜。音乐治疗结束后，与老年人充分沟通，了解老年人内心主观感受及对音乐选择、治疗频次和每次治疗时间的想法与意见，为后续治疗方案的调整提供依据，使得音乐疗法发挥最大疗效。

2. 评价

本任务对象为一例抑郁症老年人，照护人员本着提升抑郁症老年人生存质量的目标，给予充分的尊重、理性的共情、精准的评估、规范的指导，同时采取人性化、个体化的 MBCT、音乐疗法，使张奶奶的症状得到有效控制，提升了她的生活质量，该案例的心理照护方法和经验值得学习借鉴。

》【知识拓展】

一、不期而"郁"

抑郁是很正常的负面情绪，偶尔沉重的心情甚至可以帮助我们更加珍惜来之不易的美好时光。但是，长期抑郁的人会缺乏动力、无法享受生活，睡眠紊乱、不能持续工作，难以集中注意力、不愿与人交往等。

抑郁症通常出现在童年或青少年时期，但它同样可能在青年、中年，甚至更晚才初次发作。无论何时，抑郁症的发作通常都存在一个"导火索"。彼得·保罗（Peter Bolo）指出感情上的缺失是高风险人群抑郁症发作的最常见诱因，患者失去的可能是爱人、工作、宠物或是自尊等。完全预防抑郁症并不容易，不仅因为我们每个人在一生中都会经历无数次让人难以承受的损失，还因为我们无法改变自己的基因。

二、心理一致感理论与老年抑郁

心理一致感包括三种维度：理解能力、管理能力和意义感。理解能力是指认为将来生活中所遇到的事物是可预测的、有序的和可解释的信念；管理能力是指认为自己有技能或能力、支持或帮助来处理事件，认为事情是可管理的并且自己能够控制的信念；意义感是指认为生活中的事情是有趣的，事物的发生发展有价值、有原因、有目的、有意义。心理一致感理论认为人们在行为、态度和信念等方面倾向保持一致性。当人们的行为和信念与自己的价值观和周围社会环境相符合时，他们会感到更加自信和自豪。相反，如果他们的行为和信念与自己的价值观和周围社会环境不一致，他们会感到不安和不自在，甚至会产生一些心理上的矛盾。

目前，多项研究表明，心理一致感与老年抑郁之间存在着一定的关系。老年人由于生活环境和身体状况等方面的变化，往往难以维持自己的一致性和稳定性，从而容易产生心理上的矛盾和不适，这种不一致性和矛盾感可能会导致老年人出现抑郁症状。因此，在老年人日常生活中，应重视培养老年人的自主性，加强老年人对于新事物的理解能力，通过赞扬积极行为，鼓励选择和肯定个人观点来增强老年人的管理能力和意义感，通过群体性学习和互助，逐步提高老年人的心理一致感，进而加强老年人抵抗抑郁等精神障碍的能力。

》【实训练习】

实训练习答案

一、单项选择题

1. 下列不属于老年抑郁症一般表现的是（　　）。
   A. 临床表现不典型
   B. 首发症状常为情绪低落或忧郁
   C. 躯体症状常多于精神症状
   D. 精神症状常多于躯体症状
2. 老年抑郁症的主要临床表现为（　　）。
   A. 痴呆
   B. 感知觉减退
   C. 情绪抑郁、思维障碍
   D. 认知能力减低、失活

3. 下列可用于评估老年抑郁症的量表是（　　　）。

A. GDS 和 SDS 　　　　　　　　B. HAMD 和 BDI

C. CES-D　　　　　　　　　　　　D. 以上均是

4. 老年女性，70 岁，丧偶 2 年，独居，不爱出门，不愿与人交往，沉默寡言，对外界动向无动于衷，有时偷偷流泪，睡眠质量差，靠催眠药维持。可采用的最佳辅助检查工具是（　　　）。

A. 老年抑郁量表　　　　　　　　　B. 老年焦虑量表

C. 简明精神神经状态量表　　　　　D. 状态-特质焦虑问卷

5. 老年女性，69 岁，于半年前出现失眠，有时整夜睡不着觉，食欲下降，情绪低落，自述脑子反应慢，什么也干不了，认为自己得了不治之症。自责，在家自己打自己，打完后又哭泣，症状晨起较重。该老年人可能的诊断是（　　　）。

A. 老年期焦虑　　　　　　　　　　B. 空巢综合征

C. 老年期抑郁　　　　　　　　　　D. 老年期痴呆

二、判断题

1. 退休、独居、回避、自责、躯体疾病等因素都是老年抑郁症的促发因素。　　　　（　　　）

2. 严防抑郁症老年患者自杀，自杀倾向识别非常重要。近期内有过自我伤害行为、有过自杀未遂、抑郁的情绪突然"好转"、在危险处徘徊、拒餐及卧床不起等情况都属于具有自杀倾向。
（　　　）

3. 老年抑郁症最严重的症状是睡眠障碍。　　　　　　　　　　　　　　　　　　（　　　）

4. 老年抑郁症患者最常见也是较早出现的症状是便秘、胃肠不适。　　　　　　　（　　　）

5. 老年女性，65 岁，自入院以来，一直沉默寡言，闷闷不乐，有时偷偷流眼泪，情绪极度低落，这位老人的主要心理问题就是抑郁。　　　　　　　　　　　　　　　　　　　（　　　）

三、简答题

老年人的抑郁症状主要表现在哪些方面？为什么抑郁老年人需要尽快就医？

四、案例分析题

赵爷爷老来得女，对孩子非常疼爱。女儿从小学到大学都没离开过北京。几年前女儿大学毕业后和男朋友一起去上海工作并定居，已经结婚 2 年多了。赵爷爷去年起就经常感觉全身乏力、不愿与周围人交往，易激动、发脾气，常为一些小事与家人争吵不休。家人多次带他到医院就诊，可一直查不出病因。后来在医生的建议下去看心理门诊，经医生分析，家人才意识到，赵爷爷出现的情绪低落、兴趣缺乏、暴躁易怒的情绪就是抑郁症状。

问题 1. 为什么赵爷爷会患老年抑郁症？

问题 2. 老年抑郁症的常见症状是什么？

问题 3. 如何预防老年抑郁症？

任务三 睡眠障碍老年人的心理照护

》【学习目标】

❖ **知识目标**

1. 掌握老年人睡眠障碍的特点及影响因素。
2. 熟悉老年人睡眠障碍评估的主观、客观方法。
3. 了解使用常用助眠药物的总体原则。

❖ **技能目标**

1. 掌握睡眠行为疗法的操作步骤。
2. 熟悉音乐疗法的操作方法。
3. 了解老年人睡眠日记的记录方法。

❖ **素质目标**

1. 具备为睡眠障碍老年人提供科学照护的能力素质。
2. 对睡眠障碍老年人实施照护时应具备爱心、耐心和细心。

》【任务情境】

李爷爷，65岁，身高172cm，体重88kg，食欲亢进，平时每天都吃不少肉类，又喜好安静不爱运动，白天无力，近3个月出现白天嗜睡并伴有头痛，全天睡眠时间约为10小时，但夜间睡眠不稳，易醒，一般要醒2次以上，连续睡眠时间较短，醒后常感到疲乏，精神不振。主因头痛乏力前往门诊就诊，诊断为睡眠障碍。

》【任务分析】

睡眠障碍是常见的困扰老年人的病症之一。国内外调查均显示，在60岁以上的老年人中，由各种原因导致的睡眠障碍的患病率较高。睡眠是一个必不可缺的生理过程，对于老年人，睡眠质量的好坏是评价其健康状况的一项客观内容。近年来，睡眠障碍对老年人健康的危害性越来越受到重视。老年人是睡眠障碍的易损群体。随着年龄增高，老年人的脑动脉逐渐硬化，血管弹性减低，管腔逐渐狭窄，脑血流量相对减少，使得脑组织呈慢性缺血、缺氧状态。一旦疲劳或睡眠不足，容易出现打哈欠、嗜睡的现象，这是人体衰老的一种表现。睡眠障碍会加重已有的器质性疾病，长期慢性或严重的睡眠障碍会对老年人的健康产生严重的影响。因此，老年人睡眠障碍是个不容忽视的问题。

失眠症是最常见的睡眠障碍，是指在合适的时机和环境下，仍存在持续的睡眠起始困难、睡眠时间短、睡眠连续性或睡眠质量障碍，且伴随失眠所引起的日渐功能受损。慢性失眠可以发生在任何年龄，但在老年人中更为多见。老年人睡眠障碍特点：①睡眠时间缩短，主要是夜间睡眠时间缩短，而白天存在嗜睡或午睡时间较长；②夜间睡眠浅，容易觉醒，一般要醒 2 次以上，连续睡眠时间较短，醒后常感到疲乏，精神不振；③入睡困难或容易早醒，就寝 2 小时未能入睡或凌晨醒来后不能再次入睡，常感到睡眠效果不佳。

从睡眠结构上看，失眠患者浅睡眠比例增加，深睡眠比例减少。由于睡眠障碍，晚上不能快速入睡，长期服用助眠药，白天嗜睡，出现注意力无法集中、记忆力减退、焦虑、抑郁、生活质量下降等问题。长期失眠会影响老年人原发疾病的治疗和康复，加重或诱发某些躯体疾病，是威胁老年人身心健康的重要因素。

》【任务实施】

一、任务难点与重点

1. 生活习惯不佳，需控制饮食，减轻体重，培养健康的生活方式

李爷爷饮食习惯不佳，食欲亢进，喜好肉类，白天无力，喜好安静不爱活动，不良的饮食生活习惯会影响睡眠质量，因此需要注意三餐规律性，加强白天运动量，劳逸结合。

2. 睡眠时间过长，睡眠节律紊乱，需重塑良好的睡眠习惯

老年人的睡眠质量逐渐下降，但对睡眠的需求并没有减少，只是睡眠的生理节律分布发生了变化，睡眠能力降低。李爷爷白天无力，嗜睡并伴有头痛，全天睡眠时间约为 10 小时，睡眠时间过长，因此需要限制总体睡眠时间，减少白天睡眠量，培养健康的睡眠习惯。

3. 助眠药物存在成瘾依赖性，加强口服药物宣教及非药物治疗的效果

李爷爷在服用助眠药物的同时，还可通过非药物治疗手段改善睡眠。助眠药物种类繁多，有成瘾性和副作用，因此应做好口服药物的健康宣教，积极采用其他非药物手段治疗干预。

二、实施步骤

（一）评估与准备

1. 评估

（1）客观检查

1）多导睡眠监测（polysomnography，PSG）：是一种专门检查睡眠情况的检测诊断方法，应用广，可对睡眠阶段进行连续监测，同时还可监测心功能、呼吸、血氧饱和度、眼球活动度和体位体动等。PSG 检测能获得可靠的睡眠参数信息，比单纯询问病史能获得更精确的资料，但对原发性失眠和因睡眠环境改变引起的继发性失眠可行性较差，而且由于价格昂贵、操作烦琐和场所限制等缺点，PSG 用于失眠的诊断受到一定的限制。PSG 在临床上多用于排除和鉴别表面上满足慢性

失眠障碍诊断的潜在的其他睡眠障碍（如睡眠呼吸障碍）。

2）活动记录检查仪检查（actigraphy，又称体动监测）：活动记录检查仪是一个较小而敏感的仪器，通常戴在手腕、踝部或躯干以记录身体运动的情况，可以连续记录较长时间，记录的数据传回睡眠诊断室，用计算机软件进行处理，转换为睡眠-觉醒参数和生物节律参数。活动记录检查仪被证实是对诊断失眠、生物节律紊乱和过度嗜睡非常有用的评估工具。与 PSG 相比，活动记录检查仪对监测老年健康人群的睡眠信度和效度较好，使用成本低，可连续记录 24 小时，甚至数天、数周，没有场所的限制，可用于 PSG 无法监测的患者，如痴呆患者等。同时，活动记录检查仪可以在家中使用，不必去睡眠实验室，对睡眠模式的影响较小，记录的结果更接近于自然的睡眠模式，但对睡眠测定的精确性稍差。

（2）主观测量方法

1）睡眠日记：是评估失眠的主要方法之一。睡眠日记包括记录上床时间、起床时间、睡眠潜伏期、夜间觉醒次数和持续时间、白天睡眠时间、各种睡眠质量指数等。睡眠日记应该在治疗前、治疗期间和治疗后填写，至少记录 1 周。该方法很容易显示治疗后睡眠的改变，有助于医生进行个体化治疗。睡眠日记是反映老年人睡眠紊乱主观感受的最好指标，虽然其反映的指标很难与老年人的自我感觉完全相同，但睡眠日记实用、经济、应用广泛，可以追踪老年人在一段较长时间内的睡眠模式，比单一的评估方法（如多导睡眠图）更能准确地反映老年人的睡眠情况。

2）睡眠问卷：主要用于全面评估睡眠质量、睡眠特征和行为，以及与睡眠相关的症状和态度等。目前，睡眠障碍评估问卷包括匹兹堡睡眠质量指数（Pittsburgh sleep quality index，PSQI）量表、睡眠信念和态度量表（beliefs and attitude about sleep scale）、睡眠卫生意识和习惯量表（sleep hygiene awareness and practice scale）等。这些问卷已被证明有较好的信度和效度。许多研究证实，这些问卷的结果与 PSG 的诊断结果显著相关。

其中以 PSQI 量表最为常用。PSQI 量表包括 7 个维度（主观睡眠质量、睡眠潜伏期、睡眠持续时间、睡眠效率、睡眠障碍、催眠药物及日间功能）及 19 个条目。每个条目采用 4 级评分法，条目得分之和为量表总分，从而分析老年人的睡眠过程，总分越低，睡眠质量越好。

本任务中的李爷爷体重指数（body mass index，BMI）为 29.75，为肥胖状态，照护者对其进行了详细的睡眠障碍及生活方式相关知识宣教，并采用 PSQI 量表对他目前的睡眠情况进行了评估，准确判断失眠程度为睡眠质量一般，根据失眠经历嘱李爷爷填写 1 周睡眠日记（表 7-3-1）。另外，对影响睡眠的因素、整体睡眠状况进行综合、动态评估，为医疗护理提供了客观准确的依据。

表 7-3-1　李爷爷的 1 周睡眠日记

	星期一	星期二	星期三	星期四	星期五	星期六	星期日
睡觉时间	22：00	22：00	22：00	22：00	22：00	22：00	22：00
起床时间	8：30	9：00	8：30	9：00	9：00	8：30	9：00
睡觉潜伏期（分钟）	60	60	90	90	90	60	60
醒来次数（次）	2	3	3	2	2	2	2
每次醒来再入睡的时间（分钟）	30、30	30、30、30	30、30、30	30、30	30、30	30、30	30、30
白天睡眠时间（分钟）	60	60	90	90	60	60	60
夜间卧床时间（小时）	10.5	11	10.5	11	11	10.5	11

续表

	星期一	星期二	星期三	星期四	星期五	星期六	星期日
夜间睡眠时间（小时）	8.5	8.5	7.5	8.5	8.5	8.5	9
总睡眠时间（小时）	9.5	9.5	9	10	9.5	9.5	10

2. 准备

（1）环境准备

1）房间准备：创造一个安静、清洁、舒适的睡眠环境。睡前关灯或灯光柔和，避免噪声，减少外界不良刺激，室内温度适宜，空气流通。既要避免风吹头面部，也不要蒙头睡。

2）物品准备：床的长度应该是身高加上15cm，能够放下枕头并使两腿伸开。床垫软硬适度，可以保证脊柱维持正常的生理曲线，使肌肉放松，有利于疲劳恢复。枕头要求高矮适中，以不超过肩到同侧颈的距离为宜；枕头稍长，略有弹性，软硬适宜，能够维持睡眠时颈部的生理弧度。枕头填充物种类繁多，填充物的好坏对健康有很大的影响，可根据个人情况选择合适的类型，老年人一般更偏爱使用天然材料填充的枕头。

（2）照护者准备

为李爷爷做好睡眠前的准备工作，创造良好的睡眠环境。

（3）照护对象准备

1）着装舒适，体位舒适。

2）心情放松。

（二）实施与评价

1. 实施

（1）睡眠健康教育

李爷爷为肥胖状态，食欲亢进，贪食，白天嗜睡，不爱运动。严重的肥胖会影响睡眠质量，睡眠时可能会造成气管压迫，出现呼吸窘迫综合征、呼吸暂停等情况，甚至产生心脑血管疾病等危害。肥胖会导致睡眠问题，睡眠问题也会导致肥胖。针对他的不良睡眠、饮食习惯，应开展卫生教育，改变其不良的行为习惯。方法如下：①建议三餐规律，控制食量，睡前少吃东西，有利于身体健康，促进睡眠。②鼓励适当的体育锻炼。运动会促进血液循环，消除紧张情绪，提高睡眠质量，参加慢跑、打太极拳等体育锻炼能提高睡眠质量，但是睡前3～4小时不宜进行剧烈运动。③晚饭后不宜饮用咖啡、浓茶等刺激性饮料。④睡前洗澡和用热水泡脚可消除疲劳，使血管扩张，气血流畅，降低大脑皮质的兴奋性，使老年人入睡时间缩短，提高睡眠质量。研究发现，中药足浴有安神和助眠的作用，通过中药的养神、解郁功能，达到宁心安神效果，同时足底穴位按摩能够散寒通络、调和气血，对治疗失眠有较好的疗效，且不良反应小，也无依赖性，安全可靠。

（2）睡眠行为干预

记录1周睡眠日记，计算出李爷爷的平均夜间睡眠时间为8.4小时，平均夜间卧床时间为10.7小时，夜间睡眠效率为78.5%。根据睡眠日记建立规律的睡眠-觉醒时间表，尤其是规律的唤醒时间，这样能使李爷爷每天在规定时间起床，以李爷爷上周入睡时间作为下周的卧床时间，固定起床时间，且卧床时间不能低于8.4小时。如果他的1周平均睡眠效率达到85%～90%及以上，则下周可提早 15~30 分钟上床；如果睡眠效率在 85%~90%，则下周维持原卧床时间；如果睡眠效率低于 80%，则下周上床睡觉时间推迟 15~30 分钟。李爷爷的 1 周睡眠效率为 78.5%，应缩短在床上的时间，待在床上的时间越长越容易导致失眠，因此下周上床睡觉时间推迟 15~30 分钟。如此反复进行，直到他的睡眠时间达到理想的睡眠时间。另外，午休可以提高个体的情绪状态，但午休时间并不是越长越好，最佳的午休时间不宜超过 1 小时。

（3）用药护理

失眠的药物治疗主要为服用催眠药，应遵从按需用药的原则，即根据李爷爷的睡眠需求，只在出现失眠的夜间用药。掌握相关用药知识，遵医嘱、低剂量用药，并密切观察药物不良反应。睡眠障碍可使老年人频繁起床，增加跌倒的风险，即使服用短半衰期的苯二氮䓬类药物，也可能引起摔伤，应多加注意。

（4）音乐疗法

音乐疗法是利用音乐的旋律与节奏治疗生理疾病或心理疾病的一种方法。音乐是生活中非常容易接触并获取的放松形式，听音乐是一种非常有效的减压手段，对存在睡眠障碍的老年人具有放松身心、帮助睡眠的作用。首先，营造一个安静放松的环境，让老年人调整到舒服的睡姿，戴上耳机能够获得更好的助眠效果。其次，挑选老年人喜欢的音乐。一般建议选择曲调简单、旋律和谐的音乐，最好是慢节奏的独奏曲或者抒情的音乐，避免重音、打击乐或特效音。听音乐时调整合适的音量，切忌分贝过大。最后，在睡前半小时左右开始播放音乐，诱导老年人进入睡眠状态。老年人采取仰卧位，四肢舒展，自然呼吸，身心完全放松，伴随着轻柔舒缓的音乐声，让身体慢慢进入睡眠状态。

2. 评价

（1）实施睡眠健康教育，培养健康的饮食生活习惯，助力改善睡眠障碍

针对本任务中李爷爷的睡眠障碍情况，去除引发睡眠障碍的风险因素，加强睡眠健康宣教，提高健康生活的意识和习惯，规律饮食，控制体重，从而改善李爷爷的睡眠障碍。

（2）结合药物和非药物治疗，双管齐下，加强改善睡眠质量

以"指导健康管理，提高依从性，改善睡眠质量"为治疗目标，对李爷爷的睡眠情况进行了评估，准确判断失眠程度，嘱李爷爷记录 1 周睡眠日记。另外，对影响睡眠的因素、整体睡眠状况进行综合评价。在此基础上，医疗照护者双管齐下，结合非药物治疗手段及用药指导，进行个体化、人性化的照护，促进李爷爷入睡及睡眠状态的维持，改善了他的睡眠质量。该任务的心理照护方法和经验值得学习借鉴。

》》【知识拓展】

老年睡眠障碍的影响因素

1. 老化因素

老年人睡眠障碍的患病率随年龄增长而增加，老年人的睡眠时间一般比青壮年少，这是因为老年人大脑皮质功能减退，新陈代谢减慢，体力活动减少，睡眠时间随之减少。研究发现，松果体分泌的褪黑素是昼夜节律和内源睡眠诱导因子，夜间褪黑素的分泌与睡眠质量和睡眠持续时间密切相

关，老年人的褪黑素分泌显著低于青年人，这可能是老年人睡眠障碍的机制之一。

2. 躯体疾病

调查发现，患躯体疾病的老年人睡眠障碍患病率高达 46%，远高于不患躯体疾病的老年人（32%）。老年人由于罹患躯体疾病，其病痛不适和心理负担均可影响睡眠质量和降低睡眠的恢复作用，而且服用多种药物特别是镇静催眠药、降压药、抗组胺药、类固醇药也会影响睡眠功能，在老年人群中这类影响尤其明显。

3. 精神疾病

患精神疾病的老年人经常出现各种形式的睡眠障碍。资料表明，患精神疾病的老年人睡眠障碍患病率高达 47%，远高于正常人群 10%～15% 的患病率。睡眠障碍是诊断抑郁与焦虑有意义的体征，也是各种精神疾病早期的临床首发症状。约 76% 的老年精神疾病患者复发前主要表现为睡眠障碍。

4. 睡眠卫生不良

与睡眠有关的生活习惯包括三餐规律性、午休时间、白天活动情况、晚餐与睡眠间隔时间、城乡差异等，这些均会影响睡眠质量。农村老年人睡眠障碍患病率高于城市，一方面可能与城市老年人获得健康知识的途径更广，更加注重身心健康有关；另一方面与农村老年人从事体力劳作有关。

5. 社会、环境、家庭因素

由于环境的改变，如旅行时乘坐交通工具、环境嘈杂等，均可引起失眠。同时，老年人随着年龄增长，心理调节能力减弱，易产生消极情绪，进而发展为某些心理疾病，伴有不同程度的睡眠障碍。部分老年人离开了忙碌的工作岗位，生活状态从紧张有序突然转入松散无序，短时间内难以适应；经济收入因退休而大幅降低，常担心生活负担过重；同时体弱多病或空巢丧偶等会加重焦虑、抑郁，这些情况都可能引起失眠。

》》【实训练习】

实训练习答案

一、单项选择题

1. 关于睡眠障碍的说法，错误的是（　　）。
   A. 偶尔睡眠障碍关系不大，长期睡眠障碍必须及时治疗
   B. 睡眠障碍是正常的事情，无须理会
   C. 长期睡眠障碍会影响身体健康
   D. 睡眠障碍不可怕，只要采用科学方法治疗，一般都能改善或痊愈
2. 关于睡眠障碍的定义，正确的是（　　）。
   A. 指睡眠的解剖部位发生病变或生理功能紊乱，引起睡眠异常及睡眠过度等症状
   B. 指患者睡眠时间不够
   C. 指患者对自己的睡眠质量不满意

D. 睡眠时间和质量都不好

3. 睡眠障碍按病因可划分为（　　）。

A. 原发性和继发性两类　　　　　　B. 原发性、继发性和散发性三类

C. 原发性和散发性两类　　　　　　D. 原发性、继发性、散发性和再发性四类

4. 失眠症病史采集的过程中要特别关注（　　）。

A. 降压药物使用史

B. 抗抑郁药、中枢兴奋性药物、镇痛药、镇静药、茶碱类药、类固醇及酒精等精神活性物质滥用史

C. 所有用药史同等对待

D. 无须特别关注

5. 没有成瘾作用的镇静催眠药是（　　）。

A. 苯巴比妥　　　B. 水合氯醛　　　C. 甲丙氨酯　　　D. 以上都不是

二、判断题

1. 老年人睡眠时间缩短并非睡眠需要减少而是睡眠能力减退。　　　　　　（　　）

2. 老年人常见睡眠障碍类型包括入睡困难、早醒、睡眠时间缩短、多梦。　　（　　）

3. 老年人睡眠障碍应采取综合治疗措施：睡眠卫生教育、调整睡眠节律、积极治疗躯体疾病、认知行为治疗及药物治疗。　　　　　　　　　　　　　　　　　　　　　　（　　）

4. 睡前大量饮酒有助于睡眠。　　　　　　　　　　　　　　　　　　　　（　　）

5. 理想的助眠药物具有以下特性：迅速催眠、提高睡眠质量、维持充足睡眠时间、无成瘾性。　　　　　　　　　　　　　　　　　　　　　　　　　　　　　　　　　（　　）

三、简答题

请简述本任务采取的睡眠行为干预方法。

四、案例分析题

张奶奶，女性，60岁。近3个月出现入睡困难，早醒，早晨起来头晕眼花、无力。血压升高，身体不适。家人带其去门诊检查，遵医嘱服药、锻炼身体后还未好转。后前往心理科进行相关检查，主诉早起头晕眼花，吃饭后睡觉，中午吃饭后还要休息，下午三四点钟起来后感觉好多了，和家人一起做饭吃饭，晚饭后感觉身体舒服，身上也有劲，可是到了休息时间，又要失眠。医生给予综合评估后，制订了咨询方案，认为患者睡眠障碍的背后是内心诉求的表达。因为失眠的问题，获得了家人更多的关注和爱，可当身体好了又要干活。心理学中有种说法叫"因病获益"，当忽然生病了，觉得之前不关心你的人会来关心你，因此得到了家人的关心，虽然身体痛苦但心里得到安慰，慢慢地形成一种错觉，进入一种享受痛苦而不自知的状态。

问题1. 该案例中的老年人出现睡眠障碍的原因是什么？

问题2. 如何对其进行心理疏导和睡眠指导？

任务四　孤独老年人的心理照护

》【学习目标】

❖ **知识目标**

1. 掌握孤独老年人的临床表现。
2. 熟悉孤独老年人的定义及不良后果。
3. 了解老年人孤独的影响因素。

❖ **技能目标**

1. 掌握孤独老年人孤独感的评估方法。
2. 掌握孤独老年人的心理照护方法。
3. 了解干预后的评价方法。

❖ **素质目标**

1. 具备尊重、理解、坦诚相待孤独老年人的服务理念。
2. 对孤独老年人实施照护时应具备耐心、共情能力、专业技术和责任心。

》【任务情境】

黄爷爷，69岁，丧偶1年，已退休。患糖尿病10年，于2021年8月因糖尿病就诊入院，入院时测空腹血糖为14.4mmol/L，且自诉眼睛视物模糊。医嘱给予胰岛素治疗1周后血糖无明显下降，黄爷爷出现精神萎靡，情绪低落，抱怨儿子不来探视，没人关心，治疗效果也不好，不愿和任何人说话，常常一个人发呆，整天躺在床上，每天只能睡3～4小时，情绪越来越差。

》【任务分析】

孤独感是个体人际关系缺失时产生的一种情感，会产生不愉快的情绪感受，是一种具有消极作用的主观体验。孤独感是个体的期望和实际的社交关系之间存在数量和质量落差，或个体亲密的人际需要得不到满足时，感受到的不愉快的、令人痛苦的情绪体验。有研究发现，城市空巢老年人中80.1%存在孤独体验，11.7%的老年人经常或总是被孤独感困扰，而住院老年患者的孤独感发生率则高达97.5%。孤独老年人因为性格比较内向、不善与他人交往、很少言语，也不愿与其他住院患者交往，很少有人来探视，所以常常感到非常孤独，主要临床表现为无所事事、情绪萎靡低沉、常常卧床休息、不愿动弹等。

老年人孤独的原因多种多样，主要包括个人、家庭、社会支持三个方面的因素。个人因素包括自身的年龄、性别、健康状况、自理能力、经济状况、受教育程度、医疗待遇、兴趣爱好。日常活动能力差、身体功能下降、低收入、文化程度太高或太低都会引起孤独感偏高，老年男性孤独感普遍高于老年女性。家庭情况包括婚姻状况、有无子女、亲友联系密切程度等，独居、无配偶、与亲友关系疏远会使老年人更加孤独。同时，老年人处于生病情境下，子女、亲戚、朋友经常探视和鼓励支持可帮助老年人增强归属感和自信心，容易减少孤独感。另外，社会的支持情况，如娱乐休闲场所、健康知识宣教、改善环境也有一定的作用。

孤独情绪若不及时给予干预，往往会导致老年人抑郁，且孤独感的加深还会严重影响老年人的身心健康，甚至会导致老年人自杀率上升等严重情况。另外，孤独感可造成老年人长期卧床，容易出现一系列并发症，如消化系统功能下降、下肢深静脉血栓形成等。

在本任务中，黄爷爷住院后因血糖较高，视力不好，无亲人陪伴，产生孤独情绪。照护人员根据黄爷爷出现的异常情绪，结合认知疗法和支持疗法，对黄爷爷进行心理照护，及时缓解了他的孤独情绪，对帮助他认清自我、更好地配合后续治疗起到了一定作用。

》【任务实施】

一、任务难点与重点

1. 孤独的评分量表少，对老年人的测量难度大

孤独感自评量表（loneliness scale，University of California at Los Angeles，UCLA），此量表临床使用方便（附表13）。主观测评测量，无所谓对错，在使用时应获得老年人的信任，向其解释清楚量表填写的真实性对测量结果的可靠性有重要意义。本任务中的黄爷爷因糖尿病视力不好，不愿与人交流，增加了量表测量的难度。

2. 孤独的原因较多，临床表现不具有特异性，做好评估是关键

导致孤独有个人、家庭、社会多方面的因素，在临床上的表现与焦虑、抑郁等异常心理的症状相似。本任务中的黄爷爷情绪容易失控，不信任治疗效果，如何做好全面搜集病史是对老年人进行正确评估的关键。

3. 老年人的情绪影响了治疗，有效的心理照护迫在眉睫

在诊疗过程中，黄爷爷无家属陪伴，看到其他病友的家属对亲人嘘寒问暖，会导致情绪低落；血糖水平在短时间内未降到心理预期水平，对照护者产生不信任感，拒绝继续治疗，影响了治疗的进行，采取有效的心理照护迫在眉睫。

二、实施步骤

（一）评估与准备

1. 评估

（1）UCLA评估

孤独感是内心的一种情绪体验，可以通过量表测量出孤独的体验感强度。目前临床应用最广的

量表是 UCLA，原始的 UCLA 量表由拉塞尔（Russell）等于 1978 年编制，本书所附的量表为第 3 版 UCLA 孤独量表，用于非大学生成人，主要评价由对社会交往的渴望与实际水平的差距而产生的孤独感。该量表的第 3 版共有 20 个条目，每个条目有 4 级频度评分，4 分表示一直有此感觉，3 分表示有时有此感觉，2 分表示很少有此感觉，1 分表示从未有此感觉。总分 80 分。大于 44 分说明孤独感很强，小于 28 分说明孤独感很弱，分数越高表示孤独感越强。

（2）个人、家庭、社会情况评估

孤独的产生与个人、家庭、社会情况密切相关，了解老年人的一般情况对于判断老年人是否出现孤独感、分析产生孤独的原因及有针对性地进行心理照护非常重要。主要对老年人进行以下几个方面的评估。

1）一般情况：年龄、性别、学历、吸烟史、饮酒史、饮食规律。

2）社会情况：婚姻状况、职业、退休金、医疗保险。

3）了解患病情况、自理能力、睡眠情况、视力、听力及语言表达能力。

4）评估独处时间及社交频率。

5）了解性格特征及兴趣爱好。

6）了解娱乐和体育活动情况。

7）了解家庭、社会支持情况及照护者的能力与需求。

（3）建立老年人的个人档案

将评估的老年人情况建立档案，有助于分析孤独产生的各种原因。由于孤独是一种动态的主观体验，记录老年人的孤独感自评量表得分可以动态地观察照护措施的有效性。

本任务中老年人的个人档案记录如下。

1）一般情况：年龄（69 岁）、性别（男性）、学历本科、不吸烟、不饮酒、饮食规律。

2）社会情况：婚姻状况（丧偶）、退休金（有）、医疗保险（有）、职业（退休）。

3）患病情况、自理能力、睡眠情况、视力、听力及语言表达能力：患糖尿病 10 年，能自理，每天只能睡 4～5 小时，视力不是很好，听力和语言表达能力正常。

4）评估独处时间及社交频率：独处 1 年，无社交。

5）性格特征及兴趣爱好：内向，无兴趣爱好。

6）娱乐和体育活动情况：每周散步 1～2 次，体育锻炼 1～2 次，无其他娱乐活动，经常在家看电视。

7）家庭、社会支持情况及照护者的能力：家有一子常年在国外，有一保姆为照护者，邻里关系一般。

UCLA 评分得分为 46 分，为重度孤独。通过搜集黄爷爷的个人、社会和家庭情况，分析孤独的原因有丧偶、退休在家、无亲人陪伴、无兴趣爱好、娱乐和体育活动很少、患糖尿病多年、视力不好。

2. 准备

（1）环境准备

1）房间准备：单独房间，光线明亮，安静整洁，温湿度适宜，配备舒适的沙发。

2）物品准备：音乐播放器、纸、笔。

（2）照护者准备

仪表整洁、举止端庄、态度亲切。

（3）照护对象准备

1）着装整洁，体位舒适。

2）避开检查、治疗时间。

3）状态良好，理解、配合。

（二）实施与评价

1. 实施

（1）有效沟通，取得信任

黄爷爷入院后情绪低落，常常一个人发呆，不愿和任何人说话。照护者发现黄爷爷的这种情绪变化后，每天主动关心他的三餐饮食、睡眠情况，询问黄爷爷有什么不舒服的地方，有什么需求。认真倾听黄爷爷所说的话，并表示理解他的感受，慢慢建立起一种信任的关系。

（2）糖尿病知识的宣教

本任务中的黄爷爷在治疗过程中对治疗效果表示怀疑，经过交谈了解黄爷爷虽然患病多年，但对治疗方法与过程并不了解。因此在取得黄爷爷基本信任的基础上为其讲解胰岛素治疗的原理和注意事项，并邀请其他胰岛素治疗患者讲解自己的体会，增强黄爷爷的治疗信心，同时也可以让老年人互相交流经验。

（3）采用心理干预方法，缓解老年人的孤独感

1）分享过去事件、情感及想法，增加幸福感，缓解孤独情绪。

A. 在任务中引导老年人分享家庭情况：引导黄爷爷向照护者介绍家庭成员，回忆人生重大事件，如结婚、生子等，探讨与家人的相处模式。

B. 回忆成就：引导黄爷爷回忆人生中具有成就感的事情，并讲述自身的梦想及感到欣慰的事情。

C. 回忆旧照片：由黄爷爷自行选择具有特殊意义的照片，请他讲述其中的故事，并分享心得体会。

D. 梳理烦恼：引导黄爷爷说出生活中的遗憾事件，对目前现状的烦恼之处，分享担忧问题的症结所在。

E. 展望未来：由黄爷爷讲述干预过程中的心得体会及引发的启示，并对未来生活进行规划及期望。通过这样的分享使黄爷爷增加幸福感和成就感，在分享过程中，不要随意打断老人的讲述，照护者要做一个认真的倾听者。

2）帮助老年人正确认识现况和孤独的不利之处，建立健康的信念：帮助黄爷爷分析现况和感受。丧偶，退休在家，感到无所事事；孩子常年在国外，无亲人陪伴，心里觉得寂寞；无兴趣爱好，娱乐和体育活动很少，和邻居没什么话题；患糖尿病多年，视力不好，出去怕跌倒。现在住院治疗效果不佳，感觉没人关心自己，也没什么可用之处。通过引导，黄爷爷认识到生老病死是任何人都阻止不了的自然规律，但是过去的很多美好事物、幸福感和成就感却是永恒的回忆。告知黄爷爷孤独情绪对恢复健康的危害，提高他的自我保护意识，并宣传解释衰老程度的差异很大，保持愉快的心理状态可增强机体对疾病的抵抗力，延年益寿，消除心理上的压力；同时鼓励黄爷爷从心理上振作起来，增强战胜疾病的信心，告知其不良的情绪会加重糖尿病的病情。

3）放松训练，缓解老年人的孤独情绪：教会黄爷爷每日上、下午进行放松训练。在播放节奏稍快音乐的过程中，告知其随着音乐和玩偶（毛绒熊）进行互动，动作可以是拍打玩偶身体的不同

部位，也可以是摇晃身体，也可以是把玩偶抱在身上活动自己的身体。时间可以循序渐进，可持续10～30分钟。

音乐能帮助老年人摆脱不良情绪，引发欢快情绪、想象力及肢体表现力，从而减少孤独、抑郁等负性情绪的产生。玩偶对老年人有陪伴、安慰作用，人类需要温暖、爱慕及身体的接触，抚摸拥抱这类动作能让人感到内心温暖，满足身体接触的需要，稳定情绪。

4）鼓励老年人参加糖尿病患者小组，分享心得：鼓励黄爷爷参加病区糖尿病小组每周一次的团队活动，活动内容有健康教育、互动游戏、经验分享。在活动中黄爷爷可以了解相关医学知识，分享治疗护理经验，增加老年人之间的交流，改变老年人的想法和认知方式，进而调节自己的负性情绪和行为等，减轻孤独感。

（4）帮助老年人获得社会支持

教会黄爷爷使用微信等社交软件，与子女、亲戚、朋友进行语音、视频通话，缓解老年人的思念之情，减少孤独感。住院期间医护人员主动热情地打招呼，这样会使老年人感觉温暖，更容易交流。

（5）鼓励老年人进行自我调节

向黄爷爷介绍自我调节的方法：经常参加娱乐活动，如大合唱、打太极拳、跳广场舞、朗诵、下棋、画画、练书法等活动，广泛培养自己的兴趣爱好。参加社会公益活动、志愿者服务队，广交朋友增加社交联系，减少社交退缩，这样可使黄爷爷发挥自身的余热，重获人生的价值感和成就感。养宠物、种花草也能有效改善老年人的孤独感，通过与动物的接触、对植物的栽培和修剪，改善其内心的空虚、无聊，在接触种植的过程中获得满足感。通过读报、听新闻、上网、看电视等，丰富老年人的精神世界，填补精神空缺也可以减轻孤独感。

2. 评价

该任务为一例退休丧偶、无儿女陪伴且患糖尿病多年的孤独老年人典型病例。照护人员本着缓解孤独情绪，给予充分的尊重、理性的共情、精准的评估、规范的指导，同时采取人性化、个体化的系列心理干预方法，使老年人的孤独感有效减轻，提升了其生活质量，为后续诊疗赢得了时机，该任务的心理照护方法和经验值得学习借鉴（表7-4-1）。

表 7-4-1　孤独老人心理照护思维导图评价表

评价内容		评价等级		
		A（满意）	B（合格）	C（不满意）
沟通交流	有效沟通，取得信任			
	糖尿病知识宣教			
心理干预方法	分享过去			
	认识现状			
	放松训练			
	参加糖尿病患者小组			
专业指导及持续关注	社会支持			
	自我调节			
	团队内沟通，小结，文字记录			
自我总结				

》【知识拓展】

一、孤独感的历史

孤独感最早是由临床医学学者提出的一种沟通交流和表达方面的功能障碍。不同的学者对孤独感提出了不同的定义，如有专家提出孤独感是一种不良心理状态，是一种不良的主观体验，个体感受到不被社会接纳的负性不良情绪体验，产生不愉快的心情。

虽然孤独感有不同的定义，但它们有三个共同特征：第一，孤独感产生的原因主要是人际关系缺失，是在人际沟通交往中产生的；第二，孤独感是自我的个体主观感受；第三，孤独感是一种负面的不良情绪表现。

在对孤独进行描述时，不同的学者将孤独感分成了不同的维度，不同的维度产生的原因不同。例如，两维度：因缺失家人等亲密关系产生情感孤独；因与他人交往时关系不协调产生社交孤独；三维度：处于不熟悉的环境时产生情境孤独；偶然感受到孤独称为暂时性孤独；因长期社交不足时产生的长期孤独感。

二、孤独感影响健康的机制

孤独感产生与稳态反应负荷密切相关。当个体感觉到孤独时，常伴随着焦虑、紧张和压力感等应变稳态负荷。这种应变负荷会给生理系统带来累积的损害，主要的表现有长期的情绪波动、精神高度紧张或神经内分泌的变化。孤独的人会给自己不断增加压力，导致临床表现递增，身体健康状况变差。

2009 年，卡乔波（Cacioppo）和霍克利（Hawkley）解释了孤独感对健康的理论模型，孤独感使不安全感增加，导致潜意识地拒绝社交活动，头脑中记住了更多的负面社交信息，降低了社交互动的可能性，进一步影响了行为，主动选择孤独，这样不断循环，孤独感不断地累积。

孤独感会互相影响，在社交网络、邻居之间最具有传染性，女性比男性更容易受影响。

孤独感发生与老年人的不良生活习惯密切有关。多名学者在持续的研究中发现，有孤独感的老年人的死亡危险显著增高，这种孤独感会影响老年人的社交行为和健康行为，使其日常生活能力受到影响；孤独感是失能、死亡、老年人生存质量的危险因子。

》【实训练习】

实训练习答案

一、单项选择题

1. 应用最广的孤独评估量表是（　　　）。
   A. UCLA
   B. 情感和社交孤独量表
   C. Rasch 型孤独量表
   D. 孤独分类量表
2. 本任务中使用的 UCLA 是（　　　）。
   A. 第 1 版　　　　B. 第 2 版　　　　C. 第 3 版　　　　D. 第 4 版
3. 以下孤独感的定义不正确的是（　　　）。

A. 是孤独症   B. 是一种主观体验

  C. 是痛苦的情绪反应   D. 是人际关系的缺失表现

 4. 能减轻孤独的措施不包括（　　　）。

  A. 音乐   B. 玩偶

  C. 减少脑力活动   D. 体育活动

 5. 孤独产生的常见原因不包括（　　　）。

  A. 丧偶   B. 退休   C. 无   D. 独自读书

二、判断题

 1. UCLA 不能测出孤独的体验感强度。   （　　）

 2. 孤独产生的原因与个人因素、社会人口学因素、家庭因素和社会因素有关。 （　　）

 3. 患者在分享过去事件时，若出现情绪变化，照护师应立即终止患者分享。 （　　）

 4. 音乐能帮助摆脱不良情绪，引发患者的欢快情绪、想象力及肢体表现力，从而减少孤独、抑郁等负性情绪的产生。   （　　）

 5. 韦斯将孤独感分为情感孤独和社交孤独。情感孤独是个人缺失子女、伴侣等亲密关系时产生的孤独；社交孤独是指个体与社会他人交往时关系不协调产生的孤独。 （　　）

三、简答题

 请简述照护孤独老年人采用的主要心理干预方法。

四、案例分析题

  张奶奶，72 岁，丧偶 2 年多，已退休。 因左腿肿胀就诊入院，外出活动受限，由保姆照顾。入院 1 周后被确诊为冠心病，情绪变得反常，时而突然烦躁，曾多次因小事与保姆争执。每天都在床上躺着发呆，情绪低迷，对什么事都没有兴趣。治疗态度比较消极，医生查房时，配合度不高，不会就自己健康情况主动向医护人员询问，每天侧躺在病床上，甚少下床走动。UCLA 得分 50 分。

 问题 1. 有哪些表现可考虑张奶奶出现孤独感？

 问题 2. 作为照护人员，需要了解张奶奶哪些个人、家庭、社会情况？

 问题 3. 如何帮助张奶奶减轻孤独感？

任务五　偏执老年人的心理照护

》》【学习目标】

 ❖ 知识目标

  1. 掌握偏执老年人的心理特征。

2. 熟悉老年人偏执心理的识别及应对。

3. 了解老年人偏执心理形成的原因。

❖ **技能目标**

1. 掌握偏执老年人的心理行为特征及心理照护方法。

2. 熟悉偏执老年人心理评估方法。

3. 了解如何与偏执老年人建立良好的信任关系。

❖ **素质目标**

1. 具备尊重和接纳偏执老年人的服务理念。

2. 具备发现偏执老年人心理需求的细心和耐心。

3. 基本具备共情偏执老年人的能力。

》》【任务情境】

　　患者刘奶奶，68 岁，于 2021 年 1 月因高血压引起头痛、心悸等症状入院。刘奶奶有高血压病史 12 年，之前血压一直控制得很好，半年前因老伴去世，儿子将其从老家接到上海，跟儿子、儿媳一起生活。刘奶奶性格固执、敏感多疑、不易相信别人、遇事专断、不能接受别人的批评、情绪易激动。来上海后，刘奶奶沉浸在丧偶的悲痛中，跟儿子、儿媳之间很少交流。因环境陌生、语言不通，与邻居也无法沟通。刘奶奶觉得儿媳对自己很冷漠，认为儿子、儿媳经常订外卖是因为不喜欢吃自己做的饭；认为家里什么东西儿媳都不让她动，什么活儿都不让她干，是儿媳对自己做的事情不满意。刘奶奶还怀疑儿媳不愿意与自己共同生活，慢慢演变成觉得儿媳厌恶自己，与邻居一起在背后说自己的坏话，为了赶自己走，有计划地迫害她。刘奶奶反复在儿子面前控诉儿媳，儿子以为婆媳之间确实有矛盾，找儿媳确认才知道根本就没有这些事情，儿子跟刘奶奶解释，可她却对自己的想法坚信不疑，还说儿子和邻居都被儿媳收买了，因为担心不知道儿媳会用什么方法害自己而焦虑、恐惧、失眠。前几天，刘奶奶说儿媳偷偷把她平时吃的药换成了对她有害的药，就把所有的药都停了，儿子怎么劝解都不听，导致血压升高，出现了头痛、心悸等症状。考虑到刘奶奶出现了被害妄想，请医学心理科会诊，经检查、评估、问诊后诊断为偏执状态。

》》【任务分析】

　　随着年龄的增长，老年人在生理、心理、社会角色上都会经历一系列的变化。大脑功能退化会造成老年人认知功能下降，反应迟缓，接受新知识的能力减退；感觉器官的衰老，如视力、听力的减退，往往使老年人的自我效能感降低，老年人常常感到自己没用了，害怕因此被家人冷落、轻视，特别是在跟家人没有很好的沟通、交流不畅时，会认为自己受到了排斥，甚至感到被嘲笑和嫌弃。老年人也不容易适应新环境和新情景，他们对周围环境的态度逐渐趋于被动，依恋已有的习惯，较少主动地体验和接受新的生活方式，对意外事件的应变性也较差。日本研究机构的一项研究发现，影响个人意见极端程度的最重要因素是年龄，而且年龄越大越容易走极端。老年人在工作上面临退休，在家庭中面临伴侣离世、子女远离，或离开熟悉的生活环境而与子女同住，家庭关系复杂等情况，当这些因素造成的内心冲突，老年人自己不能妥善应对时，易将事实加以曲解或长期耿耿于怀，逐渐形成偏执心理，严重时甚至会产生妄想。妄想是一种病理性的歪曲信念。老年人常见的妄想类型有被害妄想、关系妄想、被窃妄想、疑病妄想、嫉妒妄想等。

本任务中的刘奶奶性格固执、敏感多疑、不易相信别人、遇事专断、不能接受别人的批评、情绪易激动；老伴去世后到上海与儿子、儿媳同住，环境陌生，与邻居无法沟通，与儿子、儿媳也很少交流。刘奶奶的个性特点、伴侣离世、环境的改变，都可能是她偏执妄想的诱发因素。同时，刘奶奶认为儿媳将她平时吃的药换成了对她有害的药，这是产生了被害妄想。

》》【任务实施】

一、任务难点与重点

1. 早期多被误认为是性格固执，不易识别

偏执状态初期，由于老年人现实接触能力尚保持良好，不易被人发现，往往被误认为是性格固执、坚持己见，随着不良情绪和行为逐渐暴露，才引起人们的重视和怀疑。

2. 缺乏自知力，不配合治疗

老年人对自己的信念坚信不疑，认为自己妄想的内容都是事实，不能被说服，他们不认为自己的想法有问题，还从现实生活中不停地寻找各种"证据"，用以证实自己的想法。

3. 敏感多疑，对他人怀有戒心，不易建立信任关系

偏执的老年人个性多主观固执、敏感多疑，不安全感强，对他人怀有戒心，使得心理照护者在与他们建立关系时，不易得到其信任。

二、实施步骤

（一）评估与准备

1. 评估

（1）个人、家庭、社会情况评估

偏执的产生与个人的个性特点、遗传和文化背景、家庭社会情况密切相关，了解偏执老年人的一般情况，对于分析老年人产生偏执心理的原因，有针对性地进行心理照护非常重要。主要对偏执老年人进行以下几方面的评估。

1）一般情况：年龄、性别、学历。
2）社会情况：职业、退休金、医疗保险。
3）睡眠、饮食情况及既往病史、家族病史。
4）视力、听力及语言表达能力。
5）性格特征及兴趣爱好。
6）娱乐和体育活动情况。

7）家庭、社会支持情况。

（2）建立偏执老年人的个人档案

将偏执老年人评估的情况建立档案，有助于了解其产生偏执心理的原因、相关的情绪反应和各种心理照护方法的有效性，使照护人员可以有针对性地调整照护的方式方法，并可以动态观察心理照护效果。

本任务中刘奶奶的个人档案记录如下。

1）一般情况：年龄（68岁）、性别（女性）、学历（本科）。

2）社会情况：职业（工厂技术人员）、退休金（有）、医疗保险（有）。

3）睡眠、饮食情况及既往病史、家族病史：因焦虑恐惧，担心儿媳会害自己而引起失眠，难以入睡且易醒；食欲不佳，因担心食物有问题，不与家人同餐；既往有高血压病史12年；家族中无精神疾病遗传史。

4）视力、听力及语言表达能力：视力、听力正常，语言表达能力正常。

5）性格特征及兴趣爱好：性格固执、敏感多疑、不易相信别人、遇事专断、不能接受别人的批评、情绪易激动；兴趣爱好为看电视。

6）娱乐和体育等团体活动情况：近半年没有参加过娱乐、体育及其他团体活动。

7）家庭、社会支持情况：丧偶半年，离开熟悉的生活环境，到上海与儿子、儿媳同住，与邻居没有任何交往，与亲友和以前的同事基本没有联系。

刘奶奶性格固执、敏感多疑、不能接受别人的批评、不易相信别人、总对他人怀有戒心、遇事专断、情绪易激动、不能冷静面对现实，因从事技术工作，也很少与人交往；丧偶半年，基本没有与人沟通交流，环境陌生，不愿出门，因觉得儿媳嫌弃厌恶自己出现了被害妄想。由以上情况推测，刘奶奶产生偏执心理的原因与她的个性特点、老伴突然离世和生活环境改变有关，而与遗传无关。

（3）相关量表评估

照护者为刘奶奶做了90项症状自评量表（symptom checklist 90，SCL-90）测评（附表14），该量表由德罗加蒂斯（L.R.Derogatis）于1975年编制，该量表有90个项目，包含比较广泛的精神症状学内容，如思维、情感、行为、人际关系、生活习惯等，并采用10个因子分别反映10个方面的心理症状情况。刘奶奶的评估结果显示偏执、焦虑、抑郁、敌对等因子得分高，应给予进一步检查。请心理科医生为刘奶奶做了明尼苏达多相人格测验（Minnesota multiphasic personality inventory，MMPI），MMPI中的一个临床量表为偏执量表（paranoia，Pa），共40个题目，高分提示具有多疑、孤独、烦恼及过分敏感等性格特征，刘奶奶的测试结果提示她存在偏执妄想。SCL-90测评显示刘奶奶存在焦虑、抑郁等情绪反应，为了更准确地掌握她的心理状况，并实时评估其情绪变化情况，在取得刘奶奶信任和配合的情况下，做了SAS和SDS测验。为了详细了解刘奶奶社会支持系统的特点及其与她发生偏执状态的关系，为她做了社会支持评定量表（social support rating scale，SSRS）测验（附表15），该量表由肖水源于1986年设计，并在小范围内试用，1990年又根据使用情况进行了小规模的修订，具有较好的信度和效度。刘奶奶的测评结果提示刘奶奶存在中度焦虑和抑郁，社会支持程度低。

2. 准备

（1）环境准备

1）房间准备：单独房间，光线明亮，安静整洁，温湿度适宜，配备舒适的沙发。

2）物品准备：音乐播放器、精油、香薰机、纸、笔。

（2）照护者准备

仪表整洁，举止端庄，态度亲和。

（3）照护对象准备

1）着装整洁，体位舒适。

2）避开检查、治疗时间。

3）状态良好，理解、配合。

（二）实施与评价

1. 实施

（1）药物治疗

严格遵医嘱用药，并密切观察药物的不良反应。在医学心理科会诊后，针对刘奶奶焦虑抑郁、失眠的症状，给予盐酸舍曲林、佐匹克隆治疗。照护者在服药期间要告知刘奶奶遵医嘱服药的重要性及服药期间的注意事项，督促其按时、按量服药，加强对刘奶奶服药情况的观察并做好记录。密切观察药物不良反应，给予针对性的护理措施，减轻不良反应带来的不适，增强刘奶奶服药的依从性。

（2）用缅怀疗法与老年人建立良好的信任关系，使老年人增加积极情感

缅怀疗法又称"回忆疗法"或"回想法"。其概念源自老年精神医学，是通过引导老年人回顾以往的生活，重新体验过去生活的片段，并给予新的诠释，帮助老年人了解自我，减轻失落感，增强自尊及增进社会化的治疗过程。其理论基础为埃里克森（Erikson）的心理社会发展理论和阿奇利（Atchley）的持续理论。布特勒（Butler）于1963年提出，人生回顾在生命的任何时候都可发生，并指出其对老年人的特殊作用，认为其可帮助老年人完成自我整合，以成功老化。1993年韦伯斯特（Webster）成功编制了自填式缅怀功能量表，用于评估缅怀的功能和频率，该量表为后续相关研究提供了有效可信的测量工具。其中，关于缅怀的功能共包括8个方面：减轻厌烦情绪、提升自我认同、解决目前的困难或问题、促进交流沟通、维持亲密关系、应对死亡、教育、重现痛苦。该疗法可分为3种不同的干预方法：简单缅怀、人生回顾和人生回顾疗法。简单缅怀是一种非结构化的自传体回忆叙述，其目的是与他人进行交流或教育，回忆愉快的往事和增加积极的情感。人生回顾通常包括整个人生过程，常一对一地进行，其重点关注对过去事件的重新评估，整合生命中的积极和消极事件，而不仅仅是简单地描述。人生回顾疗法主要针对有严重心理障碍的患者，其特点是将人生回顾和导致心理障碍的原因联系起来，可减少关注厌烦和痛苦的回忆，促使自己对过去形成积极的态度。人生回顾疗法通常会运用其他认知疗法中常用的各种心理治疗技术。

偏执的老年人性格固执且多疑，对自己的信念坚信不疑，很难与他人建立起信任合作的关系，在心理照护的过程中，要避免偏执老年人将照护者当成可能加害自己的对象，需要一步一步取得信任，慢慢与偏执老年人建立起良好的关系。良好的关系是一切心理治疗的先决条件，我们在安静舒适的心理治疗室播放轻快且令人愉悦的音乐，用可以减轻压力、缓解焦虑、保持身心愉悦的甜橙精油帮助刘奶奶放松并保持心情舒畅，然后应用简单缅怀，通过引导刘奶奶回忆愉快的往事与其交流，取得好感及信任，为后续的治疗打下良好的基础。

（3）认知行为疗法

在取得刘奶奶的初步信任后，鼓励刘奶奶讲出自己坚信的内容，对她的恐惧和担忧表示理解，对她的不适表示真诚的关注，让她相信我们是来帮助她的，建立这种信任至关重要。虽然刘奶奶常在家中显得孤立无助、被抛弃，但她是可以接近的，尤其要关注她的生活体验，倾听她的主诉，适当地接受她的观点，这往往是建立有效治疗关系必不可少的前提。

（4）帮助老年人获得社会支持

一般认为，社会支持从性质上可以分为两类：一类为客观的、可见的或实际的支持，包括物质上的直接援助、社会网络、团体关系的存在和参与，如家庭、朋友、同事等；另一类是主观的、体验到的情感上的支持，指的是个体在社会中受尊重、被支持和理解的情感体验及满意程度，与个体的主观感受密切相关。除实际的客观支持和对支持的主观体验外，社会支持评定量表（SSRS）的编制者于 1987 年提出，社会支持的研究还应包括个体对支持的利用情况。个体对社会支持的利用存在着差异，有些人虽可获得支持，却拒绝别人的帮助，并且，人与人的支持是两个相互作用的过程，一个人在支持别人的同时，也为获得别人的支持打下了基础。因此，需要从客观支持、主观支持和对社会支持的利用度 3 个维度来评定老年人的社会支持水平，照护者在帮助老年人获得社会支持的时候，也要从这 3 个维度出发。

有老年人心理健康状况调查分析显示，若主观支持、客观支持和支持利用度好，则老年人偏执状态的发生率低。本任务中，照护人员为刘奶奶的儿子、儿媳普及了偏执状态的相关理论知识，使她的儿子、儿媳理解了刘奶奶的偏激行为和被害妄想，知道她其实非常需要家人的陪伴，并意识到需要帮她走出家门，拓宽其社交网络。他们还学习了如何与偏执状态的老年人沟通和相处，让老人感受到被尊重、理解和支持。认知行为疗法纠正了刘奶奶对日常事件的误解，强化了积极正面的思考和情绪体验，使刘奶奶更容易体验到情感上的支持。以前，刘奶奶在遇到急难情况时，得到的解决实际问题的帮助、安慰和关心的来源只有配偶，照护工作者告诉刘奶奶，在其他的家人、朋友、亲戚、同事，包括工作单位、党团工会等官方或半官方组织，还有一些社会团体等非官方组织那里，都可以寻求帮助和支持。平时要主动诉说自己的烦恼，有困难时要主动向家人、亲友、组织求援，并积极主动地参加各种团体活动。

（5）教会老年人进行自我调节的方法

国外有一种解释迟发性偏执的理论认为，老年偏执与个人的社交网缩小有关，如果老年人搬到一个新的不熟悉、不友好、不安全的环境中，有可能成为偏执发作的诱发事件。本任务中的刘奶奶丧偶后来到一个新的环境，本可以因环境的改变减少丧偶带来的伤痛，却因为敏感多疑、自我封闭导致偏执性心理，照护人员结合刘奶奶产生偏执心理的原因,给她介绍了出院以后自我调节的方法：经常参加体育和娱乐活动，如唱歌、跳广场舞、打太极拳、朗诵、下棋、画画、练书法等，广泛培养自己的兴趣爱好。参加社会公益活动、志愿者服务队，广交朋友增加社交联系，从而慢慢扩大自己的社交圈，在各种活动和人际互动中获得价值感和成就感。养宠物、种花草也能有效改善老年人的情绪，与动物的接触会让人体会到温暖的感觉，在种植植物的过程中，观察植物的生长过程，也能感受到植物的生命力。通过读报、听新闻、看电视等了解世界的变化，同时也丰富了老年人的生活世界。

（6）出院后定期随访

刘奶奶出院后，心理照护工作者与社区取得联系，向社区说明了她的情况，使刘奶奶在出院后能得到社区工作人员的关注，促使其走出家门，积极参加社区活动，协助她融入社区。心理照护工作者还定期电话随访，让刘奶奶感觉到温暖安心。

2. 评价

该任务对象为一例偏执状态的老年人，照护人员以消除其被害妄想、提升生活质量和幸福感为目标，给予充分的尊重、理性的共情、精准的评估、规范的指导，同时采取人性化、个体化的心理干预方法，使刘奶奶的焦虑抑郁情绪得到缓解，引导她更多地体验和关注积极情感，与家人建立良好的相互信任的关系，并为刘奶奶出院后如何自我调节做了详细的指导，该任务的心理照护方法和经验值得学习借鉴（表 7-5-1）。

表 7-5-1　偏执老年人心理照护思维导图评价表

评价内容		评价等级		
		A（满意）	B（合格）	C（不满意）
用药管理	用药指导及督促			
	减轻不良反应			
心理干预方法	音乐、芳香疗法对环境的营造			
	不带评判地接纳，建立信任关系			
	强化老年人积极正面的思考和情绪体验			
	纠正对日常事件的误解			
专业指导及持续关注	获得社会支持			
	自我调节的方法			
	出院后随访			
自我总结				

》》【知识拓展】

一、老年人常见的妄想类型

1. 被害妄想

毫无根据地坚信自己被蓄意迫害、密谋算计、跟踪监视等。例如，认为自己吃的饭菜被人下毒。被害妄想是最常见的妄想类型。

2. 关系妄想

把实际与自己无关的事物都认为是与自己有关的。例如，认为周围人说话咳嗽、一举一动都是针对自己的。关系妄想常与被害妄想伴随出现。

3. 被窃妄想

总感觉别人会偷自己的东西，特别是自己的东西找不到时，会毫无根据地认为自己的东西被人偷了。

4. 疑病妄想

毫无根据地深信自己患了某种严重疾病，常常认为自己患了难以治疗的绝症，如癌症等。详细的身体检查和多次反复的医学验证都不能纠正的病态信念，常伴有反复就医的行为和焦虑不安的情绪。

5. 嫉妒妄想

捕风捉影地认为自己的配偶另有新欢，坚信配偶对自己不忠，常跟踪、逼问配偶，以求证实，甚至对配偶或"第三者"采取攻击行为。

6. 夸大妄想

夸大自己的财富、地位、能力，认为自己家财万贯、身份尊贵、无所不能。

7. 自罪妄想

毫无根据地认为自己犯了严重的错误，甚至认为自己罪大恶极、不可饶恕。

二、偏执相关研究

1992 年美国的一项研究显示，偏执的恐惧和不信任可能导致老年人社会孤立和拒绝帮助的行为，使其出现健康问题和安全危害，加速功能下降，进而导致过早或不必要的住院或养老安置。老年偏执与老年人的社交网缩小有关，老年人失去对环境的控制，包括（真实或感知到的）身体变化、感觉丧失、记忆丧失等，由退休后收入减少导致的自尊下降，因为各种原因到一个新的不熟悉的地方居住，感觉到不友好和不安全等都可能是老年偏执的诱发事件，而早期创伤、没有生育和老年出现偏执心理也存在相关性。

2000 年剑桥大学的一项研究用磁共振成像方法解释了导致妄想形成的原因：偏执妄想者过度地将假设的积极事件归因于自我，过度地将假设的消极事件归因于环境或他人，这可能在维持其自尊方面起到一定的作用，他们也会将负面事件归因于他人的主动恶意（外部个人归因），而不是环境和情况（外部情景归因）。

2009 年美国的一项研究表明，偏执妄想与悲观思维（低自尊、悲观解释风格和消极情绪）和认知功能受损（执行功能、得出结论的倾向和推理他人精神状态的能力）都有关，认知功能和情感相关的认知偏见都会独立地导致偏执妄想。研究结果肯定了认知评估的价值，强调了在治疗偏执型患者时，处理与情绪相关的过程的重要性，如焦虑、抑郁和低自尊，认知行为疗法已被证明在解决这些问题的过程中是有效的。

》》【实训练习】

实训练习答案

一、单项选择题

1. 老年人产生偏执的原因是（　　　）。
   A. 认知功能下降　　　　　　　　B. 受教育程度
   C. 不适应新环境　　　　　　　　D. 以上均是
2. 下列不属于老年偏执常用评估量表的是（　　　）。
   A. MAST　　　　　B. SAS　　　　　C. SCL-90　　　　　D. MMPI

3. 老年偏执状态可能会出现的情绪有（　　　　）。

    A. 抑郁　　　　　　　B. 焦虑　　　　　　　C. 恐惧　　　　　　　D. 以上均是

4. 老年偏执状态常用的心理治疗方法有（　　　）。

    A. 森田疗法　　　　　B. 正念疗法　　　　　C. 缅怀疗法　　　　　D. 以上均是

5. 妄想的类型包括（　　　）。

    A. 被害妄想　　　　　B. 关系妄想　　　　　C. 疑病妄想　　　　　D. 以上均是

二、判断题

1. 偏执状态多被误认为是性格固执，早期不易识别。　　　　　　　　　　　　　　　（　　　）

2. 坚信配偶对自己不忠，常跟踪、逼问配偶，是关系妄想。　　　　　　　　　　　　（　　　）

3. 对老年人的社会支持水平需要从客观支持、主观支持和对社会支持的利用度三个维度来评定。　　　　　　　　　　　　　　　　　　　　　　　　　　　　　　　　　　　　（　　　）

4. 建立良好的关系是一切心理治疗的基础。　　　　　　　　　　　　　　　　　　　（　　　）

5. 明尼苏达多相人格测验中的偏执量表共 42 个题目，高分提示具有多疑、孤独、烦恼及过分敏感等性格特征。　　　　　　　　　　　　　　　　　　　　　　　　　　　　　（　　　）

三、简答题

请简述前述任务采取的主要心理干预方法。

四、案例分析题

李爷爷，62 岁，北方人，退休以后和老伴一起到南方帮女儿带孩子。退休以后，从忙碌的工作状态到无所事事，不知道自己能干些什么，觉得自己没用，内心落差很大；从北方来到南方，生活饮食各方面都不习惯，听不懂当地方言，不愿与人交流，整天闷闷不乐。看自己老伴每天带孩子去小区玩，或跟小区打太极拳的老年男性聊天，便捕风捉影地认为老伴另有新欢，坚信老伴对自己不忠，质问老伴得到否定的答复却不相信，经常尾随跟踪、偷偷检查老伴的提包和衣服口袋，以求证实，甚至在日常生活中限制其活动，不许老伴一人单独带孩子外出。

问题 1. 李爷爷为什么会出现这种偏执状态？

问题 2. 李爷爷的妄想类型是什么？

问题 3. 可以用哪些量表对李爷爷的精神症状进行测评？

任务六　疑病老年人的心理照护

》【学习目标】

❖ **知识目标**

1. 掌握疑病老年人的心理特征。

2. 熟悉、了解、识别及应对疑病老年人的心理问题与精神障碍。

❖ **技能目标**

1. 掌握疑病老年人的临床表现心理评估方法。
2. 熟悉疑病老年人的心理照护方法。
3. 了解疑病老年人的冥想放松方法。

❖ **素质目标**

1. 具备尊重和接纳疑病老年人的服务理念。
2. 对疑病老年人实施照护时具备爱心、耐心和细心。

》【任务情境】

　　王奶奶，75 岁，2021 年 6 月因右侧小腿部疼痛 2 周就诊于某医院，为进一步诊治被收治于心内科，完善各项检查后，两次腿部 B 超均未见明显异常。王奶奶退休前的职业是工程师，工作严谨、要求高，平时生活非常规律。3 年前老伴突然离世，打乱了生活的节奏，开始对自身过分关注，尤其近期认为自己患了某种严重的躯体疾病。王奶奶对症状的感知极为具体，描述鲜明、逼真，表现为定位清楚的病感。既往有 10 余年冠心病、高血压病史。

》【任务分析】

　　疑病老年人主要的临床表现为过分担心或相信自己患有某种严重的躯体疾病。症状表现的形式多种多样，部分患者对症状的感知极为具体，描述鲜明、逼真，表现为定位清楚的病感。

　　美国精神病学专家珀尔斯（Perls）创立的格式塔疗法（Gestalt therapy）又称为完形疗法，是自己对自己疾病的觉察、体会和醒悟，是一种修心养性的自我治疗方法，是西方现代心理学的主要流派之一，完形疗法治疗的目的并不在于分析，而在于整合一个人存在的内在冲突。"重新拥有"个人曾经否定的部分，以及整合的过程需要逐步渐进，直到当事人可以继续自己成长。完形疗法的另一个重要焦点为"未完成事件"，由于未表达的情感包括悔恨、愤怒、怨恨、痛苦、焦虑、悲伤等在知觉领域里没有被充分体验，因此隐藏在潜意识中，随时间的沉淀而以某种身体部位疼痛等症状表现出来。照护人员应根据老年人的心理状况，同理共情其情感经历，实施全方位的心理照护，改善和提高老年人的生活质量，确保后续诊治护理工作的顺利进行。

》【任务实施】

一、任务难点与重点

1. 冠心病既往史疑病患者的临床表现与其他疾病的临床表现相似，鉴别难度大

　　冠心病患者的疼痛会在全身各个部位发生，而这种疼痛是冠心病提示人们的明显信号，但更多的时候人们会误解这种疼痛，而对其从另一个方面去医治。例如，冠心病引起的牙痛，其特点是突

然发作，没有任何前兆，发病急并且疼痛剧烈，使用镇痛药也无效，这个时候应立即考虑冠心病问题。冠心病引起的肩膀痛大都表现在左肩，如果出现左侧肩膀、手臂和手掌部位疼痛，并且表现出阵发性、放射性的疼痛，疼痛指数很高，即为冠心病的一种表现形式。冠心病患者也会表现为上腹部疼痛，这种疼痛时常伴随恶心、呕吐等症状，且检查不出炎症，此时也应考虑为冠心病。冠心病在发作时也可能没有其他症状，只是有点下肢痛的感觉，表现很不明显，有的也会表现为两条腿都疼痛，冠心病患者必须知道这一点。

2. 重点了解疑病老年人的心理问题与精神障碍的识别

需鉴别的精神障碍：老年期脑器质性精神障碍（阿尔茨海默病）、脑血管疾病所致精神障碍、老年期精神分裂症、老年期情感障碍、老年期神经症（表7-6-1）。

表7-6-1　疑病症与其他精神障碍的鉴别

	老年期脑器质性精神障碍（阿尔茨海默病）	脑血管疾病所致精神障碍	老年期精神分裂症	老年期情感障碍	老年期神经症	疑病症
临床表现	早期认知症状：近期记忆损害，易忘事；情感症状以情感障碍为主，容易出现抑郁或焦虑情绪；中晚期症状逐渐加重，情绪以情感淡漠为主；影像学检查有特征性改变	主要表现为头晕、头痛，精神症状为抑郁、焦虑情绪；有局灶神经系统损害，如肢体瘫痪、共济失调等	感知觉症状以幻觉为主，常见幻听、幻视、幻触；思维逻辑性松散，妄想症状表现突出，妄想症状具有系统化、内容荒谬怪异、坚信不疑等特点；情感症状表现为情感淡漠、情感倒错、情感幼稚等	抑郁症：典型表现称为"三低"症，即情绪低落、思维迟缓和意志行为减退 躁狂症：典型表现称为"三高"症，即情绪高涨、思维奔逸和意志行为增强	焦虑症：以广泛和持续性焦虑或反复发作的惊恐不安为主要特征，常伴有自主神经功能紊乱、肌肉紧张与运动性不安 躯体形式障碍：持久担心或相信各种躯体症状的神经症	担心或相信自己患有某种严重的躯体疾病。突出表现是患者对自身的过分关注，认为自己患了某种严重的躯体疾病。症状表现的形式多种多样，部分患者对症状的感知极为具体，描述鲜明、逼真，表现为定位清楚的病感

二、实施步骤

（一）评估与准备

1. 评估

（1）疼痛主观资料评估

疼痛的性质、程度（运用评估图、脸谱图等对疼痛进行量化的评估）、区域或部位、持续的时间、增强或减缓因素。

（2）疼痛客观资料评估

睡觉、饮食、活动情况，伴随症状（有无恶心、呕吐等），实验室检查疼痛的病史，镇痛治疗的不良反应。

（3）心理评估常用的方法

1）调查法：包括历史调查法和现状调查法。历史调查法主要是指通过对档案、文献资料和了解疑病老年人过去的人进行调查；现状调查法是对疑病老年人的现状进行调查，调查对象包括疑病老年人本人及周围的"知情人"，但调查的真实性易被疑病老年人的主观因素影响。

2）观察法：可分为自然观察法和控制观察法两种，对老年群体应用最多的是自然观察法。但自然观察法得到的仅仅是老年人的外显行为，且不能重复，对观察者本人的洞察能力和综合分析能力的要求较高。

3）会谈法：会谈是一种互动的过程，评估者掌握和正确使用会谈技巧十分重要。会谈技巧包括言语沟通和非言语沟通。言语沟通包括倾听、澄清等；非言语沟通可以通过微笑、点头、注视、身体前倾等表情和姿势表达对老年人的接纳与关注，从而促进评估工作。

4）心理测验法：心理测验一般采用标准化、数量化的原则，测量结果可以参照常模进行比较，避免了主观因素的干扰。目前应用最普及、最常用的衡量认知功能状态的筛查工具之一是简明精神状态检查（mini-mental state examination，MMSE）量表，其内容明确，简便易行，有良好的信度和效度，主要对定向、记忆、语言和注意等功能进行简单评定。痴呆简易筛查量表主要测查老年人记忆、语言、常识、计算等多项认知功能。GDS 是专门为老年人群编制而成的，但其临界值存在争议。UCLA 应用广泛且第 2 版具有良好的信度和效度。

2. 准备

（1）环境准备

光线明亮，安静整洁，温湿度适宜，配备舒适的沙发。

（2）照护者准备

仪表整洁，举止端庄，态度亲近。

（3）照护对象准备

1）着装整洁，体位舒适。

2）避开检查、治疗时间。

3）状态良好，理解、配合。

（二）实施与评价

1. 实施

（1）常规躯体疾病的用药管理

遵医嘱规范用药，观察用药效果。由于本病例中患者的主要躯体疾病为冠心病，在此我们着重介绍本次治疗的管理方案。

1）药物治疗现状：用药基本分为两类。一类是改善缺血、减轻症状的药物；另一类是预防心肌梗死、改善预后的药物。改善缺血、减轻症状的药物应与预防心肌梗死和死亡的药物联合使用。

2）抗血小板治疗：目前临床应用的抗血小板药物包括阿司匹林、氯吡格雷、西洛他唑等。荟萃分析发现，单独应用阿司匹林即可减少 19% 的心血管事件发生率。阿司匹林是冠心病二级预防的首选用药。对于阿司匹林不能耐受的患者，可以考虑使用氯吡格雷。

3）降脂治疗：主要是指降低胆固醇，特别是低密度脂蛋白胆固醇水平。他汀类药物是证据最多且可以改善患者预后的药物。多项荟萃分析结果显示，低密度脂蛋白胆固醇每降低 1mmol/L，主要冠状动脉事件的风险就降低 24%，因此该药物应该早期应用。

4）受体阻滞剂及血管紧张素转化酶抑制剂（angiotensin converting enzyme inhibitor，ACEI）类药物：对于稳定型冠心病及非 ST 段抬高急性冠脉综合征而言，若不伴有高血压或肾功能不全等情况，ACEI 和血管紧张素II受体阻滞剂（angiotensin II receptor blocker，ARB）不是必须应用的。对于 ST 段抬高心肌梗死患者，受体阻滞剂 ACEI/ARB 类药物都能明显改善患者的预后。

（2）采取系列心理减压及疗愈方法

1）良好沟通，建立信任基础：王奶奶初次入院时一般状态好，沟通顺畅，语速较快，照护者通过耐心交流建立了良好的沟通，满足她的合理需求，细心倾听，同理共情。邀请王奶奶加入科室微信群，定期在群内发布疾病相关知识、健康宣教等内容，同时王奶奶与病友能够在微信群中进一步深入沟通，共同鼓励学习，增强信任感。

2）了解需求，同理共情：本任务中的王奶奶由于长期患有冠心病，加之老伴 3 年前去世给其造成心理上的悲伤，孤独感强烈影响其睡眠质量及日常生活质量，情绪焦虑而敏感多疑造成其对医疗的不信任。照护者充分满足王奶奶的倾诉需求，在她诉说过往经历的过程中，照护她的情绪，接纳她焦虑的感受，并积极地给予鼓励和肯定。

3）此任务照护者运用人本主义完形疗法，对"未尽事宜"事件进行处理后，患者情绪平复、症状缓解。

A. 照护咨询历程的初始阶段：首先建立信任的照护关系，照护者同理王奶奶的焦虑情绪，接纳其身体不适的情况，并询问其焦虑的感受，让她充分诉说焦虑带来的不愉快。照护者以抱持的态度安抚王奶奶，王奶奶说出自从老伴去世后，内心的孤独和无助让自己很没有安全感，平日子女忙于工作自己也不敢打扰，压抑了情绪，自己身体的疼痛可以让子女多关注自己的情况。照护者完全理解王奶奶的处境，子女也表达了因为工作忙对母亲关心不够的愧疚心情，王奶奶看到子女的处境，表达了内心的理解。

B. 照护咨询历程的动员、行动阶段：照护者与王奶奶建立了信任关系，王奶奶讲述了内心最深处的往事，照护者请王奶奶多讲一些与老伴生前一起生活的经历，在对一件件往事的回溯过程中，王奶奶感受到老伴对家庭和对自己的感情，重温了幸福的时光，感受到老伴的爱和祝福。照护者请王奶奶用冥想的方式进行沟通，首先让王奶奶闭上眼睛，缓慢地深呼吸，当呼吸越来越匀称时，引导她想象老伴的样子，回想原来在一起的幸福场景，身心完全沉浸在过往的一点一滴中，并感受老伴的关爱和来自另一个世界的祝福。引导王奶奶用肢体语言告诉老伴自己的感谢，并表达自己的思念和祝福。照护者需防止王奶奶因情绪激动而引发不适，避免情绪失控，在冥想的整个过程中，照护者需要全神贯注捕捉她的每一个细小的变化，当她有激烈的情绪（如大哭）时，照护者应安抚，可以轻轻地在她背部上下抚顺，请其做深呼吸动作，表示她很安全，照护者会始终陪伴在她左右。

C. 照护咨询历程的最后阶段：王奶奶在与老伴充分"对话"后，照护者请王奶奶听从语言的指引，当数到 3 的时候慢慢睁开眼睛回到现实生活中。与王奶奶复盘冥想经历的故事，请她分享内心的感受，当说出对老伴的依恋时，照护者立即反馈同理，同时提醒王奶奶为老伴送上祝福，并引导王奶奶与老伴做一个告别的仪式，感谢老伴一直以来对家庭的付出和对自己的关爱，并表示一直在心里默默地祝福对方在各自的世界好好生活。照护者应始终保持中立而温暖的姿态，使王奶奶在生活中开启自己为自己负责的力量。

2. 评价

本任务中照护者与王奶奶面对面沟通 6 次，每次 30 分钟，每一个阶段沟通 2 次，沟通后进行评估，王奶奶情绪平和，睡眠正常，躯体症状逐渐消失，达到了良好的效果。

》》【知识拓展】

疑病老年人心理的自我保健

老年人需要了解情绪的重要性，针对不良情绪进行自我调整，调整的目的是减少焦虑、委屈、伤心、害怕等消极负面情绪，培养以积极乐观、知足常乐等为特征的积极正向情绪。老年人应善于掌握自我，调适合理情绪，能以乐观的态度及时地缓解紧张。

适合自我调适情绪的方法有如下几种。

1. 放松减压法

当出现怀疑、焦虑情绪时，不仅影响心情，而且身体为适应高压状态，分泌多巴胺使血压升高。如何让心境变得平和对身心至关重要。

可使用冥想放松法。在冥想前先去洗手间方便以免放松中途被打断，准备好后首先在安全、安静的环境下舒服地躺着或坐下，眼睛轻轻闭上开始有规律地深呼吸，集中精神专注于一呼一吸。在冥想中可以想象一个安宁的场景，在脑海中出现想象的美好画面，自己身处其中感受美好场景带来的放松。缓慢地活动一下全身的关节，经过冥想的身体得到很好的放松，心情也恢复平静状态。可以提前订好 10 分钟的时间，闹铃响后轻轻睁开双眼。

2. 健康养生方式

经常食用有利于放松情绪的食物，如香蕉、葡萄柚、深海鱼类等。适当的有氧运动，如慢走、游泳、太极拳、太极剑等有氧运动都会使身体分泌内啡肽，在内啡肽的激发下，身心处于轻松愉悦的状态，可帮助排遣压力和不快。

3. 多接触大自然和小动物

多接触大自然对减轻压力有积极的作用。①每天在公园散步 20 分钟，可改善高血压、脂质异常症等，对身心健康起着积极的作用。②住在充满绿色的环境下，心肌梗死的风险会下降 25%。③经常在大自然中散步，会减轻抑郁、焦虑不安等情绪的困扰。④若有条件，自己种植蔬菜会提高身心健康程度。

》》【实训练习】

实训练习答案

一、单项选择题

1. 下列不属于老年疑病的症状的是（　　　）。
   A. 担心或相信自己患有某种严重的躯体疾病
   B. 突出表现是患者对自身的过分关注
   C. 系统性妄想
   D. 部分患者对症状的感知极为具体

2. 疑病鉴别诊断不包括（　　　）。

    A. 老年期脑器质性精神障碍（阿尔茨海默病）

    B. 老年期神经症

    C. 老年期精神分裂症

    D. 高血压

3. 老年疑病出现的情绪包括（　　　）。

    A. 感知觉症状以幻觉为主，常见幻听、幻视、幻触

    B. 典型表现称为"三少"症，即情绪低落、思维迟缓和意志行为减退

    C. 担心或相信自己患有某种严重的躯体疾病

    D. 典型表现称为"三高"症，即情绪高涨、思维奔逸和意志行为增强

4. 此任务运用的心理治疗方法不包括（　　　）。

    A. 完形疗法   B. 认知疗法

    C. 冥想   D. 人本主义疗法

5. 疑病自我保健不包括（　　　）。

    A. 冥想放松   B. 食用放松情绪食品

    C. 多接触大自然、小动物   D. 针灸

二、判断题

1. 老年冠心病患者会出现疑病症状。　　　　　　　　　　　　　　　　（　　　）

2. 老年疑病患者突出的表现是患者对自身过分关注。　　　　　　　　　（　　　）

3. 照护者与疑病患者在治疗中期建立信任关系最重要。　　　　　　　　（　　　）

4. 老年疑病患者有焦虑情绪不需要服抗焦虑药物。　　　　　　　　　　（　　　）

5. 老年疑病患者心理自我保健包括放松减压和健康的养生方式。　　　　（　　　）

三、简答题

针对疑病老年人采取的主要心理干预方法有哪些？

四、案例分析题

患者，老年男性，70 岁，南方人，1 年前老伴突发脑血管病住院治疗 1 周后离世，由于从发病到去世时间较短，患者对老伴的离世很难接受。开始埋怨老伴不注意锻炼身体，后来埋怨自己没有及时催促老伴就医，长期处于自责、焦虑情绪之中。儿子、女儿工作都很忙，患者不愿打扰孩子的生活节奏，自己默默承受。3 个月前出现阵发性腹痛，经医院多次检查并没有新发疾病，但心里总是担心自己得了重大疾病。

问题 1. 案例中的老年人为什么会出现这种疑病症状？

问题 2. 案例中的老年人疑病的主要表现有哪些？

问题 3. 本案例可以用到哪些评估方法？

任务七 老年恐惧的心理照护

》【学习目标】

❖ **知识目标**

1. 掌握老年恐惧的临床表现。
2. 熟悉老年恐惧的相关因素。
3. 了解老年恐惧的不良后果。

❖ **技能目标**

1. 掌握老年恐惧的心理照护方法。
2. 熟悉老年人恐惧跌倒和恐惧疾病进展量表评估方法。
3. 了解恐惧跌倒和恐惧疾病进展的常见量表。

❖ **素质目标**

1. 具备尊重和接纳老年恐惧的服务理念。
2. 对老年人恐惧实施照护时应具备爱心、耐心和共情能力。

》【任务情境】

　　赵奶奶，73岁，退休教师，2个月前因起床后跌倒，神志逐渐不清，口角歪斜，右侧肢体不能活动入院。既往有高血压病史20余年，1年前发生过一次轻度脑卒中，保守治疗后未留明显的后遗症。入院后磁共振检查提示双侧多发性多灶性脑梗死，B超提示双侧颈动脉内膜增厚伴斑块形成。遵医嘱给予改善脑循环、防止血栓进展、减轻脑水肿、控制血脂和营养支持治疗。

　　治疗2个月后，赵奶奶意识清楚，精神差，视力正常，右侧肢体不能自主活动，言语不清。对医护人员的常规查房特别紧张，每字每句都要问清楚是什么意思；每次扶她进行站立训练时，都会主诉心慌、出冷汗、头晕、两腿发软，有时表现为极度不安，发脾气。她还因害怕无法控制饮食造成窒息而拒绝进食。赵奶奶既往对自己要求严格，凡事要求尽量做到完美，喜欢听音乐。

》【任务分析】

　　恐惧症（phobia）是一组以对某种特定物品、情境或活动产生过分的、不合理的恐惧与紧张不安，并伴有回避其所惧怕对象或情境为主要特征的神经症性障碍。

　　造成恐惧的原因有生理、心理、社会各方面的因素。老年人恐惧症是由于感官的老化、疾病的增加、死亡的威胁、社会角色转变的不适应、家庭人际关系不融洽、老年人自身婚姻状况发生变故等各方面因素形成的。临床上常见对死亡的恐惧、对跌倒的恐惧、对疾病进展的恐惧等。他们处处胆小拘谨，总感到忐忑不安，这种现象发展到严重时，老年人会自感心神不定，坐立不安，焦躁烦闷，甚至陷入不能自拔的痛苦境地，也会由此而引起血压升高、心跳加快、食欲减退和头痛失眠。

恐惧疾病进展是个体面对一切现实存在的疾病时产生的相关恐惧心理，即恐惧疾病发展所带来的生物、心理、社会后果或疾病复发所产生的一种反应性、有意识的恐惧。这种恐惧对老年人的身体活动能力、生活质量、心理健康状态等有显著的影响。本任务中照护人员根据赵奶奶出现的异常情绪，结合认知行为疗法、运动疗法和支持疗法，对她进行心理照护，减轻她的恐惧情绪，帮助赵奶奶认清自我，对其更好地配合后续治疗起到了一定作用。

在本任务中，赵奶奶发生过一次跌倒，且症状逐渐加重，生活不能自理，言语模糊，吞咽困难，在进行康复的过程中，出现心慌害怕、全身出冷汗、烦躁不安，拒绝进行康复治疗，并对医生的查房特别紧张，这些表现提示赵奶奶对跌倒有强烈的恐惧，并且恐惧疾病的进展。

》》【任务实施】

一、任务难点与重点

1. 恐惧的评分量表种类多，选择量表要有针对性

不同类型的恐惧症有着不同的评分量表，即使是同一类型的恐惧症，针对不同的情况也有多种评分量表可选择。在选择量表时需要根据老年人的情况、评估的目的来选择合适的评分量表，这样才能真实反映老年人目前的状况，有针对性地进行心理干预。

2. 做好基础护理，预防并发症是重点

本任务中赵奶奶的恐惧是因脑梗死引起的，由于疾病的原因，脑梗死患者多有偏瘫、失语症状，不能自主翻身、活动肢体，照护者应做好老年人的生活护理、饮食护理、安全护理，预防并发症的发生，以减轻老年人的恐惧感。

3. 极度的恐惧心理造成康复训练的落实难度大

早期开始有计划的康复训练对老年人的恢复非常重要。在康复训练开始时，赵奶奶出现心慌害怕、全身出冷汗、烦躁不安，拒绝训练。这种不安的情绪会加重恐惧感，影响康复训练计划的实施，阻碍后续的治疗。

4. 紧张焦虑，言语不清，存在沟通困难

赵奶奶恐惧疾病进展，对医务人员产生畏惧感，再加上她言语不清，不能清楚准确反映自己的想法，加大了与医务人员的沟通难度。照护者应耐心倾听，反复讲解，仔细观察，领会理解，建立相互的信任感，这对沟通非常重要。

二、实施步骤

（一）评估与准备

1. 评估

（1）跌倒恐惧水平的评估

本任务中对跌倒恐惧水平高低采用修订版的跌倒效能量表（modified fall efficacy scale，MFES）进行评估，该量表是 2007 年我国学者郝燕萍与刘雪琴将其引入中国，并将其汉化修订为中文版（表 7-7-1）。该量表共包括 14 个条目，区分为"室内"和"户外" 2 个维度，对各条目从 0 到 10 进行计分，满分 140 分，得分越低，表明不发生跌倒的信心越不足，出现恐惧跌倒的心理的可能性越大，越容易发生跌倒。

表 7-7-1　修订版的跌倒效能量表（MFES）

填表说明：下面的量表是测量您在做下面的活动时，对自己不跌倒的信心有多大。

0 分：一点信心也没有；5 分：有一定的信心；10 分：有充足的信心，介于二者之间则选择对应数值。

备注：1. 如果您因为担心跌倒（哪怕是部分因为）而停止做该项活动，选 0 分。

2. 如果您停止某项活动仅仅是因为身体方面的原因，则该项不填。

3. 如果您因其他原因目前不做该项活动，请按您在今天必须做该项目的假定情况下评分。

序号	项目	0	1	2	3	4	5	6	7	8	9	10
1	更衣											
2	准备简单饭菜											
3	沐浴											
4	从椅子上起落											
5	上下床											
6	应门或接电话											
7	在房间里走动											
8	到柜橱或抽屉里拿东西											
9	做轻体力家务活											
10	简单的购物											
11	使用公共交通工具											
12	过马路											
13	做轻体力园艺或晾晒衣服											
14	上下台阶											

（2）恐惧疾病进展评估

采用恐惧疾病进展简化量表（fear of progression questionnaire-short form，FoP-Q-SF）进行评估。此表是梅纳特在恐惧疾病进展量表（fear of progression questionnaire，FoP-Q）的基础上构建的单维度评价量表，共 12 个条目，采用 Likert 1～5 分评分法，由老年人自评，1 分表示"从不"，5 分表示"总是"，总分最低 12 分，最高 60 分，分数越高表示老年人对于疾病进展的恐惧程度越高（附表 16）。

（3）个人、家庭、社会情况评估

恐惧的产生与个人、家庭、社会情况密切相关。了解老年人的一般情况，对于判断老年人是否出现恐惧，以及分析产生恐惧的原因，有针对性地进行心理照护非常重要。主要对老年人进行以下几个方面的评估。

1）老年人的一般情况：年龄、性别、学历、吸烟、饮酒、饮食规律。

2）老年人社会情况：婚姻状况、职业、退休金、医疗保险。

3）了解患病情况、自理能力、睡眠情况、视力、听力及语言表达能力、既往史。

4）了解性格特征及兴趣爱好。

5）了解家庭、社会支持情况及照护者的能力与需求。

（4）建立老年人的个人档案

将评估的老年人的情况建立档案，有助于分析其恐惧产生的各种原因及强度。

本任务中赵奶奶的个人档案记录如下。

1）一般情况：年龄 73 岁，女性，学历本科，不吸烟，不饮酒，饮食规律。

2）社会情况：婚姻状况（已婚，配偶健在），退休金（有），医疗保险（有），职业（退休）。

3）患病情况、自理能力、睡眠情况、视力、听力及语言表达能力：患高血压 20 年，血压控制不好，服药依从性差；既往发生脑卒中 1 次；现生活不能自理，每天只能睡 5～6 小时，视力正常，听力差，言语不清。

4）性格特征及兴趣爱好：内向，紧张多疑，追求完美，平常喜欢听音乐。

5）家庭、社会支持情况及照护者的能力与需求：配偶健在，多病；有一女儿，孝顺，和老人不同住。

MFES 评分得分为 51 分，表示为不发生跌倒的信心非常不足。FoP-Q-SF 量表评分得分为 48 分，表明赵奶奶很恐惧疾病进展。通过搜集赵奶奶的个人、社会和家庭情况，得知她出现恐惧的原因如下：自己不能活动，甚至翻身都困难，害怕自己以后都这样，连累老伴和孩子；已经发生过跌倒，现在腿没有力气，很怕再次跌倒就再也起不来；听不清医生在说什么，害怕病情又加重了。

2. 准备

（1）环境准备

1）房间准备：单独房间，光线明亮，安静整洁，温湿度适宜，配备舒适的沙发。

2）物品准备：音乐播放器、纸、笔。

（2）照护者准备

仪表整洁，举止端庄，态度亲近。

（3）照护对象准备

1）着装整洁，体位舒适。

2）避开检查、治疗时间。

3）状态良好，理解、配合。

（二）实施与评价

1. 实施

（1）掌握沟通方法，取得老年人的信任

赵奶奶清醒后敏感多疑，一直处于紧张恐惧状态，获得赵奶奶的信任是进行干预的第一步。交谈前要计划好谈话目的、步骤和方式。在和赵奶奶交谈时要尊重她，注意放慢讲话速度，及时观察她的表情反馈，认真倾听其表达，并做出相应的应答。赵奶奶敏感，在她面前注意不要窃窃私语，多用安慰性、鼓励性、积极的具有暗示性的语言。

（2）采用心理干预方法，缓解和降低老年人的恐惧感

1）运用运动想象法降低恐惧感：运动想象（motor imagery，MI）是人们在心中模仿或排演一个特定动作的心理活动过程，使得大脑中某一特定运动功能区域根据运动记忆而被激活。照护者根据赵奶奶的评估情况制订运动想象法内容：先引导她在音乐声中进行 2 分钟的全身放松，然后指导她想象自己在翻身、起床、公园散步、爬山、游泳，整个想象过程约 10 分钟，最后 2 分钟引导她回到现实。每天练习 1 次，这种运动想象法操作简单易懂，老年人容易掌握，并且安全系数较高，既可以减少跌倒恐惧感，又能提高机体的运动功能。

制订运动想象训练内容的原则：需结合老年人既往受教育情况、工作生活环境、日常喜好等进行设定，尤其注重设定日常生活能力方面的训练内容；使运动想象疗法与康复训练、其他治疗更加紧密结合，以提升疗效。

2）改变认知，减轻恐惧：通过改变老年人的认知使其正确认知和面对恐惧的对象，有助于纠正老年人负性固有认知，树立正确的认识，宣泄情感，及时排遣不良情绪反应，主动面对恐惧。

改变认知需分步进行。本任务中对赵奶奶改变认知的方案分步执行如下。

第一步：帮助赵奶奶了解恐惧跌倒、恐惧疾病进展的危险因素，对自身的因素进行正确评估。

第二步：介绍恐惧跌倒与恐惧疾病进展的原因、影响因素、对情绪和行为的影响，以及运动与恐惧跌倒的关系。

第三步：了解赵奶奶对恐惧跌倒和恐惧疾病进展的想法，助其建立正确认知。倾听恐惧，鼓励赵奶奶谈个人感受，了解她对跌倒和疾病进展的想法及担心，以便发现其思维中不合理的地方，并对其进行纠正，以帮助她将其思维模式由消极转向积极。

第四步：情感宣泄，积极面对。引导赵奶奶诉说自己的烦恼，鼓励其积极表达内心感受，从而了解她的情绪状态，针对赵奶奶目前遇到的问题予以指导，帮助其排解负性情绪，树立解决问题的信心。

第五步：解决问题，总结收获。回顾前几次活动，肯定赵奶奶的进步，询问赵奶奶目前仍存在的疑惑并共同讨论寻找解决方法。

3）运动疗法，改善恐惧情绪：运动锻炼是目前用于干预跌倒恐惧的有效手段，其干预效果也得到了相关的验证。运动锻炼主要根据医生的康复计划进行，逐步进行坐、站、行走、平衡力训练、抗阻力训练等。通过身体功能的提高，改善老年人下肢肌力，以及肢体协调与平衡能力，提高跌倒效能，增强老年人的自我效能，增加积极心理，减轻其对疾病和跌倒的恐惧程度。

从卧床期被动肢体锻炼开始，照护者和赵奶奶要与康复师做好沟通交流，共同制订早期活动康复训练计划，强调训练参与的主观能动性，根据早期活动训练进展及时安排病友现身说法和交流，解说康复训练中早期活动的必要性及动作配合技巧。同时，在早期活动的康复训练中要随时注意赵奶奶的情绪变化，做好心理疏导，适宜地、有针对性地加强对她早期康复训练中活动时恐惧跌倒的心理干预，消除其心理障碍，提高她主动参与锻炼的积极性和主动性，促进康复的整体疗效，提高她晚年的生存和生活质量。

（3）帮助获得社会支持，降低老年人的恐惧心理

邀请已经康复或病情明显改善的病友现身说法，增强赵奶奶康复的信心。对家属及照护人员进

行相关知识教育尤为重要，赵奶奶回归家庭和社会后，将面临很长时间的康复训练，照护人员的指导与鼓励对她影响极大，能够调动她主动治疗的积极性，减少恐惧心理。

2. 评价

该任务对象为一例脑卒中老年女性，她发生偏瘫失语，生活不能自理，言语不清，对疾病的进展和跌倒产生恐惧。照护人员本着缓解其恐惧情绪的原则，给予充分尊重、理性共情、精准评估、规范指导，同时采取人性化、个体化的系列心理干预方法，使赵奶奶的恐惧感有效减轻，提升了生活质量，为后续康复赢得了时机。该任务的心理照护方法和经验值得学习借鉴（表 7-7-2）。

表 7-7-2　恐惧老人心理照护思维导图评价表

评价内容		评价等级		
		A（满意）	B（合格）	C（不满意）
心理干预方法	正确使用沟通方法			
	运动想象法			
	疾病的危险因素			
	恐惧的原因、影响			
	对跌倒、疾病恐惧的想法			
	情感宣泄，积极面对			
	解决问题，总结收获			
	运动疗法			
专业指导及持续关注	社会支持			
	团队内沟通，小结，文字记录			
自我总结				

》》【知识拓展】

一、恐惧疾病进展的概念及量表研究

1. 概念及发展历史

恐惧疾病进展是个体对一切与其现实存在疾病相关的恐惧心理，即恐惧疾病发展所带来的各种生物、社会、心理后果或者恐惧疾病的再次复发。

恐惧疾病复发研究是从癌症患者、各种慢性病患者开始进行的。研究发现恐惧疾病进展是一种特定的焦虑，是长期患病的人对持续存在的疾病威胁及其可能带来的不良后果产生的恐惧，这是一种合理且独立的反应。恐惧疾病加重感在老年患者中较多，由于长期受疾病折磨，对治疗和预后的不确定感加重了老人对疾病进展的恐惧，使老人出现不同程度的心理问题，常表现为焦虑、抑郁、失望、绝望、恐惧等。

2. 常见的恐惧疾病进展评估量表

为描述个体恐惧疾病进展的水平，先后设计了多种标准化的评估工具，对慢性病患者及照顾者的恐惧疾病进展程度进行评估。例如，使用恐惧疾病进展量表评估慢性疾病；使用恐惧疾病进展简化量表描述对疾病进展的恐惧程度；使用配偶恐惧疾病进展简化量表评估患者配偶对疾病的恐惧情况。

二、跌倒恐惧的概念及测评工具

1. 概念及历史

跌倒恐惧（fear of falling，FOF）也称害怕跌倒，指在进行某项活动时为了避免跌倒而出现自我效能或信心的降低，在老年群体中发生率较高。社区老年人、养老机构老年人、老年脑卒中跌倒恐惧发生率较高，跌倒以后常常引起活动受限、生活质量降低，甚至造成住院率和病死率升高等不良后果。

2. 跌倒恐惧的测评工具

（1）国际跌倒效能感量表（falls efficacy scale-international，FES-I）

该量表主要评估完成指定活动时个体关注跌倒的程度，即评价跌倒恐惧程度，主要应用于社区老年人跌倒恐惧的测评。

（2）简明国际跌倒效能感量表（short falls efficacy scale-international，简明 FES-I）

该量表优点为时间短，患者易接受，问卷质量高。主要在医院、社区、长期照护机构、康复机构等使用。

（3）跌倒效能感量表（falls efficacy scale，FES）

该量表基于自我效能理论，用于评估老年人进行日常生活和活动时对不发生跌倒的自信程度。

（4）修订版的跌倒效能感量表（modified falls efficacy scale，MFES）

该量表是在跌倒效能感量表的基础上，增加了 4 个室外活动条目修订而成，主要用于国内跌倒恐惧相关研究。

》》【实训练习】

实训练习答案

一、单项选择题

1. 以下不属于恐惧诊断的是（   ）。
    A. 对某些客体或处境有强烈恐惧，恐惧的程度与实际危险不相称
    B. 发作时有焦虑和自主神经症状
    C. 有反复或持续的回避行为
    D. 知道恐惧过分不合理或不必要，可以控制

2. 恐惧症的原因不包括（   ）。
    A. 生理因素   B. 心理因素   C. 社会因素   D. 精神疾病

3. 与恐惧症老年人进行沟通不正确的是（　　　）。

    A. 认真倾听 　　　　　　　　　　　　B. 注意观察老年人的反馈

    C. 在老年人面前低声讨论病情 　　　　D. 多用鼓励性、安慰性的语言

4. 减轻恐惧的措施不包括（　　　）。

    A. 听音乐 　　　　B. 康复训练 　　　　C. 运动想象 　　　　D. 以上都不是

5. 老年跌倒恐惧的相关因素有（　　　）。

    A. 年龄 　　　　　　B. 跌倒史 　　　　　C. 肢体运动功能 　　　D. 以上都是

二、判断题

1. 恐惧症不会引起血压升高、心跳加快、食欲减退和头痛失眠症状。　　　　　（　　　）

2. 修订版的跌倒效能量表得分越低，表明不发生跌倒的信心越不足。　　　　　（　　　）

3. 恐惧疾病进展简化量表分数越高表示患者对于疾病进展恐惧的程度越低。　　（　　　）

4. 运动想象疗法可以指导患者在床上进行康复训练。　　　　　　　　　　　　（　　　）

5. 跌倒恐惧是指在进行某些活动时为了避免跌倒而出现的自我效能或信心降低。（　　　）

三、简答题

请简述前述任务采取的主要心理干预方法。

四、案例分析题

老年男性，79 岁，因头痛、头晕 1 周，血压 150/95mmHg 住院，入院后经检查诊断高血压，入院第五天，夜间上厕所时发生跌倒，立即给予相关检查，无骨折及其他并发症发生，但患者仍然主诉头痛头晕加重，不敢下床，整日躺在床上，医生告知其需要下床活动，他立即出现心慌、手心出汗，主诉双腿无力，表现特别紧张。修订版的跌倒效能量表测评得分为 48 分。

问题 1. 根据哪些表现可考虑该案例老年人出现恐惧？

问题 2. 作为照护人员，你将如何对其进行评估？

问题 3. 如何帮助老年人缓解恐惧感？

项目八

老年人常见适应性问题的心理照护

◇ **项目介绍**

　　随着我国进入老龄化阶段，老年人群的养老问题越发受到重视。在社会政策的改革与完善、家庭结构的改变等因素背景下，许多老年人面临着不同的问题。退休、丧偶、失独、失能都会对老年人产生负面影响。不良的心理状态会导致身体健康水平下降，身体每况愈下，甚至形成恶性循环，严重影响老年人的生活质量。如何面对负性事件，及时调整老年人心理状态，是亟待解决的问题。

任务一　离退休老年人的心理照护

》》【学习目标】

❖ **知识目标**

1. 掌握离退休综合征的定义及该病患者的生理心理特点。
2. 熟悉离退休综合征的防治措施。
3. 了解老年人离退休综合征的表现。

❖ **技能目标**

1. 掌握离退休综合征老年人的心理照护方法。
2. 掌握缓解与防治离退休综合征的方法。

❖ **素质目标**

1. 具备尊重和接纳离退休综合征老年人的服务理念。
2. 对离退休综合征老年人实施照护时应具备爱心、耐心和同情心。

》》【任务情境】

　　李爷爷，60 岁，刚退休不久，曾任领导多年，原本工作比较繁忙，每天都会处理各种大大小小的问题，对人对事要求高，性格急躁，脾气大，语言表达比较偏激，工作上与同事关系处理得不好，家庭里与内向的老伴和孩子缺乏沟通。

　　退休后，李爷爷的生活从繁忙充实变得单调乏味，使他产生了很大的心理落差，心情抑郁失落。李爷爷没有什么兴趣爱好，平时也没有可以一起聊天谈心的朋友，空闲时间突然增多，他时常感到无所事事，百无聊赖，产生了空虚感。最近李爷爷的脾气变得更暴躁了，看什么都不顺眼，经常为一点小事而发脾气，跟老伴及子女的关系紧张，还总觉得别人看不起自己，不重视自己，没有存在感。

　　在照护诊疗过程中，李爷爷逐渐认识到自己退休后所出现的问题，在此前提下，照护人员及社会工作者采取了个案会谈、家庭互动、转移注意力、丰富精神生活等一系列心理照护措施，帮助李爷爷有效缓解了离退休综合征。

》》【任务分析】

一、离退休综合征的概念

离退休综合征是指老年人在离退休后不能适应新的社会角色、生活环境和生活方式的变化，从而出现焦虑、抑郁、恐惧等消极情绪，或因此产生偏离常态行为的一种适应性的心理障碍。

2017 年的研究表明，我国 60 岁及以上老年人口已达 2.41 亿人，加强对老年人的精神关爱与理解是国家《"十三五"国家老龄事业发展和养老体系建设规划》的重要内容之一，心理健康对个人晚年生活和社会和谐都有重要意义。有研究显示，老年人心理问题发生率为 30.31%，离退休综合征就是其中一种复杂且普遍的问题，还经常会引发或加重生理上的疾病，降低离退休人员的生活质量和幸福指数，同时给家庭及社会带来不可忽视的负面影响。在离退休人员中，大约 1/4 会出现不同程度的离退休综合征。由此可见，离退休综合征已经成为一种非常普遍的影响老年人生活质量的心理问题。

二、离退休综合征的表现

离退休综合征的形成因素比较复杂，它与每个人的个性特点、生活形态和人生观有着密切的关系。离退休老年人群的表现包括以下几方面。

1. 生理上的表现

随着年龄的增长，新陈代谢减慢，器官结构老化，某些器官功能减退甚至丧失，容易患各种慢性病，且多种疾病并存。老年人常对自身的健康表现出过度的关注，常因一些躯体的不适感而焦虑不安，四处求医，出现疑病倾向。

2. 心理上的表现

（1）失落感

离退休后，由于社会角色发生改变，旧的生活秩序被打乱，新的生活秩序一时又建立不起来，老年人心里感到压抑茫然，会出现坐卧不宁、无所适从的情况，心理上会产生一种强烈的失落感。表现为沉默寡言，表情淡漠，情绪低落，凡事都无动于衷；或者急躁易怒，对周围的事情看不惯，爱发脾气。

（2）孤独寂寞

离退休后，老年人生活圈子变窄，新的环境中社会和家庭人际关系紧张，丧偶或独居、疾病困扰及其他原因导致的行动及交往不方便等，都会导致其与外界交往的程度降低。老年人常常感到孤独、空虚、寂寞，出现人生价值贬低感和不公平感。

（3）过分依赖

从人的成长和发展来看，依恋感是老年人和孩童共有的。但离退休老年人的依恋反应有自身的特点，主要表现为怀旧依恋、照顾依恋和精神依恋。例如，常常怀念故土、工作过的地方和同事，挂念儿孙晚辈；心理和体力上依赖他人，一旦有病就迫切要求得到他人的同情，寻求心理安抚，希望家属围绕左右；在精神上，希望儿孙们能继承发扬自己创下的思想和事业，若达不到心理预期就会失望。

（4）沟通障碍

老年人视、听觉敏锐度逐渐下降，运动灵活性及速度也出现明显的减退，记忆障碍表现得尤为明显，甚至有时会出现错构与虚构的情况，因此容易出现沟通障碍。

（5）悲观消极

有些原来在工作岗位上有着丰富工作经验和较强工作能力的离退休人员，突然不工作了会觉得很不习惯，看见曾经的同事都忙忙碌碌，而自己无所事事，就会产生无用感，从而产生悲观情绪。

（6）抑郁

抑郁是离退休人员常见的情绪和心理失调现象，他们会感觉度日如年，闲得无聊，闷得心慌，有话无处说，有劲无处使，有被社会、家人遗弃的感觉；有的离退休老年人由于受到慢性病的困扰，产生对疾病和死亡的恐惧、抑郁心理，觉得活着已失去目标和意义，从而产生轻生的念头；有的老年人因生活单调或丧偶、家庭关系不和谐等生活事件，内心充满焦虑、抑郁、烦躁、多疑的负面情绪。

本任务中的老年人出现了明显的离退休综合征的表现，需要照护人员给予专业的心理照护和指导。

》【任务实施】

一、任务难点与重点

1. 离退休综合征的表现复杂，治疗难度大

离退休综合征老年人的心理特征包括失落感、孤独寂寞、过分依赖、沟通障碍、悲观消极和抑郁等，体力和精力也明显减退，自卑心理严重，心神不定、喜怒多变，且有行为难以自控的症状，因此临床表现复杂，治疗和护理的难度比较大。

2. 老年人对离退休综合征缺乏认知，就医行为差

老年人离退休后由于脱离了原来的生活与工作环境，需要适应离退休后新的社会角色、生活环境和生活方式的变化，在适应过程中出现的心理问题不能自己察觉，进而影响老年人寻求医护的帮助。

3. 社会支持缺乏，心理照护需求亟待解决

社会及家属虽然会关注离退休老年人的心理问题，但由于缺乏专业的心理知识，对老年人心理问题的干预和指导缺乏强有力的支持，心理照护问题亟待解决。

二、实施步骤

（一）评估与准备

1. 评估

（1）SCL-90 量表

利用 SCL-90 量表分析李爷爷的心理健康情况，共含有躯体化、人际关系敏感、敌对、强迫症状、焦虑、偏执、抑郁、恐惧、精神病性和其他 10 项症状因子，总计 90 条项目，评分分为 1～5级，分数低者，其心理健康水平高（附表 14）。评估结果显示，李爷爷焦虑、抑郁、敌对 3 项得分较高。

（2）艾森克个性问卷

艾森克个性问卷（Eysenck personality questionnaire，EPQ）是由英国心理学家 H.J.艾森克编制

的一种自陈量表，是在艾森克人格调查表基础上发展而成（附表 17）。最初于 20 世纪 40 年代末开始制订，1975 年正式命名。EPQ 主要评估内外向、情绪稳定性等人格特征。评估结果显示，李爷爷精神质（P）、内外向（E）、神经质（N）3 个个性维度得分都较高，说明李爷爷的人格特征是外向、情感易冲动，遇到刺激会出现强烈的情绪反应及不够理智的行为，难以适应外部环境，孤独、不关心他人，对他人不友好。

2. 准备

（1）环境准备
房间准备：光线明亮，安静整洁，温湿度适宜，配备舒适的沙发。
（2）照护者准备
仪表整洁，举止端庄，态度亲近。
（3）照护对象准备
1）着装整洁，体位舒适。
2）留出充裕的时间。
3）状态良好，理解、配合。

（二）实施与评价

1. 实施

（1）开展个案会谈
照护者运用个案社会工作的实务技巧积极介入，发现李爷爷对目前生活状态很不满，表示与自己的心理预期不符，感到家人不理解他，心情烦躁郁闷。他认为原因不在于自己，而是大家都在针对他，发脾气是因为大家总是惹他生气，不明白自己做错了什么，感觉家人和朋友、同事都变了，不再像以前那样亲切。李爷爷认为这些变化的原因是他退休了，没用了，大家不重视自己了。他想要改变现状，但不知道如何改变。

照护者对李爷爷进行心理疏导，改变其对退休生活消极的态度和年老无用的认知，改善其抑郁的心境；帮助李爷爷进行情绪控制的训练，并进行与家人对话的技巧练习；用怀旧技巧与李爷爷一起谈论过去的工作及取得的成绩，帮助他重新认识自己，找回曾经的荣耀与尊严；鼓励李爷爷培养新兴趣，逐渐适应和发现退休生活的美好。

（2）关注家庭互动
安排家庭成员与李爷爷交心谈话，让家人表达对李爷爷的关爱和重视，改变李爷爷对家人的误解和敌对情绪，李爷爷也表达出想改变自己的现状却不知道怎么做的苦恼和焦虑，并与家人一起讨论对问题的看法和可能的解决办法。鼓励进行家庭互动小游戏，活跃气氛，同时也增进家庭感情，培养家庭成员间的默契，为李爷爷今后的改变提供支持。鼓励李爷爷和老伴一起进行晨练或做些家务，尽可能多地活动身体，家庭成员间互相分享最近的新闻或趣事，不定时举行家庭聚餐等。也叮嘱子女要多陪伴李爷爷，帮助他适应生活模式和角色的转变。

（3）寻求社区配合
帮助李爷爷与同事和朋友重新建立良好的交往关系，并拓展新的朋友圈，鼓励他参与社区活动。照护者与社区工作人员沟通，请在社区活动中活跃的张大爷带着李爷爷参加社区内外的活动，帮助李爷爷慢慢融入老年活动圈。与社区服务中心联系，及时通知李爷爷报名参加社区的老年书画比赛活动，帮助李爷爷与社区内的部分老人结识并成为日常可以交流的朋友。

（4）转移注意力

可采用"笑疗法"。"笑"具有克服焦虑感、获得快乐和加强群体关系的作用。建议李爷爷定时看看幽默小说、连环漫画，听听相声或看一部喜剧电影，每天保持轻松喜悦的心情，适当地开怀大笑有益于身心健康，达到帮助消化、降低血压、安神安眠、缓解心里憋闷及焦躁情绪等作用。

（5）丰富精神生活

建议李爷爷根据自己的兴趣和爱好，参加书法、摄影等可以调节身心的活动，参加老年大学和兴趣班等，既可以拓宽交往圈，又可以接触一些新的事物，从而拓宽知识面，也能让李爷爷在学习的过程中找到自我价值，有助于李爷爷尽快适应新的社会角色，建立起新的社交圈和生活秩序，改变李爷爷因无所事事、百无聊赖而产生的无意义无价值感。

（6）自我心理调节法

教授李爷爷掌握自我心理调节技巧，帮助其尽快适应退休后的新角色、新生活。例如，精神胜利法，在生活感到不顺时，用阿Q精神来调适失衡的心理；难得糊涂法，在一些非原则性的问题上"犯点小糊涂"，以平和的心态看待生活中的紧张事件；随遇而安法，面对生活中的烦恼，用随遇而安的心态去看待，将会发现安逸平静的新世界；幽默人生法，当遇到挫折或是处在紧张状态时，运用幽默来消除心理上的消极情绪，保持心态的平和；宣泄积郁法，悲观抑郁时跟他人倾诉，或做一些喜欢的运动来改变心态；音乐冥想法，当产生各种不良情绪时，用音乐给自己做个"心理按摩"。

（7）加强对离退休老年人的社会支持度

通过家庭、朋友和组织等社会联系获得支持能减轻离退休老年人的应激反应，缓解精神紧张，提高适应能力，如完善社会退休生活保障、健全的医疗保健支持，以及来自家庭和朋友的客观现实支持等。另外，老年人在社会中被尊重、被支持、被理解也对老年人的心理健康有着极大的促进作用。

（8）中医方法

一些研究显示，八段锦锻炼联合正念冥想训练、正念行为训练等在提高离退休综合征老年人的主观幸福度、社会功能和促使老年人掌握积极应对方式等方面有积极的作用。

2. 评价

该任务的对象为一例离退休后的老年人，其退休后产生心理落差、心情抑郁失落，加之本身性格急，脾气大，爱较真，言语较刻薄，语言表达比较偏激，工作上与同事关系处理得不好，家庭里与老伴和孩子缺乏沟通，是离退休综合征的典型病例。照护者本着提升离退休老年人生活质量的目标，给予老年人充分的尊重和理解，精准评估，规范指导，同时采取人性化、个体化的系列疏导、引导与教育等方法，使李爷爷离退休综合征的症状得到有效缓解与控制，提升了李爷爷离退休后的生活质量，该任务的心理照护方法和经验值得学习借鉴。

》》【实训练习】

一、单项选择题

实训练习答案

1. 下列选项中不属于离退休综合征老年人情绪表现的是（　　　）。

A. 焦虑　　　　　B. 抑郁　　　　　C. 恐惧　　　　　D. 高兴

2. 在预防和治疗离退休综合征方面，可以采取的措施不包括（　　）。

A. 调整心态，顺应规律　　　　　B. 发挥余热，重归社会

C. 自我封闭，自怨自艾　　　　　D. 培养爱好，寄托精神

3. 离退休是生活中的一次重大变动，老年人的生活内容、生活节奏、社会地位、人际交往等各个方面都会发生巨大变化，若适应不了环境的突然改变，就会出现种种不适，在（　　）均有危害性。

A. 生理方面　　　　　　　　　　B. 性格方面

C. 生活习惯　　　　　　　　　　D. 以上均是

4. SCL-90 量表包含躯体化、人际关系敏感、敌对、强迫症状、焦虑、偏执、抑郁、恐惧、（　　）和其他 10 项症状因子。

A. 精神病性　　　　　　　　　　B. 神经病性

C. 神经官能性　　　　　　　　　D. 强迫性

5. EPQ 包含精神质、（　　）、神经质 3 个个性维度。

A. 内向性　　　　　B. 内外向　　　　　C. 外向性　　　　　D. 开放性

二、判断题

1. 离退休综合征是指老年人在离退休后不能适应原来的社会角色、生活环境和生活方式的变化，从而出现焦虑、抑郁、恐惧等消极情绪，或因此产生偏离常态行为的一种适应性的心理障碍。

（　　）

2. 每一位离退休老年人都会出现离退休综合征的表现。（　　）

3. 离退休老年人对离退休综合征常常缺乏认知，就医行为差。（　　）

4. 离退休综合征不仅可表现为心理上的不适，还会表现为身体上的不适。（　　）

5. 离退休综合征会使老年人的性格发生变化。（　　）

三、简答题

为了预防离退休综合征，离退休老年人应该采取哪些措施？

四、案例分析题

王爷爷今年六十多岁，在职时是某单位一把手。离退休以后，离开了熟悉又繁忙的工作岗位，能够自由支配的闲暇时间变多，但从社会大圈子退到家庭小圈子，交流活动空间大大缩小，除了干了几十年的工作，王爷爷也没有什么其他的兴趣爱好，感到百无聊赖，不知道自己能做些什么打发时间，经常无所事事，感到莫名的惆怅。王爷爷长期处于这种状态，产生了失眠、焦虑等症状，对周围的一切事物感到索然无味，甚至将自己封闭起来，拒绝与外界接触，形成孤僻、怪异、暴躁的性情。

问题 1. 王爷爷出现了什么心理问题？

问题 2. 作为照护者，如何对王爷爷进行心理上的护理和指导？请介绍 3 种心理照护方法。

任务二 空巢老年人的心理照护

》》【学习目标】

❖ **知识目标**

1. 掌握空巢老年人的心理表现。
2. 熟悉空巢老年人面临的困难。
3. 了解空巢家庭的现状。

❖ **技能目标**

1. 掌握空巢老年人心理问题的识别方法。
2. 熟悉与老年人常用的沟通方法。
3. 了解空巢老年人孤独的筛查方法。

❖ **素质目标**

1. 具备理解空巢老年人、共情空巢老年人的素养。
2. 对空巢老年人实施照护时应具备爱心、耐心和同情心。

》》【任务情境】

王奶奶，79 岁，有一姐一妹，退休前是一家知名医院的心内科大夫，老伴于 5 年前突发脑出血离世，育有 2 个儿子。因为王奶奶和老伴年轻时工作较忙，两个儿子从小跟着爷爷、奶奶在农村长大，直到初中才回到北京上寄宿学校，大学毕业后，大儿子去了珠海，小儿子留在北京从事体育行业工作，经常到全国各地出差，结婚后也没和王奶奶住在一起。

王奶奶家很早就进入空巢状态，老伴去世后，王奶奶时不时与老姐妹外出旅游，欣赏祖国大好河山，品尝各地美食，尚可以调节心情。但由于老姐妹家中有事，王奶奶独自在家快小半年了也未出游，偶尔儿子会打个电话问候一下。就在立夏以来的一周，王奶奶每天出现阵发性无力，需平躺 2～3 小时方能缓解，好几次都是退休的同事赶来照顾，看到这种情况，同事都劝王奶奶，身体不舒服不能逞强，还是让小儿子回来住吧，但王奶奶拒绝了同事的建议，同事又热心地通过家政公司给王奶奶介绍了住家保姆，也被王奶奶拒绝了，王奶奶说不习惯和外人住，自己休息两天就好了，自己是退休医生，不会有什么事的。现在王奶奶的同事特别担心，害怕王奶奶自己一个人在家的时候发生突发事件。

》》【任务分析】

空巢家庭是家庭生命周期中的一个阶段。所谓"空巢"，是指子女长大成人后因成家或工作等原因从父母家庭中分离出去，只剩下父母双方或一方独自生活。空巢老人是指那些身边无子女共同生活的老年人，其中既包括无子女的老人，也包括与子女分开居住的老人。按照居住形式可以分为夫妇偶居的空巢老人和孤老独居的空巢老人。考虑到空巢的程度及其产生的影响，又可将子女都在国外或外地，或无子女的老人定义为绝对空巢；与子女在同一城市，但不在一起吃住的老人定义为相对空巢。

空巢老人常见心理表现如下。

1. 感到失落

失落是指自认为失去人生目标和价值的一种空虚感。"孩子们都不在我这住，没退休时可以忙工作，现在不上班了，每天都无事可做，感到特别空虚"，这是失落感的鲜明写照。老年人晚年时常常把精力都集中在对子女的关心和照顾上，没有子女和晚辈在身旁，老年人便失去了服务的对象和生活的目标，没有忙碌而有节律的生活规律，没有被需要感，因此容易产生失落感。配偶在身边时，可相互照顾，分散精力，单身空巢家庭的老人形单影只，失落感的体验更加深刻。

2. 感到孤独

孤独是指老年人不与周围的人、环境进行有意义的思想和感情交流，表现为喜独处、不主动与人交谈，感觉无聊乏味、度日如年，不主动参与任何活动等。"老伴去世后，除了儿子偶尔回来看看，大部分时间就剩我一人守着空房子，冷冷清清，好没有意思啊"，这是孤独感的写照。人类有其社会属性，很少有人喜欢孤寂凄凉的感觉。

3. 感到衰老

感到衰老是指自我感觉精力和体力逐渐衰退，做事心有余而力不足。"年纪大了，老记不住事，胳膊腿儿的也渐渐不灵活了，真是各方面都一年不如一年啊。"这是衰老感的写照。空巢老人容易出现低落消极心境，主观幸福感降低，很难出现阳光、积极的状态。

4. 抑郁症

抑郁是老年期最常见的功能性精神障碍之一，抑郁情绪在老年人中更常见。典型的抑郁表现为情绪低落、思维迟缓及活动减少等。情绪低落是抑郁症的核心症状，主要表现是显著而持久的情绪低落、悲观失望。"个性开朗的王奶奶自从儿子去外地工作后，平日生活中兴趣明显减少，原来喜欢的都逐渐放弃了，什么都懒得干，觉得生活没意思，怎么都高兴不起来"，这是抑郁的表现。抑郁症最严重的后果是自杀，抑郁症患者的自杀风险显著高于普通人群。

5. 焦虑症

焦虑是老年人常见的心理障碍，表现为每天过度的担心和烦恼，陷入惶恐和紧张之中，焦虑情绪明显影响了正常生活，为此苦恼不能自拔。"自从女儿出嫁后，李奶奶总是觉得身体不舒服，怀疑自己得了大病，不停地跑医院，整天唉声叹气的，有时候还做噩梦"，这是焦虑症的表现。持久过度的焦虑可严重损害老年人的身心健康，加速衰老，增加失控感，损害自信心，并可诱发高血压、冠心病。

本任务中的老年人因空巢独居出现了强烈的孤独感，并因此出现了身心症状，照护者需帮助老年人改变观念，与其子女沟通，改变其独居的情况，进而改善老年人的心理状态。

》【任务实施】

一、任务难点与重点

1. 王奶奶的职业是医生，倔强而又固执

王奶奶认为自己是位有着多年临床经验的医生，对自身的状态很清楚，多年来都是自己指导他人的健康问题，很难接受自己有心理疾患，需要外力来干预，也很难接受医患角色的对调。老年期与个体生命的其他阶段相比，人格特征趋向于固执保守、缺乏变通。心理服务的原则是"以人为本"，根本目标是"助人自助"，照护人员通过运用接纳、倾听、共情等方法，尊重、理解和支持帮助老年人，充分相信老年人有发挥自身潜能的能力，引导老年人更好地处理自身的心理困扰。

2. 不接受陪伴，自理能力差，缺少照护和沟通的对象

王奶奶即使在自己身体状态不佳的情况下，还是以各种理由拒绝陪伴。若缺少生活照护，不仅生活质量不能保证，更重要的是遇有突发身体情况，生命安全会受到威胁。王奶奶总是将自己置于独处的状态，无人交流，容易产生孤独感。如何运用有效的交流找到王奶奶顾虑的症结，让她愉快地接受身边人的照顾，是下一步的工作重点。

二、实施步骤

（一）评估与准备

1. 评估

（1）评估照护对象的身体基本情况

从以下三方面进行基本情况的了解。

1）生命体征（体温、脉搏、呼吸、血压）是否平稳？

2）生活行为（吃、喝、拉、撒、睡）是否正常？

3）社会活动是否正常？

立夏以来的近一周，王奶奶每天出现阵发性无力，需平躺2～3小时方能缓解，要及时就医，排除身体疾病，避免病情延误。

（2）评估照护对象的心理状态

用 UCLA 评估老年人孤独的程度（附表 13）。该量表由拉塞尔（Russell）等于 1978 年编制。UCLA（第 3 版）是专为非大学生成人而设计的。该版本由汪向东等翻译成中文，在我国中老年测试中具有良好的信效度。评分标准见项目七任务四。本任务中，王奶奶评分为 52 分，为高度孤独，说明王奶奶内心其实是希望有人陪伴、渴望与人有沟通互动的。

2. 准备

（1）环境准备

1）房间准备：光线明亮，安静整洁，温湿度适宜，配有舒适的沙发。

2）物品准备：饮水杯、温度合适的白开水、保暖物品。

（2）照护者准备

仪表整洁，举止端庄，态度亲近。

（3）照护对象准备

1）着装整洁，体位舒适。

2）避开休息和就餐时间。

3）状态良好，理解、配合。

（二）实施与评价

1. 实施

（1）与老年人正确沟通，找到问题的根本原因

与老年人沟通时运用接纳、倾听、共情等方法，获得老年人的信任，走入老年人的内心，使其愿意对照护者敞开心扉。心理照护中强调无条件接纳，也就是说，面对任何态度观点，都相对恒定地、非批判性地加以对待，在心理照护过程中不能因受自身已有的价值观左右而持有强烈感情色彩。倾听是在无条件接纳的基础上积极认真专注地听，并适度参与，鼓励对方真实自由地表达内心的感受。共情是指深入他人的主观世界，切身体会他人真实感受的能力，并对他人的情感做出恰当的反应。通过接纳与共情，开启谈话，避免由于老人的固执和倔强出现对抗。

照护者：王奶奶，儿子感冒最近好点了吗？

王奶奶：还没有完全康复，昨晚他还给我打电话，听着说话鼻音还挺重的，唉，这么大人了一点不注意，大夏天的很少有人感冒，他一定是吹空调吹得不注意才会这样。

照护者：对啊，让您儿子多休息几天，应该会很快康复的，您也别太着急（拉住王奶奶的手，给予支持）。这几天您的身体情况有变化，儿子来不了，考不考虑身边有个人陪您一下，是不是更安全点？

王奶奶：你们的好意和担心，我都理解，不过我这5年来一直自己生活，突然来个陌生人与我朝夕相处，我真担心会影响自己原本的生活节奏。

照护者：是的，换谁都不太愿意改变原有的生活状态，我们都很担心您，您也是医院的老专家，我们担心的问题您一定都清楚，高龄、乏力时三餐不能保证，如果夜间乏力发作或者进一步加重，会对您的健康和安全造成威胁，身边连个扶一把、帮着打电话的人都没有，咱们一起想想还有没有别的解决办法。

王奶奶：说到我是老专家，我就是判断着啊，我的情况根本没那么严重，即便真有什么突发的事，还是你们在我身边我踏实，儿子和保姆都不懂医疗，怎么处理、怎么协调都不会。

找到了根本原因，照护者着手打开这个"症结"，告诉王奶奶大家对她的关心时刻都在，虽然儿子和保姆都不懂医疗，但同事们可以指导他们，负责教会儿子和保姆常见风险情况的处理办法，也给他们留下同事们的联系方式，只要王奶奶需要，同事们就会帮忙进行积极的协调，给王奶奶吃

了颗妥妥的"定心丸"。

（2）帮助老年人广泛地参与社会活动及体育锻炼

1）鼓励老年人参加互助关怀小组：王奶奶住在医院家属院，可充分利用社区力量，召集与王奶奶相近年龄的退休老年人形成互助关怀小组。实施步骤如下。

A. 确立互助关怀小组的活动目标：第一，提高王奶奶参加社区活动和邻里沟通的兴趣；第二，给多年未见的老同事创造见面的机会，增进组员间的感情交流；第三，了解互助关怀小组成员所提供的各种资源，充分利用社区内资源，取长补短；第四，促使王奶奶成为互助网络系统中的一员，达到助人、自助、共同完善所建立的老年人互助网络的目的。

B. 具体活动安排：活动对象为王奶奶家属院年龄相近的空巢老人（10 人左右），活动地点为家属院社区老年人活动室，活动 5 次，每周 1 次，配备 1 名心理照护人员和 2 名志愿者，通过宣传和社区走访的方式进行宣传并招募活动成员。

C. 进行小组活动：小组活动共 5 节，各节的主题分别如下所述。第一节，相互熟悉，建立小组关系；第二节，小组成员分享空巢家庭的生活状态；第三节，各自贡献自身的支持系统，建立老年人之间的互助网络；第四节，开始认识社区、社会、个人等方面的网络资源和小组支持；第五节，提供完整的活动总结。

D. 进行评估和总结。

2）培养兴趣爱好，帮助老年人丰富日常生活

A. 园艺疗法：利用植物栽培与园艺操作活动，通过实际接触和运用园艺材料维护植物、盆栽和庭院，从而疏解压力、改善精神状态，达到情绪的恢复和精神的愉悦。可陪伴老年人种植一些颜色明亮的植物，正确运用色彩的象征意义，如红色的鲜花对低血压患者有益处，黄色的鲜花使人产生明快感。此外，植物的芳香也可以给老人带来愉悦感，起到放松身体、缓解情绪的作用。

B. 音乐疗法：是利用音乐、节奏对存在生理或心理疾病的人进行治疗的一种方法。不同类型的音乐产生的作用不同，可根据老年人的症状和喜好进行选择。

C. 舞蹈疗法：是一种运用舞蹈或动作过程促进个体情绪、身体、认知和社会整合的心理疗法，既可以治疗身心方面的障碍，也可以增强老人的个人意识，陶冶情操。

3）帮助老年人认识理解并实践"活到老、学到老"：让老人认识和了解"反向社会化"，"反向社会化"是指年轻一代将文化知识传递给年长的一代。日新月异的今天，各方面都在飞速发展，知识更新很快，老年人要学会向年轻人学习，这样可以减少与年轻人观念上的差异，增进交流，还可以在精神上做个"年轻人"。教会老人使用微信、小视频、网上冲浪，身未动、心已远，在网络上可以打开多彩的世界，充实老年生活。

（3）帮助子女认识到精神赡养和物质赡养同等重要

与王奶奶在北京的儿子进行谈话，让儿子认识到对老年人不仅要确保物质赡养，更需要进行生活照料和精神赡养，工作再忙也要经常回来看看，条件不允许的话，可用视频电话等方式传递关心和温暖，和谐美满的家庭氛围对预防和降低老年人孤独感有重要作用。

2. 评价

这是一例空巢老人因疫情出现强烈孤独感，不能自我调适的病例，王奶奶不是突然出现空巢状态，以前因为有医学职业背景，可通过自我调适平衡生活。但随着年龄的增长，以及外界因素的限

制，王奶奶自己的调节能力就变得相对薄弱了，需要在照护者和子女的共同帮助下渡过难关，建立稳定的状态，达到身心健康。

》【知识拓展】

空巢老人面临的困难

1. 生活照料不足

空巢家庭问题的实质是老年安全带发生危机。随着年龄的增长，老年人的生理功能逐渐衰退，他们在行动上越来越无能为力，对他人帮助的依赖性越来越高，越来越脆弱。他们越来越像儿童，逐渐成为一个脆弱者，需要家人的帮助，换言之，他们越来越需要监护人。空巢家庭的含义就是老年人身边缺少监护人，他们与家人及社会之间的信息发生了断层，因此导致老年安全带出现问题——易松弛甚至断裂。

2. 缺乏精神慰藉

人老了，理想的状态是子女满堂、承欢膝下，空巢老人却无法享受大家庭的天伦之乐，部分老人缺乏自己的兴趣爱好，离开子女时间久后容易产生孤独感。家里四处静悄悄，没有生气。他们心里有话没处诉说，有很多时间却无事可做，这样的老人很可能出现抑郁症状，精神寂寞、孤独，觉得生活没有意思，经常回想往事，失落而悲观。经常独处、很少与人交流的老人往往容易产生悲观情绪、失眠，有的人甚至会产生自杀行为。

3. 身体健康受影响

老年人因为上了年纪，一般体弱多病，且普遍患有慢性病。研究表明，空巢老人慢性病患病率高于非空巢老人，其中患病率排名前五位的慢性病分别为高血压、心脏病、糖尿病、关节炎、白内障。要达到老年人与慢性病"和谐"共存，需要很好的管理。例如，糖尿病患者需要合理的饮食、运动与药物相配合，糖尿病和高血压患者需要根据血糖和血压随时调整用药等。老年人大部分伴有视力、记忆力下降，当出现漏服药、重复服药时，会出现低血糖、低血压等危及生命的情况。所以，独居老年人存在自我照料不足的风险。

4. 生命财产安全有隐患

空巢老人年龄较大时，行动不便，极易成为犯罪分子实施犯罪的对象。针对老年人的人身伤害、盗窃、抢劫、诈骗等违法犯罪行为也较多，使得老年人的人身安全和生活稳定受到一定影响。同时，一些老年人身体素质差，一旦身体状况出现危险信号，身边又没有亲人，就很容易出事，每年都有空巢老人因心肌梗死、脑血栓等急性病抢救不及时而病逝的报道。

》》【实训练习】

实训练习答案

一、单项选择题

1. 下列不属于空巢老人常有心理表现的是（　　　）。
　　A. 衰老感　　　　　　B. 孤独感　　　　　　C. 焦虑　　　　　　D. 自卑感
2. 下列不属于空巢老人面临的困难有（　　　）。
　　A. 生活照料不足　　　B. 缺乏精神慰藉　　　C. 沟通交流不方便　　D. 身体健康受影响
3. 下列不属于常用沟通交流方法的是（　　　）。
　　A. 接纳　　　　　　　B. 抚触　　　　　　　C. 倾听　　　　　　D. 共情
4. 容易引起自杀的精神心理问题是（　　　）。
　　A. 抑郁　　　　　　　B. 焦虑　　　　　　　C. 孤独　　　　　　D. 愤怒
5. 空巢老人健康问题最严峻的地区是（　　　）。
　　A. 城乡接合部　　　　B. 农村地区　　　　　C. 大城市　　　　　D. 中小城市

二、判断题

1. 心理服务中，服务者要持有强烈感情色彩的态度，认为不对的要及时纠正老人。（　　　）
2. 共情等同于同情。（　　　）
3. 倾听是指老人要充分倾听心理服务者传递的理念。（　　　）
4. "反向社会化"是指年轻一代将文化知识传递给年长的一代。（　　　）
5. 抑郁症是老年人常见的心理障碍，老人每天过度担心和烦恼，陷入惶恐和紧张之中，抑郁情绪明显影响了正常生活，为此苦恼不能自拔。（　　　）

三、简答题

简述互助关怀小组的实施步骤。

四、案例分析题

李爷爷退休后，本应是享受天伦之乐的时候，但是由于儿子3年前从武汉大学毕业后没有回到李爷爷身边工作生活，而是留在武汉结婚定居，每年只有过年和暑期回来看看，现在李爷爷每天闷闷不乐，唉声叹气，大部分时间待在家里，总是回忆过去的幸福生活，产生伤感情绪，老伴劝说李爷爷多出门走走，多参加一些社区活动，他也不予回应，老伴说得多了，李爷爷干脆房门一关，倒头就睡。

问题1. 李爷爷是何种心理状态？
问题2. 作为照护者如何对李爷爷进行心理疏导？

任务三　丧偶老年人的心理照护

》【学习目标】

❖ 知识目标

1. 掌握丧偶老年人的照护方法。
2. 熟悉丧偶老年人的心理特点。
3. 了解丧偶老年人的心理变化过程。

❖ 技能目标

1. 掌握丧偶老年人的心理调适方法。
2. 熟悉老年人常用的抑郁心理评估量表。
3. 了解老年抑郁状态的识别方法。

❖ 素质目标

1. 可帮助老年人接纳和正确对待丧偶。
2. 具备耐心帮助丧偶老年人放松、疏导的能力。

》【任务情境】

李奶奶今年72岁，老伴由于突发心肌梗死，抢救无效离开人世。饱经风霜的李奶奶整个人像傻了一样，只是呆呆地看着人们忙前忙后处理老伴的后事，始终不相信之前没什么大毛病的老伴突然就永远离开了自己。儿女看到母亲这个样子，耐心劝解，陪伴左右，却依旧不能让李奶奶走出伤痛。李奶奶天天自责，觉得是自己没有照顾好老伴，才让他突然离世。过了几天，李奶奶又开始拿着老伴的照片一边哭一边骂，说老伴太狠心，不顾一起白头到老的约定，扔下她不管。当儿女提出要把父亲生前的衣服等物品处理掉的时候，李奶奶像疯了一样抱住老伴生前的旧物不放，不停地骂儿女是不肖子孙，竟然想把老伴的痕迹从她生命中抹去。因为老伴的离去，原本健谈、活跃的李奶奶现在彻底改变了，沉默寡言，目光呆滞，之前最爱跳的广场舞也不跳了，有时候不吃不喝，天天念叨自己也快快死去就能见到老伴了。儿女见此情景，只好带母亲接受心理干预。

突然丧偶对李奶奶来说是一个严重的心理应激，李奶奶出现了拒绝接受现实及自责的情况，在这个心理危机期，长时间不能自拔或处理不好会影响李奶奶的身心健康，甚至会加重自身原有的身体疾病。所以需要心理照护人员的帮助，带着李奶奶走出这个阶段，建立新的生活秩序。

》【任务分析】

丧偶综合征是指人突然失去休戚与共、风雨同舟的终身伴侣，内心悲伤无处诉说，病态性哀伤情绪日积月累形成的心身性疾病。经过了几十年的风风雨雨，本该相携共度幸福晚年，却痛失相依为命的伴侣，这对老年人无疑是最沉重的打击。加上老年人在生理衰退的同时，心理功能也随之老化，心理防御和心理适应能力也相应减退，一旦遭遇老伴亡故这样强烈的生活事件，便不易重新建立心理平衡，持续下去就会引发包括抑郁症在内的各种精神疾患，加重原有的躯体疾病。抑郁症状主要体现在情绪低落、思维迟缓和行为活动减少 3 个主要方面。加强辨别和及时干预可有效保证老年人的安全。

老年人丧偶后的心理反应一般要经过以下 4 个阶段。

1. 拒绝承认

很多老年人在老伴突然亡故后，都会有发呆、精神麻木、反应迟钝的表现，这种状态并不意味着情感淡漠，而是情感休克的表现，可以看作是对噩耗的排斥，也是对自己无力驾驭强烈情感时的一种自我保护。这个阶段可能持续几个小时至 1 周。

2. 内疚自责

在接受了老伴亡故的消息后，很多老年人会出现内疚、自责的现象，总觉得对不起逝者，甚至认为对方的死自己要负主要责任。内疚的情绪在所有居丧者中或多或少都存在，只要不太强烈，这一阶段最终会度过的。

3. 深深怀念

居丧的老年人在强烈的悲哀之情稍稍平息后，又会产生对死者的深深怀念。这时，在他们的头脑中会反复出现老伴的身影，时常感到失去他（她）之后，自己特别孤独。这种状态可能持续几周甚至几年。

4. 逐渐恢复

当居丧的老年人逐渐认识到"人的生、老、病、死是无法抗拒的自然规律"，理智战胜了感情，身心也就能逐渐恢复常态。

"丧偶综合征"是老年人的一个心理危机，在这段日子里，至亲好友的劝慰，子女们的体贴，精神和物质方面的照顾、关心，都是非常必要的。

本任务中的老年人因丧偶引发了强烈的心理应激反应，照护人员可通过心理疏导引导老人适度释放悲伤情绪，走出丧偶的影响，回归正常的生活模式。

》【任务实施】

一、任务难点与重点

1. 哀伤反应持续时间过长、消极反应过大会对老年人的身心健康产生不利影响

丧偶期出现哀伤反应是合理的，如何让老年人进行适度的哀伤宣泄，及时引导老年人接受现实，不被悲痛所困，是照护人员需要关注的重要方面。

2. 丧偶期抑郁发作症状严重

典型的抑郁发作表现为情绪低落、思维迟缓及活动减少等。情绪低落是抑郁症的核心症状，主要表现是显著而持久的情绪低落、悲观失望。老年人在丧偶期心理应激适应不良，常体验到与过去明显不同的情感，生活没兴趣，提不起精神，高兴不起来，整日忧心忡忡、郁郁寡欢、度日如年、苦不堪言。在抑郁发作的基础上，老年人会感到绝望（对前途感到无比的失望）、无助（对自己的现状缺乏改变的信心和决心）与无用（认为自己的生活毫无价值，充满了失败，一无是处）。

3. 老两口平时感情深厚、相互依赖，居丧者不肯接受现实

对老伴的突然离世，李奶奶没有思想准备，平稳有序的生活节奏被打破，后续的生活该如何适应、如何调整，李奶奶一片茫然。悲伤之中也包含对未来生活的担心和恐惧。

4. 家庭成员支持力量不足，心理照护需求迫切

李奶奶育有一儿一女，但因缺乏相关的心理知识，不知道自己怎样做才能改善李奶奶的这种情况，看到李奶奶的状态，只能干着急，急需专业照护人员的协助和指导。

二、实施步骤

（一）评估与准备

1. 评估

（1）评估照护对象的身体基本情况

从以下三方面进行基本情况的了解。①生命体征（体温、脉搏、呼吸、血压）是否平稳？②生活行为（吃、喝、拉、撒、睡）是否正常？③社会活动是否正常？

李奶奶目前生命体征平稳，有高血压病史，在子女的督促下按时服药，血压控制在正常范围内。生活行为较以前有较大变化：有时候不吃不喝，睡眠时间缩短，社会活动减弱，沉默寡言，目光呆滞，之前最爱跳的广场舞也不跳了。

要注意鉴别老年人是否出现心理问题躯体化的现象，并给予老年人健康照顾，缓解慢性病对老年人身心的影响。

（2）评估照护对象的精神心理状态

SDS 能相当直观地反映患者抑郁的主观感受及其在治疗中的变化，现已被广泛应用于门诊患者的粗筛、情绪状态评定，以及调查、科研等。心理咨询门诊及精神科门诊或住院精神患者均可使用 SDS，但对有严重阻滞症状的抑郁患者评定有困难。

2. 准备

（1）环境准备

1）房间准备：光线明亮，安静整洁，温湿度适宜，配备舒适的床单位或沙发。

2）物品准备：保暖物品、音乐播放器、纸、彩笔。

（2）照护者准备

仪表整洁，举止端庄，态度亲近。

（3）照护对象准备

1）着装整洁，体位舒适。

2）避开休息和就餐时间。

3）状态良好，理解、配合。

（二）实施与评价

1. 实施

（1）进行身心放松，加强情绪调节

1）通过呼吸疗法，缓解紧张和不安：可采用腹式呼吸法，通过身体的训练，使副交感神经充分发挥作用，以此达到放松的状态，可使老年人将注意力集中在呼吸上，转移关注点。步骤如下。

A. 体位：平躺、站立、坐位均可。

B. 把手放在正确的位置：一只手放于胸部，另一只手放于腹部，放松双手，感受呼吸时胸部和腹部的运动。

C. 吸气、屏气和呼气：用鼻吸气，吸气时，最大限度鼓肚子（腹部扩张），胸部尽量不动。屏气约2秒钟后，用嘴缩唇缓慢呼气，腹部缓慢回落。吸呼时间比为1∶2。

上述循环，每日练习2次，每次10分钟左右。

2）使用音乐治疗，舒缓情绪：李奶奶情绪低落，且以负性情绪为主。音乐治疗是建立在心理治疗基础上的一种辅助性治疗方法，这种方法运用音乐特有的心理效应，可缓解老年人的不良情绪，改善老人抑郁、孤独等心理症状。步骤如下。

A. 使用老年抑郁量表评估老年人的抑郁水平。

B. 根据老年人的症状和喜好选择合适的音乐，具体选曲以舒缓、轻松的音乐为主。

C. 在治疗开始之前向老年人介绍音乐治疗的目的和方法。

D. 请老年人排空大小便，以舒适放松的体位躺在诊疗床上，休息5分钟。

E. 请老年人轻轻闭上眼睛，身体尽量放松，听放松性音乐30分钟。音乐治疗每天1次，每周治疗3～5次，连续进行8周。

F. 在整个治疗疗程结束后，使用抑郁量表再次评估老年人的抑郁水平。

（2）支持陪伴老年人，宣泄不良情绪

1）要帮助李奶奶走出心理阴影，首先照护人员运用共情技术表达自己能理解她对于老伴去世的痛苦心情，家属或照护人员会在身边陪伴着她。通过一些肢体的接触，如轻轻握着她的手或拥抱她，让她感觉到与自己的家人在一起，在这一过程中不需太多劝导的话语，只要表示理解与支持即可。

2）照护者引导李奶奶用回忆录、整理照片的方式，回忆以前跟老伴在一起的幸福时光，鼓励李奶奶将自己对老伴的想念、失去老伴的伤心情绪宣泄出来。

李奶奶：我害怕，一看到老伴的照片我就特别难过。

照护者：您有想对爷爷说的话可以说出来，心里难过您可以大声哭出来。

在整理照片的过程中，李奶奶会讲一些和老伴的故事，一边整理一边痛哭，这是对积郁的不良情绪的疏导。

（3）耐心疏导，提升积极认知

1）"接受性反应"也称为"支持性反应"，指非批判性接受老年人所说的内容、肯定老年人拥有自己的想法和感受的合理性。

李奶奶：我对老头子很生气，他怎么说走就走了，丢下我不管，让我孤零零在这个世界上，可怎么活啊。

照护者：所以，您对老伴突然的离去非常生气，我能明白这肯定让您很伤心（暂停，给李奶奶时间和空间继续诉说）。

李奶奶：是这样啊，我现在很孤独，而且很生气他丢下我就走了，后来，我又为生他的气感到内疚。我是不是疯了？

照护者：您出现的这些强烈情绪确实需要我们为您做一些心理调适——谢谢您信任我，能将您心里的这些想法和感受告诉我。

2）帮助李奶奶重新适应新的家庭角色，让她了解到这个家庭还需要她，孩子们都希望她能像以前一样对这个家庭负起责任，鼓励李奶奶建立新的生活方式，通过一些家庭聚会、照顾孙子等活动，让她与子女和其他亲友之间建立起和谐亲密的关系，使她感受到虽然失去了一个亲人，但家庭成员间的温暖与关怀依旧，让她感到生活的连续性及安全感，从而帮助她尽快走出丧偶的阴影，投入到新的生活中。

2. 评价

这是一例突发丧偶、心理应激的典型任务，在强大的心理应激下，老人是脆弱不堪的，通过疏导、支持、引导等综合性的照护措施，以及家人与照护者的共同努力，李奶奶在短时间内走出阴影，逐渐回到现实生活中，开始少量地进食，与子女的正常交流也逐渐增多，能做到适度悲伤，重新树立起生活的信心。

》【知识拓展】

丧偶老年人社会支持的影响因素

研究表明，性别、受教育程度、养老方式、婚姻状况等因素影响着老年人的主观幸福感和孤独感。对于多数丧偶女性老年人来说，家庭就是生活的全部，猛然失去了生活的重心，需要很长时间，甚至需要外界的支持，才能找到新的支点，恢复平衡；而丧偶男性老年人较女性老年人相比，更易主动进行社会交往，可较快走出低谷。受教育程度较高的丧偶老年人面对问题时，更容易主动找到解决困境的方法，可主动去调整而不是被动地适应。所有的养老方式中，按主观幸福感由高到低分别为老年大学、居家、福利院老人、养老院老人。中国是传统的家庭养老，"多世同堂、承欢膝下"是每位老年人的理想状态，家庭成员对于丧偶老年人的关心支持应该是最好的治愈剂。婚姻状况与主观幸福感和孤独感的关系研究结果显示，相对于从未结婚及其他几种婚姻状态的老年人中，与配偶同居老人的孤独感最低，所以应鼓励丧偶老年人再婚，改变独居状态。

【实训练习】

实训练习答案

一、单项选择题

1. 下列属于典型的抑郁发作表现的是（　　）。
   A. 情绪低落　　　　B. 思维迟缓　　　　C. 活动减少　　　　D. 睡眠障碍
2. 不属于老年人丧偶后心理反应要经过的阶段的是（　　）。
   A. 拒绝承认　　　　B. 悲痛欲绝　　　　C. 深深怀念　　　　D. 逐渐恢复
3. 对丧偶老年人进行音乐治疗，适合的是（　　）。
   A. 抒情音乐　　　　B. 伤感音乐　　　　C. 家乡戏曲　　　　D. 振奋宏伟的音乐
4. 下列属于非言语性支持行为的是（　　）。
   A. 肢体按摩　　　　B. 拉手、拥抱　　　　C. 远远观望　　　　D. 默不作声
5. 不属于保证老年人高主观幸福感的因素是（　　）。
   A. 经济来源　　　　B. 社会支持　　　　C. 教育程度　　　　D. 社会交往网络

二、判断题

1. 使用老年抑郁量表可以诊断抑郁症。　　　　　　　　　　　　　　　　（　　）
2. 丧偶的老年人不用过多关注，时间长了自然就习惯了。　　　　　　　　（　　）
3. 老年抑郁量表是自评量表。　　　　　　　　　　　　　　　　　　　　（　　）
4. 思维迟缓是典型的抑郁发作的表现。　　　　　　　　　　　　　　　　（　　）
5. 腹式呼吸的吸呼时间比是 1 : 2。　　　　　　　　　　　　　　　　　（　　）

三、简答题

简述腹式呼吸的指导方法。

四、案例分析题

王奶奶以前是一名普通工人，有个幸福的小家，和老伴过着平淡又恩爱的生活。然而退休没多久，老伴就因胃癌离开了她，王奶奶伤心欲绝。近半年王奶奶变得不爱运动，动作缓慢僵硬，像扫地、拖地这样简单的家务劳动也需要很长的时间才能完成。同时，王奶奶也变得不爱讲话，一个问题家人要问好多次，她才以简短而低弱的声音答复，平时脸上也看不到什么表情，有时双眼凝视发呆，对外界动向常无动于衷。

问题 1. 这位丧偶的王奶奶是何种心理状态？如何判断？

问题 2. 作为照护者如何对王奶奶进行心理疏导？

任务四 失独老年人的心理照护

【学习目标】

❖ **知识目标**

1. 掌握失独老年人心理问题的防治措施。
2. 熟悉失独老年人容易出现的心理问题。
3. 了解失独的定义及失独老年人现状。

❖ **技能目标**

1. 掌握失独老年人的心理问题疏导技术。
2. 熟悉失独老年人的心理状况评价方法。

❖ **素质目标**

1. 具备尊重、保护失独老年人的素养。
2. 对失独老年人进行照护时应细心、耐心，具备爱心。

【任务情境】

张奶奶，68岁，公司职员，于2010年退休，老伴因肺癌于2012年去世，唯一的女儿是某公司的一名推销员，2013年夏天在见完客户回家吃饭的路上遭遇车祸去世。张奶奶一直沉浸在失去女儿的悲痛与自责中无法自拔，觉得要不是自己叫女儿回家吃饭，女儿就不会出事。

张奶奶如今身体状况一般，生活尚能自理，一日三餐自己做。患有高血压、糖尿病，坚持药物治疗。自女儿离世后又多了头痛的毛病，睡眠不佳。平日郁郁寡欢，不愿出门，不想看见昔日老友，总觉得跟她们一比，自己的生活凄凉孤独，也不愿与其他人交流。虽然知道自己再难过女儿也回不来了，但还是提不起精神。现在每天就靠看书、看电视消磨时间。

【任务分析】

1980年，我国政府正式实施计划生育政策，30年后，我国独生子女家庭数量达到顶峰。人口数量和家庭结构的变化使社会中逐渐形成了一个特殊群体——失独老人。失独老人目前在学界尚未有统一定义，大部分学者认为失独老人是指家庭中独生子女因疾病或意外事故死亡后再无生育或收养孩子、60周岁以上的老年人。根据第四次、第五次、第六次人口普查数据及2005年全国1%人口抽样调查数据测算得出：2010年全国失独家庭约有100.3万户，预计2050年将达到450万户左右。在35岁及以上失独妇女中，60岁及以上失独妇女的比例增长迅速，预计到2050年所占比例将达到70%。可见，目前我国已存在大量的失独老年人，并且随着时间的推移，失独老年人的数量还将不断增长。

失独老年人遭受儿女突然离世的巨大打击，面临着"老无所依"的窘境，心理问题突出，在此基础上还有多重因素影响着失独老年人的心理健康。

1. 内因层面

（1）认知方面——悲伤与自责

当今大多数老年人的传统家庭观念比较强，将儿女幸福作为家庭幸福的标准。在独生子女家庭，子女即为父母一生的期盼，儿女的意外离世无疑是最沉重的打击。面对这样的灾难，失独老年人自身应对能力和经验有限，无法处理突如其来的丧子之痛，更无法从中脱离。另外，失独老年人十分容易产生错误认知，将子女的离世在某种意义上归咎于自己失误，认为是自己没有尽到责任才导致这样的悲剧。还有部分老年人会认为子女的死亡是因果报应，是神明对自己犯下的错误的惩罚。这样的认知会使失独老年人陷入自责、自卑的旋涡，长期悔恨、自我怀疑、自我谴责。

（2）生理方面——身体健康水平下降

老年人大多患有一些慢性病，身体功能处于退化状态，强烈的心理打击会迅速击垮老年人的身体，使其出现头痛、心悸、血压不稳、食欲缺乏及睡眠质量下降等症状。糟糕的身体情况会再一次加重老年人的心理崩溃，形成心理崩溃—身体健康下降—加重心理崩溃的恶性循环。

（3）行为方面——逃避与自我隔离

失独老年人遭受巨大打击，生活中、精神上都失去了支柱，常常会选择消极度日。他们将自己封闭起来，逃离与子女曾经共同生活的场景和熟识的人，回避一切可能感受到子女离世的痛苦的事物，通过心理上的回忆、移情、麻木来逃避现实。同时，失独老年人的心理是敏感脆弱的，他们宁愿沉默着忍受伤痛，也不愿意将自己的不幸暴露出来，成为别人谈论、怜悯的对象。然而自我封闭更使消极、低落的情绪无处发泄，也无法获得社会支持。

2. 外因层面

（1）经济方面——基本生活无法保障

由于家庭失去了唯一的青年劳动力，老年人难以走出丧子之痛，缺少生活动力，加上在心理打击下出现身体问题，一系列的变故可能会使失独家庭收入减少甚至没有收入。失独老年人的基本生活无法得到保障，这又会增加老年人对子女的思念及对未来生活的绝望。

（2）社会支持方面——社会支持与心理健康呈正相关

个体获得的社会支持程度与其心理健康程度呈正相关。社会支持可以使失独老年人缓解不良情绪，老年人获得亲朋好友、社区、社会组织等的支持越多，社会参与程度越高，其心理健康程度也会有相应提高。同时，社会政策的帮扶如经济补贴、医疗陪护、心理疏导等也会提高失独老年人的心理健康水平。

内因外因交互作用、相互影响，使失独老年人的心理危机问题十分突出，应引起社会各界的广泛重视。

本任务中的老年人因为失独沉浸在悲伤情绪中走不出来，照护者应协助老年人改善情绪状态，重建社会支持系统，使其融入新的生活。

》【任务实施】

一、任务难点与重点

1. 失独老年人自我封闭，照护人员难以走进老年人内心

失独老年人遭受巨大的心理打击，悲痛的情绪及自我保护的本能会使老年人将自己封闭起来，拒绝与别人交谈，更不愿提及伤心事。照护者需要有足够的耐心和善于发现问题突破口的能力，逐渐接触，用行动获得老年人的信任。

2. 老年人对量表测评配合难度大

有些量表如 SCL-90 症状自评量表题量较大，表述文字较多，老年人不能很好地阅读、理解，且失独老年人情绪低落，可能不愿配合量表测评。照护者需要向老年人解释，并陪伴老年人进行测评，必要时为老年人解读题目，帮助其理解。

3. 谈话不当会引起二次情感伤害

要引导老年人发泄不良情绪、纠正不良信念，就不可避免地要谈及儿女离世的现实，若谈话方式不恰当、强行揭开老年人伤疤，会造成二次情感伤害。在照护过程中，照护者要采取恰当的方式，随时注意老年人的情绪变化，避免二次伤害。

4. 老年人说话反复重复，谈话不能有效进行

失独老年人常独自一人生活，没有倾诉对象，逐渐沉默寡言。老年人沉浸于悲痛的情绪，与照护者的谈话可能总是围绕着自责、痛苦，照护者需要认真倾听，充分表达尊重，并在恰当的时机引导话题。

二、实施步骤

（一）评估与准备

1. 评估

（1）UCLA

UCLA 是使用最广泛的孤独感测量工具，该评估量表简介及评分标准详见项目七任务四。本任务中张奶奶的老伴、女儿相继离世，家中只剩张奶奶一人，照护者协助张奶奶做了 UCLA 测试，张奶奶测试结果为 61 分，显示张奶奶很孤独，需要有人陪伴、交流和倾听。

（2）SCL-90 评估

SCL-90 是目前使用最广泛的精神障碍和心理疾病门诊测评量表，由德罗加蒂斯于 1975 年编制，用于评定受评者心理健康状况，是否有心理症状及其严重程度。适用对象为 16 岁以上的人群。量表共有 90 个评定项目，包含 10 个测验因子，分别为躯体化、强迫症状、人际关系敏感、抑郁、

焦虑、敌对、恐惧、偏执、精神病性及其他（附表14）。该评估量表简介及评分标准详见项目八任务一。本任务中张奶奶 SCL-90 测试结果躯体化及抑郁因子的得分较高。

（3）SSRS 评估

社会支持从性质上可分为两类，一类是客观的支持，如亲朋好友的关心、物质上的援助、政策的倾斜等；另一类是主观的支持，是主观体验的情感方面的，如被尊重、被理解的体验和程度等。SSRS 采用客观支持和主观支持两种分类的社会支持理论，用于了解受测者社会支持状况及其与心理健康、身体健康水平的关系（附表15）。本任务使用社会支持评定量表（SSRS）为张奶奶测评她的社会支持系统，张奶奶测评结果为 18 分，显示张奶奶社会支持较少。

2. 准备

（1）环境准备

1）房间准备：干净整洁，安静舒适，光线适宜。

2）物品准备：纸、笔、音乐播放器。

（2）照护者准备

资料收集充分，态度和蔼，仪表整洁。

（3）照护对象准备

1）心情放松，体位舒适。

2）避开休息时间。

（二）实施与评价

1. 实施

（1）建立良好关系，取得老年人信任

照护者事先收集、分析张奶奶的资料和信息，结合张奶奶的各量表评分情况准备谈话提纲。上门后向张奶奶表示了解照护的目的，并希望张奶奶予以配合。照护者态度亲切，语言缓和得当，交谈过程中注意张奶奶的心态、情绪变化。通过嘘寒问暖、聊一些家长里短拉近与张奶奶的距离，并向张奶奶说明保密原则，保证会保护张奶奶的隐私，取得了她的完全信任。通过交流，照护者深入了解了张奶奶目前的问题和需要，并通过观察她的生活环境，主动修好了卫生间坏掉的照明灯。通过这次上门交谈，照护者与张奶奶建立了较为良好的关系，为后续的照护打下基础。

（2）纠正不良信念，缓解不良情绪

在不断地上门交流过程中，照护者发现张奶奶常常重复一模一样的话，且内容单一，大多是对自己的责备，认为自己什么都做不好，是个没用的人。由于老伴、女儿相继离世，家中只剩张奶奶一人黯然神伤，心中伤痛无人倾诉，于是越发消极低沉。照护者通过谈话逐渐引导张奶奶倾诉，并运用不同方法纠正张奶奶的歪曲认知，缓解不良情绪。

1）叙事疗法：是将每一个人都看作有自我实现能力的人，秉持"人不是问题""自己是自己的专家"两个理念，认为人具有很强的主观能动性，目前的问题是由于主流故事的压制。可以通过对自己的生命故事进行讲述，从中发现自身可以支撑未来生活的闪光点。照护者运用叙事疗法，按照故事叙说、问题外化、解构、重写的过程，与张奶奶进行交谈。

故事叙说阶段，照护者引导张奶奶回顾自己的生活经历，总结积极的应对经验；问题外化阶段，照护者引导张奶奶认识到，人是人、问题是问题，并不是张奶奶导致女儿的离世，张奶奶只是社会政策及意外事件的受影响者，从而达到解构消极叙事的目的；故事重写阶段，照护者引导张奶奶运用过去的成功经验面对目前的问题，使张奶奶意识到自己是有能力的，可以靠自己改变现在的状态。

2）认知行为疗法：认为人的情绪主要来自人对事情的解释、看法，而不是事情本身。因此应着眼于张奶奶对女儿离世的看法、态度来改善其心理问题。照护者在叙事疗法中穿插使用认知行为疗法，改变了张奶奶"要不是自己叫女儿回家吃饭，女儿就不会出事"的想法，使张奶奶停止自我责备。

3）音乐治疗：是一种调节心理、生理的热门治疗方式。有研究显示，依据哀伤辅导三级支持模型对失独者进行个性化和针对性的音乐治疗，使哀伤、愤怒等情绪得到明显改善。照护者根据张奶奶的情绪，播放针对性的音乐，同时指导张奶奶进行深呼吸、冥想，有效缓解了张奶奶的不良情绪。

（3）适量健身运动，促进身心健康

在不良情绪得到宣泄后，张奶奶逐渐敞开心扉，心情较前平静许多。照护者对张奶奶进行高血压、糖尿病的知识宣教，告诉张奶奶如何正确地监测血压、血糖，以及发生其他身体状况时应如何处理。同时，照护者教张奶奶打太极拳、八段锦，或者迈出家门，在小区散步。一段时间后，即使照护者没有提醒，张奶奶也会每天锻炼一会儿。张奶奶表示开始每天运动之后，睡眠改善了，头痛的毛病大大减轻，血压也没有前段时间那么高了。

（4）重获社会支持，消除社交障碍

1）获得社会支持：在交谈中，照护者了解到张奶奶还有一个侄子和一个侄女，小时候侄子、侄女家没钱供他们上学，张奶奶也帮着出了不少钱和力。侄子、侄女也都很孝顺，逢年过节会来看望张奶奶，但由于工作繁忙，他们已经许久没见了。于是照护者帮助张奶奶注册了微信，并教会张奶奶如何使用微信，添加了侄子、侄女和其他亲戚的微信好友，顺便也加上了小区里一些老年人的微信，张奶奶开始通过线上的方式与亲朋好友联系并认识了一些新朋友。

2）建立学习小组：通过社区工作人员的帮助，照护者找到了邻近几个小区内同样拥有失去子女经历的老年人，将张奶奶与这些老年人组织起来，建立了绘画学习小组。这些老年人拥有相似经历，可以抱团取暖，更容易走进彼此的生活。在学习绘画的过程中，老年人们共同发现问题、解决问题、分享经验，提高自我效能，体验积极情绪。同时，积极的社交进一步打开了老人们的心扉，在固定的小组社交之外，张奶奶也开始接纳日常社交，不再把自己闷在家里。

（5）寻找生活兴趣，重燃生活希望

在不断地接触过程中，照护者了解到张奶奶年轻时是一名文艺骨干，喜欢唱歌、跳舞，还会剪好看的窗花。于是照护者鼓励张奶奶去有同样爱好的李奶奶家串门，一起剪窗花，并重新参与到广场舞活动中，增进邻里间的情感联系。逢年过节社区举办活动时，照护者也鼓励张奶奶积极参加，不仅可以展示自身特长，还可以在欢乐的氛围中增加与邻居们的交流，扩大社交圈。在找到生活乐趣的同时，张奶奶也提高了对正式社会支持和非正式社会支持资源的利用，建立了良好的生活模式，对生活有了新的期望。

2. 评价

该任务是一例失独老年人的典型案例。照护者本着提高失独老年人心理健康水平、帮助失独老年人回归正常生活的目标，使用针对性的评估、个性化的疏导，采用多维度方法，使张奶奶逐渐脱离不良情绪，并敞开心扉，融入新生活中。

》【知识拓展】

个案管理在失独老人照护中的应用

长久以来，我国人民都有着养儿防老的观念，年老父母更愿意接受孩子的照顾，但失独老人无法照料自己的生活，不得不寻求社区、志愿者、社工等资源来代替子女的照顾。另外，目前我国社会福利水平的发展有限，国家出台的政策具有普遍性，大多针对群体和整体社会成员，没有细致到对每个个体给予针对性的关怀，不能够满足失独老人的个性化需求，因此采用个案管理的方式介入失独老人家庭将是有效的。

个案管理是一种服务提供的方式，它是由专业社会工作者评估服务对象及其家庭的需求，并安排、协调、监督、评估和倡导一种包含多种项目的服务，以满足特定服务对象的复杂需求。个案管理注重开发服务对象身边的资源，强化其获得及运用资源的能力。在进行个案管理时有两个重点：一是建构符合服务对象需求的服务网络；二是理解并处理好各项服务提供者在该网络中的互动关系。

个案管理强调服务对象与社会工作者共同工作，服务对象在过程中可以充分表达个人的需求及意见，并具有选择的权利，社会工作者需全面了解服务对象，在服务过程中考虑心理、社会、医疗、财务、就业等多方面因素。在个案管理中，社会工作者需注意积极介入，与失独老人建立良好的信任关系；注重细节，体谅失独老人的心情；充分尊重失独老人的自主决定。

同时，由于大多数失独老人自身比较被动，需要社会工作者充分发挥自身能力去积极联络各类资源。社会工作者可以在社区中建立志愿者队伍，安排志愿者定期上门为失独老人提供帮助，如陪伴、娱乐，或者帮忙完成一些家务等；也可以将社区里的失独老人召集起来，利用社区资源为失独老人们建立放松和交流的场所。需注意的是，失独老人的性格因人而异，社会工作者不能强迫失独老人进行某项活动，必须在其自愿的情况下进行引导和组织。为争取社会的关注和地方政府保障政策的出台，社会工作者还可以联系相关的非政府组织，将失独老人个体与有共同遭遇的群体链接起来，以失独者群体的方式呼吁各方关注，通过合适的途径与渠道维护老人的权益。

对失独老人进行救助需调动全社会的力量，从家庭、社区、社会多层次进行帮扶，失独老人的照护之路还需我们持续探索。

》【实训练习】

实训练习答案

一、单项选择题

1. UCLA 评分（　　）为高度孤独。

　　A. 44 分以上　　　　B. 39 分以上　　　　C. 33 分以上　　　　D. 28 分以上

2. 叙事疗法过程不包括（　　）。

　　A. 故事叙说　　　　B. 问题外化　　　　C. 重写　　　　D. 编码

3. 大部分学者认为失独老人是指家庭中独生子女因疾病或意外事故死亡后再无生育或收养孩子、（　　）周岁以上的老年人。

A. 70　　　　　　　　　B. 60　　　　　　　　　C. 50　　　　　　　　　D. 40

4. 想要了解失独老人的社会支持情况，应使用（　　）量表。

A. UCLA　　　　　　　B. SCL-90　　　　　　　C. SSRS　　　　　　　D. SDS

5. 失独老人心理健康影响因素中，属于外因层面的是（　　）。

A. 认知方面　　　　　B. 行为方面　　　　　C. 生理方面　　　　　D. 经济方面

二、判断题

1. 当失独老年人回避问题、不愿面对儿女离世的现实时，应强行提醒老年人，使老年人认清现实。　　　　　　　　　　　　　　　　　　　　　　　　　　　　　　（　　）

2. 叙事疗法主要有故事叙说、问题外化、解构、重写 4 个步骤。　　　　（　　）

3. 社会支持评定量表中每个问题的选项均对应 1 分、2 分、3 分、4 分。　（　　）

4. 周期性、针对性的音乐治疗可以缓解失独老年人的不良情绪。　　　　（　　）

5. 失独老年人由于没有儿女签字、缴费，无法入住养老机构。　　　　　（　　）

三、简答题

前述任务中，照护者应用了哪些心理疗法纠正张奶奶的不良信念、缓解其不良情绪？

四、案例分析题

王爷爷今年 70 多岁了，老伴早年走了，原本与儿子、儿媳相处和谐，两个孙子也非常争气，一家人和和美美。但儿子在去往王爷爷家吃饭的路上遭遇车祸不幸离世，王爷爷非常悲痛，一时无法接受，在好一段时间内都浑身无力、生活无法自理。原本开朗的王爷爷开始不愿与别人说话，整日自己闷在家里发呆，时不时地大骂自己为什么那天要叫儿子回来吃饭，还会对劝慰的儿媳大发脾气。任凭亲朋好友怎么劝慰，王爷爷也走不出儿子离世的阴影。

问题 1. 王爷爷出现了什么问题？

问题 2. 身为照护者，你应当如何对王爷爷进行心理上的疏导？

任务五　失能老年人的心理照护

》》【学习目标】

❖ 知识目标

1. 掌握失能老年人的心理状态。

2. 熟悉失能老年人出现心理问题的可能原因。

3. 了解失能老年人心理问题现状。

❖ **技能目标**

1. 掌握失能老年人心理疏导方法。
2. 熟悉失能老年人心理评估方法。

❖ **素质目标**

1. 具备尊重失能老年人，帮助其实现自我价值的素养。
2. 对失能老年人进行照护时应细心、耐心，具备爱心。

》》【任务情境】

李爷爷，79 岁，初中文化，老伴王奶奶 70 岁，小学文化，育有 2 个女儿。两位老人住在大女儿为其购买的房子中，李爷爷 1 年前在家跌倒导致骨折住院，出院后仍无法行走，要靠轮椅代步。两个女儿都住在本市，两位老人早年与小女儿发生过矛盾，关系不好，小女儿不常看望老人。两位老人与大女儿关系较好，但大女儿工作繁忙，也不能经常过来照顾。李爷爷患有高血压、糖尿病，一直吃药治疗。跌倒前，李爷爷性格比较开朗，平日喜欢出门与小区的好友一起下棋、散步、聊天，失能后无法接受现状，一直情绪不佳，很少说话，脾气也变得很大。每天待在屋里睡觉、看电视，看见窗外昔日老友热热闹闹地聚在一起下棋就会大发脾气。由于老伴年纪也大了，无法一人照顾李爷爷，大女儿就请来了护工，但李爷爷一直不肯配合，总是批评女儿，说女儿乱花钱。

》》【任务分析】

根据 2001 年召开的第 54 届世界卫生大会通过的《国际功能、残疾和健康分类》，失能是损伤、活动受限和社交能力受限的总称，代表个体（健康状况）与其背景因素（环境和个人因素）相互作用的消极状态。我国社会逐渐步入老龄化，第六次全国人口普查数据显示，我国城乡失能和半失能老年人约有 3300 万人，占老年人总数的 19%。2015 年我国 2.22 亿老年人口中，失能老年人约 4000 万人，有约 1.5 亿老年人是慢性病患者。2020 年我国的失能老年人总数达到 4250 万，占老年人口的 17%。据全国老龄工作委员会预测，到 2030 年我国的失能老年人将达到 6168 万，2050 年将增加至 9750 万。

失能老年人是老年人中的弱势群体，因长期承受病痛的折磨，生活自理能力受限，日常活动常需要他人照料，很容易产生自卑、孤独和社会隔离感，出现抑郁、焦虑、恐惧等情绪。一些研究显示，失能老年人焦虑及抑郁的患病率分别达 17.2%、27.4%。这些心理问题往往不是单一出现，而是多种叠加，再加上照护家庭压力大、社会支持缺失，失能老年人容易出现许多身心问题。

1. 焦虑、抑郁情绪

失能老年人受到身体、功能障碍限制，觉得不能再为家庭做出贡献，还增加家庭的经济负担，拖累了家庭。身体上的疼痛、长期受到照顾却不能为家庭分担压力的挫败感会使老年人产生不自信、抑郁、焦虑的情绪，表现为情绪低落、苦闷、悲观甚至绝望，平日惶惶不安，觉得没有自己能做的事情，活着没有任何价值。

2. 身体状况、认知能力下降

失能使老年人活动受限、产生不良的情绪，而长期缺乏锻炼、沉浸在消极态度中又会导致老年人的身体状况下降；再加上长期封闭、缺少社交，甚至会影响老年人的认知能力，形成恶性循环。

3. 生活态度消极

老年人由于退休、丧偶、失能等原因会出现"三等状态"，即"等吃、等穿、等死"的消极状态。一些失能老人觉得生活中充满了负能量，十分悲观，不愿参加任何活动，只喜欢自己一个人闷在屋子里，混过一天算一天。

4. 自我评价过低

失能老年人长期受他人照护，无法自己行动，无法实现自我价值。长期单调的生活会使老年人深刻感受到与失能前的落差，放大自身缺陷，忽略自己的优点。因此失能老人常认为自己没用，只是家人的累赘，而不去思考自己还可以做什么。

5. 无力感增强

无力感是指个人经历多次失败后，对行为结果绝望、无能为力、自暴自弃的状态。失能老年人往往会受到负面情绪影响，无力感现象格外严重，对未来生活失去信心，认为自己什么都做不了，只能等死。

6. 社会参与度降低

失能老年人的消极、不自信和行动障碍使其失去了与外界沟通交流的热情，且适合失能老年人的社交活动项目较少，因此失能老人常愿意一个人待在家里，社会参与度降低。

本任务中的老年人因为失能、生活方式改变而出现心理问题，照护者需帮助老人改善情绪状态，重新认识自己，接纳现状，并找到自我价值。

》【任务实施】

一、任务难点与重点

1. 老年人不能接受突然失能的打击，不愿承认自己需要照顾的现实

对于平日身体尚可、可以自理的老年人来说，突然失能是个不小的打击。许多老年人一时无法接受，会产生自责、羞愧的情绪。照护者需要引导老年人发泄不良的情绪、纠正不正确的认知，使其能够接受事实，并有信心克服困难。

2. 失能老年人无力感强，不愿配合心理疏导

长期被照护，无法实现自我价值，失能老年人无力感增强，久而久之，失能老年人对自己失去信心，采取消极的态度面对生活。照护者需要有足够的耐心，从小事引导失能老年人，使其认识到

自己的能力，实现自我价值，从而达到照护目的。

3. 失能家庭照护压力大，易发生矛盾

失能家庭在生理、心理、社交方面都会发生变化。失能老年人的日常活动都需要他人帮助，家属会产生身体上的疲惫感；长期的照护工作束缚了家属的自由，加上老年人可能出现不愉悦的情绪，会使家属感到烦闷、焦虑。同时，家属的社交时间也因此大大减少，导致社交范围缩小、社交关系紧张。照护者在关注失能老年人的同时，也需要关注家属情况，疏导家属情绪，并对不合理现状进行改善，使失能家庭和谐，这也会增加失能老年人的信心。

二、实施步骤

（一）评估与准备

1. 评估

（1）日常生活能力评定量表评估

日常生活能力评定量表（activity of daily living scale，ADL），由美国的劳顿（Lawton）和布洛迪（Brody）于 1969 年制定。由躯体生活自理量表（physical self-maintenance scale，PSMS）和工具性日常生活活动量表（instrumental activities of daily living scale，IADL）组成（表 8-5-1、表 8-5-2）。主要用于评定受试者的日常生活能力。总分最低为 14 分，为完全正常；大于 14 分代表有不同程度的功能下降，最高分为 60 分。单项分 1 分为正常，2～4 分为功能下降，凡有 2 项或 2 项以上≥3 分，或总分≥22 分为功能明显障碍。

表 8-5-1　躯体生活自理量表（PSMS）

以下选项请选择与患者最接近的最高功能状态的那一项

A. 上厕所
1. 上厕所完全能自我照顾，没有尿失禁
2. 上厕所需要提醒，或者擦屁股需要帮助，或很少（顶多每周 1 次）发生失禁
3. 睡眠中大便弄脏衣物或小便弄湿衣物，超过每周 1 次
4. 清醒时大便弄脏衣物或小便弄湿衣物，超过每周 1 次
5. 大便失禁或尿失禁

B. 进食
1. 用餐不需要帮助
2. 用餐时需要一点帮助和（或）特别准备食物，或用餐后需要人帮助清洗
3. 用餐时需要一点帮助，并且无法保持整洁
4. 每次用餐均需要较多的帮助
5. 不能自己进食，还抗拒他人喂食

C. 穿衣
1. 能穿衣、脱衣，自己从衣橱里选衣服
2. 穿衣、脱衣需要轻微帮助
3. 穿衣服和选择衣服需要中等的帮助
4. 完全不能自己穿衣并抗拒他人的帮助

续表

D. 打扮（整洁度、头发、指甲、手、脸、衣着）

  1. 总是穿着很整洁，修饰很好，无须帮助

  2. 准确地修饰自己，偶尔需要极小的帮助，如刮胡子

  3. 在修饰上需要中等和规律的帮助或监督

  4. 需要整体的修饰照顾，但能在接受他人的帮助后保持良好的修饰状态

  5. 抗拒他人来修饰自己的所有努力

E. 步行

  1. 在运动场地或城区走动

  2. 在住所附近或大概一个街区远的距离走动

  3. 在___帮助下步行（请勾选一个）

    a. 另一个人　b. 扶手　c. 拐杖　d. 有轮子的助行架　e. 轮椅

    1）进出不需要帮助　　　2）进出需要帮助

  4. 不需要扶持地坐在椅子或轮椅里，但没有帮助的话不能驱使自己前行

  5. 一天中超过一半的时间卧床不起

F. 洗澡

  1. 自己洗澡（盆浴或淋浴，用海绵擦洗的沐浴），不需要帮助

  2. 自己洗澡，但进出澡盆需要帮助

  3. 仅能洗脸和手，不能自己洗身体的其他部分

  4. 自己不能洗澡，但能配合帮自己洗澡的人

  5. 不尝试自己洗澡，还抗拒别人试着帮他清洗的举动

表 8-5-2　工具性日常生活活动量表（IADL）

A. 使用电话的能力

  1. 独立使用电话，含查电话簿、拨号等

  2. 仅可拨熟悉的电话号码

  3. 仅会接电话，不会拨电话

  4. 完全不会使用电话

B. 上街购物

  1. 独立完成所有购物需求

  2. 独立购买小的日常生活用品

  3. 每一次上街购物都需要有人陪

  4. 完全不会上街购物

C. 食物烹调

  1. 能独立计划、烹煮和摆设一顿适当的饭菜

  2. 如果准备好一切佐料，会做一顿适当的饭菜

  3. 会将已做好的饭菜加热

  4. 需要别人把饭菜煮好、摆好

D. 家务维持

  1. 能做较繁重的家事或做家事偶尔需协助（重体力劳动，如搬动沙发、擦地板、洗窗户）

  2. 能做较简单的家事，如洗碗、铺床、叠被

  3. 能做家事，但不能达到可被接受的整洁程度

  4. 所有的家事都需要别人协助

  5. 完全不会做家事

E. 洗衣服

  1. 自己清洗所有衣物

  2. 只清洗小件衣物

  3. 完全依赖他人

续表

F. 外出活动

　1. 能够自己开车或搭乘大众运输工具

　2. 能够自己搭乘计程车但不会搭乘大众运输工具

　3. 当有人陪同或帮助时可搭乘大众运输工具

　4. 当有人帮助时可搭乘计程车或汽车

　5. 完全不能出门

G. 服用药物

　1. 能自己负责在正确的时间里用正确剂量的药物

　2. 如果别人事先准备好服用的药物的独立包装，可自行服用

　3. 不能自己分配药物

H. 处理财务的能力

　1. 可以独立处理财务（做预算、开支票、付账单、去银行、对收入进行跟踪）

　2. 可以处理日常的购买，但需要别人协助与银行往来或大宗买卖

　3. 不能处理钱财

照护者指导李爷爷做了日常生活能力评定量表测评，李爷爷躯体生活自理量表得分为 14 分，工具性日常生活活动量表得分为 23 分，说明其日常生活能力有明显障碍。

（2）心理量表评估

为详细了解李爷爷现阶段的心理状况，照护者指导李爷爷做了焦虑自评量表（SAS）（附表 6）、抑郁自评量表（SDS）（附表 10）及社会支持评定量表（SSRS）（附表 15）。评估结果显示，李爷爷现在的心理状态为中度焦虑、中度抑郁，SSRS 评估显示李爷爷感受到的主观支持较少。

2. 准备

（1）环境准备

1）房间准备：干净整洁，安静舒适，光线适宜。

2）物品准备：纸、笔、音乐播放器。

（2）照护者准备

资料收集充分，仪表整洁，态度和蔼。

（3）照护对象准备

1）心情放松，体位舒适。

2）避开休息时间。

（二）实施与评价

1. 实施

（1）建立良好关系，进行针对性评估

照护者事先收集、分析李爷爷的资料和信息，结合李爷爷各量表评分情况准备了谈话提纲。首次见面后，李爷爷并不理睬照护者，照护者态度亲切，陪伴李爷爷看电视、吃饭，没有直接谈及李爷爷失能的情况，而是将李爷爷当作正常、独立的老年人对待。通过一段时间的接触，李爷爷逐渐接纳了照护者，愿意与照护者聊聊天。在接触过程中，照护者通过观察和谈话，对李爷爷做出全面评估。

（2）心理疏导，重建信心

在交流过程中，照护者发现李爷爷的情绪一直不高，常常自己生闷气，觉得自己不争气，摔了一跤就站不起来了，给女儿添了好多麻烦、花了好多钱。看到昔日好友在户外聊天下棋，李爷爷就觉得心里更不是滋味了。照护者运用多种方法改变了李爷爷的不正确认知，并引导李爷爷对自己重新建立信心。

1）认知行为疗法：照护者向李爷爷讲解了骨折对老年人的影响，由于身体功能减退，加上基础疾病影响，骨折后老年人的身体功能会减退得格外迅速，有许多老年人骨折后无法恢复到骨折前的身体状况，并不是由于李爷爷"自己不争气"才导致功能不能恢复。出现失能的情况是大家都不愿看到的，但这并不是李爷爷的错误，而是身体功能退化的必然结果。纠正李爷爷的认知后，李爷爷不再过分自责，生闷气的情况有了改善。

2）缅怀疗法：也称为回忆疗法和怀旧治疗。怀旧的概念最初是由瑞典军医 Gofer 在 1688 年提出的，用来缓解瑞典雇佣兵由思念家乡引起的身体病症。在老年人照护中，缅怀疗法指照护者引导老年人回顾过去的积极事件，通过对过往事物、感觉及想法的回忆，重温当时的成就感和存在感，从而肯定自己，增强自我价值感，并促进他们对现状的适应。照护者引导李爷爷回顾年轻时的故事，回忆起当年李爷爷不仅人长得帅，篮球还打得好，是篮球场上的焦点，老伴也是因此被李爷爷吸引的。通过回忆，李爷爷开心了不少，觉得自己还是挺厉害的。

3）音乐疗法：照护者发现李爷爷很喜欢音乐，也喜欢唱一些铿锵激昂的歌曲，只是失能后不再有唱歌的心情，于是照护者在聊天的空隙为李爷爷播放歌曲，李爷爷听着听着也会渐渐地开始随着歌曲唱上两句。李爷爷说，听着这些积极向上的歌，仿佛自己也年轻了不少，忘掉了失能的痛苦，觉得自己还是当年那个年轻的小伙子。

（3）获得家庭支持

和睦的家庭关系、稳定的家庭结构、强大的家庭功能都会给失能老年人带来积极正面的影响，使其有信心克服未来的困难。照护者了解到李爷爷与小女儿的矛盾，从中进行调解，小女儿表示自己也十分想念李爷爷，只是没有台阶下。在照护者的调解下，李爷爷与小女儿化解了矛盾，两个女儿一起负责李爷爷的康复费用，李爷爷心中悬着的一块大石头终于落了地。

（4）慢性病管理，指导康复训练

李爷爷患有高血压、糖尿病，照护者对李爷爷进行了慢性病管理的宣教，教会李爷爷自己测血压、测血糖，按时服药。并督促李爷爷在康复治疗师的指导下进行康复训练，包括指-腕-肘-肩的上肢训练，踝-膝-髋的下肢训练，以及一些可以做到的康复运动。

（5）实现自我价值，提高社交参与度

根据马斯洛需要层次理论，个体有生理、安全、社交、尊重和自我实现的需要，照护者看到李爷爷实现自我价值的需要，指导李爷爷进行力所能及的活动，李爷爷渐渐感到自己也是可以完成许多事情的，并不是个"废人"。照护者又进一步引导李爷爷进行社交，在照护者的帮助下坐轮椅走出家门晒晒太阳，与老友进行交谈、下棋，李爷爷逐渐回到了曾经的老友圈中。

（6）关注家属身心健康

作为失能老年人的长期照顾者，王奶奶的身心健康也需要被关注。长期的劳累、精神上的紧张都会对王奶奶的健康产生负面影响。照护者向李爷爷说明情况，使其理解请来护工并不是对李爷爷能力的否定，而是分担王奶奶的压力，对两位老年人都有益处，并时常与王奶奶交流，倾听王奶奶的困扰，使王奶奶保持身心健康。

2. 评价

本任务中照护者本着帮助失能老年人恢复自理能力、改善失能老年人心理健康问题的目标，采用多种方法引导李爷爷改善不良认知、缓解不良情绪，实现李爷爷的自我价值，使李爷爷逐渐融入曾经的生活圈。

》【知识拓展】

"喘息服务"让家庭照护者喘口气

目前多数失能老年人仍选择家庭养老，失能老年人的生活难以自理，其照护工作对于任何一个家庭来说都意味着巨大的身心压力，无论是老人本人还是其照护者都备受煎熬。关注失能老年人照护难题，不仅要从老人的身心健康出发，还需站在照护者的角度进行考量。对家庭照护者，尤其是女性照护者来说，角色和性别冲突无法避免，社会竞争压力大，家庭养老责任无法推脱，照护负担越来越重，长期过重的负担反过来会影响照护者的身心健康，形成恶性循环。

2022年2月21日，国务院印发《"十四五"国家老龄事业发展和养老服务体系规划》，提出营造老年友好型社会环境，探索开展失能老年人家庭照护者"喘息服务"。喘息服务是当下养老服务的一个新模式，服务对象是参与长期护理的非正式照护者，使其获得临时、短暂的放松或休息的一系列服务方案。研究显示，喘息服务有助于降低家庭照护者的负担和焦虑水平，提高照护双方的生活质量。目前，澳大利亚已经将喘息服务列为老年人照护体系的重要组成部分，美国也开展了全国家庭照护者支持项目，为符合要求的照护者与被照护者提供喘息服务。这为健全我国失能老年人家庭照护者支持体系提供了借鉴，也为我们减轻照护者负担、满足照护者需求提供了新的思路。

喘息服务的形式包括机构服务、社区日间照料、居家上门服务等，通过直接向失能老年人提供日常生活照料、专业医疗护理，以及精神慰藉和陪伴等全方位的服务，间接使家庭照护者得到喘息的机会。照护者在长期照护过程中，迫切需要得到外界的支持，从而使其能短暂地重新获得自己的生活。通过为失能老年人照护者提供喘息服务，帮助其从漫长繁重的照护任务中脱身，获得一定的时间以参与自己喜欢的、认为有意义的活动，满足其个人追求与偏好，体验理想的生活状态，可以在缓解照护压力的同时，让照护者感受到极大的自主性，满足其自我实现的需求。

》【实训练习】

实训练习答案

一、单项选择题

1. ADL 由 PSMS 和（　　）组成。
   A. IADL
   B. 功能性日常生活活动量表
   C. 事务性日常生活活动量表
   D. 社交性日常生活活动量表
2. SAS 中（　　）分以上为重度焦虑。
   A. 40　　　　B. 50　　　　C. 60　　　　D. 70
3. 根据马斯洛需要层次理论，个体有生理、安全、（　　）、尊重和自我实现的需要。

A. 休闲   B. 倾诉   C. 社交   D. 娱乐

4. 日常生活能力评定量表共有（   ）个条目。

    A. 14   B. 15   C. 16   D. 17

5. SDS 评分（   ）分以上为重度抑郁。

    A. 73   B. 75   C. 77   D. 79

二、判断题

1. 老年人照护任务中，缅怀疗法指照护者引导老年人回顾过去的积极事件，通过对过往事物、感觉及想法的回忆，重温当时的成就感和存在感，从而肯定自己，增强自我价值感。 （   ）

2. 评估老年人焦虑程度可使用 SDS。 （   ）

3. 关注失能老年人即可，不需要关注其他人的身心健康。 （   ）

4. 失能是指损伤、活动受限和社交能力受限的总称，代表个体（健康状况）与其背景因素（环境和个人因素）相互作用的消极状态。 （   ）

5. 音乐疗法可以帮助失能老年人分散注意力、调整情绪状态。 （   ）

三、简答题

请简述缅怀疗法在失能老年人照护中的应用。

四、案例分析题

张奶奶今年快 80 岁了，5 年前因类风湿关节炎导致不能行走，一直靠轮椅代步。老伴 10 年前因为心肌梗死去世了，张奶奶与一儿一女相依为命。自从失能以来，一直是女儿在悉心照料，儿子工作繁忙，较少来探望张奶奶。时间一长，女儿也渐渐变得不耐烦，经常呵斥张奶奶。张奶奶感觉自己什么都做不了，就是家人的"拖油瓶"，甚至有几次想结束自己的生命。

问题 1. 如何评估张奶奶的心理情况？

问题 2. 对张奶奶进行照护时，应注意哪些问题？

项目九 »»

患有常见疾病老年人的
心理照护

◇ 项目介绍

　　老年人随着年龄的增长，身体器官功能老化，对抗各种疾病的能力也逐渐下降，相比年轻人更容易患各种疾病，这给老年人带来很大的影响，如听力下降会影响人与人之间的沟通，从而影响老年人的社会交往；有些疾病会使老年人的活动受限，增加对他人的依赖；长期的病痛会使老年人难以感受到快乐，分散或降低其追求幸福美满生活的愿望。同时，治疗费用还会给老年人带来一定的经济负担等。以上情况均会导致老年人产生各种各样的心理问题，在不同程度上影响老年人的心理健康，从而给疾病的治疗带来困扰，长此以往将严重影响老年人的身心健康。本项目选取患有高血压、冠心病、糖尿病、帕金森病等疾病的老年人的心理照护案例，照护者在实施老年人疾病照护的同时，要积极识别并加强心理问题的照护，帮助患病老年人缓解心理负担和压力，构建和谐美好的心态，提升其带病生存质量，树立战胜疾病的信心。

任务一 老年高血压患者的心理照护

》【学习目标】

❖ **知识目标**

1. 掌握老年高血压患者常见的心理特点。
2. 掌握老年高血压患者照护的注意事项。
3. 熟悉老年高血压患者的主要临床表现。

❖ **技能目标**

1. 掌握老年高血压患者的急症处理及评估方法。
2. 掌握老年高血压合并焦虑症患者的心理照护方法。
3. 熟悉老年高血压患者的健康指导。

❖ **素质目标**

1. 培养照护人员养成积极的学习态度。
2. 掌握扎实的理论基础和过硬的照护技能。
3. 树立为老年人身心健康服务的意识。
4. 态度严谨，充分获得老年高血压患者的信任。

》【任务情境】

患者刘奶奶，68岁，退休工人，初中文化，3年前曾因与老伴吵架后自觉头晕、头痛伴恶心、乏力，自测血压 195/120mmHg，以"高血压危象"入院治疗，血压平稳后出院。出院后担心高血压病情加重而坐立不安、失眠多梦，因血压不稳，自觉头晕、乏力症状明显，自行增服降压药后，降压效果仍不理想。多次去医院求治，经完善检查后均因不符合入院标准而未被收治入院。平素体健，无冠心病、糖尿病、脑血管疾病史。

》【任务分析】

老年高血压患者除了血压升高，还常伴有心、脑、肾等脏器的损害，是一种排除假性或继发性高血压的全身性疾病，也是导致老年人脑卒中、冠心病、充血性心力衰竭、肾衰竭及主动脉瘤发病率和死亡率升高的主要危险因素之一。我国自20世纪50年代以来共进行了4次全国范围内血压情况抽样检查，15岁及以上人群高血压的患病率分别为5.1%、7.7%、13.6%、17.7%，呈递增趋势。65岁以上的老年人群中，高血压的患病率和血压升高幅度均增加。

高血压是一种常见慢性病，也是心身疾病，强烈的焦虑、紧张、愤怒、抑郁等不良情绪都是原发性高血压的诱发因素，也是使波动性高血压转为持续性高血压的危险因素，而且直接影响高血压药物治疗的效果和预后。疾病的常规护理固然重要，但心理照护也不容忽视。

　　本任务中患者文化水平不高，缺乏高血压相关知识，担心高血压加重而出现情绪低落、焦虑，照护人员应在采取高血压疾病照护的同时，讲解疾病相关知识，采取共情理解、支持性心理疗法等缓解患者的焦虑情绪，增强疾病治疗信心，提升患者的生活质量。

》》【任务实施】

一、任务难点与重点

1. 患者服药的依从性差

　　患者在服药期间，不按医嘱服药，无不适症状时不服药，主观认为应不舒服时再服药，使药物治疗未达到预期效果。

2. 不良的生活方式

　　患者有 25 年的吸烟史，喜欢腌制的食品，缺乏体育运动，身体肥胖，情绪波动大，对非药物治疗认识不足。

3. 疾病相关知识缺乏

　　患者多次就诊，对高血压的有关知识不了解，3 年前因高血压入院的经历在患者心中留下阴影，莫名的担心、紧张，使自觉不适（躯体化）症状加重，导致血压不稳，从而使焦虑、紧张等负性情绪更为明显，进入一个互为因果的不良循环中。加之受主观及文化背景等因素影响，接受的相关知识短时间还不能达到知、信、行的统一。所以要求照护人员不仅要具有疾病护理及心理照护的相关知识，还要采取适宜的方式方法进行指导和干预。

4. 社会及家庭支持缺乏

　　在诊疗过程中，患者与老伴及孩子的感情不和，亲人不来院探望，家庭支持缺乏，导致患者情绪低落伴焦虑，血压控制不好，与其交流时不配合，照护工作很难开展。

二、实施步骤

（一）评估与准备

1. 评估

（1）原发性高血压的危险度分层

高血压患者的诊断和治疗不能只根据血压水平，必须对患者进行心血管风险评估（即血压升高水平、其他心血管危险因素、靶器官损害和其他临床疾患，见表 9-1-1），根据评估结果分为低危、中危、高危、很高危四个层次（表 9-1-2）。

表 9-1-1　影响高血压患者心血管疾病的因素

心血管危险因素	靶器官损害	伴随临床疾患
① 高血压（1～3 级） ② 年龄>55 岁（男），>65 岁（女） ③ 吸烟 ④ 糖耐量受损和（或）空腹血糖受损 ⑤ 血脂异常：总胆固醇≥5.7mmol/L（220mg/dl）或低密度脂蛋白胆固醇>3.3mmol/L（130mg/dl）或高密度脂蛋白胆固醇<1.0mmol/L（40mg/dl） ⑥ 早发心血管疾病家族史（一级亲属发病年龄男性<55 岁，女性<65 岁） ⑦ 腹型肥胖（腰围：男性≥90cm，女性≥85cm）或肥胖（BMI≥28kg/m²） ⑧ 血同型半胱氨酸≥10μmol/L	① 左心室肥厚 ② 颈动脉超声：颈动脉内膜中层厚度>0.9mm 或动脉粥样硬化斑块 ③ 颈-股动脉脉搏波传导速度≥12m/s ④ 踝臂血压指数<0.9 ⑤ 肾小球滤过率降低[eGFR<60ml/(min·1.73m²)] 或血清肌酐轻度升高：男性 115～133μmol/L（1.3～1.5mg/dl），女性 107～124μmol/L（1.2～1.4mg/dl） ⑥ 尿微量白蛋白：30～300mg/24h 或白蛋白/肌酐≥30mg/g（3.5mg/mmol）	① 脑血管病（脑出血、缺血性脑卒中、短暂性脑缺血发作） ② 心脏疾病（心肌梗死、心绞痛、冠状动脉血运重建、慢性心力衰竭） ③ 肾脏疾病[糖尿病肾病、肾功能受损、肌酐（男性≥133μmol/L、女性≥124μmol/L）、蛋白尿≥300mg/24h] ④ 外周血管疾病 ⑤ 视网膜病变（出血、渗出或视盘水肿） ⑥ 糖尿病

表 9-1-2　高血压患者心血管风险水平分层标准

其他危险因素和病史	高血压分级		
	1 级高血压	2 级高血压	3 级高血压
无	低危	中危	高危
1～2 个其他危险因素	中危	中危	很高危
≥3 个危险因素，或靶器官损害	高危	高危	很高危
临床并发症或合并糖尿病	很高危	很高危	很高危

通过高血压危险因素评估，该患者目前不伴有靶器官的损害，血压控制较好。

（2）心理-社会状况评估

患者与老伴、孩子感情不和，爱管闲事，家庭和社会支持系统差；存在不良的生活方式，如喜食高盐食品、缺乏体育锻炼、长期吸烟等。

患者通过焦虑自评量表（SAS）评估，得分 65 分，为中度焦虑，需要照护人员采取个人、社会和家庭支持，以及音乐、触摸、冥想等适宜的心理照护疗法，改善患者的焦虑状态，达到有效控制血压的目的。

2. 准备

（1）环境准备

1）房间准备：为患者提供干净整洁、温湿度适宜、光线柔和、安静舒适的环境，房间隔音效果好，配备软硬适中的沙发。

2）物品准备：音乐播放器、茶水、笔、纸。

（2）照护者准备

1）衣帽整洁，着装仪表端正。

2）态度和蔼，语调温和，声音清晰，语速适中。

（3）照护对象准备

1）着装整洁，体位舒适。

2）避开检查、治疗时间。

3）状态良好，理解、配合。

（二）实施与评价

1. 实施

（1）支持性心理疗法

针对高血压患者的心理疗法是指改善患者情绪，减轻其精神负担，消除其忧虑、猜疑心理，增强其治病信心，加速康复的疗法。

1）认真倾听，积极共情，并进行心理教育：照护人员认真倾听老年人诉说，了解患者的生活习惯及经历，了解患者内心的焦虑，用鼓励的话语给予积极的情感支持，改变患者对疾病的认识，帮助患者理解疾病转归，并掌握应对方法，以增强战胜疾病的信心（图9-1-1）。向患者讲明导致高血压的原因，使其对疾病有正确的认识，消除或减轻患者的烦躁、焦虑情绪，增强其战胜疾病的信心，配合医生积极进行治疗。

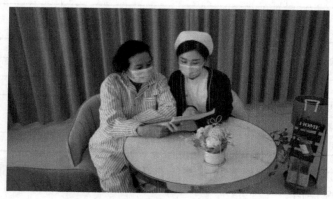

图 9-1-1　照护人员与老年人进行交谈

2）帮助患者获取家庭支持：随着医学知识的普及，高血压的危害越来越被人们熟知，高血压引发脑梗死、脑出血、肾衰竭等并发症的发病率越来越高，高血压患者往往会有恐惧感、焦虑感，加之疾病影响社会、家庭职能而引发自卑心理，甚至缺乏生活信心，这种心理会加速高血压的进程，形成恶性循环。

该任务中患者家庭支持系统不良，需要照护人员与家属沟通，指导家属多倾听、多陪伴，理解和体谅患者的心理情绪问题，使患者和家属共同增强主动寻求支持和帮助的能力。同时，配合心理治疗，有效缓解患者紧张、焦虑、恐惧等负面情绪（图9-1-2）。

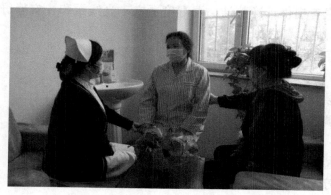

图 9-1-2　照护人员与老年人及家属进行交流

（2）音乐疗法

音乐对人体中枢神经系统有直接影响，优美动听的乐曲对人的身心可以起到镇静、安宁、兴奋、镇痛、降压及情绪调节作用。音乐疗法分为集体音乐治疗和个性化音乐治疗，对本任务中的患者采取个性化音乐治疗，根据患者的喜好选择乐曲，每天 1～2 次，每次 30 分钟，30 次为 1 个疗程。

进行音乐疗法时照护者要注意：选择合适的环境，室内光线明亮柔和，空气清新，可以适当摆放花草等植物，使环境富有生机。治疗过程中患者保持情绪稳定，先休息 5～10 分钟，然后再进行治疗，同时要思想集中，才能取得理想的效果（图 9-1-3）。

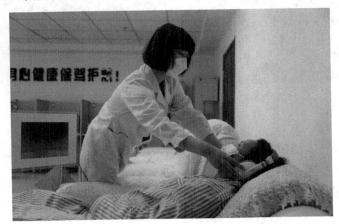

图 9-1-3　陪伴老年人进行音乐疗法

（3）触摸疗法

触摸疗法是一种非语言交流形式，对改善老年人的紧张、焦虑和睡眠障碍等症状有良好的作用，并能改善照护者和患者的关系，提升患者健康感和幸福感。也能使居家照护者的压力减小，睡眠得到改善，心境更加平静（图 9-1-4）。

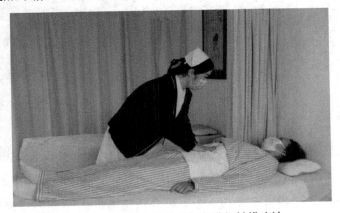

图 9-1-4　照护人员为老年人进行触摸疗法

触摸疗法的治疗部位一般在胸腹部，用手掌掌面或示指、中指、环指指腹附着于治疗部位，以腕关节连同前臂做环形运动，一般是顺时针转动。触摸疗法的力量较小，作用力较为表浅。

（4）冥想疗法

冥想疗法可以降低血压、减慢心率、降低血糖，改善睡眠，消除紧张情绪，平衡心理状态。其具体做法是选择一个舒适场地，闭目入静，想自己愿意想的任何事情，然后默念一种毫无意义的字眼，如数数或反复默念某一词汇等，如有走神赶快收回思绪再继续冥想，进行 10～30 分钟即可（图 9-1-5）；再闭上眼想最愿意想的事情，进行 5～10 分钟。每天早餐前或入睡前进行为好。

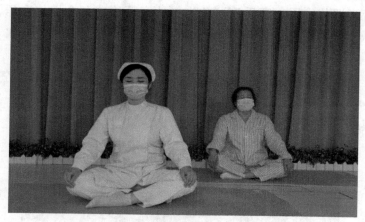

图 9-1-5　照护人员带领老年人进行冥想疗法

（5）运动疗法

结合本任务患者的一般情况，照护人员选择中老年健身操为其进行运动疗法（图 9-1-6）。每天 1 次（9～15 时），每次 2 遍，中间休息 10 分钟，步骤如下。

1）评估老人的健康指标及情绪均平稳，告知穿舒适、宽松的服装和鞋子。

2）简单介绍动作后，带领老人进行练习。

3）选择上肢运动、提臂呼吸、摆动呼吸、马步呼吸等，在过程中注意观察老年人的躯体及情绪表现，运动后及时交流感受。

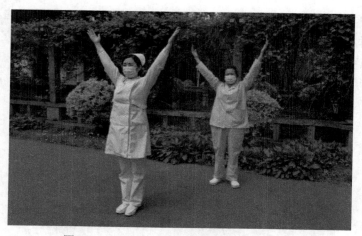

图 9-1-6　照护人员指导老年人进行运动疗法

注意事项：此健身操主要适合于 1 级、2 级高血压患者。做操要循序渐进，次数和强度依个人身体情况和病情而定。

（6）健康指导

高血压治疗的长期性决定了其防治工作的另一个重要领域——社区。在社区，医务人员及照护人员需要通过用药指导、生活指导、康复指导等工作，降低高血压的各种危险因素。研究数据显示，发展中国家的高血压知晓率、治疗率和控制率分别为 25%～50%、10%～50%、20%～50%，远低于发达国家，故做好高血压的健康指导工作尤为重要。

1）高血压相关知识指导：对老年人进行面对面讲解，提高其对高血压的认识，加强自我管理能力，发挥主观能动性，使老年人明确定期用药指导、检测血压、长期坚持治疗的重要性，避免出现不愿服药、不难受不服药、不按医嘱服药的三大误区，养成定时、定量服药和定时、定体位、定部位测量血压的习惯。告知患者及其家属有关降压药的名称、剂量、用法与副作用，同时告知降压药一般没有耐药性，有的患者长期服用同一种降压药效果不佳，并不是耐药性引起的，可能与饮食、睡眠、情绪、疾病、气温等因素有关。因此，在降压效果良好、没有明显副作用的前提下，不需要定期更换降压药。

　　2）日常生活指导：

　　A．控制体重：可通过减少总热量摄入和增加体育锻炼的方法减重，速度因人而异。该任务中的老年人属于典型肥胖，因此控制体重对预防和缓解高血压进展有很好的效果。

　　B．合理膳食：饮食宜清淡，不要太咸，每日食盐的摄入控制在 6g 以内，减少膳食脂肪的摄入，特别是一些肉类、动物内脏，补充优质蛋白质，增加含钾多、含钙高的食物。减少烹饪用盐及含盐量高调料的使用，少食各种盐腌食品，多食蔬菜和水果，提倡戒烟限酒。

　　C．劳逸结合：生活规律，保证充足的睡眠，避免过度脑力劳动和体力负荷。

　　D．老年高血压患者还应积极戒烟、戒酒，少喝咖啡。

　　2. 评价

　　本任务的对象为一例典型老年高血压患者，且在高血压基础上合并了焦虑症。照护人员以提高老年高血压患者生活质量，减少高血压合并症的发生为目标，给予老年人充分的理解、尊重，真诚地与患者沟通，建立起良好的护患关系，耐心地进行药物指导、生活指导、康复运动指导，同时采用支持性心理照护、音乐疗法、触摸疗法、冥想疗法等心理照护疗法，改善了患者的焦虑情绪，在减少原有药物的情况下，有效地控制了血压，提升了老年人的生活质量及生活自理能力，针对该患者进行的心理照护方法和经验值得学习和推广。

》》【知识拓展】

高血压急症

　　高血压急症指血压短时间内严重升高，通常收缩压（SBP）>180mmHg 和（或）舒张压（DBP）>120mmHg，并伴有进行性靶器官损害。高血压急症的靶器官损害主要表现为高血压脑病、急性脑卒中（缺血性、出血性）、急性冠脉综合征、急性左心衰竭、主动脉夹层，以及子痫前期和子痫等。围手术期高血压急症和嗜铬细胞瘤危象也属于高血压急症范畴。高血压急症危害严重，通常需立即进行降压治疗以阻止靶器官进一步损害。需要特别指出的是：①在临床上，若收缩压≥220mmHg 和（或）舒张压≥140mmHg，无论有无症状亦应视为高血压急症；②对于妊娠期女性或某些急性肾小球肾炎患者，特别是儿童，高血压急症的血压升高可能并不显著，但对脏器的损害更为严重；③某些患者既往血压显著升高也已造成相应靶器官损害，未进行系统降压治疗，或者降压治疗不充分，而在就诊时血压未达到收缩压>180mmHg 和（或）舒张压>120mmHg，但检查明确提示已经并发急性肺水肿、主动脉夹层、心肌梗死或急性脑卒中者，即使血压仅为中度升高，也应视为高血压急症。

高血压亚急症指血压显著升高但不伴靶器官损害,通常不需住院,但应立即进行口服联合降压药治疗,评估、监测高血压导致的心、脑、肾等靶器官损害并确定导致血压升高的可能原因。

》【实训练习】

实训练习答案

一、单项选择题

1. 按舒张压水平分级,高血压急症是指舒张压超过(　　　)。
　　A. 100mmHg　　　　　B. 105mmHg　　　　　C. 110mmHg　　　　　D. 120mmHg

2. 下列关于高血压生活方式干预的叙述,正确的是(　　　)。
　　A. 仅适用于轻度高血压患者
　　B. 仅适用于轻、中度高血压患者
　　C. 适用于所有高血压患者
　　D. 轻、中度高血压患者的生活方式干预可使血压降至正常

3. 李爷爷,65 岁。近半年来常于劳累或精神紧张后头痛、头晕,休息后好转,未予治疗。最近体检发现血压升高,3 次不同时间所测血压分别为 140/90mmHg、150/95mmHg、155/95mmHg。对其诊断与处理最重要的考虑应为(　　　)。
　　A. 继续在不同时间内测血压,以帮助确诊　　　B. 注意休息,缓解精神紧张
　　C. 确定是原发性还是继发性高血压　　　　　　D. 试用利尿剂治疗,观察其用药反应

4. 张爷爷,70 岁,高血压病史 20 年,平素间断服用降压药治疗。入院前 2 小时因与家人争吵后突发头痛、恶心、呕吐,急送入院。身体评估:急性面容,呼吸 24 次/分,血压 240/120mmHg,心率 90 次/分,心律齐,眼底出血,余无异常。此时张爷爷可能出现了(　　　)。
　　A. 心律失常　　　　　B. 心力衰竭　　　　　C. 脑出血　　　　　D. 高血压急症

5. 王爷爷,68 岁。体检发现血压增高,由于无明显不适,患者未予重视,间断服用降压药,血压波动在(140~150)/(90~98)mmHg。患者嗜烟,吸烟 10 年,每天 20 支,未戒烟。该患者的血压水平属于(　　　)。
　　A. 1 级高血压　　　　B. 2 级高血压　　　　C. 3 级高血压　　　　D. 临界高血压

二、判断题

1. 张爷爷,76 岁。高血压病史 4 年,未进行系统治疗,血压控制目标值应为<150/90mmHg。
　　　　　　　　　　　　　　　　　　　　　　　　　　　　　　　　　　　　(　　　)

2. 治疗高血压的药物硝苯地平属于钙通道阻滞药。　　　　　　　　　　　　　(　　　)

3. 高血压急症患者首选的降压药是硝酸甘油。　　　　　　　　　　　　　　　(　　　)

4. 刘爷爷,69 岁。护士多次为其测量血压,最高值为 145/95mmHg,其血压属于理想血压。
　　　　　　　　　　　　　　　　　　　　　　　　　　　　　　　　　　　　(　　　)

5. 李爷爷,63 岁。平素家庭压力大,经常打麻将熬夜,体检发现血压 140/90mmHg。入院进一步诊治,照护者对其进行健康指导,最重要的内容是保持健康的生活方式。　　(　　　)

三、简答题

简述高血压患者的生活方式干预措施。

四、案例分析题

王爷爷，72 岁，退休教师，高血压病史 2 年，诊断初期小剂量服用降压药，后在医生建议下在家坚持冥想疗法，依从性好，逐渐停服降压药，血压控制平稳。近日因孙子婚期将近，亲友忙于筹备婚礼，对老人疏于关心、照顾，加之家中宾客较多，老人坐立不安，想帮忙又不知从哪里入手，表面高兴，内心又因被忽视而生闷气，冥想疗法及午睡也被迫中断，近两天出现少眠、头晕、头胀痛，测血压值为 140/90mmHg，安静卧床休息后，不适症状有所缓解。

问题 1. 就老人目前状况可以采取哪些心理照护方法以稳定老人的情绪？

问题 2. 当老年人血压≥140/90mmHg 时你有何建议？

问题 3. 就老人目前状况而言，其最容易接纳的心理照护方法是什么？具体如何做？

任务二　老年冠脉综合征患者的心理照护

》【学习目标】

❖ **知识目标**

1. 掌握冠心病、急性冠脉综合征、老年"双心病"的概念。
2. 了解冠脉综合征的含义，掌握急性冠脉综合征和冠脉综合征"体验"的区别。

❖ **技能目标**

1. 掌握老年人冠心病的常规护理。
2. 掌握老年人急性冠脉综合征的评估方法和应急护理。
3. 掌握老年人"双心病"的识别方法和照护方法。
4. 掌握老年人冠脉综合征"体验"的心理照护方法。

❖ **素质目标**

1. 提高老年冠心病照护人员在生物-心理-社会医学模式下的职业道德素养。
2. 理解、尊重冠心病老年人的感受并保护其隐私。
3. 具备丰富的理论基础和扎实的实践技能，具有观察分析和正确判断的能力。
4. 工作态度严谨，充分获得冠心病老年人的信任。

》【任务情境】

患者李奶奶，72 岁，2 年前因出现不稳定型心绞痛症状行冠状动脉造影术，证实冠状动脉左回旋支重度狭窄，介入治疗成功，左前降支存在 50% 狭窄，目前不需要处置。术后仍存在发作性胸痛，心胸憋闷，出冷汗，左腋下不适，自觉全身与心脏一起颤动，甚至有濒死感，多次住院治疗，不愿意出院，看见"白大衣"立即症状加重，经医护人员处置后症状马上缓解，各种检查后均未发现严重心肌缺血证据。患者不敢入睡，害怕独处，不能从事任何强度的体力活动，不愿参与朋友聚会。

该患者急性冠脉综合征"体验"源于心血管和心理双因素，属于"双心医学"范畴。照护人员采取冠心病的常规护理、急性冠脉综合征的预警评估、"双心病"评估，根据评估结果采取了支持性心理照护、认知疗法、中医情志护理（五音疗法、运动疗法），当冠脉综合征"体验"来临时采用"三分钟呼吸"空间疗法解决焦虑情绪，有效地缓解了患者的焦虑、抑郁情绪，减少了症状发作次数。

》》【任务分析】

"双心病"，即心脏心理疾病，尤其在老年人群当中，患者往往对疾病发作时的痛苦和恐惧刻骨铭心。随着医学的进步和发展，虽然心血管疾病大多可以治疗，但"双心病"老年人往往会频繁出现冠脉综合征表现，其症状有时可以用医学解释，有时又无法解释，这种突如其来的既可能是心血管疾病层面也可能是心理层面引起的冠脉综合征"症状"称为"冠脉综合征体验"，需要与单纯的冠脉综合征区分，通过有效地干预，可以改善该病老年患者的生活质量。

本任务中患者存在典型的"双心"问题，通过冠脉造影检查和支架治疗后，对引起心绞痛发作的冠脉分支已经进行了积极处理，但遗留的不够治疗指征的左前降支问题始终让患者担心，这种不良情绪既是造成心脏功能进一步老化的危险因素，也是冠脉综合征"体验"的直接诱因，因此作为照护人员，应该及时察觉该患者的心理和生理问题，除给予专业的疾病照护外，加强心理照护更是对该患者的最大支持。

》》【任务实施】

一、任务难点与重点

1. 症状受心理和心脏疾病双因素影响，疾病的常规护理是基础

患者冠脉综合征"体验"虽然与心理因素关系密切，但患者既往有明确的冠状动脉狭窄史，虽通过介入治疗成功处理高危血管分支，未处理分支不够治疗指征，但随着年龄增长和疾病发展，该血管分支及其他未病变冠脉血管仍需要持续关注与保护，为防止心血管事件发生，疾病的常规护理是基础。

2. 患者对死亡有强烈恐惧感，病情恶化的识别是难点，应急处理是重点

本任务对象为老年女性，根据病史和发病情况，该患者多次住院，即使在符合出院标准的情况下仍不愿出院，出现了疑病和恐惧死亡的心理表现，在照护工作中要对急性冠脉综合征（包括不稳定型心绞痛、心肌梗死等）进行早期识别和应急处理，一方面阻断心血管事件链，防止病情恶化；

另一方面向患者展现照护人员对疾病护理的专业性，取得患者的信任，消除恐惧，减少发病频率，延缓病情进展。

3. 心理因素既是发病原因，也是病情恶化诱因，"双心病"的早期识别是关键

本任务属于典型的"双心（心脏心理）医学"范畴，以往单从生物医学视角下照护该患者难以判断发作的真正原因，无法让患者解除病痛。随着长期的病痛折磨，焦虑、抑郁情绪会逐渐加重，从而导致疾病症状和病情加重。因此，早期识别"双心病"是本任务溯本求源、釜底抽薪的关键。

4. 消除抑郁和恐惧，减少发病频率，心理照护是保障

本任务中的患者心理健康水平低，存在抑郁、恐惧心理，医院及各社区在对冠心病患者进行照护的同时，也应该加强其心理照护，从心理、行为、药物等多方面综合护理，减轻患者心理和精神负担，减少发病频率，最终实现患者躯体和心理真正意义上的健康。

二、实施步骤

（一）评估与准备

1. 评估

（1）急性冠脉综合征的初级评估

急性冠脉综合征病情变化迅速，虽然该任务中的老年患者多次发病主要与心理因素相关，但其仍存在急性冠脉综合征风险。在日常照护中，应注重防止因忽略急性冠脉综合征评估而造成疾病得不到及时有效救治，加速病情恶化，甚至引起死亡的情况。对于非临床医学专业的照护人员，无法根据复杂的理化检查对疾病危重程度进行判断，我们可以选择改良早期预警评分（modified early warning score，MEWS），并根据心绞痛症状特点，对病情进行初级评估。预判危重风险并对其采取有效治疗措施，是有效降低患者病情恶化或死亡的一项重要预警手段。

1）MEWS评估：MEWS是一种简易的病情及预后评估系统，依据患者心率、收缩压、呼吸频率、体温和意识进行综合评分，将病情危重度分值化，能快速、简捷、科学地对患者危险进行急性预测（表9-2-1）。

表9-2-1 MEWS量表

项目	评分						
	3	2	1	0	1	2	3
心率（次/分）	—	<40	41～50	51～100	101～110	111～129	≥130
收缩压（mmHg）	<70	70～80	81～100	101～199	—	≥200	—
呼吸频率（次/分）	—	<9	—	9～14	15～20	21～29	≥30
体温（℃）	—	<35	—	35～38.4	—	>38.5	—
意识	—	—	—	清楚（警觉）	对声音有反应	对疼痛有反应	无反应

评分标准：<5分为低危；5～8分为中危，病情恶化可能性较大，多需留观或住院治疗；9～14分为高危，死亡危险性明显增加。

2）心绞痛特征。

A. 稳定型心绞痛胸痛特征。

诱因：常在从事体力活动、情绪激动、寒冷、饱餐时发生。

部位：主要位于胸骨体之后，可波及心前区，手掌范围大小，也可横贯前胸，界限不清楚，常向左肩、颈部、手臂放射，也可放射至下颌或牙齿、背部。

性质：常为压迫、发闷或紧缩感，也可有烧灼感、刀割样或沉重感，或无法解释的上腹痛或腹胀，可伴焦虑或濒死感。

持续时间：持续数分钟至 10 余分钟，多为 3～5 分钟，一般不超过半小时。

缓解方式：一般在休息后或含服硝酸甘油后 3～5 分钟内缓解。

B. 急性冠脉综合征胸痛特征。

诱因：常在一般体力活动（平地步行<200 或登一层楼）、轻微体力活动或静息状态即发生。

持续时间：较稳定型心绞痛持续时间更长，一般可达数十分钟。

缓解方式：常规休息或含服硝酸甘油。

伴随症状：大汗、恶心、呕吐、心悸或呼吸困难，甚至出现心动过缓、低血压、晕厥等表现。

该任务中老年患者在出现冠脉综合征"体验"时，症状表现为心胸憋闷，出冷汗，左腋下不适，自觉全身都和心脏一起颤动，甚至有濒死感，发作时无明显诱因，多在看到医护人员时发作，在给予速效救心丸后数秒钟内缓解，发作症状不典型；MEWS 评估仅呼吸频率在 15～20 次/分，得 1 分，总分<5 分，提示生命体征暂时平稳，需缓解患者紧张情绪，遵医嘱常规护理，关注病情变化。

（2）"双心病"的筛查

根据该任务的发病特点和 MEWS 评估，考虑患者属于"双心病"范畴，随着双心医学的发展，大量流行病学和研究证据显示，即使在控制生物因素水平（胆固醇、血压、血糖等）的情况下，心理危险因素（焦虑、抑郁等）仍是构成冠心病发病最重要的因素。流行病学调查显示，7%～49.5%的冠心病患者合并焦虑抑郁症状，同时也是冠心病患者生活质量下降甚至死亡的预测因素。

在老年冠心病患者的照护工作中，如果老人频繁出现冠脉综合征"体验"，而无法通过常规体检和实验室检查解释其症状时，应该警惕"双心病"，可以通过躯体化症状自评量表（somatic self-rating scale，SSS）对患者情况进行初步判断，并按照严重程度进行相应的处理，以解除患者痛苦，防止病情进展，减少医疗资源的浪费。

SSS 是由我国学者毛家亮设计编制，共有 20 项题目，其中躯体化症状题目（S 因子分）占 50%，焦虑（A 因子分）占 20%，抑郁（D 因子分）占 20%，焦虑抑郁（AD 因子分）占 10%。本任务患者 SSS 评分为 48 分，提示有中度心理情绪问题，根据心理科医生会诊意见服药治疗，照护方面应更注重患者的心理需求，加强疾病照护和心理护理（附表 18）。

2. 准备

（1）环境准备

1）房间准备：心理照护过程中需要音乐治疗室、心理咨询室、运动训练室、卧室，要求光线明亮，安静整洁，温湿度适宜，隔音效果好，墙壁和床上用品的颜色应选择暖色调。

2）物品准备：纸、笔、音乐播放器、U 盘、电视机（可连接 U 盘）、瑜伽垫或沙发、抢救药品。

（2）照护者准备

仪表整洁，举止端庄，态度亲近，语声清晰，语调温和，语速适中。

（3）照护对象准备

1）着装整洁、宽松，面料柔软，体位舒适。

2）避开检查、治疗时间。

3）状态良好，理解、配合。

（二）实施与评价

1. 实施

（1）急性冠脉综合征应急处理

根据评估，当患者心绞痛发作时，如果 MEWS 评分>5 分并且<9 分，则提示冠心病病情恶化可能性较大，需按照急性冠脉综合征照护，并告知医生决定留观或住院治疗。如果心绞痛发作，MEWS>9 分，提示死亡危险性明显增加，照护人员应立即按以下步骤做紧急处理。

1）在医院呼叫医生或居家拨打 120。

2）立即指导患者卧床，若患者意识不清，立即将患者头偏向一侧，以便将口咽部的分泌物及时排出。

3）消除紧张情绪，保持环境安静，对患者进行鼓励、安慰。

4）指导患者处于疼痛最轻的体位，解开衣领和腰带。

5）舌下含服硝酸甘油 1 片（不要吞服）。

6）吸氧。

7）密切观察患者的生命体征、意识状态和瞳孔状态，建立静脉通路，给予心电监护，准备好抢救车及除颤仪，协助做好抢救或转运工作。

8）如果出现呼吸、心搏骤停，立即给予徒手心肺复苏。

（2）通过支持性心理照护与患者建立良好的关系

为了与患者建立良好关系，照护人员在与患者沟通时应以平等为前提，通过主动倾听、共情地回应、消除疑虑等技巧，做到真诚、无条件地积极关注，与患者构建了相互信任、无条件地接纳对方、充满真诚坦率、愿意倾听彼此心灵的自然流露的良好关系。

1）主动倾听：照护人员热情投入地、认真地听老年人描述自己发病的过程，内心的恐惧、无助和整个救治过程，站在老年人的角度去理解他的痛苦，用鼓励的话语支持老年人继续倾诉。

2）共情的回应：照护人员通过主动倾听，对老年人的内心世界有了准确的了解，设身处地地从老年人的角度看待和感受事物，无条件地接纳老年人的感情、态度，并通过语言和非语言形式表达自己对老年人的理解。

老人：医生虽然给我做了手术，但我心脏还有一根不好的血管没处理，而且随时会堵住，我的症状从未好转过。

照护人员：这确实很痛苦，会让人经常担心再次发病甚至加重病情。

3）消除疑虑：通过主动倾听、共情回应（图 9-2-1），老年人提出了以下问题。①害怕心脏病复发，我不敢做任何活动，不能参与其他老年人的活动，我很孤独；②害怕心脏病发作时身边没人而默默死去；③女儿在外地工作很忙，自己帮不上忙还拖累女儿，感觉自己很没用。

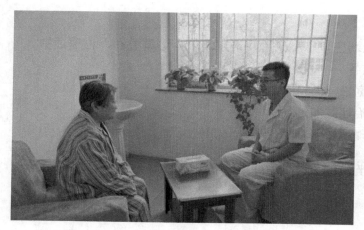

图 9-2-1　照护人员与老年人交谈以解除疑虑

　　照护人员积极接纳老年人的疑虑，肯定老年人关心自己健康、害怕死亡是很正常的；年龄大了身体功能不如从前也是正常的；同时回应老人，"子女关爱老年人是天经地义的，不需要自责和对此有任何负罪感"。

　　（3）认知治疗

　　通过对老年人病情及主要生活信息的了解，分析老年人目前存在负性自动思维，采用认知疗法让老年人发现这些不合理的想法，并予以矫正。

　　1）解释想法如何引起情绪。

　　A. 目的：知道想法和情绪是不同的现象，想法会引起情绪和行为。

　　B. 方法：照护人员以老年人提出的问题为例，解释什么是情绪，什么是想法，想法如何引起情绪（表 9-2-2）。

表 9-2-2　想法如何引起情绪

想法：我认为……	情绪：因此，我感到……
我的心脏根本治不好，随时会发病或者死亡	焦虑、恐慌、无望
我不能照顾自己，需要有人陪伴	孤独，依赖
我需要女儿，但又不想成为她的累赘	依赖，自责

　　2）区别想法和事实。

　　A. 目的：让老年人理解当存在焦虑、抑郁等不良情绪时，会将想法看作事实，帮助老年人区分情绪、想法和事实。

　　B. 方法：照护人员根据老年人的情绪、想法和事实，运用 A-B-C 技术，让老年人认识到相同的诱发事件（activating event，A）怎样导致不同的信念（想法）（beliefs，B）及结果（consequence，C，包括情绪和行为），见表 9-2-3。

表 9-2-3　A-B-C 技术

A 诱发事件	B 信念（想法）	C 结果：情绪	C 结果：行为
晚上我听见窗户的咔嗒声	有人闯进我的房子	焦虑	锁上门，报警
晚上我听见窗户的咔嗒声	是外边的风，窗户没关紧	有点后悔	关紧窗户，回去睡觉
我感觉心脏不舒服	我的心脏病发作了	焦虑、恐慌	前往医院急救

续表

A 诱发事件	B 信念（想法）	C 结果：情绪	C 结果：行为
我感觉心脏不舒服	医生检查过很多次了，没有那么严重，可能是喝了太多浓茶	有点后悔	下次不要泡那么浓的茶
我的女儿好久没来看我了	身体不好不中用了，女儿嫌弃我了，我会孤独地死去	孤独，无望	心脏特别难受，必须马上联系女儿
我的女儿好久没来看我了	女儿最近工作太忙了，心里还是挺挂念我的	思念	给女儿打电话关心一下她的生活

3）改变负性自动思维：引导老年人换一种思考问题的方式，频繁出现冠脉综合征"体验"是因为担心心脏病发作而使得焦虑加重，以往每次发作都做了详细的检查，病情没有恶化，大多数的冠脉综合征"体验"是高度焦虑的后果，并不是心脏病的体征。照护人员指导老年人用想象方式来练习处理问题或模拟一定的情境，或在一定条件下以实际经历进行训练，不断强化老年人自我处理问题的能力。

4）"症状"来临时采用"三分钟呼吸"空间法应对："三分钟呼吸"空间法属于正念疗法的一种，与其他疗法相比，其优点在于该方法简单易于操作，随时随地可以进行，很适合融入每天的生活中。

练习方法：①观察自己的呼吸（1 分钟左右）。尽可能地知觉此刻的呼吸，一刻接着一刻，用呼吸作为内心的锚，让自己真正地沉浸在当下。②观察呼吸的同时，将身体作为一个整体来观察。感觉自己身体的情绪、感觉、姿势及面部表情。也许能感觉到身体的放松，或者身体某个部位的紧绷……无论是什么，都要尝试去接纳，让这些想法、情绪、身体感受存在着，把它们作为自己的观察对象。③将察觉范围继续扩大到周围的环境，觉察环境中的内容和细节。

（4）中医情志护理

国际心身医学会曾宣告，"世界心身医学应向中医学寻找智慧"。中医学的基本特点是"整体观念"和"辨证论治"，本身包含丰富的"心身一体"的医学思想，完善和拓宽了"双心医学"的治疗思路，与现代医学提倡的"生物-心理-社会医学模式"不谋而合，在治疗冠心病"双心"异常方面具有独特的优势。

1）五音疗法：老年人存在对发病和死亡的极度恐惧，肾属水，恐为肾之志，因此中医五音疗法利用情志相克的原理，选择五行属土敦厚庄重的宫调式乐曲作为治疗曲目与恐相克，配合穴位按摩，治疗因极度恐惧而导致的情绪不宁、神志错乱（图9-2-2）。具体步骤如下。

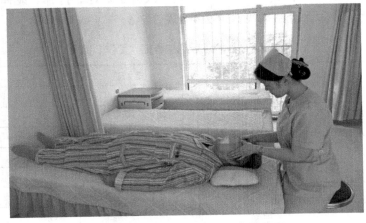

图 9-2-2　五音疗法配合穴位按摩

选择光线柔和、空气新鲜、温湿度适宜的室内环境。

限制探访者、声音、电话等，暂停所有护理活动，嘱患者排空大小便，取舒适卧位。

按照"子午流注"原则，选择在上午 7～11 时（胃辰、脾巳）播放"宫调式乐曲"，代表曲目有《月光奏鸣曲》《月儿高》等，每天 20～30 分钟。

2）运动疗法：照护人员采用八段锦给老年人进行运动治疗（图 9-2-3），每天 1 次，每次 2 遍，2 遍之间休息 5 分钟，具体步骤如下。①发放国家体育总局八段锦视频及文字资料，解释八段锦口诀；②在老年人简单了解八段锦后，带领老年人在环境安静、配有音乐的室内练习；③第 1～4 天以教授功法及强化动作练习为主；④第 5～7 天教授功法及配合呼吸练习；⑤观察老人练习过程中的躯体及情绪不适症状，每天记录练功日记，包括练习后躯体及情绪的感受。

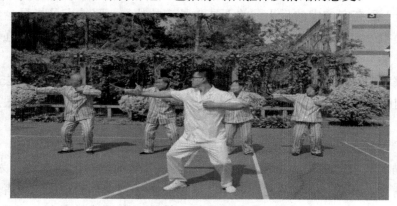

图 9-2-3　八段锦疗法

注意事项：在运动前测量血压和脉搏，血压过低或过高，脉搏过快、过慢或节律不齐，不适合运动；运动中如出现疲劳、心悸、气短、胸闷、大汗或心跳剧烈等不适，应立即停止，就地休息；运动后休息 0.5 小时，之后再进餐，禁止冷水淋浴以防受凉；穿舒适、宽松的衣服和鞋袜。

2. 评价

本任务为一例典型的老年"双心病"案例，即在冠心病基础上合并焦虑、抑郁的心理问题，照护人员本着提升老年"双心病"患者生存质量的目标，给予老年人充分的尊重、理解、共情，积极关注，精准评估，规范指导，同时采取支持性心理照护、认知治疗、正念训练、中医情志护理等心理照护，使患者冠脉综合征"体验"得到有效控制，改善了焦虑、抑郁、躯体化等心理问题，提升了老年人的生活质量，具体评价结果见表 9-2-4～表 9-2-6。

表 9-2-4　各阶段冠脉综合征"发作"情况

症状	0 周	第 1 周	第 2 周	第 4 周	第 8 周
胸痛、胸闷	经常	经常	有时	有时	很少
冷汗	经常	经常	偶尔	无	无
左腋下不适	经常	经常	有时	有时	很少
肢体颤抖	经常	经常	有时	很少	很少
濒死感	有时	有时	偶尔	无	无
睡不好觉	经常	经常	经常	有时	偶尔
害怕独处	经常	经常	有时	偶尔	偶尔

续表

症状	0 周	第 1 周	第 2 周	第 4 周	第 8 周
不能进行体力活动	任何体力活动都不能参加	在鼓励下可慢走，每天可做 1 遍八段锦	每天做 1~2 遍八段锦，慢走	每天做 2 遍八段锦，适当活动	每天做 2 遍八段锦，适当活动
不能参加社会活动	任何集体活动都不能参加	任何集体活动都不能参加	有时能参与集体活动	可以参与集体活动	欣然接受集体活动

表 9-2-5　各阶段 SSS 评估情况

时间	0 周	第 1 周	第 2 周	第 4 周	第 8 周
SSS 评分（分）	48	44	41	38	34

表 9-2-6　老年冠心病患者冠脉综合征"体验"的心理照护评价表

评价内容			评价等级		
			A（满意）	B（合格）	C（不满意）
急性冠脉综合征的初级评估	改良早期预警评分（MEWS）				
	"双心病"的筛查和自杀风险评估				
心理照护具体措施	支持性心理照护	主动倾听			
		共情回应			
		消除疑虑			
	认知治疗	解释想法如何引起情绪			
		区别想法和事实			
		改变负性自动思维			
		呼吸空间法			
		中医情志护理			
自我总结					

》》【知识拓展】

老年冠心病与老年"双心病"

冠状动脉粥样硬化性心脏病指冠状动脉发生粥样硬化引起管腔狭窄或闭塞，导致心肌缺血缺氧或坏死而引起的心脏病，简称冠心病，也称缺血性心脏病，临床上根据发病特点和治疗原则将其分为慢性心肌缺血综合征（CIS）和急性冠状动脉综合征（ACS）两大类。其中急性冠状动脉综合征（ACS）简称冠脉综合征，主要包括不稳定型心绞痛（UA）、非 ST 段抬高心肌梗死（NSTEMI）和 ST 段抬高心肌梗死（STEMI），是具有潜在危险的严重疾病，如得不到有效处理往往病情容易恶化，增加死亡风险。当老年冠心病患者病情得到有效控制后，临床症状主要以"稳定型心绞痛"为主，即在劳力、情绪激动、饱食、受寒等情况下才会引发胸痛症状，提示虽有冠脉狭窄或部分闭塞，血流量减少，但心肌的供血量相对比较固定。由于 ACS 病情凶险，尤其是许多经历过 ACS 发作的老年人，往往会出现疑病和对死亡的恐惧，焦虑、抑郁与心血管疾病双向相关问题更明显。

双心医学的概念始于 1985 年美国《心身医学杂志》的一篇文章，该文章将心理心脏病学定义为心脏与心理相会的地方，认识到有些患者虽表现为心血管疾病的症状，但查不到心血管疾病的客观证据，提出医学专家要放弃管状视野，重视心理问题。1995 年胡大一教授首次赋予"双心医学"

的命名，提出单纯的生物医学模式有时不能正确诊断疾病，无法让患者解除病痛，同时浪费了大量医疗卫生资源，反而不断制造"医源性疾病"，一些无临床意义的检测结果使患者产生疑病的焦虑情绪，甚至心情越来越差，悲观情绪日渐加重，应提倡让"双心医学"服务模式落地。

》【实训练习】

实训练习答案

一、单项选择题

1. 老化指个体在成熟期后的生命过程中所表现出来的（   ）方面的退行性变化。
   A. 形态学　　　　　　B. 生理功能　　　　　　C. 心理功能　　　　　　D. 以上都是

2. 下列不属于稳定型心绞痛胸痛的典型特征的是（   ）。
   A. 疼痛多在体力活动、情绪激动、寒冷、饱餐时发生
   B. 疼痛主要位于胸骨体之后，可波及心前区
   C. 疼痛持续时间多超过半小时
   D. 疼痛常为压迫、发闷或紧缩感，也可有烧灼感、刀割样或沉重感

3. 冠心病的行为危险因素包括（   ）。
   A. 身体缺乏活动　　　　　　　　　　B. 不健康饮食和吸烟
   C. 睡眠障碍和放松不足　　　　　　　D. 以上都是

4. 以下不属于急性冠脉综合征的是（   ）。
   A. 不稳定型心绞痛　　　　　　　　　B. 非 ST 段抬高心肌梗死
   C. ST 段抬高心肌梗死　　　　　　　 D. 稳定型心绞痛

5. 支持性心理照护的主要目的是（   ）。
   A. 与老年人建立彼此尊重、信任、无条件地接纳、真诚坦率的良好关系
   B. 让老年人知道想法和情绪是不同的现象
   C. 想法可以引起情绪和行为
   D. 帮助老年人区分情绪、想法和事实

二、判断题

1. 稳定型心绞痛患者不可以进行任何体育锻炼。（   ）

2. 老年冠心病患者心绞痛反复发作，多次去医院检查并未发现心肌缺血的证据，说明老年人只是为了寻求别人关注，不用当回事。（   ）

3. 当老年人有急性冠脉综合征"体验"，改良早期预警评分（MEWS）为 10 分时，提示病情危重。（   ）

4. 老年冠心病患者运动之前要测量血压和脉搏，若血压过低或过高，脉搏过快、过慢或节律不齐，则不适合运动。（   ）

5. 不稳定型心绞痛只有在劳力、情绪激动、饱食、受寒等情况下才会引发胸痛症状。（   ）

三、简答题

什么是"双心医学"？为老年冠心病患者提供心理照护时应与老年人构建怎样的关系？

四、案例分析题

蔡奶奶，79 岁，冠心病病史 15 年，合并高血压、糖尿病，频发室性期前收缩、短阵室性心动过速。蔡奶奶一直遵医嘱用药，血糖、血压水平控制良好，常于后半夜因胸痛、胸闷、气短由家人送入急诊，尽管症状、指标均很严重，但是入院后均会很快缓解，次日晨起症状几乎完全缓解。之前 1 年要住院 10 余次，加用抗焦虑药物后，1 年未再住院。

问题 1. 导致患者胸痛、胸闷频繁发作而住院的可能原因是什么？

问题 2. 如何筛查双心病？

问题 3. 主要应采取哪些心理照护方法？

任务三　老年消化性溃疡患者的心理照护

》【学习目标】

❖ 知识目标

1. 掌握老年消化性溃疡患者常见的心理问题。
2. 熟悉老年消化性溃疡患者的心理问题特点。
3. 了解老年消化性溃疡患者的疾病发展与心理问题之间的关系。

❖ 技能目标

1. 掌握老年消化性溃疡患者的心理照护方法。
2. 熟悉老年消化性溃疡患者心理问题的评估方法。

❖ 素质目标

1. 具备为消化性溃疡老年人提供心理照护的基本能力。
2. 具备照护消化性溃疡老年人的爱心、耐心、细心，积极共情。

》【任务情境】

患者刘爷爷，男性，75 岁，主因上腹部不适 1 月余入院治疗。3 年前出现上腹部胀痛症状，疼痛位于中上腹部，尤其是进餐后疼痛更加明显，伴反酸及嗳气。胃镜检查诊断胃溃疡（A2 期），当时拒绝住院，仅口服药物治疗，间断性自主停药。半年前疼痛加重，出现 2 次糊状黑便，入院检查多次便常规提示潜血阳性，给予雷贝拉唑钠及胸腺蛋白口服溶液后复查便常规无异常。1 个月前饮酒后出现恶心、呕吐、头晕、尿量减少，黑便次数 1～2 次/日，在家属的反复劝说下勉强同意住院治疗。

在诊疗期间，听闻多年好友因胃癌去世，刘爷爷经常唉声叹气、闷闷不乐，家属追问原因，刘爷爷含糊地说"想老朋友了"。刘爷爷认为药物作用效果差，情绪急躁易怒，容易因为一件小事与家属出现矛盾而生气，一度拒绝进食、进水，每天躺在床上，或只在房间内进行简单活动。只要稍微感觉到腹部有些疼痛就变得异常紧张，有时还会感觉疼痛加重，每当这时就会询问家属或医务人员"是不是癌变了"。睡眠质量差，一再表示想出院回家。在对刘爷爷进行积极药物治疗的同时，照护人员积极了解并帮助其分析不利于疾病治疗的心理、社会应激因素，给予个性化定制饮食、亲情关怀、放松训练、情绪转移及定期进行相关知识的健康宣教等一系列心理照护措施，帮助刘爷爷克服心理问题，使其积极配合治疗。

》【任务分析】

消化性溃疡（peptic ulcer）是一种发病率较高的慢性消化道疾病，是指胃肠道黏膜被自身消化而形成的溃疡，患者常会出现上腹部疼痛、恶心、呕吐、嗳气、早饱等症状。最为常见的是胃溃疡（gastric ulcer，GU）和十二指肠溃疡（duodenal ulcer，DU），可于各个年龄段发病，症状反复发作，会引起出血、穿孔、幽门梗阻等并发症，甚至有癌变的可能。消化性溃疡伴出血患者由于缺乏医学专业知识，对出血性疾病的紧张、恐惧使患者在治疗期间易出现烦躁、恐惧、悲观、抑郁等不良情绪。

国内外曾有多项研究报道，消化系统疾病老年患者的心理问题发生率明显高于正常人群。巨大的心理精神压力也会影响消化系统的生理功能，导致组织器官在解剖学层面上发生变化，还会影响感觉神经元的敏感程度。

针对该案例，采取有效的心理干预辅以恰当的饮食干预有助于减轻患者的心理负担，通过对患者进行针对性治疗，努力满足患者的生理需要（饮食可口、环境舒适安静）及社会心理需要（安全、自主、自尊、亲情与归属、了解疾病的知识），使患者调整心态，自觉避免并及时调整不良情绪，保持积极乐观的态度，主动配合治疗，使临床症状得以改善或消失，将自身维持在一个较好的状态，从而提高生存质量。

》【任务实施】

一、任务难点与重点

1. 疾病迁延发展，加重患者不良心理和情绪

1）消化性溃疡具有慢性迁延、周期性发作、节律性疼痛的临床特点，愈合后常复发，故腹痛、嗳气、反酸、恶心等症状长期存在，且患者出现黑便，使患者自尊心紊乱，加重患者的紧张、焦虑情绪。

2）患者出现黑便及便血，因为"血"这种特殊物质的出现而产生恐惧感。

2. 患者知识缺乏，饮食、服药依从性差

患者得病后，因为缺乏相关医学知识，既认为药物的作用不大，对于药物可吃可不吃，擅自控制服药的次数及药量，又认为自己喜爱的食物对疾病进展没有太大影响，自制力不强。再加上患者

本身或多或少存在人际关系缺失、心理防卫能力差等因素，对治疗效果略有影响。

3. 社会支持缺乏，心理照护需求迫切

在诊疗过程中，患者家庭的保姆为主要照顾者，全程陪伴参与治疗，性格温柔谨慎，日常沟通内容仅限于饮食、起居等。患者育有两女一儿，工作忙时几乎无电话交流。多年好友兼棋友因癌症去世不足半年。患者严重缺乏社会支持，焦虑烦躁，一度拒绝进食、进水，迫切需要全面心理照护。

二、实施步骤

（一）评估与准备

1. 评估

（1）心理状态评估

应用焦虑自评量表（SAS，附表 6）对患者进行评估，该老人得分 53 分，为轻度焦虑。

Nottingham 健康量表广泛用于生命质量的研究，为自评量表，以患者的自我感受评分（表 9-3-1）。其由 38 条自评条目组成，包括 6 个维度，分别为躯体活动、精力水平、疼痛、睡眠、社会生活与情感反应。被调查者回答"是"或"否"，回答"是"计 1 分，回答"否"计 0 分。分值越高，表明生活中存在的问题越多，生活质量越差，生活质量与分值呈负相关。该老年人得分为 21 分。

表 9-3-1　Nottingham 健康量表

自评条目	是	否
躯体活动：		
1. 只能在室内活动		
2. 弯腰困难		
3. 根本不能走路		
4. 上下楼梯很困难		
5. 伸手拿东西很困难		
6. 自己穿衣服很困难		
7. 长时间站立很困难		
8. 户外活动时需要帮助		
精力水平：		
1. 成天感到疲倦		
2. 做什么事情都很费力		
3. 很快就筋疲力尽		
疼痛：		
1. 晚上感到疼痛		
2. 有难以忍受的疼痛		
3. 改变体位时疼痛		
4. 走路时感到疼痛		
5. 站立时感到疼痛		
6. 有持续性疼痛		

续表

自评条目	是	否
7. 上下楼梯时感到疼痛		
8. 坐着时感到疼痛		
睡眠：		
1. 需要催眠药辅助睡眠		
2. 早晨很早就醒来		
3. 晚上大部分时间睡不着		
4. 很长时间才能入睡		
5. 晚上睡眠很差		
社会生活：		
1. 感到孤独		
2. 很难与别人接触		
3. 没有亲密的朋友		
4. 感到自己对别人是一种负担		
5. 很难与他人相处		
情感反应：		
1. 有什么事情使自己精神崩溃		
2. 没有什么事情使自己高兴		
3. 感到很紧张		
4. 日子过得很慢		
5. 这些天容易发脾气		
6. 感到自己不能控制情绪		
7. 烦恼使自己晚上睡不着		
8. 感到自己已经没有价值		
9. 醒来时感到压抑		
*您的健康是否影响到您的工作？（指有收入的工作）		
*您的健康是否影响到您照料家庭？（如清洗与烹饪、修理等）		
*您的健康是否影响到您的社会生活？（如逛街、看朋友等）		
*您的健康是否影响到您的家庭生活？（与家庭成员的关系）		
*您的健康是否影响到您的兴趣爱好？（如体育、艺术与工艺等）		
*您的健康是否影响到您度假？（如夏季与冬季假期、周末等）		

（2）食品营养调查

使用食物频数问卷（food frequency questionaire，FFQ），调查研究对象过去 1 年的饮食情况（表 9-3-2）。食物频数分为次/天、次/周、次/月、次/年。根据调查结果，可按经常吃、不常吃、偶尔吃分类。按照分类方法分为 3 组：①经常吃，每天或每周内都吃；②不常吃，不是每周吃，但每月都吃；③偶尔吃，不是每月吃，可能在几个月内或 1 年内偶尔吃。

表 9-3-2　食物频数问卷（FFQ）

请回忆在过去的 1 年里，你是否吃过以下食物，并估计这些食物的平均食用次数。

食物	每日次数	每周次数	每月次数	每年次数
咖啡				
浓茶				
辛辣调料				

续表

食物	每日次数	每周次数	每月次数	每年次数
泡菜				
肉类				
牛奶				
熏腌制食物				
油煎、油炸食物				
甜食				
大米				
粗粮				
面食				
稀粥				
豆浆				
绿叶蔬菜				
番茄				
土豆				
瓜类蔬菜				
水果				
吸烟				
酒				

（3）症状评估记录

记录患者治疗前及治疗结束后腹胀、嗳气、腹痛、反酸、黑便这5个症状，根据每个症状轻重程度进行计分（表9-3-3）。该老人腹胀、嗳气、腹痛、反酸、黑便的症状明显，每项得2分。

表9-3-3　症状评估表

	腹胀	嗳气	腹痛	反酸	黑便
治疗前					
治疗后					

注：1分，症状较轻，症状发作时间＞5天，且不会影响日常生活。2分，症状明显，每隔3～5天发作1次，对日常生活有轻微影响。3分，症状严重，每天发作1次，严重影响患者的日常生活。

（4）建立个体化档案

经过综合评估，患者属于中度焦虑。在治疗前患者腹胀、嗳气、腹痛、反酸、黑便这5个症状明显，消化道出血临床危险度分级属于中度。在饮食方面，患者每天喝浓茶3～4杯，每天食用熏腌制食物2次，每天吸烟7～8根，每天饮酒3～5两，饮食习惯差。针对本任务中的患者，从心理、生活质量、饮食、消化道出血评估、症状方面建立科学的个体化健康档案，包括对该患者各方面评估所用到的量表、评估结果、照护措施及结果（表9-3-4）。

表9-3-4　个体化健康档案

健康档案						
病区：	床号：	姓名：赵×	年龄：	诊断：	责任护士：	
心理评估：焦虑自评量表						
生活质量评估：Nottingham 健康量表						
食品营养调查：食物频数问卷（FFQ）						

续表

消化道出血评估：出血量评估、临床危险度分级
症状评估
结论：
照护措施：
治疗结束再评：

2. 准备

（1）环境准备

1）房间准备：光线明亮，安静整洁，温湿度适宜，配备适宜的沙发。

2）物品准备：纸张、中性笔、音乐播放器。

（2）照护者准备

仪表整洁，举止端庄，态度亲近。

（3）照护对象准备

1）着装整洁，体位舒适。

2）避开检查、治疗时间。

3）状态良好，理解、配合。

（二）实施与评价

1. 实施

（1）加强用药和饮食管理

1）用药管理：提高患者的服药依从性，监督其遵医嘱服药。

在入院后行胃镜和幽门螺杆菌（helicobacter pylori，Hp）检查，且在治疗开始前对患者进行血常规、呼吸、血压、脉搏的监测，查看高热、呕血、黑便症状。随后对其进行四联疗法治疗——质子泵抑制剂、胶体铋、2 种抗生素。例如，雷贝拉唑钠肠溶片、胶体果胶铋胶囊（应餐前 30 分钟口服），阿莫西林胶囊及克拉霉素胶囊（应餐后 30 分钟服用）。连续用药 14 天。因患者服药依从性差，在治疗期间应严格督促患者服药并在服药单上进行记录（表 9-3-5）。当治疗结束后，再次对患者进行血常规、呼吸、血压、脉搏监测，查看有无高热、呕血、黑便症状。

表 9-3-5　口服药记录单

服药单

病区：　　　　床号：　　　　姓名：　　　　责任护士：

服药时间	早	中	晚
第 1 天			
第 2 天			
第 3 天			
第 4 天			
第 5 天			
⋮			
第 14 天			

2）饮食管理：治疗期间通过发放书面资料和面对面讲解进行饮食管理的健康宣教。讲解饮食因素在消化性溃疡发病中的重要作用（抑制、中和胃酸，促进愈合，减少复发），提高患者对合理饮食的重视，嘱患者养成良好的饮食习惯。将饮食原则告知该患者及家属：戒烟、戒酒、忌饮浓茶，饮食宜清淡，细嚼慢咽，丰富多样，规律进食（日进餐 4～5 次为宜），不宜过饱或过饥，忌刺激性食物（生冷、辛辣、干硬），烹调以采用蒸、煮、烩、炖、焖等方法为宜。

根据患者疾病进展进行饮食指导。

A. 出血急性期：由不能进食逐渐过渡饮食，给予温和、无刺激、易于消化和有营养的流食、半流食，如面汤、稀饭、鸡蛋汤、蜂蜜、果汁等。

B. 好转愈合期：由半流质逐渐过渡到固体性的食物，多食偏碱性食物，如馒头、粥等，可在粥中加入卷心菜或紫菜等维生素含量丰富的食物，促进溃疡愈合。

C. 恢复期：过渡到正常饮食，多吃富含纤维素、维生素和锌元素的食物，将以上物质的常见食物以图片的形式发放或发送给患者，加深患者的印象。主食以面食为主，蛋白质以鸡蛋、牛奶、肉类等为主，使用植物油（多不饱和脂肪酸）。为预防消化性溃疡复发，可适当让患者服用复合维生素 B 或常吃富含维生素 B 的食物，如橘子、香蕉、葡萄、猕猴桃等。

（2）采取一系列心理放松及减压方法

1）良好沟通，取得信任：照护人员应热情有礼，语言温和，面带微笑，与老年患者建立良好的关系。在日常诊疗中，采取认知行为疗法，选择合适的教育时机，运用通俗易懂的语言向患者介绍疾病的相关知识，对于采取的检查、治疗和照护措施都应事先进行解释，对患者认知中的非理性和自我否定部分进行干预，解除患者对疾病的恐惧，通过认知疗法降低患者的焦虑、抑郁、恐惧等负性情绪，帮助患者树立战胜疾病的信心和对生活的乐观态度。

2）了解需求，转移注意力：对患者采取心理支持疗法，了解患者生活中的矛盾冲突、情绪反应、性格爱好等情况，及时发现患者的心理问题，并参考其性格特点给予个性化心理指导。本例患者在住院治疗以前疼痛持续时间长，情绪焦虑紧张，且负性生活事件较多，朋友去世对其造成一定的打击，社交范围及人际关系的改变导致负性情绪加重，影响了日常生活质量。因此，在患者身体状况允许的情况下，鼓励患者积极参加各项文体活动，如消化操、八段锦、手工折纸等，帮助其培养兴趣爱好，鼓励其与朋友、家人分享心情，交流生活，抒发情感。

3）放松训练，有效减压：在安静舒适、轻松愉悦的环境中，教会患者渐进式躯体放松、意念放松与呼吸训练，指导患者在情绪烦躁时进行自然端坐，闭目敛神，均匀平缓地呼吸 3～4 分钟，放松肌肉，并将此感觉扩散到全身，缓慢睁开双眼。让患者静下心来，与自己的内心进行交流，以调节情绪。

4）指导睡眠：让患者平躺于床上，以舒适为宜，闭上双眼，指导患者做腹式呼吸数次，使其身心宁静。要求患者将注意力集中于一点，用平和的言语引导或暗示患者的感受和体验，如"放轻松""你现在感觉身体非常舒适"等，使患者慢慢进入睡眠状态。治疗过程中，保证患者午间 1 小时及晚间 22 时到早上 6 时的充分睡眠。

5）帮助患者获取社会支持：患者育有两女，女儿工作忙时便没有联系。照护者与其女儿进行充分沟通，鼓励女儿多陪伴患者，提醒女儿对患者的情绪要包容、体谅，遇事主动与老年人商量，多听教诲。

结束治疗后，对患者再次从心理、生活质量、饮食方面进行评估，评估结果与开始治疗前对比，患者对疾病的相关知识有了一定程度的了解，焦虑、抑郁评分降低，改变了不良的心理状态，生活质量也得到了改善。

2. 评价

该任务为一名消化性溃疡伴中度出血的中度焦虑老年患者,是心理状态具有一定特点的典型案例。照护人员本着提升患者生存质量的目标,给予患者充分的尊重、理性的共情、精准的评估、规范的指导,同时采取人性化、个体化的饮食制订及系列放松训练,使患者的心理状态得到一定的改变,调节了不良情绪,增强了自身康复能力,促进了消化性溃疡的康复。该任务的照护方法和经验值得学习。

》》【知识拓展】

消灭幽门螺杆菌,预防消化性溃疡

幽门螺杆菌是世界上人群感染率最高的细菌之一,它是一种寄生在胃内的细菌,黏附于胃黏膜及细胞间隙,可引起炎症。它与慢性胃炎、消化性溃疡、胃癌的发病密切相关。与正常人群相比,幽门螺杆菌感染者患胃癌的危险性可增加4~6倍。根据调查,在我国,20~50岁的人群中幽门螺杆菌的感染率呈递增趋势,50岁以上高达69%。因此,为了引起人们的重视,自2014年开始,我国将5月15日定为"全国无幽日"。

幽门螺杆菌感染后人们通常会出现上腹疼痛、早饱、口臭、恶心、呕吐、腹胀等,如果出现了这些症状,建议及早进行幽门螺杆菌筛查。若感染了幽门螺杆菌,目前主要采取质子泵抑制剂+胶体铋+2种抗生素的四联疗法,连续用药14天,根除率可达90%以上。在根除幽门螺杆菌的过程中,部分患者在服药后可能会出现口苦、上腹不适、腹胀等不良反应,这属于正常现象,不能因为轻微不适就停药。中断服药或不规律服药容易导致治疗失败,甚至导致细菌耐药。一旦出现细菌耐药,相同的治疗方案则不能再用,而且会使下次治疗更为复杂。但如果出现了以下情况,必须马上停药。①过敏性皮疹:服药后皮肤上出现成片的水疱或红疹,有时痒,有时不痒,这是抗生素过敏引起的皮疹;②发热:服药后出现发热症状,且持续不退,就必须先停药,然后通过物理降温的方法退热,必要时到医院就诊,不要随意吃退热药,避免因药物相互作用而加重症状;③肝功能损伤:服药期间肝功能检查发现氨基转移酶水平升高,如果排除其他原因(如乙型肝炎、丙型肝炎等),确定是服用抗生素导致的药物性肝损伤,也必须马上停药。

远离幽门螺杆菌应养成良好习惯:餐具消毒,实行分餐制;不吃生食或太烫的食物(它们会刺激胃黏膜,降低机体抵抗力,从而为幽门螺杆菌的入侵创造条件);不要口对口喂饭;及时洗手、清洁口腔;高危人群应定期体检(每2~3年进行1次胃镜检查)。

》》【实训练习】

一、单项选择题

1. 出血量为(   )ml时粪便隐血试验可呈阳性。

   A. 0   B. 5~10   C. 50~100   D. 150~200

2. 消化性溃疡老年患者不存在(   )心理现象。

   A. 抑郁感   B. 怀旧感   C. 孤独感   D. 饥饿感

实训练习答案

3. (　　) 以患者的自我感受评分, 分值越高, 表明生活中存在的问题越多, 生活质量越差。

　　A. 症状自评量表　　　　　　　　　B. 心理防御方式问卷

　　C. 社会支持评定量表　　　　　　　D. Nottingham 健康量表

4. 下列不属于消化性溃疡反复发作引起的并发症的是 (　　)。

　　A. 出血　　　　　B. 穿孔　　　　　C. 幽门梗阻　　　　D. 疼痛

5. 食物频数问卷可调查研究对象过去 (　　) 的饮食情况。

　　A. 1 年　　　　　B. 6 个月　　　　C. 3 个月　　　　D. 1 个月

二、判断题

1. 生物反馈治疗法不是消化性溃疡患者的心理治疗方式之一。　　　　　　　(　　)

2. 老年患者的心理应激因素对消化性溃疡具有一定影响。　　　　　　　　　(　　)

3. Nottingham 健康量表中, 分数越高, 说明生活质量越好。　　　　　　　　(　　)

4. 出血量为 400~500ml (一次出血量) 时可出现全身症状。　　　　　　　　(　　)

5. 只要对幽门螺杆菌进行正规治疗, 就一定能根除。　　　　　　　　　　　(　　)

三、简答题

对于消化性溃疡出血期患者, 应如何制订照护计划?

四、案例分析题

患者刘奶奶, 女性, 65 岁。主因确诊上腹部不适 1 周余入院治疗。刘奶奶退休 2 年, 在女儿家帮助女儿带孩子。患胃溃疡 1 年多, 一直吃着女儿买的药, 病情时好时坏, 女儿陪着刘奶奶不停往返于医院和家之间。近 1 个月疼痛加重, 家人也慢慢发现刘奶奶性格不像以前那么开朗了, 情绪低落, 经常唉声叹气, 不喜欢接触外人, 隔三岔五睡不着, 看到孩子们为工作忙忙碌碌时, 总感叹老来无用, 经常一个人在房间, 有时还会自己偷偷落泪, 遂至医院就诊。起初刘奶奶拒绝住院, 在家人反复劝说下勉强接受。入院第三天女儿到医院探望, 发现刘奶奶闷闷不乐, 愁眉不展, 一再表示想回家。

问题 1. 请叙述导致刘奶奶疼痛加重的原因。

问题 2. 作为照护者, 如何对刘奶奶进行心理照护?

任务四　老年糖尿病患者的心理照护

》》【学习目标】

❖ 知识目标

1. 掌握老年糖尿病患者的自我管理方法。

2. 熟悉老年糖尿病患者的疾病恐惧及相关心理痛苦。

3. 熟悉老年糖尿病患者的饮食注意事项。

❖ **技能目标**

1. 掌握提高老年糖尿病患者自我管理的干预措施。

2. 掌握老年糖尿病患者常见心理问题的照护方法。

3. 熟悉老年糖尿病患者并发症的体验方法。

❖ **素质目标**

1. 具备换位思考的人文服务理念，能够感知老年糖尿病患者的痛苦。

2. 对老年糖尿病患者实施照护时具备同理心、爱心、耐心和细心。

》》【任务情境】

患者张爷爷，73 岁，于 2021 年 8 月在路边晕倒由路人送至医院急诊，当时测量血糖值为 2.1mmol/L。入院后进行全面体格检查，张爷爷有糖尿病病史 15 年余，其间未规律就诊，未规律监测血糖，间断服用过二甲双胍片。患者体重指数（BMI）33kg/m²，呈超重状态。全面体格检查后发现患者已出现糖尿病相关并发症，包括糖尿病肾病、糖尿病视网膜病变等。

五年前，患者张爷爷的母亲曾因糖尿病并发症而导致截肢。住院期间，张爷爷因恐惧疾病进展出现与母亲相似的情况而导致失眠，同时因缺乏家庭支持而出现焦虑、抑郁等负性情绪。夫妻二人仅一人有退休工资，经济压力大，在住院 10 天后强烈要求出院。住院期间，护理人员采用正念疗法及并发症体验对患者进行心理疏导，使其充分认识糖尿病并提高糖尿病的自我管理能力；基于感恩拓延-建构理论开展延续性的心理照护干预，降低患者的负性情绪水平，减轻躯体症状，提高患者的生活质量和幸福感。

》》【任务分析】

糖尿病作为常见的慢性病之一，病程长，并发症多，自我管理不严和并发症的出现容易使糖尿病患者产生不良的心理应答，如焦虑、抑郁、恐惧和糖尿病相关心理痛苦等，加重患者的思想负担，直接影响其生活质量。糖尿病相关心理痛苦定义为患者因糖尿病相关的疾病管理、疾病支持、情感负担及是否获得高质量的治疗等担忧而产生的负性情绪反应，也称糖尿病痛苦（diabetes distress，DD）。糖尿病相关心理痛苦在糖尿病患者中的发病率为 25%~45.7%。糖尿病相关心理痛苦合并焦虑、抑郁、恐惧等，可对糖尿病患者的生活质量、血糖控制和自我管理能力产生严重影响，对治疗和预后影响巨大，应给予更多的关注。糖尿病患者合并的焦虑相关障碍常见的有广泛性焦虑障碍、躯体变形障碍、强迫障碍、特定恐惧症和创伤后应激障碍；除抑郁、焦虑外，一些其他心理行为障碍（如认知障碍、人格改变、饮食习惯改变、睡眠障碍、性功能障碍等）也常见于糖尿病患者，很多患者存在 1 种以上精神心理问题。

该任务中的患者存在恐惧、焦虑、抑郁等负性情绪，心理健康是其疾病管理的一部分，尽早发现和缓解糖尿病患者的抑郁、焦虑情绪，帮助患者及早摆脱不良心理、恢复自信，不但有助于提高其生活质量，也有助于糖尿病的控制。对该患者的负性情绪进行心理干预是照护工作的重要内容。

》【任务实施】

一、任务难点与重点

1. 患者恐惧心理严重，运动依从性差

低血糖恐惧症是糖尿病患者在疾病管理过程中因受到低血糖威胁而产生的负性情绪体验，以及由此所导致的相关行为改变。患者此次住院是因低血糖晕倒，恐惧日后再次发生意外而产生了因噎废食的心理，运动依从性差。另外，此患者 BMI 为 $33kg/m^2$，呈超重状态。

2. 多种糖尿病并发症出现，影响患者的生活质量

此次体格检查发现患者已经出现糖尿病肾病、糖尿病视网膜病变、糖尿病神经病变、糖尿病下肢动脉病变等多种并发症。患者母亲有糖尿病病史 30 余年，后因糖尿病并发症而截肢。患者担心疾病并发症影响其生活质量，因此出现焦虑、抑郁等多种心理问题。

3. 缺乏家庭支持，负性情绪明显

患者妻子为其主要照顾者，年龄较大（72 岁），勉强可以照顾自己。育有一子，在国外工作，每 2 年回国探望 1 次，家庭支持缺乏。夫妻二人仅一人有退休工资，就医经济压力大。此外，患者性格内向，不善交谈，负性情绪明显，对于医院的活动，参与积极性不高。

二、实施步骤

（一）评估与准备

1. 评估

（1）低血糖恐惧感及恐惧疾病进展感评估

1）低血糖恐惧感评估：低血糖恐惧感集中体现在心理上的焦虑与行为上的改变两个方面。在经历过严重低血糖的患者中，有超过 4/5 的人存在低血糖恐惧感，这严重影响他们的身心健康。由于对低血糖事件有害怕或恐惧心理，患者常常为了避免再次发生低血糖而产生补偿性的行为来努力维持高血糖状态，如多次改变饮食方式（额外加餐或暴饮暴食等）、减少体育运动等。然而，这并不利于患者的疾病管理。此患者的低血糖恐惧量表中的行为量表得分 43 分、忧虑量表得分 52 分，总分 95 分，表明该患者的低血糖恐惧程度较高（附表 19）。

2）恐惧疾病进展评估：恐惧疾病进展是指个体对于一切与其现实存在疾病相关的但不同于传统心理功能失调（焦虑、抑郁等）的恐惧心理，即恐惧疾病进展所带来的各种生理、社会、心理后果。长期和（或）过度的恐惧会降低患者疾病治疗的依从性，影响其生命质量和社会功能，增加医疗费用。恐惧疾病进展简化量表主要用于测评慢性病患者的疾病进展恐惧水平，包括生理健康和社会家庭两个维度，≥34 分为有临床意义的界定水平。对该患者进行全面评估，其疾病进展恐惧量

表得分为 35 分，表明该患者的疾病进展恐惧程度较高（附表 16）。

（2）糖尿病相关心理痛苦评估

糖尿病相关心理痛苦是评价与糖尿病相关特殊问题的不太理想的指标，包括对血糖控制达不到理想状态的失望、面临并发症发生的恐惧、饮食与活动的受限、药物治疗的不便利及缺乏社会人际情感支持等一系列负性心理，心理痛苦的发生可影响糖尿病的治疗结果、患者的治疗依从性与生活质量，对患者的自我管理行为和血糖控制也有一定的影响。糖尿病相关心理痛苦量表包括生活规律相关痛苦、情感负担相关痛苦、医生相关痛苦及人际关系相关痛苦共 4 个维度 17 个条目，各条目使用 6 级评分制，得分越高，说明患者的心理痛苦水平越高（附表 20）。该患者的糖尿病相关心理痛苦得分为 49 分，说明该患者产生了较严重的糖尿病相关心理痛苦。

2. 准备

（1）环境准备

1）房间准备：房间光线充足，温湿度适宜，配备舒适的椅子。

2）物品准备：健康教育手册、食品模型、轮椅、纸、签字笔、袜子、海绵垫。

（2）照护者准备

着装整洁，态度和蔼，将手机等通信设备调至静音状态。

（3）照护对象准备

1）避开检查、治疗时间。

2）着合适的休养服，体位舒适。

（二）实施与评价

1. 实施

（1）并发症体验

并发症体验指通过角色扮演、实物演示等，使患者在特定的环境中感受低血糖反应及高血糖并发症，激发患者预防和控制血糖达标的愿望，继而主动参与自我健康管理。该患者已出现糖尿病肾病、糖尿病视网膜病变等并发症，但患者对自我健康管理的重视程度仍然不够，通过并发症体验使其直观感受病变给生活带来的不便，从而加强自我健康管理。

1）糖尿病肾病：让患者触摸正常及肾小球硬化 2 种肾脏模型，通过感受 2 种模型质地的不同，让患者了解糖尿病肾病的病理改变。

2）糖尿病下肢病变：嘱患者穿袜子在海绵垫上行走 3～4 分钟，使其感受到糖尿病下肢病变导致的行走时的踩棉花样感觉（图 9-4-1）。

3）糖尿病视网膜病变：协助患者佩戴毛玻璃眼镜后再让其阅读教育手册，以此体验糖尿病视网膜病变给生活带来的不便。

4）糖尿病大血管病变：让患者坐在轮椅上，用弹力绷带将患者右侧上、下肢绑于轮椅上，并要求患者用左手行驶轮椅，直至患者感觉吃力时再嘱患者喝水，使其感受到糖尿病大血管病变给生活带来的不便（图 9-4-2）。

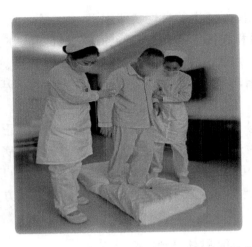

图 9-4-1　协助患者在海绵垫上行走，体验踩棉花感

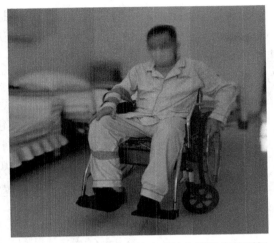

图 9-4-2　患者体验大血管病变给生活带来的不便

（2）应用正念疗法减轻糖尿病患者的心理痛苦，提高其生活幸福感

针对本例患者的情况，照护者采取的心理治疗方法主要为正念疗法。正念疗法的目的是利用正念对疾病、疼痛、压力进行干预，获得了良好的效果。循证医学证据显示，规律的正念训练可降低糖尿病相关心理痛苦并提高血糖控制的能力。照护者每周三上午采用视频对患者进行正念疗法训练，每天 1 次，每次 45 分钟，共进行 8 天的训练和讨论（表 9-4-1）。

表 9-4-1　糖尿病正念疗法干预方案

时间	实施地点	项目和内容	持续时间
1～2 天	会诊室	1. 向患者介绍正念疗法的背景、意义、运用情况，以及正念的 8 种态度：赤子之心、不加评判、确认认同、不加努力、平静祥和、顺其自然、自我信任及自我关爱。并嘱患者每天进行自我训练30 分钟 2. 进行吃橘子练习。通过引导，从橘子的来源到其外表、性质、颜色、气味甚至揉捏所发出的声音，再到食物在口腔咀嚼至吞咽的细微过程，指导患者正念吃橘子	45 分钟
3～4 天	病房	觉知呼吸训练：让患者取舒适体位，随着吸气和呼气进行觉知腹部的运动	45 分钟
5～6 天	病房	觉知躯体运动：在背景音乐下，患者跟随照护者进行八段锦的练习，从头到脚觉知身体各部位当时的感受（图 9-4-3）	45 分钟
7～8 天	病房	静坐冥想练习	45 分钟

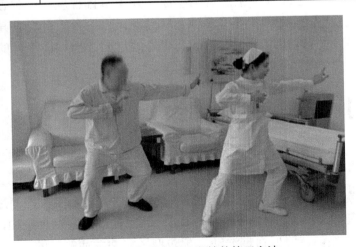

图 9-4-3　指导患者八段锦的练习方法

（3）基于感恩拓延-建构理论开展心理照护干预，降低患者的负性情绪水平

感恩拓延-建构理论是一种积极心理学，认为每种积极情绪都具有独特的进化目的和适应性，可建构包括身体、智力、社会及心理的持久个人资源，并抵消消极情绪所致的不良生理效应。感恩作为一种积极的情绪反应状态，不仅可以消除负面情绪，还能有效提升个体适应能力和对生活的整体评价，以及对未来生活的积极期待。

对于此病例，我们通过多种感恩方式（包括感恩日记、感恩拜访）及引导患者进行正向回忆，让患者用心记录生活中美好的点点滴滴，建立对未来生活的美好期许，树立战胜疾病的信心，不仅可以提高患者的疾病认知水平与依从性，还可以达到控制血糖和提高生存质量的目的。此患者住院时间短，因此我们开展了基于感恩拓延-建构理论的延续性照护，其照护干预方案见表 9-4-2。

表 9-4-2 基于感恩拓延-建构理论的延续性照护干预方案

时间	实施时间、地点	项目及内容	持续时间、频次
住院期间	出院前 2 天；会诊室	1. 正向回忆与希冀：引导患者回忆过去或当天所发生的美好事情，并对未来生活给予美好的期望 2. 激发个人兴趣：患者爱好气功，可指导八段锦的练习方法 3. 感恩日记：指导患者以写日记的方式每天记录日常生活中感恩的人和事 4. 感恩拜访：患者子女在国外，鼓励患者与亲戚、朋友保持密切联系，多与他人交流并积极融入社会，感受来自社会和他人的温度	20～30 分钟；1 次/天
出院后（持续 3 个月）	每周一上午；微信平台	建立微信群：将照护者与患者拉进微信群，每周一上午定时推送感恩拓延-建构理论的相关知识，引导患者开启一周的新生活，并了解患者出院后感恩护理的实施情况	30～60 分钟；每周一上午
	每月 15 日下午；会诊室	组织病友交流会：每月为出院患者组织一次病友交流会，由照护者向患者讲解感恩的正向作用，并选取该患者作为榜样，让其说出自己的感恩做法及效果，其间鼓励病友之间用感恩的话语积极自我赞美和赞美他人	60～120 分钟；每月 1 次
	每月 1 日、16 日；护士站	电话随访：每 2 周对患者进行一次电话随访，询问患者的身心状况和感恩护理实施现状，提醒患者定期复诊，并对感恩护理落实不好者给予针对性的指导	5～10 分钟；每月 2 次

2. 评价

该任务对象为一例老年糖尿病患者，自我管理能力差，糖尿病相关健康知识缺乏。照护人员针对薄弱环节给予加强指导，全面提高了患者的糖尿病知识掌握程度；针对患者出现的糖尿病相关心理痛苦、低血糖恐惧、恐惧疾病进展等多种心理问题，照护者严密观察其心理变化并提供延续性照护，显著降低患者的负性情绪水平，帮助其更好地回归社会。该患者的心理照护方法和经验值得学习借鉴。

》【知识拓展】

糖尿病患者科学饮食的几个关注点

确诊糖尿病后，就要做好长期控制血糖的准备。科学饮食是所有类型糖尿病治疗的基础。糖尿病患者的饮食要遵循平衡膳食的原则，在控制总能量的前提下调整饮食结构，满足机体对各种营养素的需求，并达到平稳控糖、降低血糖波动、预防糖尿病并发症的目的。

1. 水果糖分高，糖尿病患者能不能吃水果？

水果含有大量膳食纤维，因此每天摄入充足的水果和蔬菜可以降低肥胖、心脏病和脑卒中等疾病的患病风险。对于糖尿病患者，选择安全、合适的水果的一种方法是检查食物的升糖指数。升糖指数是用 1～100 对食物进行评级，该指数越大表示食物升高血糖的速度越快。血糖负荷综合考虑食物的升糖指数及每份食物中碳水化合物的数量，因此是一种评估食物如何随着时间影响血糖管理的更准确的方法。

（1）低升糖指数和血糖负荷水果（升糖指数<55，血糖负荷<10）

苹果、牛油果、西柚、葡萄、猕猴桃、橙子、杏、李子、草莓、蓝莓。

（2）中升糖指数水果（升糖指数 56～69，血糖负荷<10）

哈密瓜、无花果、木瓜、香蕉、菠萝。

（3）高升糖指数水果（升糖指数>70）

干枣（血糖负荷>20）、西瓜（血糖负荷<10）。

2. 为了避免血糖升高，糖尿病患者是不是应该少吃点？

在糖尿病的医学营养治疗中，维持能量平衡至关重要。很多糖尿病患者在认识上存在一定误区，认为维持能量平衡就等于"吃得越少越好"。有些患者已经出现明显的消瘦，仍然按照公式计算食物中的能量值，甚至摄入更低的能量，对健康造成了不良影响。因此，糖尿病患者每天摄入的能量应根据体力活动及健康状况调整。老年糖尿病患者可以按照每天 25～30kcal/kg 体重（注：1kcal=4.186kJ）计算能量摄入。如果已经出现体重下降或消瘦，能量系数要比普通糖尿病患者更高一些，有助于降低出现营养不良的风险。总而言之，老年糖尿病患者要防止能量摄入过多，造成代谢不平衡，更要预防能量摄入不足而威胁健康。

3. 糖尿病患者碳水化合物、脂肪、蛋白质等营养成分的摄入比例应该如何界定？

由于患者之间具有个体差异，并没有一个饮食方案适合所有的老年糖尿病患者。不过，一般来讲，对于中国的老年人群，我们建议碳水化合物的供能比为 45%～55%，脂肪为 20%～30%，蛋白质为 15%～20%，这样就能够满足老年人对营养摄入的基本需求。

》》【实训练习】

一、单项选择题

实训练习答案

1. 反映近 2～3 个月糖尿病控制情况最理想的指标是（　　）。

　　A. 空腹血糖　　　　　B. 餐后血糖　　　　　C. 尿糖　　　　　D. 糖化血红蛋白

2. 糖尿病自我管理的"五驾马车"理念不包括（　　）。

　　A. 饮食　　　　　　　B. 运动　　　　　　　C. 家庭　　　　　D. 药物

3. 下列碳水化合物、脂肪、蛋白质的摄入比例符合糖尿病患者饮食规律的是（　　）。

　　A. 70∶15∶15　　　　B. 30∶40∶40　　　　C. 30∶30∶40　　D. 50∶30∶20

4. 糖尿病患者的低血糖恐惧主要体现在（　　）。

A. 心理上的恐惧   B. 行为上的改变

C. 拒绝社交   D. 心理上的恐惧和行为上的改变

5. 糖尿病患者的常见并发症不包括（　　　）。

A. 糖尿病肾病   B. 糖尿病下肢血管病变   C. 糖尿病眼底病变   D. 血液病

二、判断题

1. 葡萄属于高升糖指数水果。   （　　　）

2. 恐惧疾病进展量表主要用于测量慢性病患者的疾病进展恐惧水平，包括生理健康、家庭、心理、社会 4 个维度。   （　　　）

3. 正念疗法的目的是利用正念对疾病、疼痛、压力进行干预，获得良好效果。   （　　　）

4. 为了避免糖尿病患者的血糖升高，患者应该少吃一点。   （　　　）

5. 长期和（或）过度的疾病恐惧会降低糖尿病患者疾病治疗的依从性。   （　　　）

三、简答题

请简述糖尿病患者恐惧疾病进展的利与弊。

四、案例分析题

患者李爷爷，男性，78 岁，主因血糖升高 23 年、足趾溃疡 1 月余入院。患者 50 岁的女儿为其照顾者。入院后主诉足趾疼痛，饮食无节制，因自主行走困难拒绝运动。医嘱给予口服药物结合注射胰岛素治疗，同时对足趾溃疡给予换药。在住院过程中，患者睡眠状况不佳，主诉有糖尿病家族史，父母因为糖尿病并发症先后去世，害怕出现相同情况，要求严格控制血糖，但又不能遵医嘱自我管理饮食，出现矛盾心理。

问题 1. 该患者出现的主要心理问题有哪些？

问题 2. 如何做好该患者的护理管理？

任务五 老年帕金森病患者的心理照护

》》【学习目标】

❖ 知识目标

1. 掌握老年帕金森病药物治疗注意事项。
2. 掌握老年帕金森病运动障碍者的心理特点。
3. 熟悉老年帕金森病治疗困境及运动障碍并发症的类型。

❖ 技能目标

1. 掌握帕金森病老年人负性情绪的评估方法。

2. 掌握帕金森病老年人负性情绪的心理照护方法。

3. 熟悉帕金森病老年人运动与康复训练的方法。

❖ **素质目标**

1. 具备尊重和接纳帕金森病老年人的服务理念。

2. 对帕金森病老年人实施照护时应具备爱心、耐心和细心。

》【任务情境】

患者李爷爷，69 岁，2009 年 9 月出现左侧肢体震颤、僵硬、行动迟缓，诊断为帕金森病，给予金刚烷胺和普拉克索治疗，2 周后因症状轻微自行停药。2010 年 2 月出现下颌静止性震颤，面部表情减少，行走时左脚拖步，随后出现右侧肢体僵硬，诊断为帕金森病，给予多巴丝肼、吡贝地尔治疗后症状明显好转。自 2011 年底，李爷爷自觉肢体僵硬，运动迟缓明显加重，快速行走受限，并出现双下肢酸胀感。PET/CT 检查提示双侧壳核及尾状核分布减低，调整使用盐酸普拉克索片，用量为 0.75mg/次，每天 3 次。李爷爷出院后自行将普拉克索片调整为 0.25mg/次，每天 3 次。2015 年出现口吃，症状逐渐加重，完善各项检查后调整口服药物，但效果差，生活不能自理。2020 年 7 月行脑深部电刺激（DBS）术，手术过程顺利。术后运动功能明显改善，肌张力明显下降，行走及转身时冻结现象消失，可自行系扣子，未出现睡眠精神行为异常及视幻觉现象。

李爷爷帕金森病运动障碍逐渐加重，说话口吃严重，面部表情减少，下颌部静止性震颤，四肢肌张力铅管样升高，生活质量评价评分高达 126 分。随疾病逐渐进展，李爷爷情绪低落，不愿与人交流，夜间睡眠困难，白天乏力、易疲劳，整天闷闷不乐，不愿出门，感觉生活没有意义。在手术和药物治疗的同时，护理人员采取组织健康知识宣教、给予亲情关怀、正念疗法等一系列心理照护措施，帮助李爷爷改善不良心理反应，重拾生活信心。

》【任务分析】

帕金森病又称震颤麻痹，是常见的中枢神经系统退行性病变，主要临床表现为静止性震颤、肌肉僵直、运动迟缓、姿势步态异常，同时伴有智力减退、痴呆及记忆障碍，通常病情重、病程长，常见于 65 岁以上的中老年人，其发病率与老龄化程度呈正相关。随着全球老龄化进程加快，帕金森病发病率逐年增加，已成为危害中老年人健康和生活的重要医学和社会问题。

抑郁是帕金森病最常见的情感障碍，特别是老年帕金森病患者，由于身体结构的变化、智力的减退，与外界缺乏交流，使患者负性情绪加重，抑郁症的发生更为明显。有调查显示，老年帕金森病患者中抑郁症的患病率高达 50%，远远超过了一般老年人的抑郁症发病率（3%~4%），但仅有 10% 的患者接受抗抑郁治疗。老年帕金森病患者由抑郁引起的自杀率或疾病死亡率上升，由躯体和认知障碍导致的残疾加重，以及这些精神心理因素导致的生活质量下降等，对老年抑郁的治疗提出了更大的挑战。

该任务中李爷爷因为运动症状持续加重，严重影响工作和生活，HAMD 抑郁评分一度高达 18 分，照护人员根据李爷爷的心理需求特点，分析李爷爷的环境因素和个人因素，识别对李爷爷的负性情绪产生影响的危险因素，帮助李爷爷调整对疾病的适应程度，采用放松疗法、心理疏导等方式，实施全方位心理照护，缓解疾病进展，改善和提高李爷爷的生活质量。

》【任务实施】

一、任务难点与重点

1. 缺乏系统治疗，患者服药依从性差

帕金森病目前无法治愈，只能控制和改善症状，需要接受正规、专业、系统的治疗。本任务中李爷爷在服用帕金森病治疗药物期间，不服从医嘱，随意增减剂量或停药，甚至擅自更换药物，造成症状"波动、异动"。

2. 运动症状进展迅速，自我评价过低

李爷爷运动症状进展迅速，持久性情绪低落、注意力不集中，对工作和生活缺乏兴趣，行为依赖、被动，意志力差，害怕异样眼光，减少外出活动，拒绝与人交流，因为小事过分自责、内疚，自怨自艾，看待问题消极悲观。

3. 专业知识缺乏，对脑深部电刺激手术期望值过高，对疾病进展恐惧

李爷爷被诊断为帕金森病，同时有冠心病、高血压等多病共存，经多次药物调整治疗效果不佳，疾病进展迅速，从四川到北京，辗转各大医院求医，治疗过程复杂且艰辛。经手术治疗后运动症状好转，虽然脑深部电刺激术治疗帕金森病仅可控制震颤、僵持、运动迟缓等症状，明显提高日常生活质量或能力，但并不能治愈帕金森病或延缓其进展，对严重的言语障碍、吞咽障碍、步态平衡障碍疗效不显著，甚至无效，对一些非运动症状（如认知障碍）亦无明确疗效，甚至可能导致恶化。李爷爷由于长期受疾病折磨，肌肉萎缩、关节变形，运动功能不能达到理想效果，内心焦虑不安，对未来充满恐惧。

4. 社会支持缺乏，心理照护需求迫切

在诊疗过程中，李爷爷的爱人为主要照顾者，全程陪伴参与治疗，其性格内向，不善言谈。育有一子一女，女儿因车祸身亡，儿子工作繁忙，很少来院探望。自雇保姆1名，文化水平较低，平时交流仅限于吃饭、穿衣等日常生活。李爷爷缺乏社会支持，焦虑难耐，除了如厕，其余时间均闭目静卧，不愿与人交流，迫切需要心理照护。

二、实施步骤

（一）评估与准备

1. 评估

（1）抑郁状况的评估
采用汉密尔顿抑郁量表（HAMD）评定抑郁状况（附表8）。该患者评定结果为18分，存在轻

中度抑郁。

（2）生活质量评估

采用帕金森病生活质量评价量表（the 39-item Parkinson's disease questionnaire，PDQ-39），该量表是临床上常用于评价帕金森病患者生活质量的通用量表之一，包括运动状况、日常生活活动、情感健康、社会支持、认知、社交、身体不适 7 个维度 39 个项目的内容，见表 9-5-1。

表 9-5-1　帕金森病生活质量评价量表

维度	条目	评分				
		从不	偶尔	有时	经常	总是（或根本不能做）
运动状况	1. 想做一些休闲活动但有困难	0	1	2	3	4
	2. 照顾您的家庭有困难，如煮饭、烧菜等家务	0	1	2	3	4
	3. 买东西携带有困难	0	1	2	3	4
	4. 走 1km 路有困难	0	1	2	3	4
	5. 走 100m 路有困难	0	1	2	3	4
	6. 想在屋子里随意走动有困难	0	1	2	3	4
	7. 到公共场所走动有困难	0	1	2	3	4
	8. 出门的时候需要有人陪着	0	1	2	3	4
	9. 害怕或是担心在公共场所跌倒	0	1	2	3	4
	10. 限制在家中没法出去	0	1	2	3	4
日常生活活动	11. 自己洗澡有困难	0	1	2	3	4
	12. 自己穿衣服有困难	0	1	2	3	4
	13. 扣纽扣或是系鞋带有困难	0	1	2	3	4
	14. 想要把字写清楚有困难	0	1	2	3	4
	15. 用筷子或汤勺吃东西有困难	0	1	2	3	4
	16. 用杯子喝水不溅出来有困难	0	1	2	3	4
情感健康	17. 感到心情忧郁	0	1	2	3	4
	18. 感到孤单寂寞	0	1	2	3	4
	19. 想哭或掉眼泪	0	1	2	3	4
	20. 感到生气或痛苦	0	1	2	3	4
	21. 感到焦虑不安	0	1	2	3	4
	22. 对您的未来感到担心	0	1	2	3	4
	23. 觉得需要对别人隐瞒您的帕金森病	0	1	2	3	4
	24. 特意避开在公共场合吃饭或喝东西	0	1	2	3	4
	25. 在公共场合会因有帕金森病而感到难为情	0	1	2	3	4
	26. 会担心别人对您的反应	0	1	2	3	4
社会支持	27. 觉得您的病导致您和亲人之间的关系出现问题	0	1	2	3	4
	28. 无法从配偶或伴侣处得到您所需要的支持与帮助	0	1	2	3	4
	29. 无法从家人或好友处得到您所需要的支持与帮助	0	1	2	3	4
认知	30. 在白天会不知不觉地睡着	0	1	2	3	4
	31. 觉得注意力难以集中，如在阅读或看电视的时候	0	1	2	3	4
	32. 觉得您的记忆力不好	0	1	2	3	4
	33. 会做噩梦或有幻觉	0	1	2	3	4
社交	34. 说话有困难	0	1	2	3	4
	35. 感到不能很好地和别人沟通	0	1	2	3	4
	36. 感到被别人忽视	0	1	2	3	4

续表

维度	条目	评分				
		从不	偶尔	有时	经常	总是（或根本不能做）
身体不适	37. 觉得肌肉会疼痛得痉挛	0	1	2	3	4
	38. 关节或身体会疼痛	0	1	2	3	4
	39. 会有不舒服的冷热感	0	1	2	3	4

2. 准备

（1）环境准备

1）房间准备：病房内阳光充足，安静整洁，温湿度适宜，有舒适的沙发。

2）物品准备：音乐播放器、纸、笔。

（2）照护者准备

仪表整洁，举止端庄，态度亲近。

（3）照护对象准备

1）着装整洁，体位舒适。

2）避开检查、治疗时间。

3）状态良好，理解、配合。

（二）实施与评价

1. 实施

（1）加强疾病健康知识宣教，正确认识脑深部电刺激手术

照护者针对李爷爷术后恢复情况与本人及家属沟通，了解到李爷爷对手术恢复期望值过高。采取自制多媒体课件辅助教学，图文并茂，发放床旁教育图册，以便充分了解帕金森病知识、常规治疗手段、脑深部电刺激手术后的注意事项等，通过与李爷爷沟通交流，耐心解释帕金森病的长期性与反复性，告知手术不可解决的问题，让其正确认识手术。讲解刺激电极植入后的注意事项，告知李爷爷不同症状所需改善时间不同。一般来说，肌肉僵直或运动迟缓症状改善较快，静止性震颤等症状改善较慢，如遇不良反应，应及时联系医生，不能自行调整参数。及时听取反馈，当面答疑。请李爷爷扫码关注帕金森病康复微信群，在微信群中每天推送健康教育内容。

（2）采取正念疗法，缓解李爷爷的抑郁情绪

1）良好沟通，取得信任：李爷爷入院时生活不能自理，活动困难，思想焦虑，照护者采用一对一辅导的形式实施心理疏导。鼓励李爷爷说出自己的烦恼和负性情绪，倾诉心理体验、顾虑和困难，并给予适当帮助，增强李爷爷的信任感。

2）鼓励李爷爷参加患友会，增强其战胜疾病的信心：医护人员定期组织患友会，包括经验分享、听音乐、读书交流、运动等形式，每次选择1个主题，通过积极参加患友会，互相分享经验和治疗体会，让李爷爷认识到虽然罹患帕金森病，但自己仍有优势和特长，通过才艺展示让李爷爷体会到骄傲感和自豪感。与病友交流患病的历程及如何战胜疾病的艰辛经历，打开心结，重拾信心。

3）正念疗法缓解压力，打破消极思维模式：本任务中李爷爷由于前期不规范的用药导致疾病进展迅速，严重影响工作和日常生活能力，给家庭带来沉重的负担。在心理科的指导之下，采用正

念疗法作为缓解压力和管理情绪的手段，有效地应对不良心理反应。

　　A. "4-7-8" 呼吸：闭上嘴巴，用鼻子慢慢地吸气，默数 4 拍；屏住呼吸，默数 7 拍；然后呼气，同时默数 8 拍。这是一种让自己平静下来、减轻压力和缓解焦虑的简单方法。

　　B. 地上的棍子：当需要将注意力从某件事物上移开时，想象自己在地上放一根棍子，从棍子处开始向前迈进。这可以暂时将注意力从之前的问题中解放出来。

　　C. "3" 法则：大声说出生活中目前发生的 3 件好事，它们不必很复杂。可以是今天天气晴朗，也可以是换了一个好看的发型，对日常事务表达感激之情。

　　4）鼓励写日记，记录美好生活：鼓励李爷爷写日记，记录每天生活中普通但美好的瞬间，记录手术后的肢体恢复情况，每天的康复训练和生活感悟，回忆生活的点点滴滴，细细品味生活中每个美好的细节，体味当时的愉快和点滴事件，指导患者感受生活细节的乐趣，让李爷爷认识到平凡中的幸福。

　　（3）帮助李爷爷获取社会支持

　　1）创造亲情相伴：李爷爷的爱人年老体弱、沉默寡言、不善言辞，鼓励其在生活中陪伴、在思想上支持李爷爷，在细节中表达无声的爱意。李爷爷的儿子在与医护人员沟通后，开始尽量陪伴父亲。说一会儿话、吃一顿饭、打一次电话，利用家人的支持与理解，抚平李爷爷患病后的焦虑和忧愁，让其感受家人与社会的关心与爱护，感受生活的温暖与幸福。

　　2）坚持程控随访：李爷爷行动不便，到医院的路途遥远，在医师协助下，由随访者负责程控随访工作，通过程控改善患者运动症状与非运动症状，向患者科学解释手术可达到的效果，使其有合理手术期望值，建立微信联络，便于积极、及时、方便地沟通。

　　2. 评价

　　该案例为一例老年帕金森病行脑深部电刺激手术后患者，是帕金森病抑郁的典型病例。帕金森病合并抑郁可能会使其运动症状加重，药物疗效减退；此外，患者的恶劣心境影响睡眠，导致精力体力不足，对治疗失去信心，也加重了照护人员的负担。照护人员本着提升帕金森病老年人生存质量的目的，给予充分的尊重、理性的共情、精准的评估、规范的指导，同时采取人性化、个体化的系列减压疗愈方法，指导患者缓解恐惧、焦虑、抑郁情绪，将治疗希望传达给患者，使其树立战胜疾病的信心，主动进行自我情绪调节，HAMD 评定评分降至 6 分。同时通过脑深部电刺激手术，改善其运动症状，稳定自主神经系统，结合积极的行为训练，纠正不良行为习惯，最终帮助患者提升了生活质量。该患者的心理照护方法和经验值得学习借鉴。

》【知识拓展】

帕金森病与抑郁

　　帕金森病是常见的中枢神经系统变性疾病，主要临床表现为震颤、运动缓慢和运动不能、肌强直、姿势平衡障碍等运动症状。除运动功能障碍外，非运动障碍也很常见，帕金森病抑郁（Parkinson's disease depression，PDD）是常见的非运动症状之一，其发生率高达 76%，抑郁障碍常伴随疾病全程，与帕金森病精神病性症状并存，可加重患者的认知功能障碍和运动障碍，严重影响患者的生活质量及社会功能，因此了解帕金森病抑郁的相关知识，正确评估、精准诊断、及时治疗对改善帕金森病患者的生活质量至关重要。

1. 帕金森病抑郁的表现

抑郁情绪和快感缺乏是抑郁症的核心症状。帕金森病抑郁主要表现为持久的情绪低落、注意力难以集中、工作和生活兴趣丧失、睡眠障碍、冷漠、悲观、缺乏幽默感、自杀念头、焦虑、敏感等。不同帕金森病患者抑郁的严重程度不一。有严重认知障碍、女性、早发性帕金森病及帕金森病诊断前有抑郁症病史的患者更容易出现抑郁。

2. 帕金森病抑郁的危害

帕金森病一旦合并抑郁，对帕金森病本身来说，可能会加重运动症状，使药物疗效减退，开期缩短，关期延长。对患者而言，心境恶劣会影响睡眠，导致精力、体力不足，容易对治疗失去信心，甚至悲观绝望，严重影响了患者的治疗和生活质量，也加重了照料者的负担，现已成为帕金森病患者的又一"沉默杀手"。

》》【实训练习】

实训练习答案

一、单项选择题

1. 帕金森病患者常见的步态是（　　　）。
　　A. 慌张步态　　　B. 跨阈步态　　　　C. 剪刀步态　　　　D. 蹒跚步态
2. 帕金森病最重要的治疗方法是（　　　）。
　　A. 抗胆碱药　　　B. 多巴胺替代药物　　C. 金刚烷胺　　　　D. 镇静剂
3. 帕金森病患者服用左旋多巴（复方）制剂时不能同时使用的维生素是（　　　）。
　　A. 维生素 A　　　B. 维生素 B_1　　　　C. 维生素 C　　　　D. 维生素 B_6
4. 帕金森病患者运动减少的主要表现为（　　　）。
　　A. "搓丸样"动作　　　　　　　　　　B. "铅管样"肌强直
　　C. "面具脸"　　　　　　　　　　　　D. 慌张步态
5. 帕金森病起病时，肢体累及方式常见为（　　　）。
　　A. 先累及双侧上肢　　　　　　　　　B. 先累及双下肢
　　C. 先累及右上肢、左下肢　　　　　　D. 先累及一侧上、下肢

二、判断题

1. 手术治疗是帕金森病抑郁最有效的治疗手段。　　　　　　　　　　　　　　（　　）
2. 静止性震颤是帕金森病的典型症状，动作时减轻，入睡后消失。　　　　　　（　　）
3. "剂末现象"与有效血药浓度有关，可以预知，故增加每日总剂量并分开多次服用可以预防。　　　　　　　　　　　　　　　　　　　　　　　　　　　　　　　　（　　）
4. 帕金森病患者若在起步困难和步行时突然僵住不能动，要学会放松，尽量减小步伐；向前走时脚要贴近地面，双臂要摆动，目视前方。　　　　　　　　　　　　　　（　　）
5. 帕金森病患者需要长期或终生服药治疗。　　　　　　　　　　　　　　　　（　　）

三、简答题

请简述前述案例采取的主要心理照护方法。

四、案例分析题

李爷爷，62岁，主因肢体僵硬乏力，运动迟缓7年余，加重1年入院。患者1年前肢体僵硬，运动迟缓加重，行走时双下肢无力，易向前跌倒，伴翻身困难、流涎、说话声音小等特点。医嘱口服多巴丝肼、恩他卡朋、金刚烷胺，罗替高汀贴皮治疗。李爷爷老伴去世多年，2个女儿轮流陪护。经治疗后症状无好转，医生综合评估后拟给予脑深部电刺激术治疗。

问题1. 李爷爷出现消化不良、恶心、便秘的原因是什么？

问题2. 作为责任护士，如何对李爷爷的用药进行指导？

问题3. 如何指导李爷爷脑深部电刺激手术后的术后康复？

任务六 老年阿尔茨海默病患者的心理照护

》【学习目标】

❖ **知识目标**

1. 掌握阿尔茨海默病老年人的心理特点。
2. 熟悉阿尔茨海默病老年人常见的心理问题。

❖ **技能目标**

1. 掌握阿尔茨海默病的心理评估方法。
2. 掌握倾听、鼓励、安慰等支持性心理治疗的心理照护方法。
3. 掌握与阿尔茨海默病老年人沟通的技巧。

❖ **素质目标**

1. 理解并满足阿尔茨海默病老年人的心理需求。
2. 照护阿尔茨海默病老年人时体现"以人为中心"的照护理念。

》【任务情境】

患者朱爷爷，76岁，退休前是一位计算机研究员，学历较高，13年前家人发现其性格、行为出现改变，具体表现为每天三餐后坚持骑自行车外出游玩，而且不论天气状况，雨雪天气也不听劝阻，仍然坚持外出骑自行车，并多次丢失自行车。家人反映朱爷爷喜食冰糖，每月能吃1.5～2kg冰糖，家人发现后限制其冰糖的进食，但是朱爷爷会把冰糖藏在被子里、床头柜里，让家人感到苦恼，近一年朱爷爷还有走失现象。

在朱爷爷的疾病进程中，其性格有所改变，急躁易怒，与老伴交流时经常出现争吵，既往性格温和，住院后确诊为阿尔茨海默病，除进行药物治疗外，照护人员与家属采取满足愿望、耐心倾听、肯定、鼓励和现实导向训练等一系列心理照护措施，帮助朱爷爷稳定情绪，缓解家人照护负担。

》【任务分析】

阿尔茨海默病（Alzheimer's disease，AD）是呈进行性发展的致死性神经退行性疾病，表现为认知功能和记忆功能的不断恶化，日常生活能力进行性减退，并有各种神经精神症状和行为障碍。随着疾病进展，当老年人发现自己的记忆力正在减退时，会有很深的不安全感，在生活中与家人和其他人的关系维系，也没有办法像以前一样进行，会有不顺心、沮丧等消极的心理体验。

目前，医学上还无法治愈阿尔茨海默病，非药物治疗与科学照护是阿尔茨海默病老年人疾病管理的重要内容。心理照护是阿尔茨海默病老年人重要的非药物治疗手段，通过评估、倾听等方法了解老年人的内心世界，并与其建立深厚的认同感，取得老年人的信任，实施各种照护措施时，以老年人为中心，站在老年人的立场去考虑问题，是对阿尔茨海默病老年人进行心理照护的基本前提。

》【任务实施】

一、任务难点与重点

1. 阿尔茨海默病老年人主观表达能力受限，准确评估心理需求难度大

受阿尔茨海默病的影响，老年人的语言表达能力受到限制，有时无法准确表达自己内心的想法，很多评估量表需要本人进行作答，这就会影响结果的准确性。在疾病中晚期，想要了解老年人的内心想法变得更加困难，此时，要求照护人员掌握一些非语言沟通的技巧。该案例的朱爷爷在交流时存在掩饰现象，准确了解他的内心想法比较困难，照护难度大。

2. 阿尔茨海默病老年人的心理差异大，了解问题出现的原因是重点

阿尔茨海默病老年人的性格、心理受到既往生活经历的影响，包括成长环境、工作性质、与家人和朋友的关系等，虽然阿尔茨海默病老年人会有性格改变，但是老年人对事物原有的看法、生活习惯等不会判若两人。尊重并理解每位老年人的个性，了解其过往的生活经历，对于了解老年人出现问题背后的真正原因有很大帮助。

本任务中，朱爷爷年轻时与爱人、孩子长期两地分居，独自生活，不受拘束，爱人退休后才与朱爷爷生活在一起，子女不同住。在住院治疗期间，朱爷爷曾经多次表达对爱人放弃可以在一起工作的机会的不满。因朱爷爷喜食冰糖导致口腔异味，口腔内有真菌生长，照护难度大。在该老人照护过程中，了解老人的需求，帮助家人理解老人出现的各种症状，满足其内心需求，是提升老人及其家人生活质量的重要途径。

二、实施步骤

（一）评估与准备

1. 评估

对阿尔茨海默病老年人进行评估，主要应从老年人的身心状况、沟通能力、日常生活能力、精神行为症状等方面综合评估，以了解其疾病进展程度，最重要的是通过评估发现老年人现存的能力，制订合适的照护计划，以帮助老年人自主生活，提升老年人生活品质，减轻家人及照护者的照护负担。

阿尔茨海默病是老年人容易罹患的疾病之一，由于认知功能衰退，有的老年人会出现记忆障碍及定向力障碍，容易造成老年人不安、混乱等，心理问题得不到有效解决，有的老年人还会出现相应的行为来表达自己的内心感受，给照护工作带来困扰。通过评估老年人的精神心理状态，可以判断老年人是否患有精神心理障碍及其严重程度，包括老年人的情绪情感、精神行为等方面的问题。在评估过程中，可以了解老年人的个性，为疾病的诊断、医患沟通奠定良好的基础。

评估方法包括观察法、交谈法、个案法、心理测验和使用评估量表评估等。对老年人进行评估时要注意选择有针对性的量表，与老年人建立友好、信任的关系，提高检查的可靠性。常用的评估量表有以下几种。

（1）康奈尔痴呆抑郁量表（Cornell scale for depression in dementia，CSDD）

CSDD 为用于评估痴呆老人抑郁情绪的量表，共 19 项内容，分为情绪相关症状、行为障碍、躯体表现、周期性功能和观念障碍 5 个方面。评估时，要分别询问老年人及其照护人员，并通过自己的观察，对老年人 1 周内的情况进行判断。若总分＞8 分，考虑老年人存在抑郁（附表 21）。

（2）神经精神问卷

神经精神问卷（neuropsychiatric inventory，NPI）是根据老年人照护者提供的信息进行评定，询问老年人在过去的 4 周是否有该症状，如果有，评价其出现的频率、严重程度和该症状对照护人员造成的困扰程度（表 9-6-1）。

表 9-6-1 神经精神问卷（NPI）

内容	发生频率				严重度			照护者困扰程度					
	1	2	3	4	1	2	3	0	1	2	3	4	5
1. 妄想													
2. 幻觉													
3. 激越/攻击													
4. 抑郁/心境恶劣													
5. 焦虑													
6. 情感高涨/欣快													
7. 情感淡漠/漠不关心													
8. 脱抑制													
9. 易激惹/情绪不稳													
10. 异常的运动行为													
11. 睡眠/夜间行为													
12. 食欲和进食障碍													

注：NPI 评分时将发生频率及严重程度各项得分相加，各项题目困扰程度计分加起来即为困扰程度的总分，NPI 评分越高，说明老年人的精神症状越严重。

通过一系列评估，朱爷爷康奈尔痴呆抑郁量表评分为 10 分，存在抑郁情绪；NPI 评分 17 分，朱爷爷欣快、易激惹症状出现较多，给家人造成一定的照护困扰。

照护人员以评估结果及老人日常生活的具体评估结果为依据，将照护重点聚焦在必要的照护项目上，依据周围环境及老年人生活特点，建立适合老年人的科学照护计划，有持续性，同时又有弹性。在制订照护计划时，有以下几个目标可以参考：保持老年人身心安定；尽可能发挥老年人现存功能；尊重老年人个性，体现"以人为中心"的照护理念。

与朱爷爷及其家人协商后，住院治疗期间，为朱爷爷制订了个性化的照护计划，在照护实施过程中，根据实际情况动态做出相应调整，其间朱爷爷配合各项诊疗活动，暴躁易怒的现象有所改善。

2. 准备

（1）环境准备

安全是进行各项照护工作的前提与保障，为老年人实施现实导向训练时，要提供安全的训练环境，房间地面整洁，没有水渍、油渍等，光线充足，房间内没有危险物品。

（2）照护者准备

照护者着装整齐，心态平和，并掌握一定的心理干预技术，能够根据老年人状态合理规划安排训练内容及时间。同时，能够根据老年人的个人意愿制订有针对性的训练计划，尊重老年人的内心体验，避免训练难度过大、时间过长造成老年人过度劳累或发生其他意外事件。

（3）照护对象准备

照护对象情绪稳定，能够配合照护者的照护工作。

（二）实施与评价

1. 实施

阿尔茨海默病老年人会出现时间、空间、人物及自身状态认知障碍。现实导向训练是一种心理介入训练方法，是通过不同活动对老年人产生感官刺激，从而使其认识自我及周围环境。

（1）思维和视空间感的训练

1）照护者与老年人一起下象棋、打扑克牌和玩麻将。

2）让老年人按照图例或自己的创意搭积木，或者玩简单的拼图、七巧板、魔方等（图 9-6-1）。

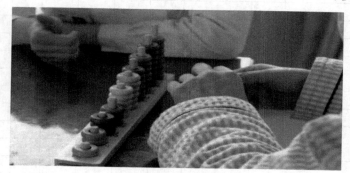

图 9-6-1　创意搭积木

3）准备一些大小不同的几何图形，和老年人一起玩"大小匹配"的游戏：每次拿出 5 个大小不同的几何图形，然后给定一个目标，让老年人从 5 个图形中找出与其大小相同的那一个（图 9-6-2）。

（2）识别物体和归类的能力训练

1）照护者可以让老年人将图片、词组或者实物等，按照不同的属性进行归类。

2）在生活中，可以多让老年人参与家务活动，对日用品、蔬菜、水果等进行识别和归类练习。

3）准备家庭成员、陌生人的照片若干，让老年人将家人的照片挑出来。

（3）数字和计算能力的训练

和老年人一起玩扑克牌比大小或麻将比大小的游戏。照护者可以把数字和计算能力的训练融入生活中，如请老年人帮忙算账或是和老年人一起上街买菜（图 9-6-3）。

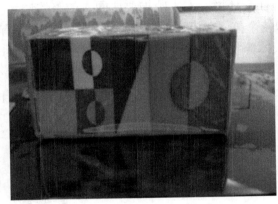 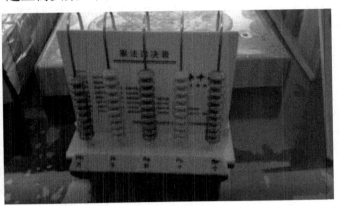

图 9-6-2 "大小匹配"游戏　　　　图 9-6-3 数字和计算能力游戏

（4）感官刺激训练

1）照护者与老年人一起玩"身同心受"的游戏。准备不同质地的物品，如丝巾、棉花、牙刷等，请老年人从中取出一样物品，照护者用老年人取出的物品轻擦他的手掌或手臂，也可以让老年人触摸，鼓励老年人说出感受（感受提示：舒服/不舒服，软/硬，光滑/粗糙）。

2）照护者准备一些简单的打击乐器，如铃鼓、木鱼、沙槌、响板、三角铁等，鼓励老年人选择其中一种乐器，邀请其运用该乐器跟随照护者的节拍敲打，或者跟随音乐的节拍敲打。

3）与老年人一起玩"闻味道"的游戏。准备文字卡及气味浓烈的物品，如花露水、风油精、醋等，让老年人闻一闻瓶内的东西，在文字卡的协助下，猜一猜闻到的是什么。在游戏过程中，注意安全，警惕老年人饮用或食用游戏中所用的物品。

2. 评价

该任务是阿尔茨海默病的典型案例，其中朱爷爷出现的很多问题如脾气性格的改变、饮食习惯的改变等都非常具有代表性，在朱爷爷的心理照护过程中，照护者充分尊重老年人的心理需求，鼓励老年人说出自己的内心想法，并采取小游戏的方式对老年人进行心理照护。其间，朱爷爷情绪稳定，嗜糖问题得到极大缓解，在减轻照护者压力的同时，朱爷爷的生活质量也有所提升。同时，他的家人也学到了与其和谐相处的小技巧，为朱爷爷出院后的持续照护打下良好基础。此例阿尔茨海默病老年人的心理照护经验值得学习和借鉴。

》》【知识拓展】

以人为本的照护理念

以人为本指的是以人的主体存在、需要满足和发展为中心，以人本身为目的的思想或观念，其核心内容是尊重人，尊重人的特性和人的本质。人本照护的内涵包括以下几方面。

第一，人是由身心、社会、文化各方面组成的，其健康也受各种因素影响，人本照护面对的不仅仅是疾病，还要面向整体的人及构成其生活的家庭与社会环境，人本照护要认同人的整体性。

第二，尊重生命及人的个体性。每个人都是一个独特个体，在疾病活动过程中，不同的人会有不同的身心反应，接受同样的治疗却有不同的疗效。人本照护要求深入了解每位患者的内心需要，采取个体化的照护措施。

第三，尊重人的主体性，人本照护原则上应该协助患者过自己想要的生活，充分尊重患者的自主决定。

》》【实训练习】

实训练习答案

一、单项选择题

1. 在痴呆疾病类型中，发病人数最多的是（　　　）。
   A. 阿尔茨海默病　　　B. 血管性痴呆　　C. 路易体痴呆　　　D. 额颞叶痴呆
2. 使用康奈尔痴呆抑郁量表对老年人进行评估时大于（　　　）分，考虑老年人存在抑郁。
   A. 8　　　　　　　　B. 7　　　　　　　C. 9　　　　　　　　D. 10
3. 神经精神问卷主要是根据老人过去（　　　）的症状进行评定。
   A. 3 周　　　　　　　B. 4 周　　　　　　C. 5 周　　　　　　　D. 2 周
4. 阿尔茨海默病老年人常见的心理问题不包括（　　　）。
   A. 愉悦　　　　　　　B. 不悦　　　　　　C. 不安　　　　　　　D. 抑郁
5. 照护阿尔茨海默病老年人的原则不包括（　　　）。
   A. 愉悦性原则　　　　B. 慎独原则　　　　C. 参与性原则　　　　D. 简单性原则

二、判断题

1. 阿尔茨海默病老年人患病后，性格会有所改变，但是老年人对事物的原有看法、生活习惯等不会判若两人。　　　　　　　　　　　　　　　　　　　　　　　　　　　　　　（　　　）
2. 阿尔茨海默病老年人的一些症状跟老人的生活经历有很大联系。　　　　　（　　　）
3. 阿尔茨海默病老年人会对最近发生的事情记得比较清楚，对比较久远的事情记得不太清楚。　　　　　　　　　　　　　　　　　　　　　　　　　　　　　　　　　　　　（　　　）
4. 在照护阿尔茨海默病老年人的过程中，应当鼓励老年人做一些力所能及的事情，维持老年人的现存功能。　　　　　　　　　　　　　　　　　　　　　　　　　　　　　　　　（　　　）
5. 照护者要借助日常的细心观察，如老年人的表情、只言片语和动作，站在老年人的角度去

探索老年人的心理问题。 　　　　　　　　　　　　　　　　　　　　　　　　　　（　　）

三、简答题

简述阿尔茨海默病老年人照护过程中怎样体现"以人为本"的照护理念。

四、案例分析题

患者沈爷爷，68 岁，大学教授，最近一年在为学生讲课时，学生发现其经常会反复讲同一问题，并且之前讲授过好几次的课程一周内又讲述了几次，家人发现其计算力下降，出去买菜经常付错款，有几次没有付钱就离开了。遂带老年人到医院就诊，经过检查，磁共振结果显示脑部轻微萎缩，MMSE 得分 22 分，PIB-PET 阳性，诊断为阿尔茨海默病。住院后，老年人对自己的疾病进行了详细了解，了解到此病现在还不能完全治愈，认为自己以后会给家人带来很多麻烦，情绪低落。其一双儿女长期在国外生活，平时与老伴相互照护，两人感情深厚。

问题 1. 该案例老年人 MMSE 得分 22 分，说明什么问题？

问题 2. 如何维持该老年人的现存功能？

任务七　老年慢性阻塞性肺疾病患者的心理照护

》》【学习目标】

❖ **知识目标**

1. 掌握慢性阻塞性肺疾病老年人的心理特点。
2. 掌握慢性阻塞性肺疾病老年人的心理照护内容。
3. 熟悉慢性阻塞性肺疾病老年人肺康复的注意事项。

❖ **技能目标**

1. 掌握慢性阻塞性肺疾病老年人的心理照护方法。
2. 熟悉慢性阻塞性肺疾病老年人的肺康复方法。

❖ **素质目标**

1. 具备尊重和接纳慢性阻塞性肺疾病老年人的服务理念。
2. 掌握老年慢性阻塞性肺疾病急性发作期和康复期心理干预的方法和技巧。

》》【任务情境】

患者赵爷爷，85 岁，于 2021 年 4 月 10 日因发热 2 小时住院治疗。体格检查：体温 38.3℃，脉搏 100 次/分，呼吸 23 次/分，血压 135/85mmHg。肺部 CT 显示右肺下叶大面积渗出影，既往有慢性阻塞性肺疾病、冠心病等病史，诊断为"慢性阻塞性肺疾病急性发作期"。入院后给予抗感染及化痰止咳治疗。赵爷爷感染控制不佳，体温最高达38.5℃，于次日出现剧烈喘息，血氧饱和度88%，动脉血气分析结果显示为轻度Ⅱ型呼吸衰竭，给予高流量呼吸湿化治疗。3天后体温恢复正常，喘息症状缓解，但是咳嗽咳痰无力，肺功能检查显示第一秒用力呼气容积（FEV_1）为预计值的56%，第一秒用力呼气容积占预计值的百分比（FEV_1/FVC）为60%。

本任务中的患者赵爷爷由于病程迁延，反复发作，夜间咳嗽导致睡眠质量下降，使得赵爷爷异常烦躁、焦虑，爱发脾气，经常拒绝和害怕治疗。在治疗疾病的同时，照护人员采取了支持性心理治疗、认知行为治疗、正念减压治疗等一系列心理照护措施，帮助赵爷爷消除不良心理，积极配合治疗，使得病情逐渐平稳，赵爷爷于2021年5月9日出院。

》【任务分析】

慢性阻塞性肺疾病（chronic obstructive pulmonary disease，COPD）是一种常见的、可预防和治疗的疾病，其特征是持续的呼吸道症状和气流受限，呈进行性发展。我国作为发展中国家及世界人口大国，由于烟草暴露和生物质/固体燃料等危险因素，慢性阻塞性肺疾病的患病率和死亡率急剧上升，是我国居民三大死亡原因之一。

焦虑/抑郁状态在慢性阻塞性肺疾病患者中普遍存在，可导致患者生命质量降低，增加疾病的死亡率。有研究显示，慢性阻塞性肺疾病患者抑郁的患病率为19%～50%，焦虑的患病率为9%～58%，慢性阻塞性肺疾病患者罹患焦虑的比例是普通人群的3～10倍。焦虑/抑郁的发生与慢性阻塞性肺疾病的严重程度及生活质量亦密切相关，慢性阻塞性肺疾病分级越差、生活质量越差，发生抑郁的概率越大，而急性加重期患者继发焦虑/抑郁障碍的风险明显高于稳定期患者。此外，女性、文化程度低、独居、收入水平低、低龄、合并2个以上的并发症、社会支持度低的患者更易并发焦虑/抑郁。同时，焦虑/抑郁状态也是慢性阻塞性肺疾病患者频繁加重病情、生活质量下降的重要原因，是增加死亡的独立危险因素。在本任务中，赵爷爷确诊为慢性阻塞性肺疾病急性发作期，焦虑/抑郁障碍较为严重，焦虑自评量表（SAS）和抑郁自评量表（SDS）评分分别为68分和0.62，说明有中度焦虑和中度抑郁。照护人员根据赵爷爷的心理需求特点，通过积极控制咳嗽咳痰等相关症状、进行肺康复锻炼，以及在尊重他意愿的基础上进行认知行为治疗、正念心理减压和同伴支持治疗，改善了他的心理状态，保证了后续诊疗护理工作的顺利进行。

》【任务实施】

一、任务难点与重点

1. 病情反复，出现焦虑抑郁情绪，不愿配合治疗

赵爷爷的疾病呈急性加重，咳嗽、咳痰、喘息等症状明显加重，出现担忧、紧张、不安等情绪，对于增加的治疗、用药都表现出明显的抗拒情绪，不愿配合治疗。

2. 喘息加重，出现濒死感，产生对死亡的恐惧

严重的呼吸困难使赵爷爷产生濒死感，对死亡的恐惧使他极度害怕，而过度焦虑也会增加窒息感，加重躯体症状，如入睡困难、腹泻、心悸、消化不良等。

3. 无法合理评估咳嗽咳痰和呼吸困难症状，出现烦躁情绪

由于缺乏对自身疾病知识的了解，无法合理评估咳嗽咳痰和呼吸困难等症状的严重等级，赵爷爷自觉自身症状一直反复加重，无好转迹象，对预后丧失信心，出现烦躁情绪，容易激惹，爱发脾气。

4. 社会支持缺乏，心理照护需求迫切

赵爷爷为高龄患者，儿子为主要照顾者，缺乏照护经验，不易察觉他的躯体不适和情绪状态。赵爷爷居家期间外出较少，缺乏同伴支持，缺少倾诉对象，只能通过发脾气宣泄自己的不安与焦虑，迫切需要全面心理照护。

二、实施步骤

（一）评估和准备

1. 评估

（1）慢性阻塞性肺疾病评估

慢性阻塞性肺疾病评估的目的是确定气流受限水平、疾病对患者健康状况的影响程度及未来事件（如急性加重、住院或死亡）发生的风险，以指导治疗。评估包括肺功能、咳嗽咳痰情况和呼吸困难严重等级（表 9-7-1）。经肺功能检查后，可根据 FEV_1（%，预计值）评估气流受限的严重程度，根据严重程度从低到高分为 4 个等级，GOLD 1～4 级。照护者对赵爷爷的肺功能和症状/呼吸困难严重程度评估结果如下：气流受限严重程度 GOLD 2 级，症状评分 12 分，呼吸困难严重等级评估 1 级，并计划在赵爷爷病情稳定后为其进行肺康复锻炼。

表 9-7-1 慢性阻塞性肺疾病评估

步骤 1	步骤 2	步骤 3
肺功能检查确定诊断	评估气流受限严重程度	症状评估/呼吸困难严重程度等级
使用支气管扩张剂后 $FEV_1/FVC<0.7$	GOLD 1 ≥80（%，预计值） GOLD 2 50～79（%，预计值） GOLD 3 30～49（%，预计值） GOLD 4 <30（%，预计值）	症状评估：包括咳嗽、咳痰、胸闷、气喘、对日常生活的影响、外出的信心、睡眠和精力 8 个方面，分值范围是 0～40 分，分值越高说明健康状况越差 呼吸困难严重程度等级：包括以下 4 个等级 0 级：只有在进行剧烈活动的时候才会感到呼吸困难 1 级：着急快走或爬较为平缓的坡道时会感到呼吸困难 2 级：因喘息或气短等症状，平日走路比同龄人慢或走一段距离后需要停下来休息一下 3 级：在平地步行 100m 左右或几分钟后就需要停下来休息一会 4 级：呼吸困难严重到不能离开家甚至穿衣、脱衣都需要他人的帮助

（2）血氧饱和度评估

正常人的血氧饱和度通常是 96%～97%。血氧饱和度低于 93%可以诊断为低氧血症，可分为 3

个等级。

1）轻度低氧血症：血氧饱和度低于93%。

2）中度低氧血症：血氧饱和度低于90%。

3）重度低氧血症：血氧饱和度低于80%。

（3）慢性阻塞性肺疾病老年人的心理评估

慢性阻塞性肺疾病老年人的心理评估主要包括SAS和SDS。SAS适用于具有焦虑症状的老年人，主要分析其主观感受；SDS是目前应用最广泛的抑郁自评量表之一，用于衡量抑郁状态的轻重程度及其在治疗中的变化。

对赵爷爷进行SAS和SDS测试，结果显示：焦虑评分为68分，为中度焦虑；抑郁评分为0.62，为中度抑郁。针对赵爷爷的焦虑抑郁情绪，照护者对其进行了认知行为治疗和为期3周共6次的正念减压指导练习，帮助他缓解心理压力。

2. 准备

（1）环境准备

1）房间准备：光线明亮，安静整洁，温湿度适宜，配备舒适的沙发。

2）物品准备：血氧饱和度仪、评估量表、笔。

（2）照护者准备

仪表整洁、举止端庄、态度亲近。

（3）照护对象准备

1）着装整洁，体位舒适。

2）避开检查治疗时间。

3）状态良好，理解、配合。

（二）实施与评价

1. 实施

（1）肺康复治疗

肺康复主要包括气道廓清、呼吸功能锻炼、肌肉锻炼、营养支持等。对于老年慢性阻塞性肺疾病患者，运动心率（次/分）应为（220一年龄）×70%，每次运动持续时间为10～15分钟，运动频率2～3次/天。注意事项：锻炼时会增加能量消耗，微微出汗，应穿着宽松。若锻炼时出现疲劳不适或在急性发作期，请终止锻炼或在病情稳定后继续锻炼。

照护者根据本任务患者赵爷爷的情况，设置肺康复时的运动心率为94次/分，于体温正常后5天开始进行肺康复，康复项目为痰液松动、有效咳嗽和腹式呼吸。每次的康复时间为15～20分钟，每周一、周三、周五进行康复锻炼，持续到出院，出院后通过每周1次电话随访的方式督促赵爷爷进行康复锻炼，共持续8周。下面介绍痰液松动、有效咳嗽和腹式呼吸的具体方法。

1）痰液松动和有效咳嗽：可以帮助老年患者有效排出痰液。痰液松动是通过呼气相同步振动进行痰液松解，在缩唇吹气或吹纸条的同时发出"wu"声。有效咳嗽主要针对神志清醒、能够配合、痰多黏稠且不易咳出的老年患者。在痰液松动3～5次后，于深吸气末屏气3～5秒后身体前倾，张口连续进行短促有力的咳嗽2～3声，咳嗽的同时可用手按住上腹部（图9-7-1）。

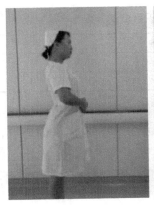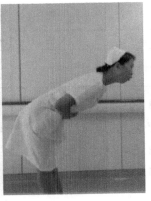

图 9-7-1　有效咳嗽

2）腹式呼吸：是靠腹肌和膈肌收缩而进行的一种呼吸，关键在于协调膈肌和腹肌在呼吸运动中的活动。吸气时放松腹肌，膈肌收缩位置下移，腹壁隆起；呼气时腹肌收缩，膈肌松弛回复原位，腹部凹下，增加呼气潮气容积。呼吸运动中，尽可能减少肋间肌及辅助呼吸肌做功，使之保持松弛和休息，减少能量消耗（图 9-7-2）。

3）药物吸入技术：慢性阻塞性肺疾病患者常用的药物为干粉吸入剂，如舒利迭（沙美特罗替卡松粉气雾剂）、思力华（噻托溴铵）和信必可都保（布地奈德福莫特罗粉吸入剂）。应遵医嘱使用相应的药物吸入剂，常见的副作用有心悸、口干等。下面具体介绍舒利迭的使用方法。

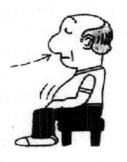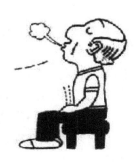

图 9-7-2　腹式呼吸

舒利迭又称沙美特罗替卡松粉吸入剂，使用前应检查指示窗内的剂量；滑动打开盖子露出吸嘴，推动滑动杆，听到"咔嗒"声即为 1 次药物的剂量；紧含吸嘴，充分呼气后用嘴吸入药物，注意不要用鼻子吸气；吸药后屏气 5～10 秒，随后缓慢呼气，使用温水漱口，并用干布擦拭吸嘴（图 9-7-3）。

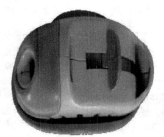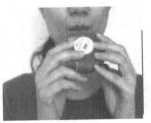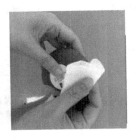

图 9-7-3　舒利迭使用方法

（2）认知行为疗法

认知行为疗法的理论依据是患者的错误观念或不正确的认知导致的不良行为和情绪，治疗的重点在于帮助患者解决问题背后的认知根源错误和不合理信念，重视人的信念及思维过程在调节情绪及行为中的作用，以改变认知为主要方式，从而达到消除或减轻各种心理问题及障碍的目的。

首先，让赵爷爷以下列形式列出关于慢性阻塞性肺疾病的认知和相关事件（表 9-7-2）。

表 9-7-2 识别自动思维

日期	事件	想法（自动思维）	情绪和思维反应

赵爷爷在记录自动思维时提到，咳嗽增加会使夜间睡眠质量下降，心情烦躁不安，不愿说话。在公共场合咳嗽咳痰会使他觉得影响自身社交形象，害怕他人厌烦自己，不愿主动参与社交活动。活动后气喘胸闷使自己想到可能除了呼吸问题还有其他问题，放大自己的症状、情绪焦虑和恐惧。秋冬交替季节感冒流鼻涕，担心自己的病情会加重，不敢出门，对家人不太卫生的生活习惯敏感挑剔，爱发脾气。

针对以上问题，照护者对赵爷爷进行了有针对性的健康教育。咳嗽咳痰是慢性阻塞性肺疾病常见的症状，也是可以进行量化评估的症状，可以通过症状评分进行客观的评价，从而正确判断疾病的进展，减轻心理方面的焦虑。慢性阻塞性肺疾病急性加重可以由多种因素促成，最常见的诱因是呼吸道感染，呼吸道感染的预防是慢性阻塞性肺疾病老年人护理的重点。在季节交替之际，可提前进行疫苗接种及增强免疫力的药物治疗，同时告知老年人及其家属应勤洗手、戴口罩，养成良好的卫生习惯，帮助老年人减轻因担忧疾病的发展而造成的心理恐慌。慢性阻塞性肺疾病的老年人常合并其他慢性疾病，包括心血管疾病、骨骼肌功能障碍、代谢综合征、骨质疏松、抑郁、焦虑和肺癌。当这些合并症出现时，应积极面对并恰当治疗，在医生的指导下进行合理的运动计划和药物治疗。同时，教会老年人自测血氧饱和度和心率的方法，在进行肺康复的过程中，只要血氧饱和度和心率在设定的范围内，且无不适主诉，就可以继续和坚持肺康复训练。

（3）正念心理减压

对赵爷爷进行焦虑（SAS）/抑郁（SDS）的自评测试，结果显示：焦虑评分为 68 分，为中度焦虑；抑郁评分为 0.62，为中度抑郁。因此照护者对赵爷爷进行了为期 3 周共 6 次的正念减压指导练习，帮助他缓解心理压力。正念减压的具体方法见表 9-7-3。

表 9-7-3 正念减压指导练习

周次	主题	内容概要	家庭作业	存在主要问题	解决方法
第一次	葡萄干练习	咀嚼和吞咽葡萄干	进食过程中观察自己的肌肉运动	不易觉察肌肉运动	在咀嚼和吞咽的时候闭目，配合呼吸练习
第二次	减压引导练习	呼吸冥想	练习呼吸冥想10分钟，并觉察腹部的起伏	呼吸冥想过程中难以集中注意力	当意识到自己走神的时候，自然地将注意力集中到呼吸上
第三次	缓解焦虑引导练习	呼吸冥想、身体扫描和觉察感知冥想	练习身体扫描15分钟	身体扫描过程中容易入睡；身体容易紧张，难以放松	尽量选择晨起或精神状态较好的时候进行身体扫描练习，如果实在难以控制，顺其自然就好；如果身体无法放松，不要勉强
第四次	舒眠引导练习	觉察感知冥想、呼吸冥想结合腹式呼吸运动、身体扫描	记录情绪日记	难以觉察情绪的变化；容易扩大自己的负面情绪	观察情绪变化时身体的感受，如潮湿、干爽、出汗等；承认自己的任何情绪，如担忧、恐惧、紧张等，允许它们自然地存在，对自己的情绪不评判、不分析，只是感受当下，自然地呼吸
第五次	缓解高血压引导练习	呼吸冥想结合腹式呼吸运动、身体扫描	练习身体扫描20分钟	练习过程中仍出现走神；某些身体部位的不适感加剧	允许走神的发生，并自然地将注意力集中到腹部，感受呼吸时腹部的扩张与收缩；觉察到身体紧绷、紧张和疼痛，尽可能让这些部位变柔软，如果无法做到，则顺其自然

续表

周次	主题	内容概要	家庭作业	存在主要问题	解决方法
第六次	归纳总结及体会分享	将呼吸冥想和身体扫描练习灵活地运用到运动训练过程中	选择适合自己的正念减压训练方法并坚持下去，体会正念减压与腹式呼吸的关系	难以坚持练习	利用正念减压音频软件坚持练习，并记录冥想日记

（4）帮助老人获取家庭及同伴支持

赵爷爷由于咳嗽咳痰和喘息症状，不愿主动参加社交活动，儿子虽然一直陪伴赵爷爷，但一直认为父亲是年岁大了，不愿外出。照护者了解这一情况后，主动邀请赵爷爷及其家属参加科室定期进行的肺康复指导活动，并成立病友微信群，定期发送慢性阻塞性肺疾病相关知识和肺康复内容，丰富生活和社交活动。

2．评价

本任务是老年人慢性阻塞性肺疾病心理照护的典型病例，照护者在全面评估后，采取了肺康复治疗、认知行为疗法、正念减压疗法等系列照护措施。3周后对赵爷爷进行再评估：血氧饱和度波动在96%~97%；症状评分为8分，较前降低；焦虑评分为55分，为轻度焦虑；抑郁评分为0.52，为轻度抑郁。赵爷爷对慢性阻塞性肺疾病有了更加全面的认识，吸入药物的依从性增加，自我管理的能力得到改善。该例老年人慢性阻塞性肺疾病的心理照护经验值得学习和借鉴。

》》【实训练习】

实训练习答案

一、单项选择题

1．下列不属于症状评估的具体内容的是（　　　）。

A．咳嗽　　　　　B．咳痰　　　　　C．睡眠　　　　　D．进食

2．低氧血症的诊断标准是（　　　）。

A．98%~99%　　B．96%~97%　　C．94%~95%　　D．低于93%

3．中度低氧血症是指血氧饱和度（　　　）。

A．低于93%　　B．低于90%　　C．低于80%　　D．低于88%

4．慢性阻塞性肺疾病老年人进行肺康复时最大的运动心率（次/分）为（　　　）。

A．（220−年龄）×90%　　　　　B．（220−年龄）×80%

C．（220−年龄）×70%　　　　　D．（220−年龄）×60%

5．腹式呼吸时，应指导患者（　　　）。

A．吸气时腹部隆起　　　　　B．吸气时腹部凹陷

C．吸气时胸部凹陷　　　　　D．吸气时胸部隆起

二、判断题

1．呼吸困难严重等级为1级时，患者在着急快走或爬较为平缓的坡道时会感到呼吸困难。

（　　　）

2. 轻度低氧血症是指血氧饱和度为 90%～93%。　　　　　　　　　　　（　　）
3. 当患者焦虑抑郁评分程度为重度时可以不就医。　　　　　　　　　　（　　）
4. 气流受限严重程度，根据严重程度从低到高分为 4 个等级。　　　　　（　　）
5. 干粉吸入剂常见的副作用有心悸、口干等。　　　　　　　　　　　　（　　）

三、简答题

请简述该任务采用的认知行为疗法。

四、案例分析题

李爷爷，83 岁，因慢性阻塞性肺疾病急性发作，发热 6 小时入院，入院后喘息明显，咳嗽咳痰增多，血氧饱和度为 90%，体温 38.2℃，遵医嘱给予高流量湿化呼吸治疗仪吸氧，静脉输入抗生素等治疗。3 天后李爷爷体温正常，血氧饱和度恢复至 97%～98%，咳嗽咳痰、喘息等症状较前减轻，但情绪焦虑，抗生素治疗达疗程后，给予舒利迭药物吸入治疗。

问题 1. 如何判断李爷爷的缺氧程度？
问题 2. 如何为李爷爷指导使用吸入性药物？
问题 3. 作为照护者，如何给李爷爷提供心理护理？

任务八　老年人外科手术后的心理照护

》【学习目标】

❖ 知识目标

1. 掌握老年人外科手术前体验式护理的定义、目的和意义。
2. 掌握老年人外科手术后谵妄的临床表现及心理照护措施。
3. 熟悉世界卫生组织三阶梯止痛治疗的药物分类。
4. 熟悉老年人慢性疼痛的用药管理。

❖ 技能目标

1. 掌握老年人外科手术后谵妄的评估方法。
2. 掌握老年人外科手术后的心理照护方法。
3. 熟悉体验式护理方法。

❖ 素质目标

1. 具备为老年人外科手术后提供优质照护服务的理念。
2. 关注老年人围手术期的生理、心理变化。
3. 具备良好的沟通技巧。

》【任务情境】

患者吕爷爷，76岁，于2019年11月因双膝关节疼痛伴活动受限15年、加重5年就诊于当地医院，在全身麻醉下行双侧人工全膝关节置换术，术后2个月无明显诱因间断出现体温升高，体温在37～38℃，当地医院治疗效果不好，于2020年7月23日收治入院。完善各项检查后，分别于2020年8月、9月在全身麻醉下行双膝关节翻修、清创、占位器置入术，两次术后均给予抗生素治疗。因需置入半月板衬垫试模，故于2020年11月再次在全身麻醉下行左侧全膝关节置换术。手术后第5周开始，患者每日出现规律性午后发热，体温最高达39.8℃，使用多种抗生素治疗均无明显改善，后经多次多学科联合会诊、实验室检查，明确诊断患者左膝关节脓肿分枝杆菌感染，该菌属人体机会致病菌，抗菌谱较窄，一旦造成感染，会出现难以控制的高热，且治疗时间长。根据药敏结果，给予患者克拉霉素片、硫酸阿米卡星注射液、注射用亚胺培南西司他丁钠三联抗感染治疗，静脉注射治疗长达6个月，后体温逐步恢复至正常范围，疼痛症状较前明显缓解，继续口服三联抗生素（克拉霉素片、利奈唑胺片、盐酸米诺环素）治疗6个月。抗感染治疗期间分别于2021年1月和2月再行2次左膝关节清创术，并植入骨水泥。

在诊疗过程中，患者共行5次手术治疗，手术后出现谵妄，膝关节的慢性疼痛持续8个月，且手术后频发急性疼痛，抗感染治疗长达1年多，这些不良因素使患者焦虑、抑郁情绪明显。在药物镇痛（静脉使用氟比洛芬酯、注射用帕瑞昔布钠、口服盐酸羟考酮）和心理护理的同时，照护者采取了满足患者意愿、体验式护理、放松疗法、音乐干预、增加社会支持等一系列心理照护措施，并实时评估效果及改进措施，帮助患者积极控制谵妄，减轻焦虑、抑郁，有效缓解疼痛，提高生活质量，为后续诊疗和护理工作顺利进行保驾护航。

》【任务分析】

手术是目前临床最常见的外科治疗方式之一，但手术后往往会引发诸多并发症及后遗症。外科手术患者不仅要忍受躯体原发疾病的痛苦，还要忍受麻醉及手术创伤的刺激，因此易产生焦虑、抑郁等各种不良情绪。焦虑、抑郁情绪会对患者的治疗依从性、配合度及信心等产生不良影响，进而影响疾病治疗效果及远期预后。

老年人群是各种躯体疾病的高发人群，接受外科手术治疗的老年患者也逐年增多。大多数老年患者的生理功能均有一定程度的减退，机体抵抗力和代偿能力较差。同时，老年患者常合并冠心病、高血压、肺气肿等内科基础疾病，病情较为复杂。因此，老年患者行手术治疗的效果就很难得到保证。此外，在病痛的折磨下，很多老年患者还极易产生恐惧、焦虑等精神心理问题。

要想保证手术治疗的临床效果，提高手术成功率及减少术后并发症，提升患者术后生活质量，为患者早日康复奠定坚实基础，就必须认识到及时有效地缓解患者基于对自身疾病或者对治疗方式及治疗效果的担忧而产生的焦虑、抑郁情绪，对于改善患者整体预后及提高术后生活质量非常关键。因此，照护人员必须认真总结经验、不断改进照护方式，切实做好老年外科手术患者的心理照护工作。

》【任务实施】

一、任务难点与重点

1. 心理评估存在多重性，增加了评估难度

进入老年期后，老年人不仅生理上表现出衰老现象，心理上也会发生巨大变化，表现为感觉、知觉迟钝，记忆力下降，智力改变，出现焦虑和抑郁情绪等。本任务中的患者经历了 5 次手术治疗和长期抗感染治疗，对于手术治疗的效果和术后的恢复情况产生怀疑，出现长期而持久的焦虑、抑郁情绪，且波动范围大。加之术后谵妄的出现，使患者心理问题复杂化，增加了心理评估的难度。

2. 疼痛评估存在主观情绪性，评估难度加大

疼痛是一种主观感受，不同的个体对慢性疼痛的反应各不相同，评估时需要依靠患者的描述来评分。本任务中患者的疼痛时间持续 8 个月，且手术后频发急性疼痛，疼痛评分时存在主观情绪，疼痛评估难度大。

3. 患者用药周期长，依从性差

本任务中的患者膝关节置换术后合并脓肿分枝杆菌感染，国内外用药经验较缺乏，需长期按疗程联合使用抗生素治疗，并依据药敏结果频繁更换抗生素。用药期间，患者出现对疾病治疗的消极心理，担心治疗无法达到预期效果，表现出用药遵医行为差，增加了心理照护难度。

4. 社会支持缺乏，心理照护需求迫切

在诊疗过程中，患者妻子为主要照顾者，全程参与陪伴治疗，但其更年期症状明显，烦躁不安，敏感多疑，言谈中充满负性情绪。患者的儿子由于在外地出差无法入院探视，患者缺乏社会支持。患者病程周期长，心理问题多，慢性疼痛未得到有效控制的同时频发急性疼痛，但却无法与妻子有效沟通和倾诉，久而久之，患者也不愿与人交流，心理照护工作难以开展。

二、实施步骤

（一）评估与准备

1. 评估

（1）心理状态评估

老年人心理评估可以采用观察法、测验法、访谈法和问卷调查法等多种科学方法，需要通过一定的程序，依据一定的原则展开，方能获得准确和有价值的信息。

常用的心理评估量表包括老年临床评定量表（sandoz clinical assessment geriatric，SCAG）1974 年版（表 9-8-1）、SDS、SAS、谵妄评估量表（CAM-ICU）2013 年版（表 9-8-2）。

表 9-8-1　老年临床评定量表（1974 年版）

项目	无	很轻	轻	中等	偏重	重	极重
1. 情绪抑郁	1	2	3	4	5	6	7
2. 意识模糊	1	2	3	4	5	6	7
3. 警觉性	1	2	3	4	5	6	7
4. 始动性	1	2	3	4	5	6	7
5. 易激惹	1	2	3	4	5	6	7
6. 敌对性	1	2	3	4	5	6	7
7. 干扰他人	1	2	3	4	5	6	7
8. 不关心环境	1	2	3	4	5	6	7
9. 社交能力减退	1	2	3	4	5	6	7
10. 疲乏	1	2	3	4	5	6	7
11. 不合作	1	2	3	4	5	6	7
12. 情绪不稳	1	2	3	4	5	6	7
13. 生活自理能力	1	2	3	4	5	6	7
14. 食欲	1	2	3	4	5	6	7
15. 头晕	1	2	3	4	5	6	7
16. 焦虑	1	2	3	4	5	6	7
17. 近期记忆缺损	1	2	3	4	5	6	7
18. 定向障碍	1	2	3	4	5	6	7
19. 总体印象	1	2	3	4	5	6	7

表 9-8-2　谵妄评估量表（2013 年版）

得分	名称	描述
+4	攻击性	好斗行为、暴力行为、当下就对工作人员构成危险
+3	极度躁动	拉扯或拔除各种管道或插管，具有攻击性
+2	躁动	频繁的无目的动作，与呼吸机抵抗
+1	烦躁不安	焦虑、恐惧、动作不具攻击性
0	清醒且平静	主动注意照顾者
−1	嗜睡	非完全清醒状态，但声音刺激后能够维持清醒状态（睁眼并有眼神接触＞10 秒钟）
−2	轻度镇静	声音刺激后能维持短暂清醒状态（睁眼和眼神接触＜10 秒钟）
−3	中度镇静	声音刺激后有活动或睁眼反应（但无眼神接触）
如果 RASS≥-3，继续 CAM-ICU 评估（患者的 CAM-ICU 是阳性还是阴性？）		
−4	深度镇静	对声音刺激无反应，但身体刺激后有活动或睁眼
−5	不可叫醒	对声音或身体刺激均无反应

1）第一步，评估意识水平：Richmond 躁动镇静评分量表（Richmond agitation sedation scale, RASS）。

如果 RASS 得分为-4 或-5，停止评估（患者无意识），过 15 分钟再次评估。

2）第二步，评估意识内容，见图 9-8-1。

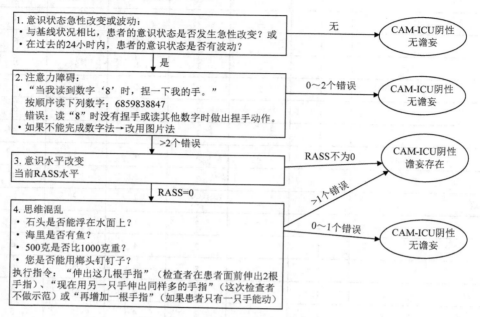

图 9-8-1 谵妄评估量表评估意识内容

（2）疼痛评估

疼痛通常用自评量表来量化疼痛强度，常用的量表包括数字分级评分法（numerical rating scale，NRS，图 9-8-2）（1973 年版）、面部表情疼痛分级量表（face pain rating scale，FPS，图 9-8-3）（1988 年版）和长海痛尺（2001 年版）（图 9-8-4）。

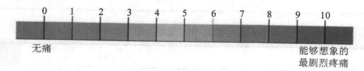

图 9-8-2 数字分级评分法（NRS）（1973 年版）

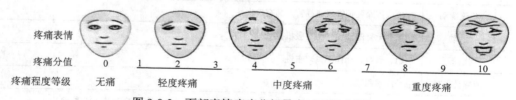

图 9-8-3 面部表情疼痛分级量表（1988 年版）

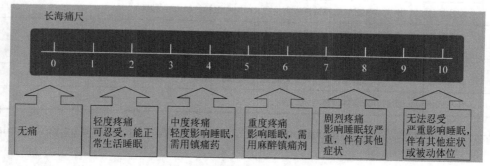

图 9-8-4 长海痛尺（2001 年版）

2. 准备

（1）环境准备

1）房间准备：设置单人病房，病房内阳光充足，有舒适的沙发，摆放充满希望的绿植。

2）物品准备：音乐播放器、纸、笔。

（2）照护者准备

1）仪表整洁，举止端庄，态度亲近。

2）根据患者具体情况选择观察法和测试法进行评估。

3）征得患者及家属的同意，保护患者的隐私，同时可以将患者妻子的意见作为补充资料。

（3）照护对象准备

1）着装整洁，体位舒适。

2）避开检查、治疗时间。

（二）实施与评价

1. 实施

（1）根据"常规、量化、动态"原则，精准评估并建立档案

在诊疗过程中，照护者对患者进行了全面评估。焦虑、抑郁情绪在第一次手术前达到峰值，焦虑（SAS）评分最高65分（中度焦虑）、抑郁（SDS）评分最高60分（重度抑郁），之后评分呈整体下降趋势，第三次术后发热时焦虑、抑郁分值再次上升，焦虑评分达60分、抑郁评分达55分，之后呈下降趋势。术后谵妄仅第一次手术后出现，谵妄评分最高+2分（躁动），之后未再出现。疼痛在诊疗过程中持续波动出现，最高评分6分，出院时评分0分。针对焦虑、抑郁评估，照护者向患者讲解焦虑、抑郁情绪产生的原因，告知患者手术前后出现不良情绪是正常现象，引导患者正确认识并接纳自己的情绪，从而对不良情绪做出准确的评估。针对疼痛评估，照护者向患者详细讲解疼痛知识，并用通俗易懂的方法教会患者判断疼痛分值，主动询问患者疼痛情况。

经过全面评估，建立了详细的评估档案线图，为后续诊疗提供了直观清晰、客观准确的用药依据（图9-8-5）。

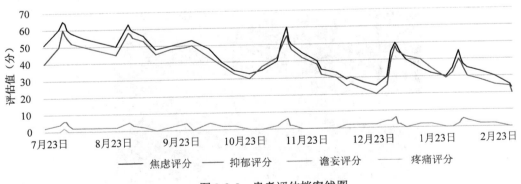

图 9-8-5　患者评估档案线图

（2）全方位加强疼痛用药管理：遵医嘱规范用药，观察用药不良反应并积极处理

采用世界卫生组织推荐的三阶梯止痛疗法中的五大原则：口服给药、按阶梯给药、按时给药、

个体化给药、注意具体细节，制订个体化治疗方案。本任务中患者膝关节的慢性疼痛持续了 8 个月，长期静脉使用氟比洛芬酯、注射用帕瑞昔布钠和口服盐酸羟考酮治疗，照护者在服药前后动态评估患者疼痛评分，提供及时准确的诊疗依据（表 9-8-3）。

表 9-8-3　三阶梯止痛治疗用药

类型	药物类型	代表药
第一阶梯	非阿片类镇痛药	对乙酰氨基酚、布洛芬、洛索洛芬钠片、吲哚美辛
第二阶梯	弱阿片类镇痛药	可待因、氨酚待因、双氯可待因、氨酚羟考酮等
第三阶梯	强阿片类镇痛药	盐酸吗啡、硫酸吗啡控释片、芬太尼透皮贴剂、盐酸羟考酮控释片

服用阿片类镇痛药，90%左右的患者疼痛能得到缓解，但是长期服用易导致恶心、呕吐、便秘、呼吸抑制等不良反应。本任务中的患者服用阿片类药物后出现了便秘，医嘱给予乳果糖口服溶液，每次 10ml，每天 3 次，必要时给予开塞露纳肛。照护者指导患者家属给予腹部按摩以促进排便，同时指导患者合理饮食，适当食用高纤维食物，避免进食油腻、辛辣刺激性食物，多吃绿色蔬菜、水果，适量饮水，疼痛缓解时可在病房内适量活动，养成规律排便的习惯。

（3）体验式护理

体验式护理是将患者的行为和认知有效结合，术前实施完整的围手术期体验式行为训练，使患者在手术前感受术前、术中、术后场景，提前体验术后多管道、多仪器、多治疗的复杂环境，使大脑建立对手术新认知和新行为的照护服务。老年患者由于身体状况较差，应激免疫能力较低，且多伴有其他慢性病，故手术危险性较高，易出现术后并发症。做好老年患者的围手术期护理，尤其是在手术前开展充分有效的术前健康教育，可提高老年患者术后依从性，降低焦虑、谵妄发生率，有效避免术后意外脱管，预防肺部及下肢深静脉血栓等并发症的发生。

本例患者术前由重症监护病房（ICU）护士进行访视，带患者去 ICU 病房参观，并向其讲解谵妄的相关知识，理解入住 ICU 的目的及无家属陪伴的原则；病房责任护士向患者讲解术后可能留置的各种管道（大静脉/PICC①置管、尿管、伤口引流管等）及留置时间和作用，并模拟携带各种管道和心电监护时的状态（图 9-8-6），指导患者掌握术后卧床期间有效咳嗽、床上进食、床上大小便、床上翻身（图 9-8-7）及下肢踝泵锻炼（图 9-8-8）等的方法。通过模拟心电监护、管道留置、床上适应性训练等各种手术后场景，让患者提前体验术后的真实感受，对手术的认知不再是空洞的、凭空想象的，而是直观的、感性的，提高了患者对术后治疗护理的依从性，使患者顺利度过术后卧

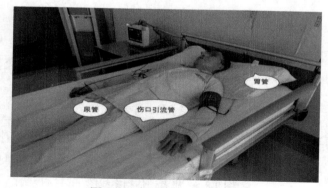

图 9-8-6　模拟术后带管状态

① PICC：经外周静脉穿刺的中心静脉导管。

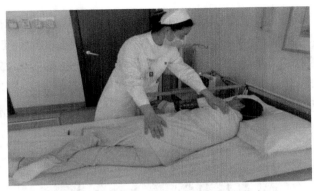

图 9-8-7　模拟术后带管状态时床上翻身

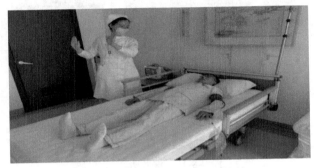

图 9-8-8　指导术后下肢踝泵锻炼

床期间的生活。患者第一次术后出现了谵妄，后续几次手术针对性地给予术前体验式护理，术后患者适应好，未再发生谵妄。

（4）采取系列心理减压及疗愈方法

1）良好沟通，取得信任：患者初次入院时一般状态好，善于沟通，热情开朗，照护者与患者建立了良好的沟通，满足患者的合理需求，耐心地倾听，理性地与患者共情。邀请患者加入科室微信群，定期在群内发布疾病相关知识、健康宣教等内容，同时微信群使患者与患者之间能够进一步深入沟通，共同鼓励学习，增强护患信任感。

2）了解需求，同理共情：本任务中的患者由于治疗周期长，疼痛持续困扰，急性痛频发，影响睡眠及日常生活质量，造成对治疗方法的不信任，敏感多疑。鉴于此，病区内加强对患者的心理教育，邀请膝关节置换术后感染患者在病区内讲解自己患病的历程及如何战胜疾病的经历，为患者打开心结，重拾信心（图 9-8-9）。

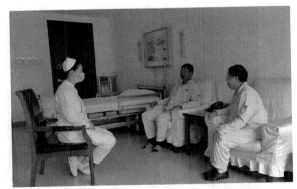

图 9-8-9　病区内经验分享

3）放松训练，有效减压：放松疗法是一种帮助焦虑症老年人进行肌肉和情绪放松的方法。针对本任务中患者焦虑所致的情绪起伏波动大和睡眠障碍，照护者为患者推荐放松训练的方法，通过学习和掌握呼吸调节、放松全身肌肉的方法来消除杂念，帮助患者身心减压。

A. 深呼吸放松法：环境安静，集中思想，采取舒适的姿势，可以平卧或坐在椅子上，腹式呼吸，用鼻吸气，吸气时腹部鼓起，由腹部带动胸部呼吸，屏住呼吸1～2秒钟，再用鼻子或嘴部慢慢将气呼出，呼气时将注意力放在自己的双肩上，全身放松（图9-8-10）。

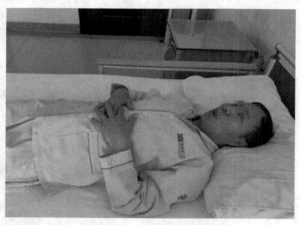

图 9-8-10　深呼吸放松法

B. 肌肉放松法：每一个部位的放松都要按照先紧张再放松的方法进行，通常进行放松训练的是手、手臂、脸部、颈部、躯干及腿部等部位的肌肉。吸气时肌肉紧张，保持7～10秒钟，再呼气，放松肌肉，保持10～15秒钟。如用力向后仰起头部，注意背部、肩膀及颈部的紧张，然后放松。体会紧张和放松时的不同感觉，由此减轻焦虑不安的情绪，也可缓解肌肉紧张带来的不适感。

C. 自我暗示法：闭上眼睛让自己的大脑处于空白状态，想象自己最喜欢的环境，尽量让自己全身放松，根据自己的需要念出暗示的内容。

4）音乐干预，稳定情绪：国内外研究表明，音乐有镇痛和解除紧张、焦虑、抑郁情绪的作用。患者倾听温馨的音乐，能缓解交感神经的过度紧张，促使情绪趋于平静；音乐还可以屏蔽病房噪声，减少刺激，分散注意力，减少 ICU 综合征的发生。术前，照护者与患者交流，了解其对音乐的喜好，选择放松舒缓的音乐，如古典音乐、轻音乐、现代舒缓音乐等。术后苏醒20分钟后即可开始音乐治疗，播放时为患者戴上耳机，音量调至患者满意，频率为每天3～4次，每次15～60分钟（图9-8-11）。

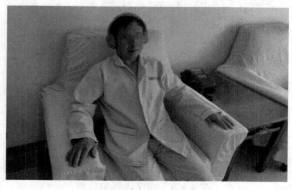

图 9-8-11　音乐疗法

5）帮助患者获取社会支持：患者的妻子更年期症状明显，烦躁不安、敏感多疑，照护者联合主管医生与其"话疗"，让妻子深刻明白自己此时的重要性和责任，联系中医专家帮助患者妻子调理更年期，通过儿子的帮助找到父母年轻出国游玩时留下的照片，在病房播放，让老两口重温携手一生的幸福与不易。儿子出差回来后，也来到病床旁陪伴父亲，亲手为父亲调制葡萄酒，准备年夜饭，一家人其乐融融。

2. 评价

该任务为一例老年膝关节置换术后合并脓肿分枝杆菌感染的患者，是膝关节术后感染的疑难典型病例。照护人员以提升老年膝关节术后感染患者生存质量为目标，采取体验式护理和人性化、个体化的系列减压疗愈方法，使患者焦虑、抑郁和疼痛分值明显下降，仅在第一次手术后出现谵妄，提升了患者的生活质量，为后续诊疗赢得了时机，该患者的心理照护方法和经验值得学习借鉴（表9-8-4）。

表 9-8-4　膝关节置换术后感染老年患者心理照护思维导图评价表

评价内容		评价等级		
		A（满意）	B（合格）	C（不满意）
评估与准备	焦虑、抑郁评估			
	术后谵妄评估			
	疼痛评估			
	准备			
实施	建立档案			
	疼痛用药管理			
	体验式护理			
心理减压及疗愈方法	良好沟通，取得信任			
	了解需求，同理共情			
	放松训练，有效减压			
	音乐干预，稳定情绪			
	创造亲情陪伴			
自我总结				

≫【知识拓展】

膝关节置换术后康复训练

1. 术后第一阶段：急性期治疗（0～1周）

（1）目标

控制水肿、疼痛，利用助行器转移、平地行走；关节活动度[主动屈80°（坐位），伸≤10°（卧位）]。

（2）注意事项

交替行走、坐位、卧位抬高患肢休息，逐渐减少卧位时间，并避免过多站立行走。

避免行走和关节活动度训练时严重疼痛。

（3）训练方法

冷敷：训练后及肿胀明显时，每次 15 分钟。

踝泵训练：每小时 50 次。

抬高患肢防止水肿。

转移训练：利用助行器转移；翻身、上下床。

关节活动度：①被动伸膝，仰卧位踝下垫毛巾卷（10~15 分/次，4~6 次/日，共计 60 分钟）；②滑动脚跟（10 次/组，3 组/日）；③坐位屈伸膝（10 次/组，3 组/日）。

肌力训练：①股四头肌、臀肌、腘绳肌等长收缩训练（5 次/时）；②卧位直腿抬高（三个方向）（5 次/组，3 组/日）；③坐位屈髋训练（每次坐位时练习 10 次）。

2. 术后第二阶段：第 2~8 周

目标

关节活动度：主动辅助屈膝>105°，主动辅助伸膝=0°；辅助工具下恢复正常步态；能迈上 10cm 高的台阶；独立进行日常生活活动。

3. 术后第三阶段：第 9~16 周

目标

关节活动度：主动辅助屈膝>115°；起立时双腿负重对称和相等；独立进行 ADL，包括系鞋带和穿袜子；上下楼梯练习：上行楼梯台阶高 15~20cm，下行楼梯台阶高 10~15cm；完成较高水平的日常生活活动。

》》【实训练习】

实训练习答案

一、单项选择题

1. 术后谵妄的临床表现不包括（　　）。

    A. 急性意识障碍   B. 急性认知功能障碍

    C. 术后第一天、第二天明显   D. 夜间症状减轻

2. 常用的心理评估方法包括（　　）。

    A. 量表打分法   B. 自我评估法

    C. 观察法   D. 沟通交流法

3. 常用的疼痛评估量表不包括（　　）。

    A. 数字分级评分法   B. 语言分级评分法

    C. 观察评估法   D. 面部表情评估量表法

4. 下列镇痛药物中属于第一阶梯的是（　　）。

    A. 布洛芬   B. 可待因

    C. 盐酸羟考酮控释片   D. 芬太尼透皮贴剂

5. 体验式护理的作用不包括（　　）。

A. 提高患者术后依从性　　　　　B. 降低焦虑、谵妄发生率

C. 避免术后意外脱管　　　　　　D. 提高照护者工作效率

二、判断题

1. 术后谵妄是一种急性脑功能障碍，伴有意识水平错乱及注意力不集中等特点，病情起伏大而病程相对较短，在老年患者中常见，并且随着年龄增长，发病率有不断增加的趋势。（　　）

2. 慢性疼痛是指疼痛超过 2 个月以上。（　　）

3. 常用的心理评估量表包括老年临床评定量表、抑郁自评量表、焦虑自评量表、谵妄量表等。（　　）

4. 三阶梯止痛疗法中镇痛的五大原则包括口服给药、规范给药、按时给药、个体化给药、注意具体细节。（　　）

5. 放松疗法是一种帮助焦虑症老年人进行肌肉和情绪放松的方法。（　　）

三、简答题

请简述前述任务采取的主要心理照护方法。

四、案例分析题

患者姚爷爷，68 岁，主因左膝关节疼痛 10 余年、加重 1 年入院。其老伴体弱多病，故患者由 2 个儿子轮流陪护。患者入院后主诉左膝关节疼痛，自主行走困难，NRS 评分 6 分，给予芬太尼透皮贴剂 4.2mg 贴胸，疼痛可控制，用药 2 天后患者主诉轻度恶心、排便困难。后经对症治疗后患者疼痛缓解、一般状况好转，完善相关检查后拟行人工左膝关节置换术。

问题 1. 患者出现恶心、排便困难的原因是什么？

问题 2. 作为照护者，你将如何对此患者进行体验式护理？

任务九　老年癌性疼痛患者的心理照护

》》【学习目标】

❖ 知识目标

1. 掌握老年癌性疼痛患者药物镇痛不良反应的观察与预防。

2. 熟悉世界卫生组织癌性疼痛三阶梯止痛疗法的药物分类。

3. 了解老年癌性疼痛患者治疗中"忍痛"的误区。

❖ 技能目标

1. 掌握老年癌性疼痛患者的疼痛评估方法。

2. 掌握老年癌性疼痛患者的心理照护方法。

3. 了解为老年癌性疼痛患者组织家庭会议的方法。

❖ **素质目标**

1. 具备尊重和接纳老年癌性疼痛患者的服务理念。
2. 对老年癌性疼痛患者实施照护时应具备爱心、耐心和细心。

》》【任务情境】

患者吕阿姨，69 岁，2021 年 4 月因间断咳嗽入院，根据 PET/CT 显示结果考虑肺癌伴多发转移，制订了口服埃克替尼的治疗方案，用药 5～10 天后，出现了下腹部持续性刺痛，数字分级评分法（NRS）评分为 5～6 分，无法耐受，夜间影响睡眠，口服洛索洛芬钠片（每 4 小时 1 次，每次 60mg）可控制疼痛。2021 年 5 月 20 日多学科联合会诊后继续完善各项检查，经过 4 次穿刺活检，5 次病理会诊，最终确诊为以结直肠癌为原发的全身多发转移。

患者性格外向，丈夫为主要照顾者，育有一女，工作忙，很少来医院探望。在诊疗过程中，患者癌痛逐渐加重并频繁出现暴发痛，NRS 评分最高达 8 分。在药物镇痛的同时，照护人员采取了满足患者愿望、给予亲情关怀、渐进式放松与呼吸训练、绘画疗愈等一系列心理照护措施，帮助患者有效缓解疼痛。

》》【任务分析】

国家癌症中心发布的《2019 年全国癌症报告》数据显示，恶性肿瘤的发病随年龄的增加而上升，40 岁以后开始快速上升，发病人数主要集中在 60 岁以上，到 80 岁达到高峰。结直肠癌是全球范围内第三位最常见的恶性肿瘤，也是第二位最常见的恶性肿瘤死亡原因，严重威胁人类生理、心理健康。

疼痛是一种主观感受，是由实际或潜在组织损伤引起的一种令人不愉快的感受和情感经历。疼痛分为急性疼痛和慢性疼痛。急性疼痛起病急，通常有明确病因，持续时间短。慢性疼痛是指组织损伤或疾病引起的疼痛超过了损伤愈合时间或病程，多数定义为疼痛超过 3 个月。2002 年国际疼痛学会（International Association for the Study of Pain，IASP）将慢性疼痛视为一种疾病，世界卫生组织将疼痛确定为血压、呼吸、脉搏、体温之后的"第五大生命体征"。

疼痛是与癌症相关的最常见症状之一，1/4～1/2 新诊断的恶性肿瘤患者、1/3 正在接受治疗的患者及超过 3/4 的晚期癌症患者都伴随着疼痛。总的来说，75%的癌症会有严重疼痛，需要使用阿片类药物来控制。癌性疼痛可以分为伤害感受性疼痛、神经病理性疼痛或交感神经维持性疼痛（sympathetically maintained pain，SMP），如果不能得到及时、有效的控制，生理上的疼痛可能会引起或加重焦虑、抑郁、乏力、失眠及食欲减退等症状，显著影响患者的日常活动、自理能力、社会交往和整体生活质量，也阻碍了临床诊疗护理工作的顺利开展。

在本任务中，患者确诊为结直肠癌多发转移、癌痛逐渐加重并频繁出现暴发痛，NRS 评分最高达 8 分。照护人员根据患者的心理需求特点，尊重其意愿，实施全方位的心理照护，改善并提高了患者的生活质量，也确保了后续诊疗护理工作的顺利进行。

》》【任务实施】

一、实施难点与重点

1. 疼痛评分存在主观情绪性，评分难度大

肿瘤的疼痛是复杂的，尤其是进展中的癌痛，需要使用镇痛药物以寻找最佳镇痛效果。疼痛是个体化的主观感受，需要主观描述来评分。本任务中患者频发暴发痛，疼痛评分时存在主观情绪性，增加了诊疗护理难度。

2. 服药依从性差

患者在服用镇痛药物期间，受传统观念影响，担心药物成瘾性，认为不疼就不用药，疼的时候忍一忍再服药，擅自控制服药次数，使疼痛控制无法达到预期效果。

3. 肿瘤进展迅速，影响生活质量

患者全身多发转移，肿瘤进展快，在进行基础镇痛的同时频繁出现暴发痛，NRS 评分最高达 8 分，严重影响了患者的日常生活和睡眠质量。

4. 原发灶隐匿，增加患者对死亡的恐惧

患者初次诊断为肺癌，经化疗效果不佳，先后完成了超声、CT、PET/CT、胃肠镜检查，甲状腺、胸部结节、左髂骨外侧皮下结节等穿刺活检，经过 5 次病理科会诊，最终确诊为以结直肠中分化癌为原发的全身多处转移，诊断过程复杂且艰辛，患者内心焦虑不安，对死亡充满了恐惧。

5. 社会支持缺乏，心理照护需求迫切

在诊疗过程中，患者的丈夫为主要照顾者，全程参与陪伴治疗，其性格内向，不善言谈，日常沟通仅围绕饮食、起居。育有一女，工作忙，很少来医院探望。患者社会支持缺乏、焦虑难耐，除了如厕，其余时间均闭目静卧，不愿与人交流，迫切需要全面心理照护。

二、实施步骤

（一）评估与准备

1. 评估

（1）疼痛强度评估
由于疼痛是主观的，通常用自评量表来量化疼痛强度，常用的量表包括 NRS、面部表情疼痛分级量表和语言分级评分法（verbal rating scale，VRS）。
（2）疼痛性质评估
疼痛按性质可分为伤害感受性疼痛（躯体痛、内脏痛）和神经病理性疼痛，区分不同性质的疼

痛有助于判断病变部位，针对性用药。

躯体痛定位明确，多表现为局部尖锐痛、酸痛、钝痛、压痛。骨关节病、骨折、皮肤及软组织外伤、肿瘤骨转移、手术后疼痛等均为典型躯体痛。内脏痛更为弥散，常表现为隐痛、绞痛。胸腔、腹盆腔脏器炎症、肿瘤压迫、梗阻均可引起内脏痛。神经病理性疼痛表现为有特点的多种痛感，ID-疼痛量表（ID-pain）是常用的神经病理性疼痛筛查量表（表 9-9-1）。

表 9-9-1　ID-疼痛量表

自测题	评分	
	是	否
您是否出现针刺般疼痛？	1	0
您是否出现烧灼样疼痛？	1	0
您是否出现麻木感？	1	0
您是否出现触电般疼痛？	1	0
您的疼痛是否会因为衣服或床单的触碰而加剧？	1	0
您的疼痛是否只出现在关节部位？	-1	0
总分：最高分=5，最低分=-1		
结果分析		

总分	-1~0	1	2~3	4~5
分析	基本排除 神经病理性疼痛	不完全排除 神经病理性疼痛	考虑 神经病理性疼痛	高度考虑 神经病理性疼痛

（3）建立疼痛档案

由于疼痛分值判断存在主观情绪成分，而疼痛是一种主观感受，不能用以量化，错判、误判都会影响临床准确地用药，而且目前尚无可以直接反映疼痛的仪器。

针对本任务中的老年患者，照护者对其进行了详细的疼痛相关知识宣教，并用通俗易懂的方法教会患者使用疼痛评估量表，准确判断疼痛分值，主动询问患者疼痛情况，根据患者疼痛的部位、累及范围、疼痛的性质和程度、疼痛发作的相关因素、疼痛对生活质量的影响进行综合、动态评估，建立了详细的疼痛档案，为临床提供了客观准确的用药依据（图 9-9-1）。

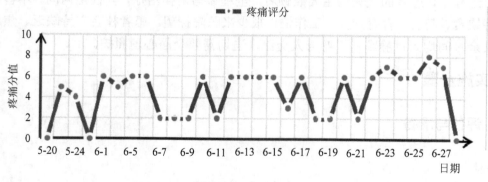

图 9-9-1　疼痛档案

2. 准备

（1）环境准备

1）房间准备：光线明亮，安静整洁，温湿度适宜，配备舒适的沙发。

2）物品准备：绘画图册、香薰机及舒缓精油、音乐播放器、纸、彩笔等。

（2）照护者准备

仪表整洁，举止端庄，态度亲近。

（3）照护对象准备

1）着装整洁，体位舒适。

2）避开检查、治疗时间。

3）状态良好，理解、配合。

（二）实施与评价

1. 实施

（1）加强疼痛用药管理

1）遵医嘱规范用药，观察用药效果：根据世界卫生组织癌痛三阶梯止痛治疗中的五大原则：口服给药、按阶梯给药、按时给药、个体化给药、注意具体细节，采用吗啡滴定，制订个体化治疗方案。服药期间、服药前、服药后动态评估患者的疼痛评分，为医疗提供及时准确的诊疗依据。

2）加强癌痛治疗宣教，解除患者"忍痛"误区：照护者针对患者用药情况与患者及其家属沟通，得知患者担心服用镇痛药会增加药物的依赖性、成瘾性，告知其正确服用镇痛药的必要性，忍痛会造成睡眠紊乱、焦虑、烦躁等不良心理情绪，持续疼痛会引起中枢敏化，使疼痛强度和持续时间增加，从而增大疼痛治疗难度，合理规范地服用阿片类镇痛药用于缓解疼痛，极少发生成瘾，其成瘾率低于 4‰。即使是慢性疼痛长期服用阿片类药物也罕有成瘾。每日督促患者按时、按量服药，观察患者服药疗效，告知其漏服药、滥用药造成的不良后果，提高患者的遵医行为。

3）密切观察镇痛药物的不良反应，积极预防并发症：服用阿片类镇痛药，90%左右的患者癌痛能得到缓解，但是长期服用镇痛药会导致恶心、呕吐、便秘、呼吸抑制及意识状态改变等不良反应。本任务患者服用阿片类药物后出现了恶心、呕吐，遵医嘱给予止吐、保胃药物。为预防便秘，给予乳果糖（每天 3 次，每次 10ml），必要时给予开塞露纳肛。照护者指导患者合理饮食，保持平衡、高纤维的饮食，避免进食油腻、辛辣刺激性的食物，多吃绿色蔬菜、水果，每日饮水量 1500ml，在病区内适量活动，以不觉累为宜，养成规律排便的习惯。

（2）采取系列心理减压及疗愈方法

1）良好沟通，取得信任：患者初次入院时一般状态好，善于沟通，热情开朗，照护者与患者之间建立了良好的沟通，耐心倾听，理性共情，满足患者的合理需求。邀请患者加入科室微信群，定期在群内发布疾病相关知识、健康宣教等内容，微信群的建立使患者与患者之间能够进一步深入交流，相互鼓励，增强信任感。

病区设立缓和医疗照护区，照护区内阳光充足，有舒适的沙发、充满希望的绿植、舒缓情绪的精油。为了保护本任务中患者的隐私，便于患者放松心情，疏解内心情绪，特邀请治疗获益患者在照护区内讲解自己患病的经历及如何战胜疾病的艰辛历程，为患者打开心结，重拾信心，同时还收获了病友，被称为"四朵姐妹花"。

2）了解需求，同理共情：本任务中老年患者由于前期原发灶没有确诊，疼痛持续困扰，暴发痛频发，影响睡眠质量及日常生活质量，造成对医疗的不信任，敏感多疑。鉴于此，病区内开展了"房树人"绘画活动,"房树人"绘画属于心理投射测试,通过图画分析被测试者的心理现象、功能,判定心理活动的正常或异常问题,让患者积极参与其中,用绘画的形式抒发内心真实情感,从而了解其内心深处的渴望与需求。

患者患病前非常爱美,喜欢色泽艳丽的服装,画中她把自己画成是扎着 2 个马尾辫、穿着花裙子的漂亮小姑娘,她说自己家在农村,农村的房子一砖一瓦都能看到,房顶都有一个冒着烟的烟囱,在房子后面是一棵大树,可以在树下乘凉。她边说边画。她说她喜欢花,小姑娘的手里应该有一个浇花的喷壶,天空中应该有小鸟自由自在地飞翔,地上有小鸡,在纸的另一边还应该有太阳,可惜她不会画,就不画了。说到这里,照护人员感受到患者的失落,帮助患者完善了小鸟和小鸡的构图。通过患者的绘画和话语,照护人员能够感受患者对美的期待,对美好生活的向往和憧憬,以及对爱和陪伴的渴望。通过此次活动,照护人员了解了患者的内心真实感受及需求,并在后续照护工作中积极给予满足。

3)芳香疗法,愉悦身心:有研究表明,芳香疗法能够有效减轻患者的疼痛,适用于非药物治疗。病区邀请芳香治疗师,让患者在舒适芬芳的环境和轻松愉悦的音乐中,体验精油按摩带来的舒缓享受。与此同时,病区护理站设有精油香薰机,其散发出沁人心脾的香气,能够帮助患者身心减压(图 9-9-2)。

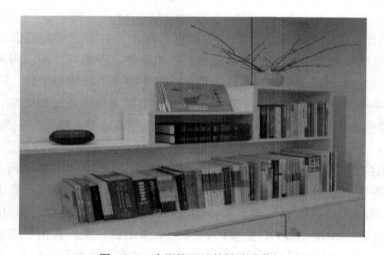

图 9-9-2　病区护理站的精油香薰机

4)放松训练,有效减压:渐进式放松与呼吸训练可以消除患者身体和心理方面的紧张状态,可作为治疗心理疾患的辅助手段。教会患者渐进式放松与呼吸训练,能缓解患者的焦虑、恐惧情绪,让患者在疼痛间歇期能够静下心来,与自己的内心深入交流,树立战胜疾病的信心。

(3)帮助患者获取社会支持

1)创造亲情相伴:患者的丈夫沉默寡言、不善言辞,照护者鼓励其丈夫帮助患者在床上洗头,于细节中表达无声的爱意。患者的女儿在家庭会议后,也主动请假到床旁陪伴母亲,为母亲亲手设计、修剪头发,不善表达的一家人,在病房内留下了其乐融融的温情画面。

2)组织家庭会议:为了让患者及家属参与诊疗决策,组织召开了医护患三方家庭会议,告知患者及家属疾病进展及诊疗结果,共同商定诊疗护理方案,同时指导家属多倾听、陪伴患者,同理患者的内心感受并给予相应的反馈(表 9-9-2)。

表 9-9-2 家庭会议流程

项目	操作步骤
会议流程	会议前，充分准备
	会议开始，问候，介绍会议目的和计划
	来自患者和家庭的观点
	确定需要讨论的具体内容
	就相关医学事实进行沟通（澄清患者是照护的中心）
	对情感进行回应，处理冲突
	确定下一步计划，确定将要做的具体事情
	感谢各位的参与
	会后团队内沟通，小结，文字记录
技术指导	步骤清晰后，反复进行演练、实践、反馈、改进，逐步提高沟通技巧和能力

2. 评价

该任务对象为一例以结直肠癌为原发的全身多发转移患者，是肿瘤末期疼痛控制的典型病例。照护人员以提升癌痛患者的生存质量为目标，给予患者充分的尊重、理性的共情、精准的评估、规范的指导，同时采取人性化、个体化的系列减压疗愈方法，使患者的癌痛得到有效控制，提升了患者带癌生存的生活质量，为后续诊疗赢得了时机，对该患者的心理照护方法和经验值得学习借鉴。照护过程的各项评价表见表 9-9-3、表 9-9-4。

表 9-9-3 家庭会议思维导图评价表

评价内容		评价等级		
		A（满意）	B（合格）	C（不满意）
家庭会议思维导图	会议前，充分准备			
	会议开始，问候，介绍会议目的和计划			
	来自患者和家庭的观点			
	确定需要讨论的具体内容			
	就相关医学事实进行沟通（澄清患者是照护的中心）			
	对情感进行回应，处理冲突			
	确定下一步计划，确定将要做的具体事情			
	感谢各位的参与			
	会后团队内沟通，小结，文字记录			
自我总结				

表 9-9-4 老年癌痛患者的心理照护思维导图评价表

评价内容		评价等级		
		A（满意）	B（合格）	C（不满意）
癌痛用药管理	老年癌痛评估			
	镇痛用药指导			
	镇痛药物不良反应及预防			

续表

评价内容		评价等级		
		A（满意）	B（合格）	C（不满意）
心理减压及疗愈方法	良好沟通，取得信任			
	了解需求，同理共情			
	芳香疗法，愉悦身心			
	放松训练，有效减压			
	创造亲情陪伴			
	组织家庭会议			
	团队内沟通，小结，文字记录			
自我总结				

》》【知识拓展】

为何人类对"疼痛"敏感度不一？

　　疼痛是机体自我保护的一种反应，每个人对疼痛的感受都是不同的。痛阈高的人对疼痛耐受力强，而痛阈低的人在面对疼痛时常常觉得难以忍受，那么为什么人类对疼痛的敏感度差异如此大呢？美国有项研究指出，痛觉敏感度的不同或许与大脑结构的差异有关。

　　2014年1月17日美国趣味科学网站报道了一项关于痛觉敏感度测试的新研究，将116名健康人的胳膊或腿上的一小块皮肤加热至约49℃，让研究对象自己感受疼痛的强度并做出相应的评估。同时，为研究对象进行磁共振成像仪器的扫描。

　　研究结果显示每个人的痛觉敏感度与其大脑中某些区域的皮质厚度有关，在此之前人类已经发现这些区域与注意力控制和自我反省等脑部活动有关。这些区域的大脑皮质越薄，对疼痛的刺激就越为敏感。

》》【实训练习】

实训练习答案

一、单项选择题

1. 常用的疼痛评估量表不包括（　　　）。
　　A. 数字分级评分法　　　　　　　　　B. 语言分级评分法
　　C. 观察评估法　　　　　　　　　　　D. 面部表情疼痛分级量表
2. 下列镇痛药物中属于第三阶梯的是（　　　）。
　　A. 布洛芬　　　　　　　　　　　　　B. 可待因
　　C. 吲哚美辛　　　　　　　　　　　　D. 芬太尼透皮贴剂
3. 下列不属于美国社会心理学家马斯洛提出的需要层次理论的是（　　　）。
　　A. 生理需要　　　　B. 心理需要　　　　C. 安全需要　　　　D. 自我实现需要
4. 服用镇痛药物常见的副作用不包括（　　　）。

A. 恶心、呕吐　　　　B. 便秘　　　　　　C. 呼吸急促　　　　D. 意识状态改变

5. 下列属于伤害感受性疼痛中内脏痛的是（　　　）。

A. 隐痛　　　　　　　B. 钝痛　　　　　　C. 压痛　　　　　　D. 多种痛感

二、判断题

1. 癌痛三阶梯止痛治疗中镇痛的五大原则为口服给药、按阶梯给药、按需给药、个体化给药、注意具体细节。　　　　　　　　　　　　　　　　　　　　　　　　　　　（　　）

2. 长期服用镇痛药物会导致恶心、呕吐、便秘、呼吸抑制等不良反应，因此照护者应加强宣教，让患者适当"忍痛"，减少此类药物的摄入。　　　　　　　　　　　　　　　（　　）

3. 疼痛的性质分为伤害感受性疼痛和神经病理性疼痛。　　　　　　　　　　（　　）

4. 慢性疼痛是指疼痛超过 2 个月以上。　　　　　　　　　　　　　　　　（　　）

5. 疼痛如果不及时、有效地得到控制，会引起或加重焦虑、抑郁、乏力、失眠及食欲减退等症状。　　　　　　　　　　　　　　　　　　　　　　　　　　　　　　　（　　）

三、简答题

请简述本任务采取的主要心理照护方法。

四、案例分析题

高爷爷，78 岁，主因确诊肺癌骨转移 3 月余入院。老伴体弱多病，2 个女儿、3 个儿子轮流陪护，要求对高爷爷保密病情。高爷爷入院后主诉左下肢疼痛，自主行走困难，NRS 评分 6 分，医嘱给予芬太尼透皮贴剂 4.2mg 贴胸，疼痛可控制，用药 2 天后高爷爷主诉轻度恶心、排便困难。

后经对症治疗，高爷爷疼痛缓解、一般状况好转，医生予综合评估后拟行对症支持及靶向治疗，家属对治疗意见不一致。为明确下一步治疗方案，拟为高爷爷召开家庭会议。

问题 1. 导致高爷爷出现恶心、排便困难的原因有哪些？

问题 2. 作为照护者，你将如何对高爷爷进行日常饮食和活动指导？

问题 3. 如何协助医生为高爷爷组织家庭会议？

项目十 ▷▷▷

老年人特殊情境下心理问题的
心理照护

◆ **项目介绍**

　　老年人的心理问题通常在与躯体疾病并存的同时，还与其所处的环境、社会支持及家庭成员的和谐关系等诸多因素密切相关。随着所处环境和情境的改变，老年人的心理也会随之发生变化，会出现焦虑、孤独、恐慌等诸多心理问题，还会引起睡眠紊乱、排便异常等生理问题。因此，除了关注疾病给老年人带来的心理问题，更要关注老年人在特殊情境下的心理问题和心理需求，帮助老年人应对变化，调整心态。

任务一　住院老年人的心理照护

》【学习目标】

❖ 知识目标

1. 掌握住院老年人常见心理问题及产生原因。
2. 熟悉睡眠障碍常见类型。
3. 了解老年人多重用药原则。

❖ 技能目标

1. 掌握自我效能评估方法。
2. 掌握认知行为干预常用方法。
3. 了解老年人多重用药的风险管理办法。

❖ 素质目标

1. 具备尊重和接纳老年患者的服务理念。
2. 照护住院老年人时应具备同理心、爱心和耐心。

》【任务情境】

老年男性，92岁，主因食欲减退伴排便次数增多近2年余就诊入院，诊断考虑胃肠功能紊乱可能性大。既往有肺气肿、冠心病、陈旧性心肌梗死、高血压2级、慢性肾病5期、椎基底动脉供血不足等病史。口服利尿、抑酸、保胃、调节肠道菌群、助睡眠、治疗抑郁等药物达23种。近两个月老人活动耐力较前下降，刷牙、洗脸、散步等日常活动后憋喘症状较前明显，行心脏超声示射血分数42%，左心室收缩力和舒张功能均减低，加强利尿、扩血管治疗。严格限制液体入量，维持液体出入量平衡；动脉血气分析结果显示代谢性酸中毒，输注碳酸氢钠溶液给予纠正；甲烷氢呼气试验结果回报：小肠细菌过度生长，给予利福昔明0.4g口服治疗，每天3次；粪便隐血试验（单克隆法）结果持续阳性，肿瘤标志物异常升高，为排除消化道恶性肿瘤，建议完善胃肠镜检查，老人及家属拒绝此项检查。治疗期间，老人间断出现恶心、呕吐及腹泻症状，给予调节肠道菌群、肠内外营养支持、抑酸、护胃等对症治疗。

本任务老人长期住院，恶心、呕吐症状久治不愈，身体日渐虚弱，治疗信心减退，时常自暴自弃。近期得知曾经患难的老战友骤然离世，老人突然间失去了对生存的渴望，表现出厌食、厌世乃至轻生念头。照护人员根据老人自身情况，在对其心理状况进行充分评估的基础上，采用认知行为疗法，改变老人的错误认知，消除负面情绪，同时采取怀旧疗法、音乐放松疗法等一系列心理舒缓措施，缓解老人内心不良情绪，使其建立战胜疾病的信心。

》》【任务分析】

随着医疗卫生事业和社会经济等的发展，人口老龄化成为 20 世纪以来全球面临的严峻挑战。慢性非传染性疾病（non-communicable disease，NCD）发病率不断上升，老年人的患病率较高，带病生存的老年人逐渐增多，这已成为我国老年人口的主要疾病负担。一项临床多中心报告中指出：近 10 年老年患者住院人次呈逐年递增趋势，平均年增长率高达 27.48%，住院老年人共病的比例高达 91.36%。老年共病（multi-morbidity）是指老年人同时存在两种或两种以上的慢性病，包括躯体疾病、老年综合征及精神方面的问题。共病导致老年人临床诊断和治疗难度增加、死亡风险增高、住院时间延长、医疗消耗增多。

随着医学模式不断向生物-心理-社会医学模式的转变，人们对健康的认识也越来越全面。除了生物学因素，心理因素也是影响健康的重要因素。据世界卫生组织预测，精神、心理疾病造成的经济负担占比目前已经超过了心脑血管、呼吸系统及恶性肿瘤等疾病而位居首位，精神疾病已逐渐成为国内老年人日益突出的健康威胁。老年人的心理状况与很多因素有关，受家庭、身体健康、经济状况、自我调节能力等多因素影响。

住院老年人由于躯体疾病容易诱发或加重情绪障碍，加之脱离熟悉的环境、人群及住院带来的经济压力等也会加重其思想压力，导致焦虑、抑郁症状的发生。住院老年人的焦虑与抑郁会严重影响其正常生活，威胁其身体健康，不利于老年人身体疾病的治疗护理。

心理干预可以在一定程度上改善老年人的抑郁和焦虑程度，优化其心理情绪，引导老年人长时间保持平和且积极的状态。通过综合评估住院老年人的负性情绪及其严重程度，并采取针对性的措施加以干预，对于疾病治疗及预后具有重大意义。

》》【任务实施】

一、任务难点与重点

1. 因疾病反复不愈，致使老年人丧失治疗信心

本任务中的老人属高龄且长期住院，疾病反复不愈，使老人逐渐丧失了治疗信心，加之曾经患难战友的骤然离世，对老人的打击很大，失去了对生命的渴望，开始拒绝治疗，这也进一步增加了诊疗照护难度，影响了疾病的预后，对住院老年人的身心照护提出了更高的要求。

2. 老年人长期患病，自我评价降低

随着年龄的增长和长期疾病折磨带来的痛苦、自理能力下降及住院产生的经济负担，老年人出现了自尊水平降低，自我的评价降低，产生了消极的情绪。

3. 多重用药，导致老年人服药依从性差

本任务中的老人因自身同时患有肺气肿、冠心病、陈旧性心肌梗死、高血压 2 级、慢性肾病 5 期等疾病，需要长期服用药物，服药种类多达 23 种，每次服药时，面对数量众多的药物都会产

生抵触心理，导致服药依从性差。

4. 长期住院，缺少社会支持，老年人孤独感增加

长期脱离熟悉的环境及人群，身边缺少家人的陪伴，导致老年人与外界交流减少；身体功能的衰退和疾病的原因，导致日常活动能力变差，兴趣爱好减少，对新事物接受力变差；受医院管理的约束，不能按照自己的喜好安排生活。这些原因使得该老年人逐渐产生孤独感，严重影响了其身心健康。

5. 睡眠障碍，影响生活质量

疾病反复发作，加上活动耐力下降，身体日渐虚弱，使老年人内心焦虑不安，严重影响其日常生活和睡眠质量。调查研究显示，住院老年人失眠的发病率高达 50%～70%。睡眠不足严重影响老年人的身心健康，导致一系列健康问题的出现。

二、实施步骤

（一）评估与准备

1. 评估

（1）自我效能感评估

自我效能感是指个人对自己从事某项工作所具备的能力和可能做到的程度的主观评估。一个相信自己能处理好各种事情的人，在生活中会更积极、更主动。自我效能感反映了一种个体能采取适当的行动面对环境挑战的信念。采用一般自我效能感量表（general self-efficacy scale，GSES）对患者进行评估，GSES 由施瓦策尔（Schwarzer）等编制，中文版由王才康等翻译修订。中文版 GSES 包括 10 项，每项评分 1～4 分，总分为 40 分，选项为"完全不正确""有点正确""多数正确""完全正确"，依次计 1 分、2 分、3 分、4 分，得分越高表示自我效能越高（表 10-1-1）。

表 10-1-1　一般自我效能感量表（GSES）

指导语：以下 10 个句子是关于你平时对自己的一般看法，请根据你的实际情况（实际感受），在合适的选项上打"√"。

条目	完全不正确	有点正确	多数正确	完全正确
1. 如果我尽力去做的话，我总是能够解决问题的	1	2	3	4
2. 即使别人反对我，我仍有办法取得我所要的	1	2	3	4
3. 对我来说，坚持理想和达成目标轻而易举	1	2	3	4
4. 我自信能有效地应对任何突如其来的事情	1	2	3	4
5. 以我的才智，我定能应对意料之外的情况	1	2	3	4
6. 如果我付出必要的努力，我一定能解决大多数的难题	1	2	3	4
7. 我能冷静地面对困难，因为我相信自己处理问题的能力	1	2	3	4
8. 面对一个难题时，我通常能找到几个解决方法	1	2	3	4
9. 有麻烦的时候，我通常能想到一些应对的方法	1	2	3	4
10. 无论什么事在我身上发生，我都能应对自如	1	2	3	4

（2）焦虑、抑郁评估

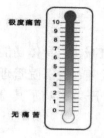

图 10-1-1 心理痛苦温度计

心理痛苦温度计（distress thermometer，DT）是由罗斯（Roth）医生等制订的一个类似于视觉模拟评分尺度的单条目自评量表，评估范围为 0～10，0 表示无痛苦，10 表示极度痛苦，指导患者对最近 1 周内的平均心理痛苦程度进行自评（图 10-1-1）。心理痛苦温度计综合了全方位的心理痛苦问题，操作简便、快捷，可以对大量患者的心理问题进行快速筛查。

医院焦虑抑郁量表（hospital anxiety and depression scale，HADS），用来评价综合医院患者的焦虑和抑郁状态。该量表分两部分，即焦虑亚量表和抑郁亚量表，分别有 7 个条目，合计 14 条，每个条目分为 4 级（0～3 级）。总分范围 0～21 分，0～7 分为无症状，8～10 分为可疑存在，11～21 分为肯定存在，评分时以 8 分为起点，即包括可疑及有症状者均为阳性（附表 22）。

（3）睡眠质量评估

匹兹堡睡眠质量指数量表是睡眠专家比斯（Buysse）等编制，可以测量近一周的睡眠质量（表 10-1-2）。该量表包括主观睡眠质量、入睡时间、睡眠的时间、睡眠的效率、睡眠障碍等。总分范围为 0～21 分，得分越高，表示睡眠质量越差。

表 10-1-2 匹兹堡睡眠质量指数量表（PSQI）

请根据您近一周情况，回答下列问题

1. 近一周，晚上睡觉通常是__点钟

2. 近一周，每晚入睡通常需要__分钟

3. 近一周，通常早上__点起床

4. 近一周，每夜通常实际睡眠__小时（不等于卧床时间）

对以下问题请用数字在每个问题后面的方框内写出最合适的答案

5. 近一周，因下列情况影响睡眠而烦恼

　　a. 入睡困难（30 分钟内不能入睡）□

　　①没有　　②少于 1 次　　③1～2 次　　④3 次以上

　　b. 夜间易醒或早醒 □

　　①没有　　②少于 1 次　　③1～2 次　　④3 次以上

　　c. 夜间如厕 □

　　①没有　　②少于 1 次　　③1～2 次　　④3 次以上

　　d. 呼吸不畅 □

　　①没有　　②少于 1 次　　③1～2 次　　④3 次以上

　　e. 咳嗽或鼾声高 □

　　①没有　　②少于 1 次　　③1～2 次　　④3 次以上

　　f. 感觉冷 □

　　①没有　　②少于 1 次　　③1～2 次　　④3 次以上

　　g. 感觉热 □

　　①没有　　②少于 1 次　　③1～2 次　　④3 次以上

　　h. 做噩梦 □

　　①没有　　②少于 1 次　　③1～2 次　　④3 次以上

　　i. 疼痛不适 □

　　①没有　　②少于 1 次　　③1～2 次　　④3 次以上

　　j. 其他影响睡眠的事情 □

　　①没有　　②少于 1 次　　③1～2 次　　④3 次以上

　　如有，请说明：

6. 近一周，您使用催眠药的情况 □

　　①没有　　②少于 1 次　　③1～2 次　　④3 次以上

7. 近一周，您常感觉到困倦吗 □

　　①没有　　②少于 1 次　　③1～2 次　　④3 次以上

8. 近一周，您做事情精力不足吗 □

　　①没有　　②少于 1 次　　③1～2 次　　④3 次以上

9. 近一周，总的来说，您认为自己的睡眠好吗 □

　　①很好　　②较好　　③较差　　④很差

（4）用药指导记录表

　　建立详细的用药指导记录表（表 10-1-3），为医疗提供客观准确的用药依据，使老年人了解情况。

表 10-1-3　用药指导记录表

姓名		性别		年龄		床号	
ID 号			诊断				
不良嗜好（烟、酒、药物依赖）							
疾病种类							
对药物治疗和使用过程中的疑问							

药名	规格	用法用量	用药特别注意事项

用药指导内容	□用法用量　　□不良反应　　□药物作用说明　　□处方变更 □药物相互作用　□保管方法　　□重复用药　　　□合并用药 □依从性　　　□漏服对策　　□用药疗程　　　□提醒复诊 其他用药指导情况：
指导对象	□患者本人　　□患者家属　　□其他
患者（或家属）签字		指导时间	
备注	

2. 准备

（1）环境准备

1）房间准备：光线明亮，安静整洁，温湿度适宜，配备舒适的沙发。

2）物品准备：音乐播放器、旧照片、过去经典的书籍、纸、笔。

（2）照护者准备

仪表整洁，举止端庄，态度亲近。

（3）照护对象准备

1）着装整洁，体位舒适。

2）避开检查、治疗时间。

3）状态良好，理解、配合。

（二）实施与评价

1. 实施

（1）加强老年人多重用药管理

1）多药联合治疗增加了发生不良的药物相互作用的风险：多药联合治疗可能增加了药物的相互作用，部分会导致严重后果。不良的药物相互作用（adverse drug interaction，ADI）是指药物合用导致药物疗效和（或）不良反应发生变化，其本质是因为药物代谢的抑制（使药物相对过量，导致不良反应或疗效显著增加）或药物代谢的诱导（使剂量相对不足，导致疗效显著降低）造成的，如西咪替丁与二甲双胍合用时会减慢二甲双胍排泄，可能造成血药浓度升高，硝苯地平、非洛地平等药物主要经肝代谢，而伊曲康唑、克拉霉素等药物能够显著减慢这类药物的代谢，从而增强降压效果，可能导致严重低血压。

2）掌握联合用药原则，遵医嘱规范用药：联合用药应注意剂量个体化。老年人用药反应的个体差异比年轻人更为突出，用药要遵循从小剂量开始，逐渐达到适宜的个体最佳剂量。

联合用药应"少而精"。能单药治疗，不联合用药，建立多学科工作团队，实施老年综合评估能有效降低重复用药的风险；在保证疗效的情况下，联合用药时尽量减少用药的数量，优先选择相互作用少的药物。

选取合适的服药时间。根据各种药物时间生物学和时辰药理学的原理，选择药物各自的适宜服药剂量和时间，延长联合用药的时间间隔，在保证疗效的同时，降低药物相互作用的风险。

总之，要在充分了解每位老年人身体情况的前提下把握用药的适宜时机，出现不适立刻暂停，症状缓解或指标得到控制时及时停药，并配以合理饮食和运动方案，避免不必要的长期用药给机体带来额外的负担。

3）进行详细用药指导和健康宣教，提高老年人服药依从性：告知老年人药物的具体作用、服用时间及可能的并发症等，一旦出现药物治疗相关不良事件，及时告知医务人员。严格落实服药到口，每次发药时协助老年人口服。指导家属和照护者协助老年人提高用药依从性。老年人由于记忆力减退，容易漏服、多服、误服药物，以致难以获得疗效或加重病情。因此，我们需要定时检查老年人用药情况，做到按时、按规定剂量服药。

教育老年人及其家属、照护者避免随意自我药疗。不宜凭自己的经验自作主张，随便联合用药，包括处方药、非处方药、中草药、食品添加剂和各类保健品。不要轻信民间"偏方""秘方"，以免造成不良的药物相互作用。

（2）对老年人进行认知行为干预

1）理解认知行为干预：认知行为护理为目前临床上较为常用的干预型护理模式，照护人员在该项护理模式下可以有效地引导老年人的认知状态与心理状态，以帮助其走出心理困境，进而促进疾病症状的改善。改变老年人不正确的认知，消除负性情绪，正视自己疾病状态，说出心中的烦恼，促进心理健康。该项护理干预模式比传统照护模式更具有针对性与全面性，照护人员通过给予老年人足够的尊重，保护其自信心的同时，提升老年人的积极性与配合度，进一步改善护理效果。

2）认知行为干预的实施：

A. 增加老年人对疾病的认识：针对老年人的文化水平、对所患疾病相关知识的认知度、理解能力等展开健康宣教工作，以帮助其了解疾病发生的原因、进展过程、治疗原则及配合要点等，进一步加深其对疾病的理解，提高治疗配合度。加强与老年人沟通交流的力度，使老年人可以掌握疾病治疗期间的相关注意事项，并且提升老年人的自我保护意识。

B. 以积极的态度沟通，增加与老年人的交流：在与老年人沟通交流的过程中应给予其足够的尊重，注意交流时自身的语气与神态，以维护其自尊心，避免老年人出现抵触情绪。耐心听取老年人的主诉，交谈时多运用正能量及积极的言语，如每天早晨热情地打招呼，给老年人分享一些有趣的事物，开展简单的互动游戏等，以放松其身心，激发其积极性。积极鼓励老年人与病友之间进行沟通与交流，以获得病友间的相互鼓励，使其治疗信心得到提升。

C. 开展身体锻炼活动，增加老年人的活动量：适量的运动可以帮助老年人释放心理压力，有利于调节情绪，维持老年人积极乐观的心态。可依据老年人的身体状况，指导其进行腹式呼吸锻炼、慢走、颈椎操等活动。

D. 调整生活习惯，养成健康生活作息：调整老年人的日常生活习惯，帮助其养成规律、健康的作息习惯，以维持其良好的心态；注意观察老年人是否有不良行为，如吸烟、饮酒等不良习惯，告知其危害性，督促其及时纠正。

（3）采取系列心理减压及疗愈方法

1）怀旧疗法：通过对既往事件、情感及想法的回顾，帮助老年人增加幸福感，提高生活质量及对现有环境的适应能力。

A. 个体怀旧：向老年人展示一些老旧照片、过去经典的书籍和时代乐曲，让老年人尽量回忆与自身相关的积极正面事件，强化正面回忆，引导老年人积极向上；对于负面的回忆也不主张放弃、逃避，而是引导其正面直视问题，努力克服消极回忆。

通过老年人自述的方式，了解其人生故事，引导老年人对过往的美好时光、经历的重大事件等进行回忆。与家属沟通，为老年人制订专属个人回忆相册。

B. 团体怀旧：开展以"人人讲历史""伟大人物故事""我印象中的节日活动"等为主题的交流活动，带领老年人重回过去时光，让其产生熟悉感和愉悦感，通过彼此之间的交谈，也能进一步提高老年人的语言能力和互动能力，缓解住院老年人的抑郁情绪，减轻其孤独感。

2）音乐疗法：通过与老年人及其家属的沟通，了解老年人喜欢的音乐类型，选取合适的音乐播放，如老年人出现情绪低落，应选择明快的乐曲来聆听。鼓励老年人跟随音乐节律进行适当的活动，如慢走、深呼吸、舒展运动等，缓解其焦虑情绪。

（4）帮助老年人获取社会支持

1）创造亲情相伴：本任务中的老年人由 3 个女儿轮流陪伴，照护人员帮助其制造沟通的环境和话题，鼓励老年人通过电话视频的方式与家人、朋友进行交流。

2）了解社会时事：鼓励老年人观看新闻时事，增加对外界的了解，降低脱离感。向老年人分享趣闻趣事，使其保持心情愉悦的同时，增加参与感，降低孤独感。

（5）改善老年人睡眠状况

1）常见的睡眠障碍问题：

A. 平均睡眠时间减少：随年龄的增加，睡眠-觉醒节律发生改变。

B. 睡眠潜伏期延长：表现为就寝后需较长时间才会进入睡眠的状态，入睡时间会达 30～60 分钟或更长。睡前饮用浓茶、过度兴奋、晚餐与入睡间隔时间过长等情况都会对住院老年人的睡眠潜伏期产生影响。

C. 睡眠连续性下降和唤醒阈值降低：表现为夜间容易醒，出现片段化的睡眠，多次地短睡，甚至夜间醒 3 次以上。随年龄增长，机体内的褪黑素会逐渐减少，这增加了夜间觉醒次数，同时还会加重日间嗜睡的程度，外界各种因素的干扰，会增加老年人睡眠觉醒次数。

D. 昼夜节律改变：白天睡眠的时间增多，夜间睡眠的质量下降。

2）改善睡眠障碍的措施：

A. 认知行为干预：向老年人介绍睡眠障碍等相关知识，纠正其错误认知，引导健康的睡眠习惯。在保证充足睡眠的同时提高睡眠质量，减少老年人焦虑、抑郁情绪。

B. 放松疗法：采用呼吸放松训练、想象放松训练等方法，引导老年人放松肌肉、身体。有意识地控制和调整心理活动，降低身体的唤醒水平，有利于更快进入睡眠，最终达到深睡眠。

C. 调节睡眠周期：采用光照、刺激控制改善睡眠周期，鼓励老年人多下床活动，白天尽可能地减少卧床休息时间。睡觉时为老年人营造安静、舒适的睡眠环境，改善老年人的睡眠状态。

D. 心理护理：照护者主动与老年人交流，询问睡眠情况、身体感受，给予其家人般的关心，消除其对医院环境的陌生感，更快适应医院生活。通过介绍成功案例，增强其康复信心，减轻其心理压力。

2. 评价

该任务为一例长期住院的老年人，病情反复，身体功能逐渐衰弱，导致情绪低落，失去治疗信心，自我评价低，长期与外界环境分离，缺少社会支持导致孤独感，以及长期病痛折磨，严重影响了生活质量，进一步加重了负面情绪。照护人员本着改善住院老年人消极情绪、促进身心健康的目标，采用多方面的评估方法，了解老年人心理状态，并使用认知行为干预法、怀旧疗法、音乐放松疗法等心理疏导方法，缓解老年人低落情绪，建立战胜疾病的信心，获得自我肯定，维持积极乐观的心态，促进身心健康，该老年人的心理照护方法和经验值得学习借鉴。

》》【知识拓展】

预防老年人的营养不良

营养不良又称营养不足，即由于摄入不足或利用障碍引起的能量或营养缺乏的状态，进而引起机体成分改变，生理和精神功能下降，导致不良临床结局。老年人是营养不良的高危人群，随着年龄的增加，营养不良及营养不良风险随之增加。老年人普遍存在生理功能减退，容易合并多种疾病，营养健康知识也相对不足，这导致老年人营养不良的发生率高、程度严重。因此，老年人群的营养问题不容忽视，如何预防老年人营养不良尤为重要。

预防老年人营养不良，首先要重视营养风险筛查与评估，可以应用量表化的工具初步判断患者营养状态，常用工具包括营养风险筛查 2002、微型营养评定法等。其次，应加强对老年人营养不良相关知识的健康教育，提高其对膳食营养与健康重要性的认识，自觉纠正不良的膳食习惯。保持良好的膳食习惯，应少量多餐，食物切细煮软，保证全面、充足的食物摄入，每天至少摄入 12 种食物，预防营养素缺乏。主动足量饮水，每天饮水量应不低于 1200ml，以 1500～1700ml 为宜。积极参加户外活动，循序渐进，量力而行。经常监测体重变化，维持适宜体重，体重可以用 BMI 来衡量，建议维持老年人 BMI 20～26kg/m² 。最后，应关注对老年人的心理护理，鼓励陪伴进餐，营造良好的进餐环境。

》【实训练习】

实训练习答案

一、单项选择题

1. 联合用药的原则不包括（　　）。
    A. 联合用药应注意剂量个体化　　　　B. 需要长期用药
    C. 选取合适的服药时间　　　　　　　D. 联合用药应"少而精"

2. 下列属于怀旧疗法的是（　　）。
    A. 给老年人听轻松愉悦的音乐
    B. 使用香薰机让老年人沉浸在舒适芬芳环境中
    C. 向老年人展示一些老旧照片
    D. 组织老年人学习颈椎操

3. 老年人饮食应注意多样性，每日应至少摄入（　　）种食物。
    A. 6　　　　　　　　B. 8　　　　　　　　C. 10　　　　　　　　D. 12

4. 自我效能感是指（　　）。
    A. 人们对自己个性心理的积极评价结果　　B. 人们对自己行动的控制或主导
    C. 人们对自我形象的肯定　　　　　　　　D. 人们对自己幸福和利益的关心

5. 以下错误的是（　　）。
    A. 若睡眠障碍，可采用呼吸放松训练促进睡眠
    B. 睡前饮用浓茶
    C. 多下床活动，白天尽可能地减少卧床休息时间
    D. 营造安静、舒适的睡眠环境

二、判断题

1. 孤独感是老年人一种常见的心理状态，不会对生理造成影响。　　　　　　　　（　　）
2. 匹兹堡睡眠质量指数量表是用来评价患者近一周睡眠质量的量表。　　　　　　（　　）

3. 老年人多病共存的特点使得多重用药问题已成为老年人群中普遍存在的问题。 （　　）

4. 硝苯地平和克拉霉素不能同时服用，因为克拉霉素能够加快硝苯地平的代谢，降低降压效果。 （　　）

5. 老年人由于记忆力减退，容易漏服、多服、误服药物，因此要做到服药到口，确保按时按规定剂量服药。 （　　）

三、简答题

请简述前述任务采取的主要心理照护方法。

四、案例分析题

李爷爷，男性，86 岁，主因恶心、呕吐入院。既往有高血压、糖尿病、冠心病、慢性胃炎等病史，入院后由保姆陪护。经过积极地禁食、消炎、抑酸及补液治疗后，老人的症状得到控制。近日，老人进食后再次发生呛咳、呕吐，2 小时后发生寒战，测量体温为 38.4℃，胸部 CT 显示为肺部感染。病情反复持续 1 月余，老人情绪逐渐低落，夜间频繁出现入睡困难现象，日间活动也逐渐减少，之前最喜欢看的书籍也很少看了，以药物数量过多为由拒绝服药，丧失了治疗信心，且多次向保姆表达放弃治疗的意愿。

问题 1. 如何向老人解释病情反复的原因？

问题 2. 作为照护人员，你将如何对老人进行服药的健康宣教？

问题 3. 针对老人情绪低落的状态，如何采用怀旧疗法对其进行心理疏导？

任务二　康养中心老年人的心理照护

》》【学习目标】

❖ 知识目标

1. 掌握康养中心老年人的特殊心理需求。

2. 熟悉康养中心老年人可能出现的心理问题。

3. 了解康养中心老年人的角色变化特征。

❖ 技能目标

1. 熟悉康养中心老年人的心理照护方法和技巧。

2. 了解康养中心老年人哀伤辅导和死亡教育的方法。

❖ 素质目标

1. 具备尊重、关心、关爱康养中心老年人的护理服务理念。

2. 对康养中心老年人实施心理照护时应具备爱心、耐心和同理心。

》》【任务情境】

赵爷爷,男性,77 岁,退休前为单位领导,喜欢听音乐。半年前丧偶,至今尚未走出丧偶事件的反应期,情绪处于悲伤状态,对任何事情都提不起兴趣。3 个月前突发脑卒中,经治疗后病情稳定,可自行进食,下地行走,但存在言语吐字不清、右侧肢体活动能力下降。日常动作如行走、坐立完成困难。赵爷爷有高血压、糖尿病、骨质疏松等多种慢性疾病,日常服用多种药物。近期饮食差,视物模糊,听力下降,常表现出焦虑、紧张。其女儿一家在国外定居,由于疫情影响不能回国照顾。因此,赵爷爷生病以来由其侄女承担日常照护。由于赵爷爷一直无法缓解失去老伴的悲伤,考虑选择新的环境,来到康养中心尝试机构照护服务。进入康养中心 1 个月以来,赵爷爷血压、血糖平稳,右侧肢体肌力有所恢复,言语已较为清晰,可与人正常交流。赵爷爷表示康养中心的专业护理和康复服务更有利于自己的日常照护,但是自己不习惯过集体生活,看到康养中心其他老年人有家人经常探望而感到失落,常常想念女儿,孤独感增加,情绪低落,不愿与人接触。尤其是看到身边的老年人去世,对未来失去信心。在康养中心,赵爷爷总对照护人员的工作进行指挥,说话也像对待以前的下属,与其他老年人相处也常常稍有不满就严厉训斥,导致了其他老年人的不满。

》》【任务分析】

我国老年人口规模大,老龄化速度快。面对庞大的老年群体,满足其多元化的养老需求是亟待解决的问题。家庭养老、社会机构养老和社区居家养老是我国城市目前存在的 3 种根本养老模式。养老院、康养中心等社会机构养老作为社会化的养老服务模式,其主要特征是集中养老,为老年人提供生活照料、健康管理和文体娱乐活动等综合性服务。

机构养老需要老年人转变角色、适应集体生活环境、重建人际关系。老年人在角色转换中容易产生角色适应不良。由于角色变化、丧偶等重大生活事件、生活环境变化等应激因素对老年人造成了负性情绪和一系列心理问题。角色,亦称社会角色,是指个人在特定的社会环境中相应的社会身份和社会地位,并按照一定的社会期望,运用一定权力来履行相应社会职责的行为。个体在衰老的过程中,会发生角色和社会关系的变化。角色适应不良是指个体由一种角色向另一种角色转换的过程中发生了转换障碍,出现了心理和行为上的改变,如自信心不足、情绪低落、沉默寡言、孤独抑郁等。康养中心老年人从主体角色转换为依赖角色,从居家生活角色转换为集体生活角色,在这个过程中,容易产生角色适应不良。

丧偶是老年人面临的重大生活事件,对其生活适应、身体和心理健康都会产生不利影响。老年人伴侣离世,丧失了其作为丈夫或妻子的角色,社会关系和生活模式也随之发生变化。丧偶事件容易导致老年人生活适应不良、社会活动降低、社会关系弱化,造成老年人产生哀伤、自责、抑郁等不良情绪。相应的,老年人随着角色丧失也会出现特殊心理问题和需求,如需要家人的陪伴和慰藉。老年人对于亲人逝世可能表现出不同的哀伤反应,反应期也不尽相同。

》【任务实施】

一、任务难点与重点

1. 角色适应不良，导致老年人出现负性情绪

本任务中赵爷爷经历着从有配偶角色转变为单身角色，从主体角色转变为依赖角色，从居家生活角色转变为集体生活角色三种角色转变。虽然失去老伴已经有半年时间，但是赵爷爷还处于悲伤情绪之中。突发疾病带来的行动不便，日常起居需要专人照护，造成不得不依赖别人，产生自卑等负性情绪。住进康养中心，生活环境和生活秩序发生了转变，需要融入集体生活，与其他老年人和谐相处。赵爷爷对新环境的融入感与获得感不足，由于离退休前为单位领导，行为举止习惯于退休前的角色，出现角色混淆。在这个需要角色转变的过程中，角色适应不良对赵爷爷心理健康产生了很大的影响，主要表现为各种负性情绪。因此，照护人员应该帮助赵爷爷尽快适应角色变化，建立新的角色。

2. 因丧偶，老年人哀伤情绪反应显著，孤独感增加

赵爷爷丧偶之前性格开朗，兴趣爱好广泛。丧偶事件后，哀伤情绪反应显著，看到其他老年人去世，易产生死亡焦虑，孤独感增加，对活动的参与度低，成为康养中心照护的难题。康养中心照护人员在提供生活照料的同时，要积极帮助老年人度过丧偶之后的哀伤反应期，帮助其解决悲哀行为引起的不良情绪，给予心理慰藉和社会活动参与的支持，积极帮助丧偶老年人建立新的角色，适应新的生活模式。

3. 因生活方式变化，远离亲人，渴望家庭和亲情需求迫切

康养中心虽然有专业的照护服务，但缺少家庭、亲情及社会支持。赵爷爷的女儿远在国外并不能像其他老年人的子女一样能经常过来探望。当赵爷爷看到康养中心其他老年人有家人经常探望难免会感到失落，渴望家庭、渴望亲情的需求就更为迫切。这些心理需求未被满足就会感到孤独，情绪低落，不愿与人接触。照护人员应细心观察老年人的情绪、情感和心理状态，了解老年人所思所想，鼓励老年人倾诉内心想法，并积极与其家属取得联系。在照护过程中，照护人员应主动倾听、共情理解，采用心理疏导等方式，消除老年人的孤独感、失落感。

二、实施步骤

（一）评估与准备

1. 评估

（1）照护对象身心状况

详尽收集老年人相关资料，了解老年人的日常生活活动、情绪情感、感知觉与沟通、社会参与及心理需求等，对老年人的身体状况、情绪情感和精神状态等身心状况进行全面评估，为制订照护

计划做好准备。其中，情绪情感评估可以通过观察法、访谈法、可视化标尺评估法、心理测量法等对老年人的焦虑、抑郁、孤独等情绪进行评估。

（2）照护对象社会支持状况

了解老年人的家庭关系、社会关系，以及可利用社会资源等社会支持网络。

（3）照护安全风险评估

老年人入住康养中心前进行照护安全风险评估，包括噎食、食品和药品误食、压疮、烫伤、坠床、跌倒、他伤、自伤、走失、文娱活动意外方面的风险。对老年人实施照护过程中应再次评估照护安全风险。

2．准备

（1）环境准备

康养中心老年人的日常生活环境应符合健康、安全、便利、无障碍化的要求。居室环境方便、安全、舒适，室内阳光充足、光线明亮、温湿度适宜。照护活动环境应保持地面干燥，环境安全、整洁卫生。

（2）照护者准备

仪表整洁，态度亲近，尊老敬老，主动服务，耐心倾听。

（3）照护对象准备

理解、配合。

（二）实施与评价

1．实施

（1）与老年人建立融洽的关系，及早发现老年人的心理变化，帮助角色适应

1）与老年人建立融洽的关系：是实施照护的基础。照护人员帮助新入住老年人熟悉康养中心的生活环境，日常要关心、关爱老年人，多与老年人交流。通过日常语言、行动感染老年人，得到老年人的信任。在日常照护中做到尊老敬老、礼貌热情、主动服务，用日常照护的点点滴滴感化老年人，构建良好的关系，帮助强化老年人的心理支持系统。

2）及早发现老年人的心理变化：照护人员应尊重老年人的思考问题方式和行为方式，对于老年人的问题和要求应耐心解释，细心观察，用心护理，及早发现老年人的不良情绪和心理变化。当老年人出现情绪欠佳时可以采取转移注意力的方法，如看喜欢的书、听感兴趣的音乐等。提供老年人抒发情绪的机会，接纳老年人的不良情绪，不指责，帮助老年人疏解情绪。

3）了解角色期待，帮助适应角色转换：照护人员应帮助老年人正确认识角色期待是在社会或群体中每个人提出符合自身身份的要求，并帮助其尽快适应新的生活和新的角色，及时调整自己的行为，与其他老年人保持融洽、和谐的关系。

（2）开展心理调适护理，减少亲人逝世带来的哀伤情绪

照护人员要细心观察老年人的哀伤表现，帮助老年人进行心理调适。康养中心可配置有提供心理咨询及心理危机干预服务的心理治疗室，由具有老年心理服务经验的社会工作者或心理咨询师开展服务。在此案例中采用心理咨询技术的叙事疗法，通过故事叙说帮助老年人重新检视自己的生活，重新定义生活的意义，进而恢复正常生活，树立对生活的信心（表10-2-1）。

表 10-2-1 老年人叙事治疗流程

步骤	内容
诊断评估与咨询关系建立	通过摄入性会谈，询问老年人基本情况，评估老年人的主要表现
	通过主诉、观察和他人反映进行初步问题分析
	与老年人共同确定目标
主线故事叙述	老年人述说自己的生活故事
	老年人讲述自己与老伴相识、相知的生命旅程及重要的生活事件
	老年人讲述个人感受
支线故事叙述	老年人讲述生活中记忆深刻的故事
	老年人讲述个人感受
	找寻个人优势：性格特征、个人经历、文化水平
结束和巩固	对老年人进行正面积极鼓励，提供情感支持，帮助问题外化
	引导老年人重构积极故事，重建积极的自我认同，从中寻找新的意义
	引导老年人诉说自己不曾觉察的部分，帮助其自行寻找问题的解决之道
效果评估	评估老年人情绪、睡眠、身体和精神状态

（3）开展死亡教育，缓解老年人死亡焦虑

照护人员应着重关注老年人对死亡的反应，协助老年人检视个人的死亡价值观。通过专家授课、阅读指导、同辈讨论、模拟想象、曼陀罗绘画等方法帮助老年人了解安宁疗护、伦理支持等与死亡相关的议题，通过组织死亡教育课程，促进老年人了解死亡相关知识，分享个人观点、经历，在同辈的分享讨论中获得情感支持和心理慰藉，使得老年人能够正确面对死亡（表 10-2-2）。

表 10-2-2 老年人死亡教育课程实施流程

步骤	主题
课程前准备	明确课程目标，做好课程宣传和号召工作，激励老年人积极参加
	创建舒适且有支持性的课程环境，准备活动所需物品
	确定现场工作人员
课程阶段	老年人分享自己所认识的善终和死亡观
	音乐、影片的欣赏
	认识死亡的历程
	认识安宁疗护，了解安宁疗护的照护理念
	特殊问题探讨，如安葬方法、安乐死等伦理问题，遗嘱等法律规定等
	自由提问
课程后阶段	畅所欲言分享心得，与同辈讨论死亡相关议题
	困惑解答、沟通
课程支持和评价	播放音乐，引用典型案例，组织讨论
	尊重老年人的隐私权，选择合适的沟通放松方式，耐心倾听，诚恳交谈，鼓励自由表达，运用放松、冥想等心理护理方法
	评价老年人对待死亡态度的转变

（4）开展系列个体化心理/精神支持服务，在照护过程中体现人文关怀

照护人员应了解掌握老年人心理状况，根据老年人出现的心理和情绪问题，查找引起心理问题的原因，提供个体化心理/精神支持服务，如音乐疗法、阅读、手工艺品制作、茶话会等，通过语言沟通、情绪疏导等手段，排解老年人心理和精神压力，如根据老年人听音乐的兴趣爱好，专门定制"音乐处方"，实施音乐疗法（表10-2-3）。通过音乐增加生活乐趣，影响情绪，改善精神状态，恢复或增进身心健康。照护人员应评估老年人喜欢的音乐类型，选择熟悉的音乐播放，如《林中漫步》《秋日私语》《月光奏鸣曲》《多瑙河之波》《小城故事》等，放松和愉悦身心。

表 10-2-3　老年人音乐疗法实施流程

步骤	内容
评估	评估老年人喜欢的音乐类型
计划	选择合适的音乐，制订音乐活动计划
实施	选择合适的环境，安静、整洁、温湿度适宜、光线柔和
	指导老年人采用舒适的姿势，腹部呼吸，测量并记录心搏和呼吸次数
	指导老年人用心感受音乐，交代注意事项
	指导老年人想象音乐如暖流依次流过身体的头部、脸部、颈部、胸部、腹部、臀部、大腿、小腿、足部
	再次测量并记录心搏和呼吸次数
评价	对比聆听音乐前后的心搏和呼吸次数变化
	总结感受、反应，评价情绪是否有改善

在个体化的心理/精神支持服务中，照护人员应体现人文关怀，对于老年人可能出现的情绪危机或心理危机，做到及时发现、及时预警、及时干预，必要时请专业人员协助，为老年人构建"心理教育辅导平台""心理减压平台"等一系列心理教育、心理危机救助体系。

（5）主动提供帮助，将康复融入日常生活活动，促进机体功能康复

康养中心的老年人多为高龄、失能、半失能状态，需要日常进行功能锻炼，促进机体功能的康复。但由于老年人年龄大、慢性疾病多，容易对康复缺乏信心。因此，照护人员应主动提供帮助，在康复锻炼中给予尊重，观察其功能恢复的变化。在辅助康复过程中，照护人员可以运用语言交流技巧，如积极倾听、交流时态度诚恳、语音语调热情，让老年人感受到真诚和关爱。鼓励老年人坚持康复活动，如："爷爷，我们今天要练习用拐杖做康复训练"；结束时说，"今天的训练就到这儿了，爷爷太棒了，今天有很大的进步，我们坚持锻炼，一定会恢复得又快又好"。照护人员可依据老年人的个体需求制作每天功能锻炼卡，由一名固定的照护人员帮助并监督老年人每天完成功能锻炼进行打卡，打卡情况每周分享，使老年人看到自己每天的进步，增强康复信心。

在本任务中，照护人员考虑赵爷爷以前有每天看书、写字的习惯，鼓励赵爷爷记录自己的功能锻炼日志，与大家分享。在此过程中，增进了赵爷爷与同辈老年人的沟通交流，其他老年人也为赵爷爷的进步鼓掌，提升了赵爷爷的康复信心，也进一步融洽了老年人之间的关系，而每天协助功能锻炼的照护人员也成为赵爷爷最信任的人。

（6）与老年人家属建立密切联系，促进老年人家庭参与

家庭参与可以提高康养中心老年人的主观幸福感。照护人员促进老年人家庭成员参与，引导家属主动关心老年人，给予老年人支持。随着时代的变化，养老迈入了智慧时代，家庭成员可以通过

探视、电话、视频、网络平台、智能机器人等方式与老年人沟通联系。康养中心通过配置多样化智慧产品辅助老年人与家庭成员建立沟通联系,改善老年人的社会支持网络。在本任务中,照护人员运用智慧养老科技产品,帮助赵爷爷建立与女儿的密切联系,实现赵爷爷与女儿一家的无障碍沟通,获得家庭支持。我们每天都会发照片,让家属放心。老人想女儿了,随时就能视频连线。照护对象赵爷爷得到了女儿的关心支持,也渐渐地敞开心扉,主动与他人交流。

2. 评价

本任务为康养中心角色适应不良的典型病例。照护人员本着满足老年人在康养中心生活对身体、精神需求的目标,采取一系列个体化的心理/精神支持服务,使老年人的心理照护需求得到满足,改善了老年人的负性情绪,提升了老年人对生活的信心。该老年人的心理照护方法和经验值得学习借鉴。

(1)照护对象的改变评价

赵爷爷与照护人员建立了良好的关系,因配偶去世导致的悲伤情绪有所缓解,每天坚持功能锻炼,与其他老年人的沟通交流得到了改善,能够参加康养中心的集体活动,表现出了对康养中心生活的一定适应。

(2)照护对象的家庭社会联系评价

赵爷爷的子女能够积极主动和赵爷爷保持联系,进行沟通。赵爷爷之前的同事、朋友、亲戚也不断和赵爷爷视频,或来康养中心探望,家庭社会支持网络得到了修复。

(3)照护对象的心理测量评价

对赵爷爷前后心理测量结果的比较发现,其抑郁情绪、孤独感都有不同程度的缓解和改善。

(4)照护对象康复效果的评价

照护人员使用功能锻炼打卡的方式,有效促进了赵爷爷的康复进程,机体功能得到了很大的康复,并通过功能锻炼日志分享会的形式,使其他老年人也参与、共享其康复过程,帮助赵爷爷树立了康复的信心。康养中心工作团队在患者的康复锻炼和增加其康复信心中发挥了重要的作用。

》》【知识拓展】

老年人健康赋权

老年社会工作理论指出赋权是实现老年人自我独立目标的重要策略。赋权肯定个体自我独立的价值、主观能动性及个体与环境的相互作用性。健康老龄化强调老年人需要从照顾走向赋权,从依赖走向独立。老年人赋权正成为老年人照护服务的发展趋势。在赋权的理念下,老年人无论是否正遭受着病痛的困扰,都不仅仅是被照顾的对象,而有可能在照顾关系中成为积极的参与者。

赋权影响个人对健康行为的参与,可以改善整体健康状况。与健康相关的赋权可能有多个组成部分,包括对健康的控制力、使用保健资源的能力及自我效能感。在社会学范式下,赋权是一种主动参与的社会过程。在这个过程中,老年人不仅仅是参与者,更是自身健康管理者。随着老龄化的进程,老年慢性病患者增多,医疗服务提供者难以满足老年人日益增长的医疗保健需求。在这种情况下,赋予老年患者权利有助于应对日益增长的慢性疾病负担,实现长期的疾病管理解决方案。健康赋权是尊重患者自主性的体现，对于居家康复的老年患者获得最佳功能，尽快恢复以往活动水平和回归正常生活有着重要意义。

世界卫生组织将赋权定义为人们对影响其健康的决定和行动获得更大控制权的过程。赋权并不仅仅取决于患者的特点和策略，更是一种与环境相关的参与性过程，包含了患者对个人资源和社会资源的主动寻求和充分利用。信息和知识通常是赋权的必要条件，但仅仅有信息是不够的。家庭资源的利用在老年人的健康赋权中尤为重要。健康赋权的获得有赖于家庭照顾者健康信息和支持的提供、老年人信息的能动使用及积极的社会反应。老年人与家庭照顾者的互助性支持关系的建立和维持在赋权中扮演着重要的角色。

》》【实训练习】

实训练习答案

一、单项选择题

1. 康养中心为老年人建立健康管理档案，需要填写的基本信息是（ ）。
   A. 照护对象身份信息　　　　　B. 照护对象身心状况
   C. 照护安全风险评估信息　　　D. 以上均是

2. 康养中心照护人员可为失智老年人提供的基本服务不包括（ ）。
   A. 生活照料　　　　　　　　　B. 心理危机干预
   C. 康复训练　　　　　　　　　D. 安全防护

3. 关于康养中心服务人员的基本要求，以下说法错误的是（ ）。
   A. 应具有职业责任感和职业道德
   B. 应定期参加老年人照护课程的培训学习
   C. 应具备使用非药物照护方法的能力，如陪伴、音乐疗法等
   D. 应具备药物干预的能力

4. 失能老年人的照护模式包括（ ）。
   A. 居家照护　　　　　　　　　B. 养老机构/医养结合机构照护
   C. 医疗机构照护　　　　　　　D. 以上均是

5. 老年人常见的心理需求包括（ ）。
   A. 健康需求　　　　　　　　　B. 社会活动参与需求
   C. 依存需求　　　　　　　　　D. 以上均正确

二、判断题

1. 养老机构是指为老年人提供日常的饮食起居、生活护理、清洁卫生、健康管理和文娱体育活动等一系列综合性服务的机构。（ ）

2. 养老机构主要服务对象是高龄、失能、半失能老年人，亦有因缓解家庭照护压力及家庭内部矛盾入住养老机构的情况。（ ）

3. 老年综合征是指由多种疾病或多种原因引起的同一临床表现。常见的老年综合征有肌少症、尿失禁、视力障碍、听力障碍、孤独、多重用药、吞咽障碍等。（ ）

4. 康养中心应有危机预警报告制度，对老年人可能出现的情绪危机或心理危机，应及时发现、

及时预警、及时干预。 （ ）

5. 康养中心服务人员不仅要了解老年人的身体状况，还要掌握老年人的心理状况，对出现的心理和情绪问题，提供相应服务，必要时请专业人员协助。 （ ）

三、简答题

请简述前述案例采取的主要心理照护方法。

四、案例分析题

刘奶奶，78 岁，半年前老伴去世，与儿子一家共同生活，平时儿子工作繁忙，无暇照顾。近年来，刘奶奶自觉身体不好，生活起居越来越感觉力不从心，担心给儿子带来更多的麻烦，决定去康养中心养老。照护人员小王负责其日常生活协助，小王喜欢时尚打扮，工作时着装较随意，不喜欢听唠叨。李奶奶为大学退休教师，习惯把小王看作自己的学生进行教导，看不习惯的就要求小王改正，而小王觉得李奶奶管得太多，总唠叨她，就和李奶奶发生了言语冲突。李奶奶觉得自己的一片心意没有被理解还被嫌弃，很是伤心，茶不思饭不想，不愿与人交流，闷闷不乐，康养中心组织的活动也不再参加，经常一个人待着，默默流泪。照护人员小王也只是完成照护任务，不主动与李奶奶说话。

问题 1. 照护人员小王在上述照护过程中存在的问题有哪些？
问题 2. 作为照护人员，应当如何对老年人开展死亡教育？
问题 3. 作为照护人员，应当如何帮助老年人角色适应？

任务三　日间照料中心老年人的心理照护

》》【学习目标】

❖ **知识目标**

1. 掌握日间照料中心老年人的常见心理问题。
2. 熟悉日间照料中心老年人的特殊心理需求。

❖ **技能目标**

1. 掌握日间照料中心老年人的主要心理照护措施。
2. 熟悉与老年人沟通交流的方法和技巧。

❖ **素质目标**

1. 具备尊重、关心、关爱日间照料中心老年人的护理服务理念。
2. 对日间照料中心老年人实施心理照护时应具备爱心、耐心和同理心。

》【任务情境】

李奶奶，82岁，常年独自居住在北方农村，平时种菜，擅长制作手工艺品，性格开朗。半年前因孙子上小学无人接送，由儿子接来南方城市一起居住，承担接送孙子上下学任务。李奶奶自从来到儿子家后，因与社区其他老年人交往时语言不通畅，故日常生活中和邻里没有来往，每天和儿子也只是进行非常简短的言语交流。5个月前李奶奶在家中跌倒骨折，经治疗后恢复较好，但走远路存在困难，无法接送孙子上下学。李奶奶经常自责，情绪低落。儿子考虑将母亲送回老家不放心，担心其再次跌倒，便将李奶奶安排在社区日间照料中心，一方面能够受到生活照护，另一方面有其他老年人可以交流。在日间照料中心，李奶奶不愿与人接触，对活动参与积极性不高，喜欢自己独处，终日寡言少语，精神萎靡不振，情绪低落，有时会自言自语："老了就是没用，只会给子女添麻烦，一点忙也都不了"。

》【任务分析】

随着城市化进程的不断推进，越来越多的年轻人涌入并扎根城市，老年人为了晚辈而选择迁移已成为当前老年人口流动的主要趋势。中国随迁老年人迁移原因具有家庭性，由于其家庭成员结构、所处家庭环境和社会环境的变化造成相当一部分来自农村的随迁老年人在新迁入城市中面临融入困难、孤独、家庭矛盾等困境，使得其产生无助感、失落感、孤独感，难以适应日常生活，主观幸福感低。如何提高随迁老年人，尤其是来自农村的老年人的生活满意度和幸福感，已经成为子女们面临的一个普遍性难题。

马斯洛需要层次论认为，人的一切行为都由需要引起，而需要系统又包括不同层次的需要：生理需要、安全需要、社交需要、尊重需要、自我实现需要。当随迁老年人脱离了原有的生活环境，面对陌生的城市生活，需要层次将重新获取。如果随迁老年人的社会尊重、子女关爱、人际交往等情感和心理需求得不到满足，会对身心造成负面影响。因此，关注随迁老年人的心理需求，帮助其保持健康的身心状态，具有十分重要的现实意义。

日间照料中心的照护人员应以马斯洛需要层次论和社会支持理论为支撑，根据老年人的心理需求，帮助老年人倾诉和宣泄负面情绪，提高其情绪管理能力；积极给予情绪支持、陪伴支持、活动支持等多方面支持，帮助其建立人际交往的信心；充分运用老年人身边可以利用的资源和环境支持，协助其重建社会支持网络，逐渐帮助老年人完善同辈支持系统；从生理、心理、社会三方面，促使其人际融入、角色融入及生活融入，帮助其在日间照料中心及社区找到归属感，促进其积极融入社区生活的大环境中，满足其心理慰藉等精神层面的需求，这是照护服务的重点任务。

》【任务实施】

一、任务难点与重点

1. 人际交往信心不足，缺乏归属感

李奶奶为高龄老人，搬入社区居住不久又新入住日间照料中心，对新环境尚未适应，使得李奶

奶存在人际交往信心不足，这对于李奶奶融入新环境是不利的。因此，主动与老年人建立融洽的关系，协调李奶奶重建良好的人际关系，是帮助李奶奶适应新环境、建立归属感的基础。

2. 重建社会关系，融入社区生活难度大

李奶奶随迁的来源地为北方农村，农村与城市、南方与北方的生活习惯和环境截然不同，李奶奶容易产生环境适应不良，造成心理落差，使其不愿意融入新的生活环境，久而久之会对生活丧失兴趣，情绪低落，不愿与人沟通。照护人员帮助李奶奶重建社会关系，融入社区生活有较大的困难。因此，照护人员应主动倾听、共情理解，采用心理疏导等方式，帮助李奶奶诉说内心感受，把心中的消极情绪释放出来。

3. 社区活动参与度低，对新环境的融入感与获得感不足

李奶奶随迁之前性格开朗，兴趣爱好广泛。目前，李奶奶对活动的参与度低，对社区新环境的融入感与获得感不足，成为日间照料中心照护的难题。照护人员除了提供生活上的照护之外，应鼓励李奶奶参加各种活动，特别是能够发挥李奶奶兴趣爱好的活动，帮助其寻找和重拾往日的乐趣，这有利于疏导其负性情绪，使其积极融入社区生活的大环境中，获得归属感。

4. 缺乏同辈群体支持，重建社会支持网络需求迫切

李奶奶远离熟悉的生活环境，尚未融入城市社区生活，与社区老年人缺少联系，邻里关系冷漠，缺乏同辈群体支持。因此，在精神上感到孤独、空虚，缺乏有效的社会支持。照护人员应细心观察，识别其心理需求，积极帮助建立社会支持网络。

二、实施步骤

（一）评估与准备

1. 评估

（1）照护对象身心状态和生活满意度

全面了解老年人的身体状况、病史、个人习惯、兴趣爱好、情绪情感、感知觉与沟通、社会参与和照护需求等内容，全面采集能反映老年人身心状态的各种信息，通过观察法、访谈法、心理测量法等及时评估其身心状态和生活满意度。

（2）照护对象社会支持评估

评估老年人的家庭、社会支持系统及可利用的社会资源，帮助老年人扩大其社会支持网络，增加老年人与同辈群体之间的交流，减轻自身的孤独感与寂寞感。

（3）照护安全风险评估

老年人入住日间照料中心前进行照护安全风险评估，包括噎食、食品和药品误食、烫伤、跌倒、他伤、自伤、走失、文娱活动意外等方面的风险。对老年人实施照护过程中应再次评估照护安全风险。

2．准备

（1）环境准备

日间照料中心应具有相对独立、固定、专用的场所，保证照护活动环境的安全、整洁、卫生。除卫生间、备餐间、浴室外，其他功能区可一区多用。老年人可以在这里享受助医、助餐、助急、助洁、助娱、助行的"六助服务"。

（2）照护者准备

仪表整洁，态度亲近，耐心倾听。

（3）照护对象准备

理解、配合。

（二）实施与评价

1．实施

（1）建立融洽关系，增进照护对象的归属感

照护人员主动走近老年人，尊重和理解老年人，对老年人实施照护时具有爱心、耐心和细心。通过融洽关系的建立获得老年人的信任，使得老年人愿意主动倾诉，从而了解老年人的真实感受和未满足的需求。

1）注意倾听：在与老年人交流时，倾听尤为重要，倾听能充分体现照护人员对老年人的尊重和关注，同时能鼓励老年人倾诉和表达，抒发情绪，缓解心理压力。倾听的技巧包括以下几点。

A．倾听过程中不要轻易打断谈话；要关注老年人倾诉的内容，以及倾诉的方式，如姿势、表情、声音等。

B．应用"共情"，学会从老年人的角度去理解、体会。

C．倾听过程中要适时地给予反馈，如使用"嗯""哦""是的"等简短的词语，采用恰当的目光接触和面部表情，通过这些反馈技巧的应用让老年人感受到被尊重、被倾听。

2）有效沟通：与老年人沟通交流，应做到以尊重为本，举止得体，适度运用语言和非语言的沟通技巧。

A．语言沟通时应注意语言通俗易懂，表述清楚。合理运用语音、语调等表达技巧，根据照护情境使用安慰性、劝导性、指导性、激励性、解释性、致谢性等照护语言，避免说教式、批判式、回避式、责问式、争论式等妨碍沟通的语言方式。给老年人交代事情时，要尊重老年人的认知特点，一件一件事情交代，对于重要的事情反复交代，当老年人表述不清楚时，应耐心倾听。

B．非语言沟通时应注意配合语言沟通，态度积极主动，表情亲切，保持合适的人际距离、身体姿势和适度的触摸，让老年人感受到关心和理解。

C．与特殊老年人沟通时，应全面了解老年人的听力、视力、记忆力情况，理解老年人的身体和心理状态，真诚沟通。

（2）全面了解老年人情况，制订问题与优势清单

照护人员全面了解老年人当前存在的问题和个人优势，需求和期望，以及其社会资源，制订问题与优势清单，据此确定开展心理照护的主题和内容，有的放矢地进行心理照护（表10-3-1）。

表 10-3-1　老年人问题与优势清单

项目	清单
当前问题	日常生活自理能力
	身体状况
	经济状况
	休闲娱乐
	情绪管理
个人优势	性格特征
	个人经历
	文化水平
个人需求	生活照料
	康复锻炼
	心理照护
社会资源	家庭支持
	社会支持
个人期望	个人期望

（3）帮助老年人管理情绪，提供心理慰藉服务

负性情绪会扰乱老年人的正常生活，减少其社会活动的参与。日间照料中心照护人员对老年人应在生活上多照顾，精神上多呵护，提供心理慰藉服务。心理慰藉服务包括情绪疏导、心理咨询、危机干预等内容。照护人员应多陪伴，以轻松聊天的方式，疏导老年人情绪并引导老年人体察自己的情绪，教会其处理负性情绪的方法，学会控制不良情绪，接纳自己并纠正不良行为。对于老年人可能出现的情绪危机，应及时发现、及时预警、及时干预，必要时请专业人员协助。

（4）帮助建立社会支持系统

帮助老年人建立社会支持系统可以让老年人有归属感和安全感，对老年人的身心健康有很大的帮助。

1）与老年人家属建立密切联系，获得家庭支持：老年人的社会支持来源于家庭、社区和社会给予的客观实际的支持和主观体验到的情感上的支持。家庭是社会的基本单位，家庭支持对老年人的健康老龄化有着重要的影响。例如，对于失能老年人来说，家庭成员的理解和照护是关键。

照护人员与老年人家属建立密切联系，争取家属的理解和支持，加强老年人与家庭成员的情感联系，帮助老年人在家庭内得到有效沟通。对家属进行健康教育，教会其家属学会用"共情"的方法理解并宽容老年人，引导家属对老年人要多一些关心和陪伴，形成尊老敬老的家庭氛围，缓解老年人内心的负担及压力。照护人员与家属共同参与，为老年人营造正向情绪的氛围，逐渐淡化老年人的负性情绪。

2）重塑随迁老年人的身份认同，获得同辈支持：家庭之外的社会支持包括亲戚、朋友、机构等社会资源的支持，其中同辈老年人的理解、尊重与沟通，对于缓解老年人的孤独感起着关键作用。社会心理学家亨利·泰费尔提出的社会认同理论认为，个体通过社会分类，把自己归属于某个或某些社会群体，并产生内群体偏好和外群体偏见。根据该理论，个体在积极的群体关系中，有利于获

得安全感和满足感并找到存在的意义。鉴于此,可以搭建融入平台,通过与有同样经历的其他随迁老年人的交流,树立融入新生活的信心和态度,降低他们的弱势感,重塑随迁老年人的身份认同,建立同辈人际交往,获得同辈支持。

(5)组织文化娱乐活动,促进社会活动参与

老年人的人际交往关系与文娱活动是密切相关的。一方面,通过老年人群体文化娱乐活动可以达到改善老年人人际交往和心理调节的作用,能够使老年人感受到团体的温暖,获得归属感;另一方面,良好人际关系的建立,能够促进老年人的身心健康,使老年人能够互帮互助。日间照护中心可多为老年人安排有益身心健康、形式多样的团体文娱活动,如阅览、绘画、书法、音乐、影视、棋牌、游戏、手工活动、环保养殖、保健操、健康讲座等主题活动,丰富老年人精神文化娱乐活动,提高老年人的城市生活体验。在此任务中,照护人员设计了手势舞、益智游戏及各种主题活动,通过活动进阶,让老年人在活动中增进了解和认识,激发活动热情(表 10-3-2)。照护人员应鼓励老年人积极参加主题活动,与日间照料中心的其他老年人积极互动,排遣孤独、寂寞情绪,提高其对生活的热情。

表 10-3-2　日间照料中心老年人文娱活动进阶方案

活动前期准备:准备活动所需物品和礼品,确定活动组织人员和现场工作人员,设立活动目标、主题和内容,保障活动安全,布置活动现场,进行活动前动员

活动实施:按计划实施活动

活动主题	活动目标	活动内容	活动时间
我们都是有缘人	1. 让新入住老年人与日间照料中心护理人员及其他老年人有初步的认识 2. 让老年人对日间照料中心有整体了解,帮助老年人尽快融入"大家庭",获得归属感	1. 建立游戏小组 2. 小组成员介绍 3. 小游戏:投壶、吹乒乓球、套圈 4. 结束语	60 分钟
我们相识又相知	1. 促进老年人互动 2. 进一步增进老年人之间的了解和认识,促进相互沟通交流	1. 引入第二次活动 2. 茶话会:讲述自己"年轻时那些难忘的事" 3. 结束语	60 分钟
我们在一起,开心又快乐	1. 激发老年人的活动热情 2. 分享快乐,激发老年人对生活的热情	1. 引入第三次活动 2. 趣事分享会:讲述我所知道的趣事 3. 结束语	60 分钟
我们在一起,互帮又互助	1. 了解老年人的兴趣爱好,有针对性地组织活动,让老年人感受到"老有所用" 2. 使老年人肢体得到锻炼 3. 促进老年人之间的互帮互助,建立良好的人际关系	1 引入第四次活动 2. 手工活动:巧手生活 3. 结束语	60 分钟

活动后期安排:活动结束后进行回顾总结,与老年人交流沟通参与活动感受,改进活动方案

(6)开展个体化心理慰藉服务

在有专业心理知识的社工或心理咨询师的帮助下,开展心理辅导。结合老年人的心理特点,设计个案辅导或团体辅导,定期为老年人开展陪同散步聊天等服务,消除老年人孤独感;通过陪伴、尊重、理解和同情等心理咨询技巧,引导老年人解开心结,帮助老年人之间建立信任关系,拉近老年人之间的心理距离,使他们在生活中互相帮助,互相陪伴。在本任务中,照护人员了解到照护对象擅长手工艺品制作,于是组织了手工艺品展示活动,以发挥李奶奶的兴趣爱好,帮助李奶奶从活动中获得自信,增加人际交往,产生积极的情感、情绪体验。

2. 评价

本任务为随迁老年人新入日间照料中心的典型病例。照护人员本着帮助老年人重建社会关系、积极融入社区生活的目标，主动走近老年人，自觉尊重和理解老年人，同时采取个体化的心理照护方法，使老年人的情绪得到改善，该患者的心理照护方法和经验值得学习借鉴。

（1）赢得照护对象的信任

通过与李奶奶及其儿子一家三口的交谈，全面了解李奶奶的信息和需求，日间照料中心照护人员主动走近李奶奶，用热情让李奶奶真正感受到照护人员的关心、用心和细心，获得了照护对象及其家属的信任。

（2）改善照护对象的负性情绪，促进其人际交往

照护对象李奶奶能够主动转变心态去适应异乡的城市生活，主动与儿女沟通生活过程中的难事，表达自己的情感需求；在日间照料中心能够主动结识同辈老年人，通过参与娱乐项目来排解迁移他乡的寂寞和孤独。李奶奶表达自身情绪和心境的能力有所改变，与家人、日间照料中心服务人员和社区的老年人关系融洽，和睦相处。

》》【知识拓展】

老年人跌倒相关心理问题

跌倒是老年人常见的意外事件，也是老年人伤害死亡的首要原因。随着我国社会老龄化加剧，跌倒发生率逐年递增。人们普遍关注跌倒事件给个体带来的机体功能的影响和不良后果，而较少关注跌倒相关心理问题。由于跌倒相关心理问题与日常生活活动能力功能障碍、活动回避之间存在明确的相关性，跌倒相关心理问题对老年人的整体健康构成了威胁。这不仅加大了对卫生服务的需求，也增加了长期护理风险和医疗成本的支出，极大程度地影响了老年人及其家庭的生活质量。这一系列问题比单纯的老龄化更严重，已成为阻碍健康老龄化进程的主要问题。

跌倒相关心理问题普遍存在于居住在社区及养老机构的老年人中。过度的跌倒恐惧会导致老年人活动受限，机体功能受到影响，生活质量降低。一些老年人担心在公共场合摔倒无人救助，生命安全得不到保障，所以心存危机意识，自我效能感较低。这种过度担忧，使得日常活动和日常环境被感知为潜在的危险。

跌倒恐惧不仅是心理层面的个人体验，还表现在行为应对中。由于害怕跌倒，加之衰弱、疼痛和平衡等问题影响活动能力，一些老年人回避活动。一定程度的回避行为能够规避跌倒的风险，也保护了老年人的心理需求。但是，高强度的回避行为与个体的不适应性相关，导致老年患者活动受限，降低其生活质量。一些老年人认为只有家是安全的地方，避免一切外出活动，造成其功能下降、社会孤立，增加跌倒风险和对他人的依赖。但也有一些老年人渴望对自己的生活有控制感，对于自我独立、承担家庭责任有着强烈的意愿，尽管害怕跌倒，却仍从事高跌倒风险的活动。这反映了不同老年人对跌倒风险存在着认知行为的偏差。过度的活动和回避都会带来跌倒的风险。因此，卫生保健者应指导老年人适宜的活动以保持活动参与度，减少回避行为和冒险行为，降低跌倒风险。对老年人进行跌倒相关的健康教育可以帮助老年人识别跌倒风险因素，提高老年人预防跌倒意识，正确地对待跌倒问题，降低跌倒和骨折发生率。

》【实训练习】

实训练习答案

一、单项选择题

1. 社区老年人日间照料中心为老年人提供的适宜服务包括（　　　）。

   A. 个人照护服务　　　　　　　　B. 心理慰藉服务

   C. 教育咨询服务　　　　　　　　D. 以上均是

2. 社区老年人日间照料中心为老年人提供的基本服务包括（　　　）。

   A. 就餐服务　　　　　　　　　　B. 精神文化、休闲娱乐服务

   C. 协助如厕服务　　　　　　　　D. 以上均是

3. 关于社区老年人日间照料中心服务基本要求，以下说法正确的是（　　　）。

   A. 应制订突发事件应急预案，并定期组织演练

   B. 应尊重老年人的民族习俗、宗教信仰和生活习惯

   C. 应保护老年人的隐私，当服务中有可能暴露老年人隐私时，应有遮挡并提供安全有效的防护措施

   D. 以上均是

4. 关于日间照料中心提供的心理慰藉服务，以下说法错误的是（　　　）。

   A. 心理慰藉服务宜包括沟通、情绪疏导、心理咨询等内容

   B. 心理慰藉服务宜由心理咨询师、社会工作者等专业人员提供

   C. 日间照料中心服务人员不能提供危机干预心理服务

   D. 心理慰藉服务可包括危机干预内容

5. 以下关于随迁老人心理特点的描述正确的是（　　　）。

   A. 随迁老人容易存在融入当地社区及社会适应难的心理困扰

   B. 随迁老人心理安全感普遍较低

   C. 随迁老人容易出现社交缺乏、精神孤寂的心理问题

   D. 以上均正确

二、判断题

1. 日间照料中心是为社区内自理老年人、半自理老年人提供膳食供应、个人照料、保健康复、精神文化、休闲娱乐、教育咨询等日间服务的养老服务设施。　　　　　　　　　　　（　　　）

2. 随迁老人在养育孙辈方面容易与子女存在代际冲突，以及由于生活观念不同容易引发家庭矛盾。　　　　　　　　　　　　　　　　　　　　　　　　　　　　　　　　　　　（　　　）

3. 社区老年人日间照料中心应建立老年人服务档案，限于：老年人基本信息登记表、日间照料中心服务申请表、每日老年人出入登记表、老年人当日状况记录表。　　　　　　　　（　　　）

4. 日间照料中心心理慰藉服务宜由心理咨询师、社会工作者等专业人员提供。　　（　　　）

5. 与社区当地的老年人相比，作为外群体成员的随迁老人，将更难产生归属感，归属感的缺乏使得老年人的社交需要得不到满足。　　　　　　　　　　　　　　　　　　　　　（　　　）

三、简答题

请简述前述案例采取的主要心理照护方法。

四、案例分析题

刘奶奶，78 岁，老伴已去世，自己在农村独立生活。因房屋拆迁，恰逢子女工作繁忙孙子上学无人接送，于是来到城市和儿子一家居住生活。刘奶奶总有一种住在"别人家里"的感觉，凡事小心翼翼，怕给儿子添麻烦。将孙子送到学校之后，刘奶奶独自一人待在空荡荡的大房子里总感觉孤单寂寞。近月来，刘奶奶自觉身体状况欠佳，睡眠差，白天无法承担接送任务，便和儿子商量，白天入住社区老年人日间照料中心，晚上回家居住，待身体状况有所好转后再接送孙子上学。在日间照料中心，李奶奶经常念叨自己不仅没有给儿子一家帮上忙，还给儿子带来负担，心中充满愧意，久而久之茶不思饭不想，不愿与人交流，闷闷不乐，日间照料中心组织的活动也不再参加，经常一个人待着，默默流泪。

问题 1. 刘奶奶属于哪类特殊老年人？

问题 2. 作为照护人员，应如何为刘奶奶提供个体化心理慰藉服务？

项目十一 ▶▶▶

长寿老年人及其家属的
心理照护

◇ 项目介绍

"人生七十古来稀"。在古代，像万世师表的孔子一样长寿（73 岁）的人十分罕见。现如今，随着社会的进步和医学的发展，长寿老年人越来越多。2020 年世界卫生组织实行了最新年龄划分标准：90 岁以上为长寿老人。我国已进入一个普遍长寿的时代。在我们庆幸自己能够活得更久的同时，老龄化社会也给家庭、社会乃至国家带来诸多问题。长寿老年人由于生理上的衰老、疾病的增多、社会活动的减少等原因常会导致不良心理状态，直接影响其健康及生活质量。本项目选取长寿老年人及其家属的心理照护案例，分析长寿时代老年人及其家庭照护者所面临的心理问题及照护措施，供照护者学习和借鉴。

任务一　长寿老年人的心理照护

》【学习目标】

❖ **知识目标**

1. 掌握长寿老年人心理健康的概念。
2. 熟悉长寿老年人常见的心理问题。

❖ **技能目标**

1. 掌握长寿老年人的心理健康评估方法。
2. 掌握长寿老年人的心理照护方法。
3. 了解为长寿老年人组织家庭会议的方法。

❖ **素质目标**

1. 具备全心全意为长寿老年人提供优质照护的服务理念。
2. 照护长寿老年人应具备耐心、细心和爱心。

》【任务情境】

　　申奶奶，92 岁，为行全面查体于 2021 年 6 月坐轮椅收治住院，既往有高血压史，规律服用降压药物，平日血压控制在（150～160）/（90～100）mmHg。本次体检诊断：高血压 2 级（高危），腔隙性脑梗死，甲状腺结节，肺内肉芽肿，子宫多发肌瘤。心理健康报告：压力知觉处于临界值，有健康危险性压力。自主神经系统平衡检查：自主神经系统功能衰退，自我调节能力低下，副交感神经功能衰退，会感觉四肢乏力、易疲劳或情绪低落，抗压能力差、承受压力程度低、疲劳程度高。主治医生想与老人及家属商量下一步具体治疗方案，但老人的 3 个儿子均忙于事业，无法来院。老人在家生活半自理，配偶去世 10 余年，依赖他人照料，长年照顾的人有儿子下属、保姆、厨师等。主治医生与老年人本人面对面沟通、与家属视频沟通制订治疗方案。

　　护理人员对老人进行了日常生活活动能力、生活用具使用能力、大脑功能年龄自我测定、心理健康自评、心理衰老的自我测定等相关评估。

　　针对长寿老年人的具体心理问题，落实了一系列心理照护措施，帮助老人建立了适应当今社会的健康心理状态。

》【任务分析】

　　随着社会的发展，人类的寿命越来越长。长寿老年人健康不仅包括身体各方面生理功能的健康，还包含心理健康。身心健康是长寿老年人健康的完整内涵，这两者相互依存又相互促进，是不可分割的有机统一体。但心理健康常被忽视。心理健康是指个体内部心理和谐一致，与外部适应良好的稳定的心理状态，具体包括 5 个维度：认知效能、情绪体验、自我认识、人际交往和适应能力。

1）认知效能：老年人能保持基本的日常认知功能，如注意、学习、记忆、思维等，才能生活自理，完成日常任务，这是保证生活质量的重要环节。老年人还能在学习新事物中发挥智力潜能，不断提高认知效能。

2）情绪体验：老年人一生经历了不同的生活事件，情绪体验较深刻，情绪反应持续时间较长。老年人要有良好的情绪调适能力，才能使情绪稳定，保持积极的情绪状态。

3）自我认识：老年人凭着自己丰富的阅历，不断认识自我，正确地了解和评价自己，有自知之明，具有完好的自我。

4）人际交往：人作为社会的个体，要与不同的人建立各种各样的人际关系。人际关系使一个人的社会意识得以发展，在发展的不同年龄阶段，通过不同范围的人际交往接受各种社会思想，逐渐完成各个年龄段的人生发展课题。在这个过程中社会意识由低级走向高级。人际关系对老年人的心理健康有保健作用。良好的人际关系可以帮助老年人消除孤独和寂寞，给老年人提供疏解不良情绪的机会，有助于老年人保持良好的心态。心理健康的老年人多和蔼可亲、平易近人、有着良好的社交圈子。人本主义心理学家马斯洛把人的需要分为 5 个层次，即生理需要、安全需要、社交需要、尊重需要及自我实现需要。人际交往是满足老年人后三项高层次需要的重要的唯一途径。

5）适应能力：人的一生是一个不断适应的过程，为了适应生活中的变化而不断学习新的社会角色、掌握新的行为模式。因此，良好的社会适应能力不仅仅是个体生存和发展的必要条件，更是个体心理健康的重要组成部分。老年人要在与人和环境相互作用中不断调适自己，积极应对自身老化带来的各种困难和面临的生活事件，保持良好心态。有较强的心理承受能力，能耐受挫折，尽快复原，恢复正常生活。

》【任务实施】

一、任务难点与重点

1. 心理健康评估存在主观情绪性，评分难度大

心理健康评估是复杂的过程，尤其是评估长寿老年人的心理健康。随着年龄的增长，身体和心理各个方面功能逐渐衰退。本任务中老年人的心理健康评估采用量表完成，根据个人感受描述评分，存在主观情绪性，评分难度大。

2. 老年人心理健康评估时依从性差

长寿老年人健康不仅包括身体各方面生理功能的健康，还包括基本认知、记忆、情绪、社会交往等多方面的心理健康。世界精神卫生联盟提出没有健康就无法发展，没有心理健康就无法真正实现健康。

在日常生活中，长寿老年人及照护者常重视生理功能的健康，而忽略了心理健康。在进行心理健康评估时，排斥或不配合，依从性差。

3. 缺少亲属陪伴，社会支持差

老年人亲属长年不在身边，缺乏社会支持，目前其照护者只关注完成生活照顾，对心理照护一无所知。

4. 家属和照护者缺乏老年人心理健康相关知识

家属及照护者给予老年人全方位的生活照料，却忽略了其心理健康的重要性。正因为如此，老年人的认知效能、情绪体验、自我认识、人际交往和适应能力均受到了限制。

二、实施步骤

（一）评估与准备

1. 评估

由于长寿老年人的心理健康判断存在主观情绪成分，主要依靠问卷完成，难以量化。针对本任务中的老人，照护人员对其进行了详细的心理健康相关知识宣教，并用通俗易懂的方法协助老人使用评估量表及其他适用于老年人的测评方法，准确判断分值，进行综合、动态的评估，建立了详细的心理健康档案，为其心理照护提供帮助。

1）Katz 日常生活活动能力量表（附表 23）：由卡茨（Katz）等于 1959 年设计并制订的语义评定量表。Katz 认为功能活动的丧失是根据特定顺序进行的，复杂的功能首先丧失，简单的动作丧失较迟。应用 Katz 的指数评价表可评定 96% 患者的日常生活能力，是目前应用最广泛的功能评价指数。

2）工具性日常生活活动能力量表（Lawton-IADLs）（附表 24）：1969 年美国的劳顿（Lawton）和布洛迪（Brody）制订了日常生活能力评定量表，由躯体生活自理量表和工具性日常生活活动量表组成，主要用于评定测试者的日常生活能力。

3）90 项症状自评量表（SCL-90）（附表 14）。

4）其他测评方法：大脑功能年龄自我测评、心理衰老的自我测定。

通过评估，老年人的 Katz 日常生活活动能力量表评分为 2 分、工具性日常生活活动能力量表评分为 1 分、症状自评量表（SCL-90）总分为 219 分、大脑功能年龄自我测评得分为 122 分、心理衰老的自我测定得分为 23 分。综合评定分析后，发现患者住院期间如厕、进食、穿衣、梳洗可以完全自理，躯体活动好。居家时生活用具使用能力差，基本无购物、备餐、整理家务、洗衣、使用交通工具、理财的机会，可正常使用电话。大脑功能年龄自我测定 70 岁及以上。心理衰老的自我测定评估提示心理很衰老。心理健康自评存在人际关系敏感、焦虑、抑郁、恐怖、偏执等问题。

2. 准备

（1）环境准备

1）房间准备：光线明亮，安静整洁，温湿度适宜，配备舒适的沙发。

2）物品准备：评估量表、笔、一杯温水、音乐播放器。

（2）照护者准备

仪表整洁，举止端庄，情绪平和。

（3）照护对象准备

1）着装整洁，体位舒适。

2）避开检查、治疗时间。

3）精神状态良好，理解、配合。

（二）实施与评价

1. 实施

（1）加强降压药物及生活方式管理

1）遵医嘱规范用药，观察用药效果。

2）教会老年人及照护者从饮食、运动、心理平衡三方面进行治疗性生活方式干预。

3）教会老年人正确布置居家环境及三步起床法，正确监测血压。

4）密切观察降压药物的不良反应，积极预防并发症。

（2）纠正心理健康理念

向老年人及家属宣教长寿老年人身心健康相关知识，指导其放松方法，定时用大脑功能年龄自我测定量表、心理健康自评量表、心理衰老的自我测定评估量表观察其效果。

1）良好沟通，取得信任：老年人入院时一般状态好，善于沟通，护理人员以老年人儿子的事业成功为出发点，找到共同话题，与老年人建立了良好的沟通，满足其合理需求，耐心倾听，理性共情。

2）教会老年人和家属正确看待健康与衰老的关系：人是一个生物体，必将经历生长、发育、成熟、衰老，直至死亡的过程。衰老有生理衰老和心理衰老之分。衰老是在不知不觉中悄然发生的，在这个过程中健康逐渐丧失。老年人发生行为和心理功能的衰老，一方面是因为器官系统，尤其是神经系统发生衰老；另一方面是因为社会环境、周围人们的行为和语言等引起的个体思想和行为的变化。老年人应接受自身的衰老，但更应积极争取现阶段自身的健康，哪怕是与疾病共存，也应重视个体的独立能力和身心健康。

3）应用毕生发展理论帮助患者建立健康积极的心理状态：毕生发展是指一个人从受精卵到死亡整个一生中生理和心理的发育、发展和老化、衰退的全过程。毕生发展理论的核心思想：发展是持续终生的，不存在一个对生命全程起最重要影响的年龄阶段。每个阶段的变化对未来发展变化的路径都有着同等重要的影响。发展是多维度、多方向的。多维度是说发展受到生物、心理及社会因素复杂的共同作用的影响。多方向是指一个人从出生到死亡，得与失、进与退同时并存。发展是可塑的，无论身体处于什么样的健康状态，都应尽可能自己完成力所能及的事。发展受到多种相互作用的因素影响，包括生物的、历史的、社会的、文化的影响。这些范围广泛的影响以独特方式影响着每个人的生活进程，所以家属及照护者应支持老年人去接触社会、适应社会。

4）教会老年人放松技术：选择安静无人打扰的地方，尽可能舒适地坐下，闭上双眼，从足到头依次让每块肌肉先紧张再放松，久而久之就能学会随心所欲放松任意一块肌肉。通过练习，使老年人学会放松，增强对自身的掌控感。

读书疗法：坐姿端正，头放正，背挺直，眼睛与书本的距离保持33cm左右。每30分钟休息5～

10 分钟，向远方眺望，以休息眼肌。光线适中，字体大小适中，必要时用放大镜。用心感受书。选取《向上生长》一书，帮助老年人制订读书计划。由照护者朗诵逐渐过渡到老年人自己阅读。尽力做好读书笔记。通过读书增加患者与现代社会的交集，锻炼老年人的认知效能、情绪体验、自我认识、人际交往和适应能力。

音乐疗法：找一个安静、灯光柔和、温度适宜、美观整洁的地方，以轻松的姿势躺在沙发上，试着用腹部呼吸。测量每分钟心搏和呼吸次数，并记录。闭上眼睛，开始专心聆听音乐约 30 分钟，并感受心身反应。想象有一股暖流从上到下缓慢流过，放松身体的次序依次为头部、脸部、颈部、胸部、背部、腹部、臀部、大腿、小腿、足部。测量心搏和呼吸。观察是否有差异。总结感受。

练习八段锦：把八段锦视频分享给老年人和家属、照护者，护理人员评估老年人状态后，鼓励老年人尝试练习动作并长期坚持。

（3）帮助老年人获取社会支持

组织医护患三方进行家庭视频会议，创造亲情相伴（表 11-1-1），告知老年人及家属、照护者身心健康状况，让老年人及家属全程参与诊疗决策，同时指导老年人家属、照护者正确认识老年人目前的心理状态和需求。强调居家时，在照护者陪护下，鼓励老年人尝试自己完成日常生活活动，学会常见生活用具的使用，提高日常生活活动能力及自理能力。另外，家属及照护者支持老年人增加户外活动时间，鼓励老年人加入不同的群体，如参加社团群体，包括钓鱼协会、书画协会、老年体育协会、养鸟协会等，扩大社会交往，建立人际关系，实现心灵上的交流，把生理、心理活动调节到最佳。

表 11-1-1　家庭会议流程

项目	操作步骤
会议流程	会议前，连接视频设备，做好充分准备
	会议开始，问候，介绍会议目的和计划
	讲解并分析老年人查体情况及结果
	制订用药指导、运动指导、健康指导
	心理照护措施及社会支持讨论
	来自老年人和家庭的观点
	对情感进行回应，处理冲突
	确定下一步计划，勾画将要做的具体事情
	感谢各位的参与
	会后团队内沟通、小结、文字记录
技术指导	步骤清晰后，反复演练、实践、反馈、改进，逐步提高沟通技能

2. 评价

该任务为一例长寿的患高血压的老年人，是当今社会中的典型、常见情况。照护者本着提升长寿老年人身心健康为目标，给予老人充分的尊重、支持，精准的评估，规范的指导，同时采取人性化、个体化的放松方法，使老人日常生活活动能力、生活用具使用能力、功能独立性得到很大提高，心理健康状态得到显著改善，提升了老人的整体生活质量。相关评价详情见表 11-1-2 和表 11-1-3。

表 11-1-2　家庭会议思维导图评价表

评价内容		评价等级		
		A（满意）	B（合格）	C（不满意）
家庭会议 思维导图	会议前，连接视频设备，做好充分准备			
	会议开始，问候，介绍会议目的和计划			
	讲解并分析老年人查体情况及结果			
	制订用药指导、运动指导、健康指导			
	心理照护措施及社会支持讨论			
	来自老年人和家庭的观点			
	对情感进行回应，处理冲突			
	确定下一步计划，勾画将要做的具体事情			
	感谢各位的参与			
	会后团队内沟通，小结，文字记录			
自我总结				

表 11-1-3　心理照护思维导图评价表

评价内容		评价等级		
		A（满意）	B（合格）	C（不满意）
高血压 用药管理	身体健康状况评估			
	用药指导			
	不良反应及预防			
心理健康 建立方法	良好沟通，取得信任			
	了解需求，同理共情			
	改变理念，建立正确心理健康理念			
	放松训练，有效减压			
	创造亲情陪伴			
	组织家庭会议			
	团队内沟通，小结，文字记录			
自我总结				

》》【知识拓展】

随着人类文明的进步，人们的寿命越来越长，长寿老年人越来越多。长寿老年人的心理健康和社会角色、社会作用越来越受到重视，逐渐形成了成功老龄化、健康老龄化、积极老龄化的概念。

成功老龄化：罗韦（Rowe）和卡恩（Kahn）将成功老龄化的内涵拓展为 3 个方面，即没有疾病和残疾、身心功能正常和能够积极参与社会生活。

健康老龄化：主要包括三方面内容。①老年人个体健康：是指老年人生理、心理健康，社会适应能力良好。②老年人口群体的整体健康：是指健康预期寿命的延长与社会发展整体相协调。③人文环境健康：是指人口老龄化社会的社会氛围良好，发展持续有序、符合规律。

积极老龄化：基本含义是提高老年人的生活质量，创造健康、参与、保障的最佳机遇。其中"健康"是指提高老年人生活质量，减少其因衰老带来的疾病，使其慢性疾病得到治疗和康复，以延长老年人社会参与时间。"参与"是指根据自己的能力、需要、喜好，参与社会经济、文化、精神活动；通过各种方式参与到家庭、社区、社会发展中去，利用自己积累的知识、技能、经验继续为家庭、社区、社会做出贡献。"保障"是指老年人在不能照顾自己的情况下，通过各种途径如家庭的支持，得到适宜的照料。

　　我国是世界上老年人口规模最大的国家，也是世界上老龄化速度最快的国家之一。为积极应对人口老龄化，中共中央、国务院印发了《国家积极应对人口老龄化中长期规划》，明确到 2022 年，我国积极应对人口老龄化的制度框架初步建立；到 2035 年，积极应对人口老龄化的制度安排更加科学有效；到本世纪中叶，与社会主义现代化强国相适应的应对人口老龄化制度安排成熟完备。

》》【实训练习】

实训练习答案

一、单项选择题

1. 应对老年人常见的心理变化，下列措施不正确的是（　　）。
   A. 对于老年人及家属给予心理健康知识的宣教
   B. 家人对于老年人无缘无故地发脾气不予理睬
   C. 老年人应该培养自己的兴趣爱好
   D. 老年人应该有自己的社交圈

2. 在整体医学模式中，健康是指（　　）。
   A. 没有生理疾病或病痛
   B. 躯体健康，没有残疾
   C. 没有精神疾病
   D. 躯体、精神上和社会上的完全良好状态，还要有道德

3. 老年心身疾病患者的心理护理措施不包括（　　）。
   A. 调整患者的社会角色
   B. 调节患者的情绪
   C. 提高患者的社会适应能力
   D. 增加体育锻炼

4. 高血压老年人具有（　　）心理特点，担心血压过高引起严重后遗症而生活不能自理、给家人造成负担等后果。
   A. 恐惧　　　　　　B. 偏执　　　　　　C. 焦虑　　　　　　D. 猜疑

5. 下面关于心理健康的内容，叙述错误的是（　　）。
   A. 心理活动的内容要客观真实
   B. 只要不超越道德底线，不必在乎外人的看法
   C. 人格要和谐统一
   D. 心理活动的过程要协调和完整

二、判断题

1. 老年人身体的衰退性变化可能引起老年人的心理变化。　　　　　　　　　（　　）
2. 老年人的需要是多元化的。　　　　　　　　　　　　　　　　　　　　　（　　）

3. 人对客观事物的态度体验是人的认知过程。　　　　　　　　　　　　　　　　（　　）

4. 家庭结构改变让老年人的孤独感增加，现在逐渐增多的家庭类型是核心型的。　（　　）

5. 老年人的情绪控制能力增强。　　　　　　　　　　　　　　　　　　　　　　（　　）

三、简答题

简述长寿老年人自我心理健康的维护方法。

四、案例分析题

张奶奶，91 岁，突然头晕、心悸，行 24 小时动态心电图和血压监测，经心内科医生诊断为高血压，并制订了相应的治疗方案。但服药 20 多天后，血压波动很大，不适感明显增加，只好住院治疗。两周后，上述症状未见好转。

问题 1. 老年高血压患者的心理特点有哪些？

问题 2. 如何对张奶奶进行日常饮食和活动指导？

问题 3. 如何对张奶奶进行心理照护？

任务二　长寿老年人家属的心理照护

》》【学习目标】

❖ **知识目标**

1. 掌握长寿老年人家属常见压力来源。
2. 熟悉长寿老年人家属常见心理问题。
3. 了解长寿老年人家属心理照护的重要性。

❖ **技能目标**

1. 掌握长寿老年人家属常见心理问题的评估方法。
2. 掌握长寿老年人家属常用的心理照护方法。
3. 了解对长寿老年人家属实施家庭疗法的过程。

❖ **素质目标**

1. 具备良好的职业道德素养、沟通交流能力、人文关怀和责任意识。
2. 对长寿老年人家属实施心理照护时应具备爱心、耐心和细心。

》》【任务情境】

刘爷爷，103 岁，退休报社编辑，享受离休医保，于 2021 年 12 月因食管癌就诊入院。刘爷爷丧偶，其22岁结婚生子，育有五子二女，子女最大年龄为78岁。入院前生活可部分自理，自2001年丧偶以来在家中由子女轮流照护。既往患有老年痴呆、冠心病、慢性阻塞性肺疾病等慢性疾病，近半年由于进食困难，体力下降，生活自理能力减弱，子女居家照护压力增大。

长子：78岁，银行退休职员，性格谦和，实施照护父亲任务时有妻子协助。

长女：75岁，退休教师，性格内向，近日在照护刘爷爷时总是郁郁寡欢，感到胃痛、便秘、腹痛、打嗝、食欲缺乏、失眠多梦。在多家医院做了详细检查后，得知自己胃肠道一切正常。

二子：73岁，退休职工，性格开朗，善于社交，患有高血压、冠心病、糖尿病等慢性疾病。

三子：70岁，无业，丧偶，独居，收入低，经济来源主要为子女贴补及老人的赠予。

四子：68岁，退休职工，与妻子二人在家照看孙子、孙女，在照护刘爷爷期间倍感压力大，时间不足，精力不够，反复出现疲乏感、烦躁感。

二女：65岁，家庭妇女，其爱人患肺癌多年，自身压力较大，睡眠质量差，在照护刘爷爷期间，抱怨较多。

五子：63岁，退休公务员，本次刘爷爷住院的主要照护者，对医护工作要求较高。

在住院过程中，子女轮流照护，虽尽心尽力，但同时也表现出了不同程度的焦虑、疲乏、烦躁等，为了提高对刘爷爷的照护质量、减少家属不良情绪对刘爷爷的影响，对家属采取了一系列心理照护措施，帮助家属及时调整情绪，改善不良心理状态。

》》【任务分析】

众所周知，我国的人口老龄化是在经济尚不发达、社会福利和保障体系尚未完善的这种"未富先老"的条件下发生的，这种特殊的社会情况，使得在未来相当长一段时间内照护老年人的大部分重担必须由家庭、家属来承担。长寿老年人家属通常包括其配偶、子女、孙子女、重孙等。虽说"家有一老，如有一宝"，但多年的照护负担可能会带给家属身心、情感、社会、经济方面的严重影响，降低其生活质量，最终影响照护能力。尤其是罹患晚期痴呆、帕金森病，或者因卒中、肿瘤、慢性心力衰竭、慢性肾衰竭而长期卧床的长寿老年人，更会加重其家属身心、经济等各方面负担。

》》【任务实施】

一、任务难点与重点

1. 长寿老年人多病共存，长期照护负担重

本任务中长寿老年人丧偶，患有老年痴呆、冠心病、慢性阻塞性肺疾病等多种慢性疾病，虽有离休医保，但长期的照护需要人力、财力作为支撑，其经济仅来源于退休金。其子女大多为65岁以上老年人，在维持各自家庭开支的基础上，需要分担长寿老年人的生活起居、治疗康复费用，经济负担重。数年甚至数十年的照护容易导致子女身心俱疲。

2. 照护家属角色冲突，照护压力大

本任务老年人103岁，属于长寿老年人，四世同堂。其子女各有家庭，家庭成员又包括其配偶、

子女、孙子女。子女们不仅要照顾好长寿老年人，还要照顾好自己的家庭，多角色并存，会造成照护家属心理压力大，易产生分歧和矛盾。

3. 照护家属年龄大，照护能力下降

本任务长寿老年人 103 岁，其子女年龄在 63～78 岁。随着年龄的增长，家属身体健康水平和体力逐渐下降，更容易导致疲劳、免疫系统功能降低，同时长期的照护行为也会加重家属自身已有的躯体病症或增加其发生的可能性。

4. 照护家属的不良情绪，影响对长寿老年人的照护质量

年迈的家属作为长寿老年人日常照护者由于身体健康状况下降、照护负担加重，加之长期照护所致焦虑、抑郁等负性情绪，会影响对长寿老年人的照护质量，还可能导致被照护的长寿老年人病情进展，严重者甚至对被照护的长寿老年人的需求不敏感或漠视，诱发照护家属的虐待与遗弃行为。

二、实施步骤

（一）评估与准备

1. 评估

（1）家属基本情况（表 11-2-1）。

表 11-2-1　家属基本情况

与老人关系	年龄	职业	家庭情况	身心症状
长子	78	银行退休职员	有配偶、儿子、儿媳、孙女	无
长女	75	退休教师	有配偶、女儿、女婿、外孙	胃痛、便秘、腹痛、打嗝、食欲缺乏、失眠多梦
二子	73	退休职工	有配偶、儿子、儿媳、孙女、女儿、女婿、外孙	高血压、冠心病、糖尿病
三子	70	无业	丧偶，有儿子、儿媳、孙女、孙子	无
四子	68	退休职工	有配偶、大儿子、大儿媳、孙女、二儿子、二儿媳、孙子	疲乏、烦躁，力不从心
二女	65	家庭妇女	有配偶、女儿、女婿、外孙	失眠、抱怨、更年期症状
五子	63	退休公务员	离异，有女儿、女婿、外孙	轻微焦虑

（2）精神症状评估

长期的照护会给家属造成身体、心理、经济和社会交往等方面的负担，其中以心理负担最为突出，主要包括焦虑、抑郁等心理障碍，通常用自评量表来量化精神症状程度，常用的量表有 SCL-90、SDS 和 GAD-7 等。SCL-90 是由美国心理学家德罗加蒂斯（L.R.Derogatis）于 1975 年编制，适用范围广泛，能从多个角度评定一个人是否具有某种心理症状及其严重程度。SDS 由美国精神医学家宗氏（W.W.K.Zung）于 1965 年编制，适用于门诊患者抑郁的初筛，情绪状态评定。GAD-7 由 Spizer 等于 2006 年编制，因其信效度较高，简单易操作，广泛应用于科研和临床。

（3）照护负荷评估

照护负荷是指照护者在照护老年人的过程中，所经历的生理、心理、经济及社会等方面的压力。Zarit 照顾者负担量表（ZBI）由 Zarit 等于 1980 年编制，适用于照顾者负担评估，可用于测量照顾者负担的程度。目前该量表被译成多种文字，在世界很多国家被广泛应用（附表 25）。

（4）建立家属心理档案

在制订具体方案前需要与家属沟通，掌握家属文化水平、职业、家庭氛围、爱好、作息规律等相关情况，在评估其抑郁、焦虑状态后建立个人心理档案（表 11-2-2，图 11-2-1～图 11-2-3）。

针对本任务中的家属，照护者对他们进行了心理评估及分析，主动询问各家属存在的心理负担，根据家属存在的心理状态进行动态、综合评估，建立详细的家属心理档案，为后期心理照护提供准确的依据。

表 11-2-2　初次 SCL-90 评估结果（分）

项目	躯体化	强迫	人际关系	抑郁	焦虑	敌对	惊恐	偏执	精神病性
长子	1.6	1.6	1.4	1.6	1.8	1.4	1.3	1.3	1.3
长女	3.4	2.6	2.4	2.6	2.4	1.6	1.3	2.6	1.6
二子	2.2	1.8	1.4	1.6	1.3	1.4	1.6	1.6	1.4
三子	1.8	2.0	1.8	1.6	1.6	1.8	1.4	1.8	1.6
四子	2.6	2.2	2.0	1.6	1.6	1.3	1.8	1.4	1.3
二女	2.6	2.5	2.0	2.0	1.8	1.3	2.0	2.2	1.8
五子	1.8	1.8	2.0	1.8	2.6	1.8	1.4	1.4	1.6

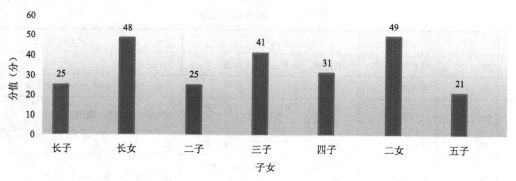

图 11-2-1　初次 SDS 评估结果

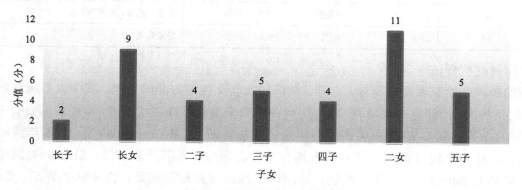

图 11-2-2　初次 GAD 评估结果

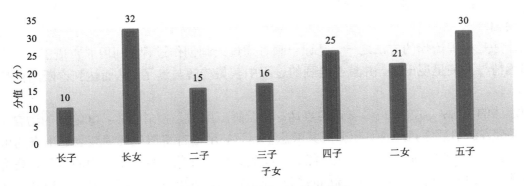

图 11-2-3 初次 ZBI 评估结果

2. 准备

（1）环境准备

1）房间准备：光线明亮，安静整洁，温湿度适宜，配备舒适的床。

2）物品准备：纸、彩笔、音乐播放器、茶水。

（2）照护者准备

仪表整洁，举止端庄，态度亲近。

（3）照护对象准备

1）着装整洁，体位舒适。

2）状态良好，理解、配合。

（二）实施与评价

1. 实施

初步评估后，针对目前有心理照护需求的家属进行心理照护。

（1）家庭治疗

家庭治疗是一种心理治疗形式，它将所存在问题或症状从个体转向了关系，通过促使家庭或更大机构在内的系统的改变，进而处理和消除个体所存在的问题或症状。治疗程序包括以下几方面。

1）评估家庭背景：即评估家庭成员个人的症状与家庭之间的相互关系。

2）规划治疗目标与任务：一般包括打破恶性循环、重建家庭结构系统、引发家庭中可见的行为变化、提高解决即应对挑战的能力等。

3）治疗实施阶段：一般每次 1～2 小时，开始时每 4～6 天治疗 1 次，以后延长至 1 个月或数月 1 次，总次数一般为 6～12 次。治疗以各家庭成员轮流回答问题的方式开展，几轮提问后，照护者勾画出家庭内的关系格局及家庭成员各自的问题和行为对其他人的影响。照护者将发现的问题细化，化整为零，要求家庭成员一件一件地开展解决行动。每次治疗结束前，照护者应布置家庭作业，让家庭成员共同完成。

4）治疗结束阶段：通过一系列治疗后，家庭建立起合适结构，维持异常动态平衡的问题已被解决，即可结束治疗。

5）随访阶段：家庭治疗时间一般为 6～8 个月。如果仅以解决症状为主，可缩短疗程。若希望重新塑造家庭系统，则需继续跟踪随访。

（2）绘画疗法

绘画疗法是心理治疗的方法之一，是让绘画者通过绘画创作过程，利用非言语工具，将潜意识内压抑的感情与冲突呈现出来，并且在绘画的过程中获得疏解与满足，从而达到诊断与治疗的良好效果。

绘画疗法的原理：①绘画是潜意识的表达；②绘画应用的是投射技术；③绘画的语言丰富、内涵清晰。一个人的情感埋藏越深，他就离其潜意识越远，用语言将深埋的情感表达出来的可能性也就相对越低。绘画作为情感表达的工具，能够反映出人们内在的、潜意识层面的信息，是将潜意识的内容视觉化的过程。而且人们对绘画的防御心理比较低，不知不觉在作画中就会把内心深层次的情绪、焦虑、冲突等投射在绘画作品中。有时候早期的记忆也能通过绘画得以释放。而且，在绘画的过程中，人们可以进一步理清思路，把无形的事物有形化，抽象的事物具体化。

鉴于此，心理照护者引导该老年人子女们开展了"画一个人"的绘画活动。用绘画的形式考查家属在压力情绪下的反应（图11-2-4）。

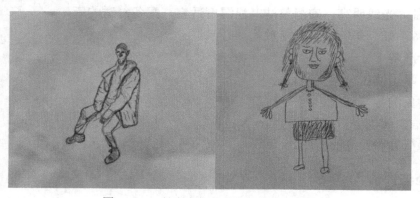

图11-2-4　长寿老年人子女们的绘画作品

左图来自刘爷爷的五子，住院期间的主要照护者，其生活态度细致，对护理质量要求较高，对老年人目前的治疗表现为焦虑，加之因疫情影响，平时生活局限于老年人所属病房内，觉得住院陪护照料老年人的日子有点儿难受。在他的作品中，总体人物描述比较细致，人物面部表情较为复杂，绘画时所花费的时间相对较长，整体上给人一种较为严谨的感觉，表明其考虑事情角度较全面，容易导致多虑的态度。

右图来自刘爷爷的二女，此图线条相对有些凌乱，完成较匆忙，整体给人一种不太协调的感觉，反映出该绘图者内心比较烦躁，未能做到平静对待，需要进行一些舒缓情绪的干预。

（3）音乐疗法

音乐治疗前编辑不同类型音乐的曲目库，有歌曲、有器乐演奏，有古典的、现代的，有摇滚，也有轻快音乐及乡村音乐等。动人、平静的曲目如《月光奏鸣曲》《春江花月夜》《夜曲》等，对多思多虑、多愁善感、消化不良的情况有一定调节作用；《黄河》《卡门》《命运交响曲》等高亢激昂、铿锵有力的曲调，能让人发泄郁闷情绪，缓解悲痛；描绘万物萌生、生机勃勃的曲目如《江南丝竹乐》《春之歌》《春节序曲》，能疏肝解气；旋律热烈、活泼、欢快的乐曲如《喜洋洋》《轻骑兵进行曲》等能振奋人心，可用于缓解情绪悲观；凄切、柔和的曲目如《汉宫秋月》《二泉映月》等能安神镇静，用于缓解烦躁、失眠等症状。

音乐治疗前建议排空大小便，取舒适体位。音乐治疗过程中限制灯光、声音、探访者、电话等。

治疗时间以 20～40 分钟为宜，每天 1～2 次。

　　针对本任务中的家属，根据其性格特征及目前心理状态制订了曲目库，如对二女儿选择了其喜欢的歌曲《北国之春》《小城故事》《橄榄树》等，嘱咐在听音乐时建议专注于音乐的旋律，可随着哼唱、打拍子或摆动身体，有助于取得最佳效果（图 11-2-5）。

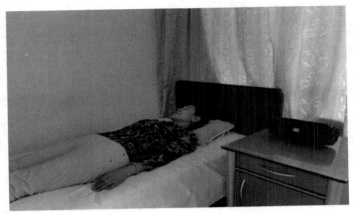

图 11-2-5　音乐治疗（已取得当事人照片公开许可）

　　之后，与家属们讨论音乐治疗的收获，分享身心感受。评价音乐治疗的效果，及时调整音乐治疗的方案，确保获得理想的疗效。

　　（4）叙事疗法

　　叙事，即叙述故事，但不仅仅是简单讲故事。叙事疗法，是运用适当的方法，帮助当事人找出遗漏片段，以唤起当事人改变内在力量的过程。本次主要以刘爷爷二女儿为例开展叙事疗法介绍。

　　1）第一阶段（1～2 次）：叙说故事。

　　此阶段为了解问题阶段。倾听二女儿的"主线故事"，使用接纳性语言和开放式发问，如："那怎么样了？""能再具体些吗，还有吗？"让二女儿感到支持，使其将"主线故事"充分叙说。二女儿充满问题的"主线故事"大致内容如下："我近几年生活烦透了，要管这个管那个，谁都要管""没有人理解我的苦，觉得我日子过得很好""我现在总是莫名地烦躁，不知是更年期的问题还是遇到的事情太多"。

　　2）第二阶段（3～6 次）：问题外化和解构技术。

　　此阶段为问题解决阶段。问题外化是指将问题与人分离，问题是独立的"物/事"，二女儿是受这个"物/事"影响的对象，只有脱离了问题二女儿才能够更客观、更理性、更有力量解决问题。解构即"打开行李箱"，通过解构式倾听和解构式询问分析问题性质、产生原因及应对后效果，使故事"从薄到厚"，以便"寻找例外"，使二女儿被掩埋的希望与积极力量被挖掘并释放。此阶段分为以下 3 步。

　　第一步，为问题命名：是与二女儿一起确立叙事主题的过程，这可促使问题外化，强化问题与自身无关的意识。即叙事时为自己面临的问题取个"特定名字"，以此明确"问题故事"的焦点，可在后面叙事中直接询问"特定名字"，促进问题与人分离，让二女儿对问题有控制力。通过和二女儿分析主线故事及协商命名，将问题划分为 4 个主题（表 11-2-3）。

表 11-2-3　问题主题的划分和命名

问题命名	问题内容
父亲年迈	轮流照护，兄弟姐妹间互相推诿，父亲痴呆、自理能力差，需解决其吃喝拉撒问题
丈夫生病	丈夫处于肺癌晚期，周期性治疗，病情反复
子女不理解	女儿抱怨没人看管孩子，但自己力不从心
更年期症状	最近频发更年期症状，睡眠不好，心情莫名烦躁

　　第二步，跳出问题看故事：前阶段将问题比喻为生活中的"干扰因素"，而本阶段与二女儿一起剖析这些"干扰因素"（表 11-2-4）。采用解构技术即解构式倾听和解构式询问，进行 3 步走：首先了解问题所造成的影响；其次厘清二女儿对问题采取的行为方式；最后从过去经验中找寻产生问题影响的原因。在此过程中，要提醒二女儿以全面的视角分析问题，直接对问题本身进行处理，并缓解"问题故事"引起的负性情绪与自我评价。通过对问题分析，使二女儿能够"跳出问题"，看到故事中有意义的内容并引出例外事件。

表 11-2-4　不同问题主题对当事人的影响

问题命名	问题内容
父亲年迈	觉得照料父亲很麻烦，没有耐心
丈夫生病	觉得治愈希望逐渐渺茫，看不到头
子女不理解	孩子不理解自己，总觉得没给帮忙，失落心寒
更年期症状	心情此起彼伏，无理由地烦躁、失眠多梦

　　第三步，寻找例外：即发现隐藏在故事中的"闪光故事"。鼓励二女儿叙述经验中某些被忽视的内容，这些是与"问题故事"不相符合的"例外事件"，使其认识到有一些经验不曾被自己重视而具有积极内容和个人能力，如二女儿忽视了"父亲意识清醒时对她生活上的鼓励""丈夫生病时与她相反的良好心态""外孙的可爱"等积极内容，随着"例外事件"的增多，积极影响便开始逐渐使二女儿改观自我负性评价，同时提升信心和自我效能感，为故事重构做准备。

　　3）第三阶段（7～8 次）：重构主线故事。

　　此阶段为效果提升阶段。采用故事积极力量分析、同类型故事连接及不同类型故事迁移的技术，与二女儿一起将"例外事件"进行串接，为其提供新的选择，以构建新的生活视野和积极力量。故事重构后的内容："我是子女，陪伴老人健康长寿是我的责任，年幼时他们养我，老了我们养他们""生活虽然波折，但我挺过来了，我是坚强和负责的""孩子也有他们的压力，我们互相理解""有很多人深深地爱着我，包括我的父亲、丈夫、孩子、兄弟姐妹、朋友""我可以做很多事情让生活变得好起来"。

　　4）第四阶段（9～10 次）：仪式礼强化正性自我。

　　此阶段为结束治疗与追踪巩固阶段。二女儿的正性自我得到肯定和强化，采用寻找积极生活见证人和告别问题的仪式礼强化技术提升治疗效果。强化技术，一是加入阅读治疗，让二女儿看一些励志书籍，以提升人生意义；二是写出 5 条希望，每天大声读 3 遍，作为积极暗示。这两项内容作为巩固疗效的作业而长期进行。

　　2. 再评估

　　针对本任务中主要存在心理问题的长女、二女、四子及五子进行治疗后的心理状态评估见表 11-2-5，图 11-2-6～图 11-2-8。

表 11-2-5 初次和再次 SCL-90 评估结果比较（分）

项目	躯体化	强迫	人际关系	抑郁	焦虑	敌对	惊恐	偏执	精神病性
长女（初次）	3.4	2.6	2.4	2.6	2.4	1.6	1.3	2.6	1.6
长女（再次）	2.6	2.2	2.0	2.0	2.2	1.6	1.3	2.2	1.6
四子（初次）	2.6	2.2	2.0	1.6	1.8	1.3	1.8	1.4	1.3
四子（再次）	2.2	1.8	1.6	1.6	1.8	1.3	1.6	1.4	1.3
二女（初次）	2.6	2.5	2.0	2.0	1.8	1.3	2.0	2.2	1.8
二女（再次）	2.2	2.2	2.0	2.0	1.8	1.3	2.0	1.6	1.6
五子（初次）	1.8	1.8	2.0	1.8	2.6	1.8	1.4	1.4	1.6
五子（再次）	1.8	1.8	1.6	1.8	2.0	1.8	1.4	1.4	1.6

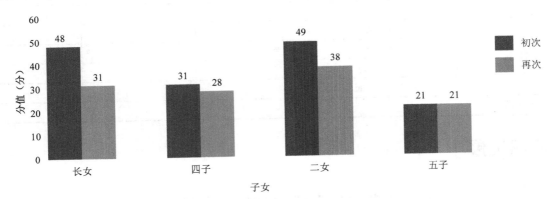

图 11-2-6 初次和再次 SDS 评估结果比较

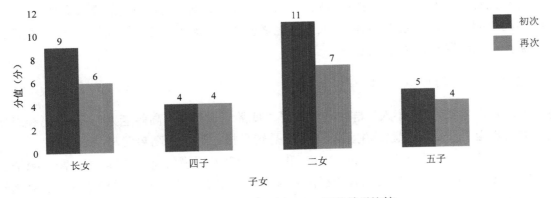

图 11-2-7 初次和再次 GAD 评估结果比较

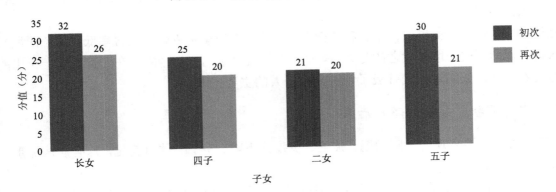

图 11-2-8 初次及再次 ZBI 评估结果比较

3. 评价

针对本任务中家属存在的心理问题，照护者本着提升长寿老年人家属心理状态，给家属充分的尊重和理解，同时采取家庭式、人性化、个体化的系列减压疗愈方法，使家族凝聚力提升，更好地为长寿老年人提供居家照护，体现"家有一老，如有一宝"的价值，该老年人家属的心理照护方法和经验值得学习借鉴（表 11-2-6）。

表 11-2-6　长寿老年人家属心理照护评价表

评价内容		评价等级		
		A（满意）	B（合格）	C（不满意）
家庭治疗				
心理减压	绘画疗法			
	音乐疗法			
	叙事疗法			
	团队内小结、记录			
自我总结				

》》【知识拓展】

长寿老年人照护中的老老照护

随着老龄化的快速发展及人口预期寿命的延长，病弱、失智、失能和高龄老人人数也日益增加，家庭照顾结构正向着"低龄老人+高龄老人"的老老照护形式转变，新长寿时代，一个全新的挑战摆在我们面前：老老照护，力不从心。

1."老老照护"的形成原因

随着人均寿命增长，"老年人"群体被分成了"低龄老人"和"高龄老人"。即便已经退休的低龄老人，通常也很难开始享受退休生活，更多的是转身投入到照护高龄父母。

北京大学一项人口学研究显示，2023 年，我国失能老人规模将超过 7700 万，需要照护的老年人比例急剧升高。与此同时，我国现有的经济状况不能满足老年人的长期照护需求，社会化养老服务体系发展相对滞后，照护福利保障也不完善，老年照护专业资源短缺，使得社区照护、机构照护在老年人照护中尚不能发挥其作用。

此外，家庭结构改变也促使"老老照护"的形成。人口结构老化、生育率低、传统四世同堂的家庭结构已逐渐消失，取而代之的是"8+4+2+1"的人口结构。年轻成员在照护老人上付出的时间与精力成本过高，低龄老年人就成了照护家中老人的主要力量。

2."老老照护"导致的不良后果

生理方面，主要表现为睡眠问题、疲乏、免疫力下降、头痛、体重变化，原有疾病加重。其中以睡眠问题和疲乏症状最为突出。

心理方面，很多研究揭示了老老照护中低龄照护者表现出不同程度的心理负担，如焦虑、抑郁、恼怒和病耻感等。长期照护产生的负性情绪无处排解，容易加重心理负担。

社交方面，大多数照护者照护时间长达数十年，很难有充足的时间和精力在社会交往和老人照护之间取得平衡。尤其是女性照护者，在子孙、老人间忙碌，在社会、家庭和照护中进行跨领域的角色转变，容易感到心力交瘁。

经济负担，照护者大多数已退休，经济来源较少，而且，老年慢性病需要长期治疗、补充营养等，退休金已不能维持各项开支，照护者面临严重的经济负担。

综上所述，年老的照护者由于身体健康状况下降、照护负担加重，加之普遍存在焦虑、抑郁等负性情绪，会影响照护质量，还可能导致被照护的老年人病情进展，严重者甚至对被照护者的需求不敏感或漠视，诱发虐待与遗弃行为。

3. "老老照护"的干预对策

很多发达国家进入人口老龄化多年，在长期照护方面，特别是"老老照护"方面有许多值得我们借鉴的经验。日本是老龄化程度最高的国家，目前的养老有 3 种方式，即同居式家庭养老、分居式家庭养老和社会化养老。为解决老年人的照护问题，20 世纪 90 年代，开始实施"老年保健福利计划"，重点建立和实施社区综合护理系统，推进家庭护理，提供利于老年人的保健福利和医疗服务，推行社会化养老。此外，澳大利亚和英国作为国家医疗服务模式的代表，也有着健全的老年人长期照护体系，由政府提供从家庭照护、社区照护到机构照护的全部或大部分支持。结合我国实际，各地区的经济水平不均衡，这就需要根据不同地区的经济能力和老龄化程度划定财政预算，通过医疗部门和服务机构的人力、财力、信息资源互补及相关设施共享，提供兼有家庭照护、专业医护、机构服务和医疗监督的一体化服务，满足老人生理、心理、生活等各方面的整体需求。

喘息服务，起源于 20 世纪 70 年代美国去机构化运动，是一种为脆弱的老年人及其家庭照护者提供信息、教育和情感支持等需求，使照护者得到短暂休息的服务。我国相关研究相对较少，仅台湾和大陆发达地区实施，喘息服务的发展和推广需要不断探索。

》》【实训练习】

实训练习答案

一、单项选择题

1. 在运用音乐疗法时主要应注意（　　　）。
   A. 优先考虑当事人喜好的音乐　　　B. 协助当事人了解音乐治疗的益处
   C. 了解音乐治疗的原理　　　　　　D. 以上均是

2. 下面不是 SCL-90 症状维度的是（　　　）。
   A. 人际关系　　　　　　　　　　　B. 焦虑
   C. 躯体化　　　　　　　　　　　　D. 疑病

3. 关于心理测验选择的原则错误的是（　　　）。
   A. 符合评估的目的　　　　　　　　B. 常模样本符合受试条件
   C. 标准化程度高　　　　　　　　　D. 可以直接使用国外的测验工具

4. SDS 评估内容是（　　　）。
   A. 生活事件　　　B. 抑郁症状　　　C. 心理症状　　　D. 焦虑症状

5. "你的丈夫打孩子吗？"这句话是（　　　）。

　　A. 开放式提问　　　　B. 封闭式提问　　　　C. 半开放式提问　　　　D. 半封闭式提问

二、判断题

1. 我国的人口老化是先富后老。（　　　）
2. 根据特定的国情和传统文化，我国主要的养老模式应为居家养老。（　　　）
3. 叙事治疗仅仅限于心理治疗。（　　　）
4. 消极情绪对健康不利，我们应尽量避免消极情绪的产生。（　　　）
5. 互相之间越接近的人，人际关系就越好。（　　　）

三、简答题

请简述对前述任务中老年人家属采取的主要心理照护方法。

四、案例分析题

王爷爷，90 岁，主因确诊胃癌复发入院，有脑梗死病史，无法自行站立行走。丧偶，育有一儿一女，儿子移居国外，老年人与女儿、女婿、外孙女同住。老年人自己管理工资收入。女儿 53 岁，无业，信仰佛教，爱购买保健产品。患者入院后女儿一直质疑诊断及治疗方案，觉得老年人服用保健产品不应复发。对护理工作要求较高，住院陪伴期间失眠、食欲缺乏。女儿烦躁焦虑的心情及言语影响着老年人的治疗，为保证治疗顺利进行，拟给予老年人女儿心理照护，及时改善其身心状态，以利于提高老年人住院及居家生活质量。

问题 1. 怎样使用评估量表评估王爷爷女儿的焦虑状态？

问题 2. 如何使用音乐疗法促进王爷爷女儿心理状态的改善？

问题 3. 如何加强王爷爷女儿对医疗的信任？

项目十二 ▶▶

临终老年人及其家属的心理照护

◇ **项目介绍**

　　老年人的生命终末期，是指老年人生命历程中的最后几小时或几天，又称为临终阶段，该阶段对老年人及其家属来说是十分痛苦的，但又非常宝贵，及时识别临终阶段并恰当管理出现的相关问题，具有非常重要的意义。老年人临终阶段自身及其家属均会出现各种各样的心理问题，医务人员对问题的解决方式及解决过程中的气氛，对老年人是否能够实现"优逝"、是否能够达到"生死两相安"的目的具有很大影响。因此，本项目选取临终老年人及其家属的心理照护案例，给照护者以借鉴和指导。

任务一 临终老年人的心理照护

》》【学习目标】

❖ 知识目标

1. 掌握安宁疗护的理念。
2. 熟悉临终老年人的心理反应及应对策略。
3. 了解临终老年人死亡教育相关知识。

❖ 技能目标

1. 掌握临终老年人舒适照护的技巧。
2. 熟悉与临终老年人沟通的常用方法。
3. 熟悉临终老年人社会、心理及精神照护方法。

❖ 素质目标

1. 具备关爱生命、尊重与接纳死亡的服务理念。
2. 具备高度的责任心、爱心、耐心及奉献精神。

》》【任务情境】

李奶奶，72岁，离异，育有一儿一女，于2021年3月行支气管镜病理检查确诊为非小细胞肺癌晚期。经免疫疗法和双药化疗后出现了免疫性肺炎，治疗无转归；自行服用蒙药、中药调理后复查腹部增强CT，显示肝内多发转移、右侧肾上腺转移。于2021年6月24日收入院，入院时，一般情况差，喘憋重，食欲差，进食量为平时的1/4左右，近1个月体重下降约2kg，存在厌食-恶病质综合征。在持续低流量吸氧的情况下，指尖脉氧饱和度维持在85%~95%，偶有肩部疼痛，数字分级评分法（NRS）疼痛评分为2~3分，不影响睡眠。入院后积极给予抗感染、解痉平喘、激素治疗，以及静脉营养支持治疗。两周后喘憋症状无缓解，肿瘤持续进展并出现发热，肺部感染加重，咳白黏痰，抗菌药物治疗效果不明显，预期生存期短。

本任务老年人处于临终阶段，肿瘤持续进展，治疗无转归，家属表示不行不获益的有创抢救，签署不施行心肺复苏术（do not resuscitate，DNR）同意书，予以安宁疗护，尊重老年人的意愿；帮助老年人及家属完成四道人生，即"道爱、道谢、道歉、道别"，实现了"全人、全程、全家、全队"的四全照护，为老年人在终末阶段减轻痛苦，改善生存质量。

》》【任务分析】

死亡是个体生命的必然归宿。随着医疗技术的不断发展，临终老年人为了延长寿命，常常接受许多无法保证生命质量的过度医疗，不仅给社会和家庭带来沉重的负担，而且老年人自身也失去了尊严并饱受痛苦。

现代安宁疗护的发展起源于 1967 年的英国，开创者西西里·桑德斯（Cicely Saunders）博士在英国伦敦创建了世界上第一所安宁疗护医院——圣克里斯托弗安宁疗护院（St.Christopher Hospice）。安宁疗护关乎临终老年人的生命质量，关乎国家民生问题，是医学价值取向和社会文明进步的重要体现。在我国，2017 年 12 月国家卫生健康委员会将临终关怀、缓和医疗、姑息治疗等统称为安宁疗护，并提出安宁疗护是以临终老年人和家属为中心，以多学科协作模式进行，主要包括疼痛及其他症状控制、舒适护理及心理、精神及社会支持等。安宁疗护的理念是通过医生、护士、志愿者、社工、理疗师及心理师等人员组成的团队服务，为老年人及其家庭提供帮助，在减少老年人身体疼痛的同时，更关注老年人的内心感受，让临终老年人有尊严地走完人生最后一段旅程。

美国心理学家库伯勒·罗斯（Elisabeth Kibler. Ross）在其《论死亡与濒死》（*On Death and Dying*）一书中将人从疾病确诊、疾病复发、临终死亡过程中经历的强烈心理反应分成 5 个心理阶段，以下为各期表现及应对策略（表 12-1-1）。

表 12-1-1 临终老年人心理反应及应对策略

心理阶段	心理反应	应对策略
否认期	心神不宁、四处求医、否认医生、企图逃离现实	这种否认属于自我防卫心理，不需要揭穿老年人的否认，给予老年人时间，适当解释，陪伴、倾听、建立关系，与老年人聊感兴趣的话题
愤怒期	气愤、嫉妒、产生"为什么"或"不公平"的想法，迁怒家人和医护人员	这是老年人面对死亡威胁时出现的一种发泄性心理，很难沟通，需要理解老年人的反应并非敌意，而是内心痛苦的呐喊。允许其发泄，倾听其感受，解决其经济担忧，给予其适当照顾，进行心理疏导
协议期	持续时间短暂，老年人一方面祈祷自己的命运，另一方面祈求权威专家	这是一种自然心理发展过程，老年人自动配合，应给予指导和帮助。同时，应以同理心支持、接纳、肯定老年人，关心、陪伴、倾听，共同体验"活着的事实"，让其有机会继续发挥他仍具有的能力
抑郁期	淡漠少言，反应迟钝，兴趣丧失，悲伤哭泣，喜欢独处	气愤或暴怒被一种巨大的失落感所代替，对于此期老年人，应承认其困难，委婉地探询老年人沉默的原因。轻者陪伴照顾，满足其合理要求；重者注意防范其自杀行为，给予药物、心理治疗。重点在于识别、沟通和鼓励表达，肯定他们的价值，可以进行意义治疗，必要时给予抗抑郁治疗
接受期	病情恶化，失去希望和挣扎的力量。表现为坦然平静、接受现实	此期老年人实现超越现实、超越自我的心理过程。如若老年人得到很好的照顾，则不再抑郁和愤怒，而以平和的心情承受死亡这个事实。这是人类生命历程中的死亡本能，这种对死亡的接纳与"无能为力""无可奈何"的无助有本质区别

本任务以肿瘤晚期临终老年人为例，以安宁疗护为基础，分析临终老年人心理反应特点，制订系列心理照护措施，既不刻意延长生命，也不加速其死亡，让老年人在临终阶段能够接纳死亡，减轻痛苦，在家人的陪伴下实现"生死两相安"。

》》【任务实施】

一、实施难点与重点

1. 肿瘤进展导致喘憋重，呼吸急促，舒适度降低

本任务老年人处于肿瘤末期，喘憋重，合并Ⅱ型呼吸衰竭，呼吸急促伴濒死感，长期低流量吸氧，口腔和呼吸道干燥，痰液黏稠，不易咳出，通气、换气受限，睡眠质量下降，舒适度降低。

2. 营养不良，卧床时间长，压疮风险增加

本任务老年人食欲差，消瘦，进食量为平时的 1/4 左右，近 1 个月体重下降约 2kg，NRS 2002（nutritional risk screening 2002）营养风险筛查量表评估总分≥3 分，肿瘤位于右肺，故常以左侧卧位为主，增加了压疮的风险。

3. 痰液黏稠，不易咳出，增加窒息风险

本任务老年人肿瘤持续进展并出现发热、肺部感染加重，咳白黏痰、不易咳出，抗菌药物治疗效果不明显，血气结果提示Ⅱ型呼吸衰竭伴心功能不全，喘憋重且咳痰无力，致使痰液不易排出，易发生痰堵窒息。

4. 多次求医治疗效果不佳，加速了老年人对死亡的恐惧

本任务中的老年人被确诊为非小细胞肺癌，治疗后无转归；自行服用蒙药、中药调理后复查腹部增强 CT，显示肝内多发转移、右侧肾上腺转移。肿瘤进展迅速，入院时已是肿瘤末期。寻医过程艰辛且治疗无转归，加深了老年人对死亡的恐惧。

5. 社会支持缺乏，心理照护需求迫切

本案例中的老年人离异，育有一儿一女，不善表达、沉默寡言。在诊疗过程中，儿子和女儿交替照顾老年人起居，其儿子为主要照顾者，沟通交流内容局限。老年人病情重，情感交流受限，迫切需要全面的心理照护。

二、实施步骤

（一）评估与准备

1. 评估

入院后，照护人员为李奶奶进行了详细的综合评估，见表 12-1-2。

表 12-1-2　老年综合评估

评估项目	评估标准		结果
压疮风险评估量表	低度危险：≥10 分		高度危险
	高度危险：≥15 分		
	极度危险：≥20 分		
Morse 跌倒评估量表	正常：0～24 分		高风险
	低风险：25～44 分		
	高风险：45 分及以上		
NRS2002 营养风险筛查量表	≥3 分，存在营养风险		存在营养风险
	<3 分，无营养风险		
NRS 疼痛评估	轻度疼痛：1～3 分		轻度疼痛
	中度疼痛：4～6 分		
	重度疼痛：7～10 分		

续表

评估项目	评估标准	结果
Barthel 指数评定量表	轻度功能障碍：61～99 分 中度功能障碍：41～60 分 重度功能障碍：≤40 分	中度功能障碍
老年抑郁评估量表	正常：<8 分 抑郁：≥8 分	抑郁

2. 准备

（1）环境准备

1）房间准备：光线柔和，安静整洁，温湿度适宜。

2）物品准备：评估单、压疮垫、床上洗头器、音乐播放器、纸、笔等。

（2）照护者准备

仪表整洁，举止端庄，态度亲近。

（3）照护对象准备

1）着装整洁，体位舒适。

2）避开检查、治疗时间。

3）状态良好，理解、配合。

（二）实施与评价

1. 实施

（1）症状控制

症状控制是安宁疗护的基础和核心内容。首先应让临终老年人的身体尽可能地舒适，这是提供心理、精神和社会支持的基本前提。本任务中临终老年人的症状主要表现为呼吸困难、厌食-恶病质综合征、疼痛、发热。

1）呼吸困难：是癌症晚期常见的症状，严重影响老年人的生活质量和活动能力。本任务中的老年人为右肺癌伴多发转移，喘憋重，在持续低流量吸氧时指尖脉氧饱和度维持在 85%～95%，在积极抗感染、化痰止咳基础上给予头高卧位或半卧位、持续吸氧，密切观察氧疗效果；指导老年人有效咳嗽，雾化吸入稀释痰液，促进痰液咳出，必要时给予机械吸痰、低剂量吗啡改善呼吸困难；同时采用物理疗法将微型风扇放于老年人枕旁吹拂其面部，会减轻老年人的"空气饥饿"感，缓解呼吸困难的感受；采用按摩、轻叩老年人的背部等肢体接触的方式抚慰老年人，也可缓解老年人的不适症状。

2）厌食-恶病质综合征：是一种多因素作用的复杂综合征，60%～80%的肿瘤晚期老年人会发生，以胃肠道肿瘤及肺癌老年人常见。主要表现为体重下降、厌食、虚弱、乏力等，极大地危害了肿瘤末期老年人的生活质量和生存时间。本任务中的老年人食欲差，进食量为平时的 1/4 左右，NRS 2002 总分≥3 分，存在厌食-恶病质综合征，遵医嘱给予糖皮质激素地塞米松静脉注射、静脉营养支持治疗。由于厌食-恶病质是生命最后阶段的正常现象，不推荐使用刺激食欲的药物或者给予高热卡高能量补充，不建议放置鼻饲管，应尊重老年人意愿，鼓励经口进食，加强对老年人及照护人员的教育非常重要。

3）疼痛：是临终老年人最常见的症状之一，尤其是肿瘤晚期的老年人。疼痛会让老年人感到不适，引起或加重老年人的焦虑、抑郁、乏力、失眠等症状，严重影响老年人的生活质量。本任务中的老年人偶有肩部疼痛，疼痛评分为 2～3 分，不影响休息，无须特殊处理。但是临终老年人对疼痛的敏感度降低，疼痛评估描述的准确性需要照护人员运用详细准确的量表，采用"常规、量化、动态"的原则，精准评估并建立疼痛档案，为医疗提供及时准确的依据。

4）发热：临终末期发热治疗取决于老年人的预期寿命和照护目标。本任务中的老年人多次求医无转归，肿瘤进展迅速致肺部感染加重，出现体温升高，按照医嘱酌情使用退热药，如非甾体抗炎药或皮质类固醇药物治疗，同时可辅以物理疗法，包括冰袋物理降温、温水擦浴等。

（2）舒适护理

临终老年人，尤其是处在肿瘤末期的老年人，医护人员的任务不再是治愈疾病、延长寿命，而是减轻痛苦，让临终老年人舒适，提高生存质量。本任务中的临终老年人卧床时间长，消瘦，喘憋重，疾病所致常以左侧卧位为主，增加了压疮的风险。照护人员应集中进行照护操作，减少声光刺激，为老年人提供舒适、安静的环境。建立翻身卡，每 2 小时翻身 1 次，按摩骨隆突处，应用压疮垫以防压疮。照护技巧见表 12-1-3 和图 12-1-1。

表 12-1-3　照护技巧

序号	照护技巧
1	护理过程中，随时保持与老年人及家属的沟通互动，予以心理支持
2	体位改变可能引起临终老年人不适。建立翻身卡，翻身时要与老年人沟通，并将诊疗活动整合，应用泡沫敷料或压疮垫等保护措施预防压疮，尽量减少不必要的翻动，以避免体位变化引起的痛苦
3	保证一直有人陪伴，有助于老年人安心
4	观察老年人的认知和行为表现，警惕是否有谵妄出现
5	停止不必要的检查和操作。生命体征监测在临终的几天意义不大，尤其是在获取这些信息的过程中，需要在老年人的房间里使用嘈杂、分散注意力的监测仪
6	预防和控制症状，要注意观察和了解老年人不舒服的原因，尽可能地及时处理

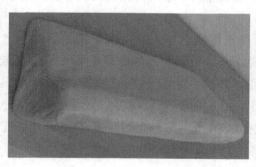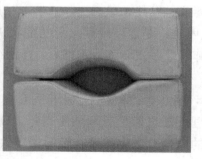

图 12-1-1　压疮垫

（3）有效沟通

1）告知坏消息：在临床实践中，告知临终老年人坏消息已经成为医护人员的一项重要职责。因此，建立一套真实的、有同情心的、能给予希望地告知坏消息的方法对医生和老年人都会有很大帮助，照护人员能够参与配合医生有效沟通尤为重要。

美国德州 M.D.安德森医院的沃尔特·贝利（Walter Baile）博士提出的 SPIKES 模式，将告知坏消息的过程分为 6 个步骤（每一步的首字母组合成为 SPIKES）。这一模式已经在很多医患沟通培训的实践中得到应用，为临床工作带来的积极意义也越来越多地受到各国医务工作者的关注（表 12-1-4）。

表 12-1-4　告知坏消息的步骤

项目名称	项目内容
S(setting)，准备	提前收集老年人的详细疾病信息、老年人及家属的社会状况、心理状态等。选择一个安静的环境，减少被打扰，将手机调成静音，请老年人或家属坐下，告知人也应坐下与被告知人视线相平
P(perception)，弄清楚	了解老年人或家属对疾病的认识情况，目的是弄清被告知者已知道什么
I(invitation)，询问	老年人是否希望在某个话题上展开，我们通常忽略这一点，导致老年人被动接受
K (knowledge)，给予信息	从老年人希望的"起点"开始告知分享信息。医生们都非常擅长"告诉老年人"，有太多的东西需要说，但需要从被告知者希望知道的地方说起，目的性强、效率高。过程要分步进行，注意对方的反应（是否听懂，情绪是否很强烈，是否希望继续听下去等），要有充分的停顿
E (empathy)，共情	对老年人的情绪反应做出回应
S(strategy/summary)，总结	询问老年人此时对他最有用的是什么，总结、制订出治疗及随诊计划。情况复杂，不可能一次性全部说完的，后续我们要做什么应该让对方清楚，尤其是预约下一次见面会让对方非常踏实
技术指导	按照模型开始学习和练习（角色扮演，需要有教师指导进行）是初学者进入困难沟通学习非常好的方法

　　2）组织家庭会议：临终老年人参与诊疗决策是安宁疗护的核心内容，召开医护患三方参与的家庭会议，与老年人及其家属共同商议、决策，引导老年人家属在有限的时间内，多陪伴、倾听，了解老年人内心需求。深化死亡教育，让临终老年人无遗憾、有尊严地度过人生最后的旅程。

　　A. 家庭会议流程：详见本书项目九任务九相关内容。

　　B. 家庭会议讨论内容：见表 12-1-5。

表 12-1-5　与生命末期老年人及家属的讨论内容

序号	讨论内容
1	关于老年人预后的相关信息（除非他们不希望了解），解释可能的不确定性及如何应对，但要避免给予虚假的希望
2	老年人希望在疾病末期得到什么样的照护
3	疗效的有限性，如是否应用抗生素或心肺复苏术
4	水化疗法和营养问题
5	症状管理及预期可能需要的用药
6	停用不需要的长期口服药物
7	重视心理和精神需求

　　（3）社会、心理及精神照护

　　针对临终老年人心理反应，确定本任务中的老年人为否认期，照护人员为老年人采取的照护措施包括以下几方面。

　　1）心灵沟通，四道人生：本任务中的老年人不善表达，与家属也沟通甚少。照护人员以真诚的态度，巧妙地使用沟通技巧，主动沟通，以取得老年人的充分信任。重视与弥留之际老年人的心灵沟通，耐心倾听老年人的主诉，理性共情，领会老年人语言表达背后的深层意愿。引导家属与临终老年人互相四道人生：道爱、道谢、道歉、道别。鼓励其尽可能自由地表达对临终和死亡的想法，照顾其自尊心，使其顺利度过人生的最后时光。

　　2）生命回顾，意义疗法：意义疗法是由奥地利著名的精神病学家和心理学家维克多·弗兰克尔所创造的一种重要的心理治疗方法，通过协助老年人从生活中领悟自己生命的意义，借此改变人生观，使其面对现实，积极乐观地活下去，更好地面对未来的生活。临终老年人在身体方面常因病痛而饱受折磨，心理方面常被死亡所带来的恐惧感和无助感时时围绕，普遍具有非常强烈的无意义感和无价值感。因此，照护人员应通过沟通、倾听、引导等方式，帮助临终老年人重新认识生命的价值，缓解疾病所致无法忍受的生理和心理痛苦，使其重新领悟生命真谛，探索生命的价值，进而坦然面对自己的过去和未来的死亡。

3）亲情陪伴，情感交流：临终老年人在生命最后的时光，通常希望家属陪伴在身边，给予温暖和支持。抚触护理是通过轻触老年人的额头、手臂、背部等部位，达到减轻老年人的孤独感和恐惧感，舒缓情绪，并使其获得安全、亲切和温暖感的目的。照护人员给予老年人床上洗头，并指导其女儿用抚触的方式亲自为母亲头部按摩，传递无声的爱（图 12-1-2）。"你伴我成长，我陪你终老"，这一幕感人至深，增加了母女间的情感交流，体现了安宁疗护的人文关怀。

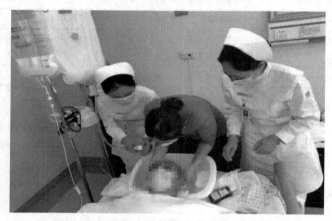

图 12-1-2　指导患者女儿为母亲进行头部抚触按摩

4）音乐疗法，舒缓解压：生命末期音乐疗法是一种被动治疗，让临终老年人聆听指定的特殊乐曲，具有多种生理效应。一方面是音乐的直接作用，通过带有一定能量的声波振动作用于人体，使体内各器官产生和谐共振，可协调体内器官功能，具有减少呼吸道阻力、改善循环、调节胃肠蠕动和调整神经内分泌系统功能的作用；另一方面，音乐可提高大脑皮质神经细胞的兴奋性，活跃和改善情绪。照护人员在指定曲目中选择老年人喜欢和希望听到的音乐曲目播放，鼓励老年人家属共同参与唱歌、打节拍等，让老年人在悦耳的音乐声中缓解情绪压力，减轻身心痛苦。

5）死亡教育，认知重建：死亡教育，从其概念上讲，应该被看作是一个探讨生死关系的教学历程。这个历程包含了文化、宗教对死亡及濒死的看法和态度，希望借着对死亡课题的探讨，使临终老年人更加珍惜生命、欣赏生命，并将这种态度反映在日常生活之中。照护人员在死亡教育时应从不同的层面，如心理学、精神、经济、法律等方面入手，增进临终老年人及家属对于死亡的认识，树立正确的死亡价值观，让临终老年人自然而有尊严地离开人世。

（4）逝后料理，哀伤抚慰

老年人离世后，照护人员鼓励家属参与患者逝后料理，如擦拭遗体、梳理头发、更换寿衣等，让家属陪伴老年人最后的时光。组织照护人员和家属共同参与遗体告别，抚慰家属哀伤情绪（图 12-1-3）。避免没有意义的哀伤劝解，如"节哀顺变""人死不能复生""时间可以冲淡一切""别难过了""要坚强勇敢"等。应以同理的方式倾听和陪伴，包容和接纳丧亲者的哀伤反应，真正让对方感受到支持和安慰。帮助丧亲者度过哀伤期的方法见表 12-1-6。

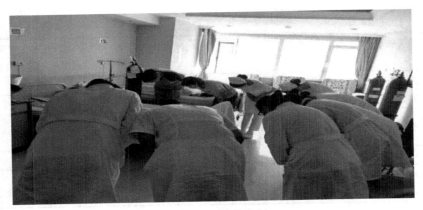

图 12-1-3　遗体告别

表 12-1-6　帮助丧亲者度过哀伤期方法

序号	方法
1	专注陪伴丧亲者，同理他们的感受
2	认真倾听，不做判断
3	鼓励其谈论死者
4	允许其充分表达情感
5	肯定其情感及行为属于正常反应
6	鼓励其恢复每天的日常生活和自我照顾（例如充足的食物摄入）
7	防止有害行为（例如大量饮酒、吸烟等）
8	在对方需要时提供有关逝者疾病和死亡的相关信息，怀疑自己也患上了同样的病，也是悲伤反应的常见表现
9	培训他人（家庭成员和其他支持系统）了解如何更好地帮助丧亲者
10	帮助丧亲者逐渐熟悉自己对失落和悲伤的感受
11	提供当地有关哀伤支持服务的信息
12	帮助丧亲者善待自己，了解悲伤会时强时弱、反反复复，但坚信"这一切都会过去"

2. 评价

该任务为一例肿瘤末期临终老年人，治疗无转归，实施安宁疗护的典型病例。照护人员秉承安宁疗护理念，以临终老年人为中心，从人文关怀角度给予临终老年人及其家属充分的尊重与情感支持，引导临终老年人发现生命的意义和价值，鼓励其与家属沟通，帮助其达成心愿，从而达到让逝者安心、生者无憾的目的，其经验和方法值得照护人员学习借鉴。对临终老年人心理照护的评价方法见表 12-1-7 和表 12-1-8。

表 12-1-7　临终老年人心理照护评价表

评价内容		评价等级		
		A（满意）	B（合格）	C（不满意）
综合评估	压疮风险评估量表			
	Morse 跌倒评估量表			
	NRS 2002 营养风险筛查			
	NRS 疼痛评估			
	Barthel 指数评定量表			
	老年抑郁评估量表			

续表

评价内容			评价等级		
			A（满意）	B（合格）	C（不满意）
安宁疗护具体措施	症状控制				
	舒适护理				
	有效沟通	告知坏消息			
		组织家庭会议			
	心理、社会、精神照护				
	哀伤辅导				
自我总结					

表 12-1-8　帮助丧亲者度过哀伤期方法评价表

评价内容		评价等级		
		A（满意）	B（合格）	C（不满意）
丧亲者度过哀伤期方法	专注陪伴丧亲者，同理他们的感受			
	认真倾听，不作判断			
	鼓励其谈论死者			
	允许其充分表达情感			
	肯定其情感及行为属于正常反应			
	鼓励其恢复每天的日常生活和自我照顾（例如充足的食物摄入）			
	防止有害行为（例如大量饮酒、吸烟等）			
	在对方需要时提供有关逝者疾病和死亡的相关信息，怀疑自己也患上了同样的病，也是悲伤反应的常见表现			
	培训他人（家庭成员和其他支持系统）了解如何更好地帮助丧亲者			
	帮助丧亲者逐渐熟悉自己对失落和悲伤的感受			
	提供当地有关哀伤支持服务的信息			
	帮助丧亲者善待自己，了解悲伤会时强时弱、反反复复，但坚信"这一切都会过去"			
自我总结				

》》【知识拓展】

"优逝"让每一个生命都能够温柔以待

优逝又称善终、尊严死，是指在一个适宜的环境和时间内，让即将离世之人对死亡不恐惧、不孤独，尊重其意愿，完成其心愿，没有痛苦，没有遗憾地离世。

受传统文化影响，只谈生忌谈死，造成了人们对死亡的恐惧。一切与死亡有关的话题都被认为是晦气的、不祥的。然而现代生死观，则认为"优逝"是每一个临终患者的权利，在生命进入倒计时，尊重患者本人的意愿，引导患者及家属正确面对生死，珍惜当下，活在当下。

"优逝"让医学不再是冰冷的，而是科学温暖的，让患者不再是被动痛苦的，而是主动有尊严的，它既不加速死亡，也不延长生命，让患者在有限的时间里，完成未了心愿，实现自我价值，与世界、环境、家人以及自己和解，舒适、安详、有尊严地离世。

实训练习答案

》》【实训练习】

一、单项选择题

1. 临终老年人的心理反应不包括（　　　）。
　　A. 否认期　　　　B. 愤怒期　　　　C. 发泄期　　　　D. 接受期
2. 安宁疗护理念的"四全照护"不包括（　　　）。
　　A. 全人　　　　B. 全员　　　　C. 全家　　　　D. 全程
3. 下列不属于安宁疗护理念的"四道人生"的是（　　　）。
　　A. 道爱　　　　B. 道错　　　　C. 道谢　　　　D. 道别
4. 对临终老年人实施心理照护，下列措施不妥的是（　　　）。
　　A. 积极治疗，延长生命　　　　B. 耐心倾听和理性共情
　　C. 尽量满足老年人的意愿　　　　D. 鼓励家属多陪伴
5. 临终老年男性，72 岁，胃癌晚期，食欲差，存在厌食-恶病质综合，以下治疗措施不包括（　　　）。
　　A. 地塞米松激素治疗　　　　B. 静脉营养液治疗
　　C. 口服肠内营养粉治疗　　　　D. 高能量鼻饲灌注

二、判断题

1. 以同理心支持、接纳、肯定老年人，关心、陪伴、倾听，共同体验"活着的事实"，让其有机会继续发挥他仍具有的能力，属于抑郁-抑郁期。（　　　）
2. 安宁疗护是以老年人为中心，减轻老年人的痛苦，在老年人同意下可以实施安乐死。（　　　）
3. 为临终老年人实施安宁疗护，是为了提高老年人的生命质量，不刻意延长老年人的生命，也不加速老年人的死亡。（　　　）
4. 临终老年人的舒适护理应以老年人舒适的体位和老年人的心理体验为准。（　　　）
5. 哀伤辅导是指照护人员应以同理的方式倾听、陪伴家属，及时给予哀伤劝解。（　　　）

三、简答题

请简述本任务采取的主要心理照护方法。

四、案例分析题

刘奶奶，72 岁，肺癌晚期多发骨转移、Ⅱ型呼吸衰竭，痰多且黏稠、进食困难、活动无耐力，近 1 个月体重下降 3kg。其早年丧偶，育有一女，工作较忙，照护困难。老年人情绪低落、沉默寡言，觉得自己在拖累女儿，不如死了一了百了，夜里常常独自哭泣。住院期间完善各项检查，医嘱给予止咳化痰、静脉营养液对症治疗，效果不佳。

问题 1. 该老年人处于心理反应的哪一期？
问题 2. 作为照护人员，你将如何对此期老年人进行心理照护？
问题 3. 如何帮助临终老年人正确面对死亡？

任务二　临终老年人家属的心理照护

》【学习目标】

❖ **知识目标**

1. 掌握临终老年人家属的常见心理问题。
2. 熟悉临终老年人家属在照护中的角色与作用。

❖ **技能目标**

1. 掌握临终老年人家属常见心理问题的照护方法。
2. 熟悉临终老年人家属的常见心理问题的评估方法。
3. 了解会话模式在临终老年人家属照护中的应用。

❖ **素质目标**

1. 具备理解、尊重和接纳临终老年人家属特有心理问题的素质。
2. 对临终老年人家属实施心理照护时应具备同理心和耐心。

》【任务情境】

范奶奶，99 岁，于 2020 年 3 月 19 日因左髋关节扭伤后疼痛 3 天入院治疗。入院时神志清楚，生命体征未见异常，精神差，诉左侧髋部疼痛明显，全身多处散在瘀斑。既往有心功能不全、呼吸衰竭、慢性肾病、骨髓增殖性肿瘤、高血压 3 级等病史。此次就诊由其一女儿长期陪伴。患者家庭教育及生活环境优渥，文化程度高，其女儿未婚，性格开朗外向，退休后全部时间陪伴患者，包括生活起居、医院就诊、用药管理及各种医疗救治。经过三级检诊，考虑其存在活动性出血、Ⅱ型呼吸衰竭、心功能不全加重、肾功能恶化、凝血功能紊乱等多种器官功能不全，随时可能发生心搏呼吸骤停，予以报病危，医护人员及家属召开紧急家庭会议，告知家属疾病进展，共同商定救治方案。会议讨论达成一致，家属对此次医疗救治报以很大希望，认为老年人此次住院一定会安然出院，希望院方尽全力救治，必要时行电除颤、胸外按压、气管插管等抢救措施，以延长患者生命。

患者后续出现失血性休克、肾功能恶化、呼吸衰竭、凝血功能异常等多方面的问题，病情危重，给予抗感染、补液、输血、利尿等对症治疗，并应用无创呼吸机与高流量呼吸湿化治疗仪辅助治疗。家属每日与医护人员共同参与照护，对于不理解的问题随时询问以便寻求最有效、最舒适的措施，因其子女众多，对于进一步的救治方向持不同意见，医护人员明确了治疗的利弊后，经与家属多次有效沟通，确定了以长期陪伴的女儿为委托人，集中听取她的意见，避免发生决策冲突。

4 月 5 日，患者出现间断烦躁，意识模糊，口腔黏膜两处溃疡，心功能、呼吸功能、肾功能进一步恶化。经专家会诊，考虑进一步行有创治疗，如气管插管或血液滤析治疗，但弊端远大于获益。再次组织家庭会议，与患者家属详细分析病情变化及治疗利弊，家属表示不做不获益有创治疗，不忍心自己的母亲再次遭受不必要的创伤及痛苦。由于保守治疗效果不佳，患者仍存在感染、凝血功能障碍及多器官功能不全等问题，经沟通家属同意于 4 月 18 日行经鼻气管插管。

4 月 22 日，患者多器官衰竭继发心律失常、血压波动范围大。告知家属相关情况，家属同意行临时起搏器植入术，以延长患者生命，拒绝有创抢救，唯愿母亲在生命最后阶段能够有温度、有尊严，并希望院方同意其他直系亲属来院探望老人，不留遗憾。

4 月 23 日，患者无明显诱因出现血压下降，心率减慢，家属拒绝除药物外所有抢救措施，在家属的陪伴下患者安静离世，家属逐个与患者道别。

该任务中家属全程参与患者救治及照护过程。经历了患者从意识清醒到嗜睡再到昏迷的全过程，他们有过否认、急切、焦虑、无助、不舍等情绪变化，护理人员引入会话模式，给予聚焦护理及共情关怀等一系列心理照护措施，帮助家属及时有效地缓解不良情绪，其间鼓励家属参与为患者洗头、擦身、按摩等舒适护理，陪伴患者安然走完生命最后历程，最终逝者安详、生者无憾。

》【任务分析】

在我国，家属在临终老年人的治疗与救护过程中扮演着精神支持者、照护者、决策者及医疗费用支付者等重要角色。多重角色的担当，使得家属情感复杂多样，常表现为焦虑、恐惧、无助、无措、不舍等。在照护与协助临终老年人做出进一步医疗决策时举步维艰，有的倾向于想方设法延长老年人生命，有的不忍老年人承受有创救治的痛苦而放弃治疗，有的则尊重临终老年人意愿而进行决策。作为照护工作者，在照护临终老年人的同时也应关注家属的心理状态及影响因素，并给予积极有效的应对措施，帮助其减轻心理应激与压力，以便家属在临终老年人的救治过程中起到正向的支持作用，增进家属了解临终老年人的意愿，提升家属的代理决策质量，并避免家属之间的决策纠纷。

》【任务实施】

一、任务难点与重点

1. 子女多，家属之间观念与意见不一致，导致决策冲突

该任务中，范奶奶病情危重，无法参与诊疗决策，育有三男两女，其子女作为其代理人，受教育程度、生活环境、从事职业各不相同，导致对于医疗救治的方向持不同意见，如在临终救治选择方面，是积极救治，有创插管延长生命，还是控制症状，保守治疗减少痛苦，或是安宁疗护让老年人舒适安详地度过最后时光，在决策制订时产生冲突与矛盾。

2. 家属对医疗救治预期过高

范奶奶高龄且长期住院，其家属未婚没有子女，全部精力都在老人身上，老人在就有家，老人不在自己就是一名孤儿，且全程陪同诊疗，共同经历老人每一次大大小小的抢救，每一次都脱离险境转危为安，使得家属对此次临终救治有较高的预期，情感上并未做好准备。即使接受母亲处于临终状态，也希望母亲在生命最后阶段能够减少痛苦，得到尊重、重视、善待、舒适等。

3. 家属固有思想观念根深蒂固，对安宁疗护知识缺乏

家属对老人的不舍情绪，导致其不忍心放弃救治，为了多些时日陪伴老人，家属想尽一切救治措施延长其生命。另外，受传统思想文化影响，家属认为放弃救治是不孝的行为，而且对于安宁疗护理解有误，认为安宁疗护就是不作为、违反传统道德的体现。

4. 家属对自身存在的心理应激与压力感受意识差

老年人住院时间长，儿女轮流照护，相继被动适应各种角色，自认为适应能力强，但对于老年人临终阶段的到来并没有做好充分的心理准备，在面对临终亲人时未意识到自身的情绪变化及压力感知。

5. 家属心理应激与不良情绪客观评判难度大

老年人住院治疗期间，在病情进展的不同阶段，家属的情感反应也存在差异，准确判断家属存在的心理问题及程度是医护工作者对其实施心理照护的基础。心理应激与不良情绪的客观评判量表通常需要与家属面对面地直接进行沟通评价，而部分家属认为应该利用更多的时间对老年人进行照护，而不是将注意力转移到家属身上，致使客观评判难度增大。

6. 医疗工作者更多地重视老年患者的心理照护，对家属的心理问题缺乏关注

安宁疗护在我国起步较晚，政策框架有待完善，在临床诊疗工作中，医疗人员的工作重心大部分都放在对老年患者的救治与照护上，对于家属的心理变化通常关注不够，造成了家属不良情绪积压难以释放，易产生矛盾与冲突。

二、实施步骤

（一）评估与准备

1. 评估

（1）评估家属的心理及情绪状态

1）心理应激评价：亲属应激量表（relative stress scale，RSS）是由郭莲舫等于 1993 年编制，用于评价临终老年人家属的心理应激情况。该量表共 15 个项目，包含心理痛苦、生活扰乱程度及负性情绪 3 个维度，评分越高表示心理应激水平越高（附表 26）。

2）焦虑、抑郁评估：应用 SAS 及 SDS 对其近 1 周的感觉进行评价。

3）不良情绪评判：住院患者心理体验量表-1（inpatient psychological experience questionnaire-1，IPEQ-1）是由孟艳君于 2020 年编制，用于评价近两周的实际感觉（附表 27）。

（2）建立心理测评档案

本任务中的临终老年患者病情重、多病共存，诊疗风险极高。其子女多，全程参与诊疗照护，意见不一致易产生矛盾与冲突。照护人员应用心理测评量表对家属进行心理评估，针对个体态度、情感等主观感受和对他人行为的客观评价观察做出分级或量化评定，以此作为照护人员开展家属心理照护的依据。

2. 准备

（1）环境准备

1）房间准备：空间私密宽敞，光线明亮，安静整洁，温湿度适宜，配备绿植和舒适的沙发（图 12-2-1）。

2）物品准备：评估量表、纸、签字笔。

（2）照护者准备

仪表整洁，举止端庄，态度亲近。

（3）家属准备

着装整洁，体位舒适；避开老年患者治疗及与医生谈话时间；状态良好，理解配合。

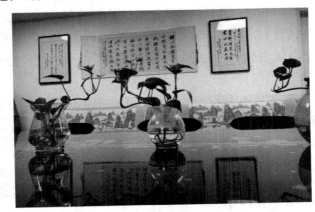

图 12-2-1　房间准备

（二）实施与评价

1. 实施

（1）体察担忧，悉心照护

该任务中范奶奶因外伤与凝血功能紊乱，皮肤有多处瘀斑，大小不等，通常一处颜色变淡另一处又出现瘀斑，此起彼伏，最多时瘀斑可达十余处，家属陪伴床旁，不知所措，心疼母亲常常独自落泪。为此，照护人员专门设计了一份皮肤护理清单，详细记录皮肤瘀斑出现的时间、大小、颜色、处理方式及其他注意事项；在进行动脉或静脉穿刺时，确保一针见血，穿刺完毕后指导家属按压穿刺部位，掌握力度及时间，以免增加出血风险。

（2）知识宣教，正确决策

照护人员加强安宁疗护的知识宣教，渐进式渗透，让家属了解安宁疗护实施的意义；接受并正确看待死亡，尊重临终老年人意愿，做好事先沟通，使老人不留遗憾、有尊严地度过生命的最后阶段。

（3）家庭会议，积极共情

临终老年人报病危/病重时即召开程序化的面对面家庭会议，由科室主诊医师主导，医护患三方参与，子女尽可能全部参加，本次任务中老年人病情重未参与会议。告知家属临终老年人的病情及预后，同时鼓励家属表达意愿与需求，进而促进家属对病情的知晓度，并做好心理准备，共同讨论制订救护方案。在讨论过程中，建立医患互信互通，积极共情，使多位家属之间达成共识，尽可能地确定其中一位家属为中心决策者,以便后期诊疗沟通及时而有效。另外,允许一位家属在院陪同,指导家属安慰、鼓励老年人应对身心变化,促进老年人身心舒适。

（4）会话模式,互信互通

照护人员与家属建立对话关系,随时参与临终老年人的院内外会诊及病情梳理,掌握老年人病情变化及心理需求,定期与家属进行面对面沟通。沟通环境应光线充足,空气流通,沙发座椅舒适,绿植生机勃发,能够让家属放松心情。沟通前,了解家属的社会文化素养、家庭成员内部关系;沟通时,关注家属对老年人的治疗和生命预期、家属对目前救护的看法与意见、家属的心理问题、家属在照护过程中遇到的困难与疑惑;沟通后,对照护工作进行有针对性的改进,指导家属积极有效克服困难,并及时追踪效果。

（5）指导鼓励,积极应对

指导家属积极面对临终老年人的病情,对老年人使用鼓励性语言,如"妈妈,您刚才咳嗽特别有力,您看这一口痰咳出来您的炎症就又消了一些""妈妈,加油,您很棒""妈妈,您很坚强,您就是我们的好榜样";指导家属表达自己的情感,如"妈妈,我爱你";指导家属使用非语言沟通方式,如与老年人握手、对其竖大拇指等。

鼓励家属增加与临终老年人的有效交流,减轻恐惧、害怕、不舍等不良情绪。以老年人的愿望与要求为基础,维护其尊严,与临终老年人共同"四道人生",即"道爱、道谢、道歉、道别"。

（6）适时放松,缓解压力

教会家属渐进式放松与呼吸训练;鼓励家属定期回家,不脱离社会环境,积极与身边的人沟通,获得家人支持;与相同经历人员进行经验交流,获得积极正向信息。通过这些措施缓解家属内在压力,改善不良情绪,提升照护与沟通水平,维护身心健康。

2. 评价

该任务为一例临终老年人家属的心理照护。照护人员本着减轻家属的心理应激与压力、促进其给予临终老年人积极正向支持为目标,给予家属充分的理解与尊重、详细的知识宣教、客观的心理测评、人性化的鼓励与指导、适时的放松与减压等多项措施,使得家属最终正确看待死亡,积极控制情绪,与临终老年人沟通充分不留遗憾,提高了陪伴照护质量,为老年人最后的时光带去温暖与舒适。该任务家属的心理照护方法和经验值得学习借鉴。照护评价见表12-2-1。

表12-2-1 临终老年人家属心理照护评价表

评价内容	评价等级		
	A（满意）	B（合格）	C（不满意）
体察担忧,悉心照护			
知识宣教,正确决策			
家庭会议,积极共情			
会话模式,互信互通			
指导鼓励,积极应对			
适时放松,缓解压力			
团队内沟通,小结,文字记录			
自我总结			

》》【知识拓展】

一、安宁疗护的历史

安宁疗护的概念最早是由英国人西西里·桑德斯（Cicely Saunders）提出的。1967年，桑德斯医生在英国伦敦创办了圣克里斯托弗安宁疗护院，开启了现代意义上安宁疗护机构和服务的实践。

1986年，张燮泉首次将安宁疗护的概念介绍引入中国大陆。1987年，中国大陆有了第一家临终关怀医院北京松堂关怀医院。1988年，天津医学院临终关怀研究中心的成立，是中国第一家安宁疗护专门研究机构。截止到2020年底，设有临终关怀（安宁疗护）科的医院510个，医疗卫生机构超过1000家。

二、居家安宁疗护

安宁疗护根据服务模式不同分为医院、社区和居家安宁疗护。居家安宁疗护是在家庭环境下，安宁医护团队为终末期患者提供缓解症状、舒适护理等全方位的服务。目前，我国开展的安宁疗护以医院为主，居家安宁疗护的发展比较滞后。

上海开展了居家安宁疗护多专业服务模式，是以社区全科医学为平台，以医院安宁疗护团队为支撑，整合社区护理病床—家庭病床—安宁病床，形成医院—社区—居家联动机制，为患者提供贯穿门诊、住院、社区的全程闭环式服务。

随着现代信息科学技术在医疗领域的深入开展，智慧医疗可以辅助安宁疗护团队为患者提供更好的居家安宁疗护。可穿戴的智能传感器可以实时监测和分析终末期居家患者的生命体征及其他生物标志物，及时发现问题。患者可以利用网络实时通信，在家接收医务人员全方位的安宁疗护指导。

三、临终患者与家属的关于临终问题的互动

临终患者和家属进行有关临终问题的互动有利于满足他们的需求和提升他们的生活质量。对于临终患者而言，治疗与护理等方面的需求已不再是最主要的，而家属的陪伴越来越重要。如果临终患者与家属能进行有效沟通，不仅患者的需求得到满足，同时也能给患者和家属带来积极感受。

在我国传统的"重生轻死""避谈生死"文化影响下，大部分家属会选择向患者隐瞒病情或采取回避态度，很多患者在临终阶段并不清楚自己的病情，导致患者对所处疾病阶段没有清晰的认识，进而错过了与家属关于临终问题互动的机会。

在中国的文化背景下，进行临终互动时可以借助实物、动作等非语言的沟通方式进行互动。进行关于临终话题的互动时，患者或家属要明确对方的需求，而不是急迫地表达自己，忽略对方隐晦的死亡话题的表达和行为。

四、尊严死和生前预嘱

尊严死是指有尊严的死亡，包含3个方面的意义，首先尊严死是生命尊严的重要部分，患者的选择要受到尊重；其次尊严死对临终患者意味着没有痛苦没有侮辱的死亡；最后尊严死包含对临终患者家属的心理安慰。

生前预嘱、预立照护计划或功能相似的文件是开展安宁缓和医疗服务的合法性前提。

生前预嘱的核心价值在于推崇生命与死亡尊严。2006 年，罗点点创建了倡导尊严死的公益网站——"选择与尊严"，2013 年创立了"北京生前预嘱推广协会"，倡导生前预嘱、尊严死和缓和医疗。2022 年，深圳市通过的《深圳经济特区医疗条例》修订稿，第一次将"生前预嘱"写进了条例，极大地推动了生前预嘱理念的普及和推广。

》》【实训练习】

实训练习答案

一、单项选择题

1. 人文关怀的核心内容不包括（　　）。
   A. 理解老年人的文化背景　　　　　B. 尊重老年人的生命价值
   C. 表达照护人员的关爱情感　　　　D. 满足临终老年人的所有需要
2. 心理痛苦与焦虑、抑郁的关系是（　　）。
   A. 心理痛苦的概念较焦虑、抑郁更加局限
   B. 心理痛苦是按照精神疾病分类标准来定义的
   C. 焦虑、抑郁是轻度心理痛苦的表现
   D. 心理痛苦的概念较焦虑、抑郁更加广泛
3. 对临终老年人和家属进行死亡教育时应遵循的原则不包括（　　）。
   A. 尊重老年人的权利
   B. 设身处地为老年人思考
   C. 对临终老年人与家属不同的死亡观念及言行进行评价
   D. 不勉强晚期癌症老年人谈"死"
4. 家属在临终老年人照护中的角色不包括（　　）。
   A. 精神支持者　　　B. 救护管理者　　　C. 照护者　　　D. 决策者
5. 对临终老年人家属心理问题评估可使用的量表是（　　）。
   A. 营养评估量表　　　　　　　　　B. 睡眠质量量表
   C. 心理体验量表　　　　　　　　　D. 人格障碍诊断问卷

二、判断题

1. 安宁疗护是指为疾病终末期或老年患者在临终前提供身体、心理、精神等方面的照料和人文关怀等服务，控制痛苦和不适症状，提高生命质量，帮助患者舒适、安详、有尊严地离世。
   （　　）
2. 安宁疗护就是安乐死。　　　　　　　　　　　　　　　　　　　　　　　　（　　）
3. 安宁疗护在中国大陆起步早、发展快。　　　　　　　　　　　　　　　　　（　　）
4. 临终老年人家属存在焦虑、恐惧、无助、无措等心理问题。　　　　　　　　（　　）
5. 家属在临终老年人的救护过程中扮演着照护者、决策者等重要角色。　　　　（　　）

三、简答题

请简述该任务采取的主要心理照护方法。

四、案例分析题

王爷爷，81 岁，因脑血栓形成致一侧肢体瘫痪，已卧床 1 年多，鼻饲饮食，此次误吸引发肺炎而入院治疗，近日病情加重，出现多器官功能障碍。老人在家中一直由两个儿子轮流照顾，但住院后雇请陪护公司人员看护，家属每日上午到医院探视 1 次。入院后患者一直情绪激动想要回家，不愿配合治疗，家属则希望患者在院积极接受规范治疗，并签署了各项知情同意书。

问题 1. 作为照护人员，你如何向家属及陪护人员指导正确的喂养方法？

问题 2. 对于住院治疗，家属和老年患者持不同意见，如何指导家属与老年人进行良好沟通，做到双方都满意？

项目十三 ➤➤

老年人长期照护者的心理照护

◈ 项目介绍

随着我国老龄化程度持续加深，老年人的照护需求越来越显著。目前，我国已初步形成以居家为基础、社区为依托、机构为补充的医养相结合养老服务体系。老年人居家照护作为传统的照护模式仍是现阶段主要的养老方式。家庭是老年人安享晚年的最佳地方，当老年人生理功能下降，逐渐出现功能性依赖，需要给予相应的照护。居家照护的人员主体由配偶、子女及其他非专业照护人员组成，而有研究显示，在对老年人的长期照护中，63%的照护人员会出现严重的照护负担，47%的照护人员会出现精神障碍。照护者的负担和不良情绪不但影响老年人的照护质量，还会给老年人的身心健康带来伤害。许多国家在关注老年人照护的同时，开始关注照护者的照护负担状况，并进行多方面的干预。

任务一　老年人长期照护者——配偶的心理照护

》》【学习目标】

❖ **知识目标**

1. 掌握老年人长期照护者——配偶常见的心理问题。
2. 熟悉老年人长期照护者——配偶的心理需求。
3. 熟悉老年人长期照护者——配偶心理问题的诱发原因。

❖ **技能目标**

1. 掌握老年人长期照护者——配偶心理问题的评估方法。
2. 掌握老年人长期照护者——配偶的心理照护方法。
3. 熟悉常用心理评估量表的使用方法。

❖ **素质目标**

1. 具备关爱和尊重老年人长期照护者——配偶的服务理念。
2. 对老年人长期照护者——配偶实施照护应具备耐心、爱心和细心。

》》【任务情境】

　　李爷爷，70 岁，2018 年 1 月锻炼后出现全身多处骨痛，自行按摩及外敷膏药无缓解，于 1 月 30 日入院，经验血、骨髓穿刺及 PET/CT 等检查后确诊为多发性骨髓瘤，之后给予近 10 个月的化疗，病情稳定后给予定时化疗、复查等治疗措施。

　　李爷爷配偶孙奶奶，65 岁，国企退休员工，为其爱人提供持续家庭护理，并在病情观察照护方面发挥关键作用。在诊疗过程中，由于慢性病程、化疗不良反应、躯体活动受限等导致李爷爷身体及心理不适，经常会将负性情绪发泄给长期照护其生活起居的孙奶奶身上。

　　多数老年人在经历多周期漫长的化疗和复查过程中，老年人及照护者均承担着不同的心理痛苦，在对老年人进行照护的同时，也应关注其配偶的心理状态。在本任务中，孙奶奶表现出失眠、偷偷哭泣、抑郁、有挫败感等，医护人员及时发现并反复与孙奶奶进行沟通交流，给予心理暗示、社会支持等一系列心理照护措施，帮助其舒缓心情，树立照顾李爷爷的信心。

》》【任务分析】

　　肿瘤治疗是一个漫长且痛苦的过程，部分老年肿瘤患者由于治疗效果良好，治疗过程也会转为一个慢性病程，因此长期照护工作常由患者的配偶、子女承担，参与患者的疾病治疗、护理和康复等多重任务。鉴于照顾者自身情况、所承担的照护责任、家庭角色和社会角色的差异，照护过程中可能出现不同的生理、心理和社会支持需求。

　　照护者心理需求是指在患者治疗期间，照护者对患者病情发展及自身身心得到支持的需要。当心理需求得不到满足时，75%以上的照护者存在焦虑或抑郁等负性情绪，如果不能及时有效地纠正，不仅会影响患者治疗疾病的信心，而且当患者病情发生变化时，照护者协助患者做出医疗决策的能力也会减弱。

　　有研究显示，导致老年人长期照护者心理问题严重的原因主要有以下 3 点。

　　1）年龄大的照护者以老年人配偶关系分布较多，与被照顾者关系为配偶的照护者抑郁得分最高，这可能是照护者身份与患者关系越亲近，对患者责任感及担心越多，加之当亲人生活无法自理而自身又无法主动彻底改变时，自我无用感与无望感增强，使其心理负性情绪增多。

　　2）老年人失能程度越重，照护者抑郁得分越高，可能是失能老年人失能程度越重，照护者越需要花费更多的时间、精力及金钱，长此以往，心理负担和经济负担逐渐加重，易导致消极情绪出现。

　　3）日照护时间、累计照护年限越长，抑郁得分越高，这可能与照护老年人的时间越多，照护者本人生活可供安排或休闲的时间就越少，导致照护者无法兼顾自身身心健康，容易产生抑郁情绪。

　　因此，对于长期需要照护的老年人应评估其自身失能程度及照护者的心理状态及照护需求，针对评估结果为其提供精准干预，从而提高照护者身心健康和照护满意度，并进一步提高对老年患者的照护质量。

》【任务实施】

一、任务难点与重点

1. 配偶依从性差，评估参与度不高

　　在本任务中，李爷爷的配偶性格符合传统中国女性特点，尽管照顾李爷爷 4 年之久，感觉生活负担沉重且无任何生活品质，但任劳任怨，压抑自身想法，不愿意向外人倾诉，也不愿意麻烦子女，因此给评估带来了一定困难。

2. 配偶顾虑多，影响评估真实效果

　　李爷爷配偶在评估过程中，主要顾虑有 3 个方面：①评估过程占用时间过多，无法及时照护李爷爷；②不愿在外人面前讲述自身的难处；③维护李爷爷的自尊心。因此，需要从其感兴趣的细节切入交谈，反复多次，取得信任后才能进行有效评估。

3. 社会支持缺乏，心理照护需求迫切

　　在为李爷爷的长期照护过程中，其配偶孙奶奶为主要照顾者，照顾李爷爷的琐碎事务加上配偶自身年龄大并伴随多种基础疾病，身心俱疲。因此在全程照护过程中，李爷爷与配偶之间缺乏有效沟通，常伴有口角，导致配偶内心焦虑、抑郁，又无人倾诉，迫切需要心理疏导。

4. 给予配偶的心理评估及支持，增加被照护者的病耻感

李爷爷自 2018 年初被诊断为多发性骨髓瘤后，就感觉自身给家庭和配偶、子女增加了许多负担，尤其是骨痛导致行动不便需要配偶寸步不离地照顾时，李爷爷就产生过"拖累妻子、会被瞧不起"等内疚、焦虑的负面情绪。现在，给予其配偶心理评估时，配偶逐渐将心中压抑的委屈、对生活失去信心等情绪表达出来，更增加了李爷爷的病耻感，不利于其心理健康。

二、实施步骤

（一）评估与准备

1. 评估

（1）老年人失能程度评估

我们采用李小峰等于 2015 年改良 Barthel 指数评定量表（表 13-1-1）判定居家失能老年人的失能程度。量表包括进食、洗澡、修饰、穿衣、控制大小便、如厕、床椅转移、平地行走及上下楼梯10 个日常活动项目，每一项通过独立程度来区分等级。完全独立为 10 分，部分独立为 5 分，完全不能独立为 0 分，总分 0～100 分，100 分表示老年人基本日常活动功能良好，不需要他人帮助，61～99 分为轻度失能，41～60 分为中度失能，≤40 分为重度失能，得分越高表明失能程度越低。

表 13-1-1　Barthel 指数评定量表

项目	评分标准	评估日期					
1. 穿衣	0=依赖	0	0	0	0	0	0
	5=需一半帮助	5	5	5	5	5	5
	10=自理（系、开纽扣，关、开拉锁和穿鞋）	10	10	10	10	10	10
2. 修饰	0=需帮助	0	0	0	0	0	0
	5=独立梳头、刷牙、洗脸、剃须	5	5	5	5	5	5
3. 吃饭	0=依赖别人	0	0	0	0	0	0
	5=需部分帮助（夹菜、盛饭、切面包、抹黄油）	5	5	5	5	5	5
	10=全面自理	10	10	10	10	10	10
4. 如厕	0=依赖别人	0	0	0	0	0	0
	5=需部分帮助	5	5	5	5	5	5
	10=自理	10	10	10	10	10	10
5. 大便	0=失禁或昏迷	0	0	0	0	0	0
	5=偶尔失禁（每周<1 次）	5	5	5	5	5	5
	10=能控制	10	10	10	10	10	10
6. 小便	0=失禁或昏迷或需由他人导尿	0	0	0	0	0	0
	5=偶尔失禁（每 24 小时<1 次，每周>1 次）	5	5	5	5	5	5
	10=能控制	10	10	10	10	10	10
7. 洗澡	0=依赖	0	0	0	0	0	0
	5=自理	5	5	5	5	5	5

续表

项目	评分标准	评估日期					
8. 转移（床—椅）	0=完全依赖别人：不能坐	0	0	0	0	0	0
	5=需大量帮助（2人）：能坐	5	5	5	5	5	5
	10=需少量帮助（1人）：能坐	10	10	10	10	10	10
	15=自理	15	15	15	15	15	15
9. 活动步行（在病房及其周围，不包括走远路）	0=不能步行	0	0	0	0	0	0
	5=在轮椅上独立行动，较大依赖	5	5	5	5	5	5
	10=需1人帮助步行（体力或语言指导）	10	10	10	10	10	10
	15=独立步行（可用辅助器）	15	15	15	15	15	15
10. 上楼梯（上下一段楼梯，用手杖也算独立）	0=不能	0	0	0	0	0	0
	5=需帮助（体力或语言指导）	5	5	5	5	5	5
	10=自理	10	10	10	10	10	10
总分							
评价者							

（2）长期照护者抑郁状况的评估

运用 SDS 评估居家失能老年人长期照护者的抑郁状况。

（3）长期照护者焦虑状况的评估

关于老年人长期照护者焦虑程度的反应通常我们采用 SAS 来评估。

（4）社会支持评定

我们采用 SSRS 评估居家失能老年人照护者社会支持状况。量表由肖水源于 1994 年编制，共 10 个项目，包括客观支持、主观支持、对支持的利用度 3 个维度。总分为 40 分，≤20 分为社会支持较少，20～30 分为拥有一般社会支持度，30～40 分为拥有满意的社会支持度（附表 15）。

通过评估，李爷爷 Barthel 指数评分为中度活动障碍，说明李爷爷在生活自理能力上较依赖配偶孙奶奶；孙奶奶 SDS 评分为 78.75 分，为重度抑郁；SAS 评分为 58 分，为轻度焦虑；SSRS 得分 22 分，表明可获得一般社会支持度。孙奶奶长期照护李爷爷起居饮食、医院复诊，心理情况主要表现为抑郁，李爷爷有病情变化或照护问题时，孙奶奶会产生焦虑，并且其社会支持度一般。

2. 准备

（1）环境准备

1）房间准备：环境安静，光线柔和，准备舒适的沙发。

2）物品准备：纸、笔；根据受评者喜好提供饮品，如白开水、咖啡、茶水等。

（2）照护者准备

照护人员状态良好，衣着整洁，态度亲切。

（3）照护对象准备

选择患者女儿可看护时间，告知李爷爷配偶外出采购；配偶着装整洁，心态平静、放松；将手机等通信设备调至静音或关机。

（二）实施与评价

1. 实施

（1）个案管理，心理疏导

通过 2～3 次的一对一谈心和日常照护过程中的精心周到服务，孙奶奶逐渐向医护人员敞开心扉，倾诉这近 5 年照护过程中的心理感受：孙奶奶退休前也是国企的工作人员，性格爽快、工作能力强，刚退休，准备和老伴享受生活，老伴就突发疾病，本以为积极治疗可以痊愈，可是治疗和复查的过程非常漫长，不仅自己设想的美好生活完全破灭，而且随着漫长的诊疗过程让老伴的情绪也变得自卑、敏感、焦躁、喜怒无常，经常指责埋怨孙奶奶。女儿也成家立业，无暇经常回家照顾，孙奶奶无人倾诉内心情绪，常因为照顾不好老伴和受到老伴指责后感到焦虑、抑郁，感觉生活没有希望。在倾诉的过程中，医护人员给予充分陪伴，递上纸巾并不时拍拍孙奶奶的肩膀，孙奶奶的压力得到释放，焦虑、抑郁等不良情绪得到了有效缓解。

（2）暗示疗法

心理暗示疗法分为正性心理暗示和负性心理暗示，对孙奶奶采用正性心理暗示，如当自身出现心悸、失眠、沮丧等不适症状时，强化其重复鼓励自己的言语："自己有能力处理这些问题""我能求助于别人，他们愿意帮助我""老伴的病会好起来，只是需要过程"；或机械重复数数、在睡眠时想象大海、草原等心中向往的场景，以期帮助其稳定情绪、树立自信心及战胜困难和挫折的勇气。

（3）培养兴趣爱好

鼓励孙奶奶重拾年轻时的爱好，可参加老年大学或社区活动，如弹钢琴、合唱、绘画、织毛衣等，在照护期间也能享受生活带来的美好和自信。

（4）营造良好的家庭与社会支持系统

1）开家庭会议，就某件事情让大家讨论，最终由李爷爷制订解决方案，体现本人的价值感，如孙奶奶想参加社区合唱团，但每周日需要训练 2 小时，因此召开家庭会议，最终李爷爷做出解决方案：妻子去训练之前协助自己如厕，并打开电视，将手机放在李爷爷手边，李爷爷尝试自己一人在家；周日女儿一家尽量抽空回来看望照顾。方案取得全家人赞同，并执行落实。

2）孙奶奶害怕长时间卧床导致李爷爷皮肤受损，但因无照护经验及医疗设备信息而苦闷也不愿倾诉。此次评估后，医护人员将自己的联系方式告诉孙奶奶，并联系社区医院与孙奶奶建立互助帮扶，保证在医院有医护人员给予支持，回家后社区医护人员持续给予医疗护理支持，如气垫床的购买和安装、按时上门测量生命体征等，解除了孙奶奶的后顾之忧。

2. 评价

1）孙奶奶的情绪得到改善，与李爷爷及子女关系和谐，遇到问题能及时求助于医院及社区医护人员，以积极愉悦的心情对患者进行长期照护。

2）孙奶奶产生不良情绪或不适主观躯体感受时，能求助专业医护人员，通过放松和暗示疗法缓解自身不适感。

》【实训练习】

实训练习答案

一、单项选择题

1. 抑郁自评量表的英文缩写是（　　）。

A. NRSE　　　　　　B. SRSS　　　　　　C. SDS　　　　　　D. SDA

2. 某患者家属进行 SSRS 评估，得分为 22 分，表明获得的社会支持度为（　　）。

A. 满意　　　　　　B. 一般　　　　　　C. 较少　　　　　　D. 无

3. 照护时长为（　　），可界定为长期照护。

A. 6 个月以上　　　　B. 12 个月以上　　　C. 3 个月以上　　　D. 10 年以上

4. 关于焦虑的治疗方法，以下错误的是（　　）。

A. 森田疗法　　　　　　　　　　　　B. 催眠疗法

C. 认知行为治疗　　　　　　　　　　D. 压制情绪，自我调整

5. 预防老年人抑郁的方法不包括（　　）。

A. 学会倾诉　　　　　B. 减少运动　　　　C. 培养爱好　　　　D. 家庭融洽

二、判断题

1. 居家老年人的失能状态与长期照护者的负面心理状况不成正比。　　　　　（　　）

2. 因为生活相处时间久，配偶了解患者情况，且能包容患者一切行为，所以配偶长期照护患者不会发生不良心理情绪。　　　　　　　　　　　　　　　　　　　　　（　　）

3. 心理暗示疗法分为正性心理暗示和负性心理暗示。　　　　　　　　　　　（　　）

4. 良好的夫妻关系可以提高老年慢性病患者的生活质量。　　　　　　　　　（　　）

5. 适当运动可预防抑郁的发生。　　　　　　　　　　　　　　　　　　　　（　　）

三、简答题

老年人长期照护者——配偶的心理照护方法有哪些？

四、案例分析题

李爷爷，4 年前脑梗死后遗症导致右侧偏瘫，因儿子长年在外地工作，李爷爷的日常照护工作主要由老伴王奶奶完成，如准备一日三餐、协助如厕、沐浴更衣、外出活动等。近日，由于王奶奶感冒、身体不适，做的饭菜不合李爷爷胃口，李爷爷将饭菜推到地上拒绝进食，王奶奶感冒头疼不适加上长期照顾患者心中委屈，就跟儿子打电话诉苦，但儿子让王奶奶多包容、理解李爷爷，没有给其适当的心理支持。王奶奶在出去买菜的路上坐在社区花坛边偷偷落泪。

问题 1. 对王奶奶应采用哪些量表进行心理评估？

问题 2. 对王奶奶应采取哪些心理疏导措施？

任务二　老年人长期照护者——子女和亲属的心理照护

》【学习目标】

❖ 知识目标

1. 掌握老年人长期照护者——子女和亲属发生心理问题的常见表现。
2. 熟悉常用的焦虑、抑郁相关评估量表。
3. 了解认可疗法。

❖ 技能目标

1. 掌握子女和亲属照护老年人期间产生负性情绪的应对方法。
2. 熟悉 SDS、SAS 的评估方法。
3. 了解和使用认可疗法对老年人长期照护者——子女和家属进行辅导。

❖ 素质目标

1. 尊重老年人长期照护者——子女和家属，引导子女和家属表达诉求。
2. 对老年人长期照护者——子女和家属应具备爱心及同理心。

》【任务情境】

　　刘某，女性，45 岁，其父亲（77 岁）于 2018 年 3 月确诊为阿尔茨海默病，就诊于医院神经内科，2018 年 5 月出院在家行康复治疗。刘某离异 5 年，育有一子，其独自抚养儿子，照护父亲。刘某为独生女，其母亲于 2004 年 7 月患乳腺癌去世，近 1 个月儿子准备高考，父亲进入阿尔茨海默病第二阶段，时常出现失语、失认等症状，偶有抓人现象。刘某在照护父亲的过程中经常出现盗汗、情绪失控、掩面哭泣等症状，询问其原因，不愿与人过多交流。近 3 周无法入睡，每晚睡前口服酒石酸唑吡坦片 10mg 仍无法入睡。在与其交流过程中，刘某曾表达过："为什么我的父亲会得这个病？为什么我这么倒霉？"

　　经评估，刘某 SDS 得分为 64 分，SAS 得分为 68 分，为重度抑郁和焦虑。在照护过程中，引导其表达心理诉求，给予亲情关怀、腹式呼吸训练、建立病友家属交流群等一系列心理照护措施，帮助刘某有效缓解抑郁和焦虑情绪。同时，使用认可疗法，教给其行之有效的与父亲沟通的方式，减少了其父亲精神行为异常的频次，极大地缓解了刘某的精神压力和照护负担。

》》【任务分析】

有学者提出长期照护老年人的家属的心理障碍主要表现为易激惹、恐惧、冷漠、低沉、悲哀、焦虑、抑郁等情绪，且女性家属更加容易出现应激性抑郁，极易产生精力缺失、头痛、虚弱、睡眠障碍、记忆减退、焦虑、抑郁等情绪，家属一方面要工作，一方面还要照顾患者，时间长了，会感觉身心疲惫，从而产生心理负担。

在子女和亲属的社会环境中，通常还存在诸如经济压力、社交压力、工作压力等外部压力，这些内外环境的压力会转化为家属在照顾患者过程中的照护负担，照护负担导致的消极心理会反映在与患者的日常交流和照护过程中，从而加重患者的悲观心情，影响病情，因此长期照护老年人的家属的心理压力值得关注。

》》【任务实施】

一、任务难点与重点

1. 角色适应差

子女和亲属长期照护老年人，在生活中存在一定的主导地位，难以适应自己是接受治疗的角色。本案例中刘某长期担任家庭的照顾角色，不愿承认自身出现的生理、心理问题，增加了沟通难度。

2. 量表评分存在主观性，评分难度大

子女和亲属存在抵触情绪，不愿透露实情或不愿配合评估，而量表很多项目需要与刘某进行交流来得出评分，评分过程存在难度。

3. 经济、时间因素制约，影响治疗效果

刘某除照顾老人外还需照顾儿子，闲暇时间少，难以将大量精力放在自身治疗上。此外，治疗方案需投入一定的人力、物力和时间，治疗达到预期效果难度大。

4. 专业知识有待普及，子女及家属难以接受治疗方案

受传统观念影响，刘某认为自己身体健康，照护人员有待向刘某普及关于长期照顾老年人可能引起自身生理、心理反应，使之正确地认知自身的照护压力及情绪变化，接受针对自己的疏导和治疗方案。

二、实施步骤

（一）评估与准备

1. 评估

（1）应用量表评估抑郁、焦虑程度

1）关于抑郁程度的反应通常我们采用 SDS 来评估（附表 10），SDS 评分指数在 0.5 以下者无抑郁；0.50～0.59 为轻微至轻度抑郁；0.60～0.69 为中至重度抑郁；0.70 以上为重度抑郁。

2）关于焦虑程度的反应通常我们采用 SAS 来评估（附表 6），SAS 标准分的分界值为 50 分，50～59 分为轻度焦虑，60～69 分为中度焦虑，70 分以上为重度焦虑。

（2）评估抑郁、焦虑发作时的表现

1）抑郁发作的表现可分为核心症状、心理症状与躯体症状三方面。

核心症状可分为情绪低落、兴趣/快感缺失、精力减退。

心理症状可分为焦虑、思维迟缓、自责自罪、精神运动性迟滞或激越、注意力障碍。

躯体症状可分为运动抑制、言语减少、生活不能自理。

2）焦虑发作的表现可分为精神症状、躯体症状两方面。

精神症状可分为精神运动性不安、认知障碍、病理性焦虑情绪、身体紧张。

躯体症状可分为呼吸道症状、心血管症状、自主神经症状、泌尿系统症状。

（3）评估抑郁、焦虑的诱发因素

目前来看，应激性生活事件、悲观的人格特质、有其他精神疾病史、患严重的慢性疾病、酗酒、滥用药物等，与抑郁、焦虑发作有着较为密切的关系。就目前案例来看，刘某出现抑郁、焦虑症状的主要诱因有父亲病情加重、儿子高考、社会压力大等。

（4）建立档案

由于抑郁、焦虑程度判断存在主观情绪成分，目前尚无可以直接反映抑郁、焦虑程度的仪器。针对本任务中的子女，照护人员对其进行了详细的抑郁、焦虑相关知识宣教，用图文并茂的方式让患者配合量表调查。同时，根据刘某自身表现建立抑郁、焦虑档案，囊括导致刘某抑郁、焦虑的各类因素，针对各类因素逐一解决。并将其抑郁、焦虑状况档案归纳入档案库，可用于社区医院进一步做精神卫生服务。

2. 准备

（1）环境准备

1）房间准备：光线柔和，安静整洁，私密性好，温湿度合适，配备舒适沙发。

2）物品准备：音乐播放器、香薰机、纸、笔。

（2）照护者准备

仪表整洁大方，举止端正，态度亲切。

（3）照护对象准备

1）着装以舒适为主，坐在沙发上休息，手机等通信设备调至静音。

2）选择闲暇时间，避免打扰评估和治疗。

3）状态好，易配合。

（二）实施与评价

1. 实施

（1）心理疏导

本任务中，通过与刘某面对面交谈，采取引导、倾听的方式让她讲述自身经历，以及此时面对的最大压力。将纸、笔交给她，让她画出过去最满意状态下的情景及未来她期待的情景。同时开启香薰机和音乐播放器，营造温馨氛围。

通过刘某的作品了解到她过去最满意的情景是童年父母带其去海边玩耍的场景，在绘画的过程中刘某几次落泪哭泣。然而对未来的憧憬里有儿子大学毕业身穿学士服与刘某合影的场景，可见其对家庭的看重。采取倾听的方式与刘某沟通，她倾诉后感觉内心压力得到一定程度改善，随后安静入睡 1 小时。

（2）行为激活

行为激活源于抑郁的行为模型，它将抑郁症状归因为缺少正性强化所导致。

在使用行为激活干预手段治疗来访者之前，需根据来访者的抑郁症状进行行为模型的概念化处理。在针对刘某的治疗前，照护人员面访了刘某的儿子，详细了解了她的抑郁症状，并从中确定刘某的抑郁症状很可能是由于最近父亲病情加重、自己的疲劳和日益增加的经济和社会压力。

在交流的过程中，刘某情绪敏感、易激惹的症状比较突出。该症状导致刘某失去了正性强化的机会，特别是在社会生活中，由于母亲去世，父亲患病，自身离异，刘某又为家中独女，缺少家庭成员关爱，失去了很多倾诉机会。刘某同儿子相依为命，对儿子倾注精力过多，将家中的唯一希望寄托在儿子身上，儿子成绩的波动对她的情绪影响极大。此外，刘某平时与别人交流少，所以损失了许多与朋友相处的机会。因为缺少了与朋友沟通交流的机会，她容易体验到许多负性情绪，又进而导致易激惹状态。

照护人员在取得刘某同意的情况下将同样长辈患阿尔茨海默病的子女建立微信群，方便大家交流病情。摆脱了医生护士的身份压力，刘某在微信群里了解到不同阶段的阿尔茨海默病老年人的症状表现，也更易接纳父亲的状态变化。由于微信群中中年人较多，大多面临着子女升学压力，刘某从刚开始在微信群里沉默寡言逐渐变得愿意同大家共享自身的经历，同时群内成员对其经历的共鸣也让她内心压力得到一定程度的释放。

行为激活最终帮助刘某成功摆脱了抑郁情绪，在某种程度上也帮助她在社交生活中找到了更多正性强化的机会。刘某和她的儿子及照护人员三方合作，针对其抑郁症状制定了行为治疗的方案，这对症状的改善至关重要。刘某儿时对绘画一直有兴趣，照护人员鼓励她重拾兴趣，经过两个月的调整，刘某培养了手绘的兴趣爱好。

（3）认可疗法

认可疗法是指在与认知损害老年人的接触当中，认同他们对当时环境、事情的反应，以一种尊重、理解、包容的态度转换自身角色，与他们产生共情，共同应对处理所面对的种种事件，从而安抚老年人的不良情绪及过激反应，使老年人的异常情感或行为得以纠正，进而减轻亲人的心理负担。

在与刘某的交流中，发现她不能正视父亲的阿尔茨海默病，期望患病父亲能回归"正常"状态，挫折、愤怒、悲伤、痛苦和失落成为刘某和父亲沟通的日常。

通过建议，刘某聆听了数次医院针对患者家属举办的认可疗法普及讲座，在多次参加讲座后，她写下了"身为照护者的我们通过改变自我，接受他人的现实情况。我们可以通过关怀和同理心重建关系或以新的方式建立联系，这会使我们和亲人更加轻松自在"。

从刘某和父亲的交流反馈中发现，她逐步在学会尊重、倾听、理解、共情、认可。

（4）生活工作日记

个体使用每天生活工作记录表记录自己每日是如何安排时间的，它包括每周、每天、每时的日程安排。个体在自己精力有余的情况下，可以自行编制新表格。

本任务中照护人员鼓励刘某绘制自己的周计划表，每两周抽出一天时间为自己的时间，可以选择出游、体育锻炼、参观博物馆等方式排解自身压力。经过 2 个月的治疗，她开始变得乐观积极，在子女群里参与定期组织的出游活动，同时身体状况得到显著改善，睡眠质量也显著提升。

2. 评价

本任务为子女长期照护老年人产生抑郁症状的病例。照护人员给予其充分的尊重、理性的共情、精准的评估、规范的指导，同时采取人性化、个体化的系列减压疗愈方法，使刘某重新建立起生活自信，并确立了更积极的生活目标。同时，也对父亲的病情有了更好的接纳，有效改善了照护质量。

》》【知识拓展】

认可疗法

认可疗法是一种与失智长辈进行交流并帮助他们的特殊方式，由国际失智专家内奥米·费尔女士提出，是目前国际上普遍采用且已经被确认有效的应对失智症的方法。现国内已有认可疗法相关书籍翻译出版。书中详细讲述了如何了解失智长辈的行为方式并与他们做深层次的交流，为家庭照护者和阿尔茨海默病长辈之间搭建了一座交流之桥。

通过认可，可以让我们从另一种角度看待阿尔茨海默病老人，选择与老人沟通的最佳方式和方法，让老人感受到被接受、被重视，体验到价值感和满足感。同时，认可疗法，也可以指导照护者，如何感知自己的内心和情绪，使自己以最佳状态投入到老人的照护工作中。

》》【实训练习】

实训练习答案

一、单项选择题

1. 抑郁发作的表现不包括（　　）。

  A. 核心症状群　　　　B. 心理症状群　　　　C. 躯体症状群　　　　D. 精神症状群

2. 诊断抑郁症的首要症状是（　　）。

  A. 精神明显减退、疲乏　　　　　　　　　　B. 思维困难、联想缓慢

  C. 情绪低落、兴趣下降　　　　　　　　　　D. 自卑、自责、自杀观念

3. 抑郁发作时，一日之内的规律是（　　）。

  A. 昼轻夜重　　　　　　　　　　　　　　　B. 昼重夜轻

C. 中午起逐渐加重

D. 中午最严重以后减轻

4. 抑郁症的治疗过程中，最应当注意的问题是（　　　）。

A. 改善营养　　　　B. 改善睡眠　　　C. 防自杀　　　　D. 防感染

5. 关于抑郁发作的临床表现，下列说法正确的是（　　　）。

A. 心情不好即抑郁发作

B. 症状持续至少 2 周

C. 不会出现幻觉

D. 多数伴有自罪妄想

二、判断题

1. 生活事件和应激，特别是人际关系的紧张和丧失是促使抑郁复发的因素。　　　　　　（　　　）

2. 木僵是心境障碍的临床类型。　　　　　　　　　　　　　　　　　　　　　　　　（　　　）

3. 抗抑郁药的起效时间通常为大于 2 周。　　　　　　　　　　　　　　　　　　　　（　　　）

4. 影响抑郁复发的因素不包括缺少社会和家庭的支持。　　　　　　　　　　　　　　（　　　）

5. 心理障碍一般具有反复发作的特点，大多数能缓解。　　　　　　　　　　　　　　（　　　）

三、简答题

如何正确区别"抑郁情绪"和"抑郁症"？

四、案例分析题

李某，女性，48 岁，身高 1.6m，体重 50kg，独生子女，离异，育有一女，父亲 5 年前逝世，母亲 3 个月前突发脑梗死入院，生活不能自理。其在一家电子配件厂工作，家庭经济压力大。最近 1 个月，李某无精打采，晚上睡不着，整日愁眉苦脸，不愿与人沟通，常常引咎自责，说两句话就涕泪俱下。护士对李某行 SDS 评分为 68 分，属中度抑郁。

问题 1. 导致患者出现上述症状的原因有哪些？

问题 2. 如何让患者敞开心扉接受治疗？

问题 3. 如何给予患者简单的心理照护？

任务三　老年人长期照护者——聘用照护师的心理照护

》》【学习目标】

❖ 知识目标

1. 掌握老年人长期照护者——聘用照护师的心理特点。

2. 掌握老年人长期照护者——聘用照护师的常见心理问题。

3. 熟悉老年人长期照护者——聘用照护师常见心理问题的诱发原因。

❖ **技能目标**

1. 掌握老年人长期照护者——聘用照护师常见心理问题的评估方法。
2. 掌握老年人长期照护者——聘用照护师常见心理问题的处理方法。

❖ **素质目标**

1. 尊重聘用照护师的照护工作。
2. 善于运用倾听等方式与聘用照护师进行沟通。

》》【任务情境】

李爷爷，89 岁，几个月前在家中行走向左转身时不慎摔倒在地，左侧肢体着地，头部无撞击及磕碰，家人立即将其送往医院就诊，急行头颅 CT 检查未见颅脑新发缺血灶及出血灶，左上臂 CT 检查未见新发骨折，左侧股骨颈骨折，于是住院接受治疗。由于儿女忙于工作，老伴患有阿尔茨海默病，住院后由家中之前一直聘用的照护师小李负责照护李爷爷。

鉴于李爷爷高龄，有高血压、糖尿病等基础疾病，骨科决定保守治疗，在此期间，卧床休息、制动。入院后第 3 天，李爷爷出现发热，体温最高 38℃，给予美罗培南治疗，每日 3 次静脉输入。同时，考虑到李爷爷卧床制动，经口进食容易发生误吸，因此给予留置胃管。有一天，护士在夜查房时，发现小李坐在沙发上哭泣，经过询问得知，当日下午家属探视李爷爷，对于李爷爷的病情变化不能接受，并说小李已经照护老年人 10 年，应该具有丰富的照护经验，指责这次老年人摔跤是小李工作的失职。家人走后，小李心里十分难受，并且，李爷爷现在的状态自己也没有遇见过，觉得压力很大，但是又找不到可以倾诉的对象，越想越难过，自己几天没有好好睡觉了。

针对小李的状况，照护人员采取了倾听、支持性心理治疗等一系列心理照护措施，帮助小李缓解心理压力，以良好的状态投入到李爷爷的照护工作中。经过医院积极的治疗，以及小李的悉心照护，1 个月后李爷爷拔除胃管，3 个月后，李爷爷康复出院。

》》【任务分析】

根据第七次全国人口普查数据显示，我国 60 岁及以上人口为 26 402 万人，占总人口数的 18.7%，较 2010 年上升 5.44 个百分点，我国老龄化趋势日益严重，半失能、失能常态化成为人口老龄化的新特征。失能老年人因其失能程度、社会人口学因素、心理等原因，对规范化、全面化和个性化的长期照护服务需求日益增长。世界卫生组织对长期照护的定义：是由非正式照护者和（或）专业人员开展的活动体系，以确保不能完全自理的人能够根据其个人偏好，保持尽可能高的生活质量，拥有最大限度的独立、自主、参与、个人满足和人格尊严。

照护老年人是一项长期并且非常辛苦的工作，在长期照护老年人的过程中，照护师在身体、心理及精神上承受着多方面的压力，如果照护师不能找到有效缓解压力的方法，可能会引发抑郁、焦虑等一系列心理问题，这些问题也会影响照护工作的质量。

在此任务中，老人因摔倒事件而引发了骨折等一系列问题，照护师小李内心十分愧疚，加上老人家人的压力，以及对医院环境的适应不良，没有熟悉的人倾诉，内心压抑，迫切需要医护人员对其进行心理疏导及照护知识的培训，以使其情绪稳定，能够以良好的身心状态为老人提供优质照护。

》【任务实施】

一、任务难点与重点

1. 照护师文化背景不同，了解内心真正想法比较困难

小李出生在偏远山区，只有小学文化，个性内向，平素木讷少言、不善于沟通，尤其是被老人家属责备后更加沉默寡言，因此想要真正走入其内心、了解其想法，需要照护人员付出更多的耐心和爱心。

2. 社会支持缺乏，心理照护需求迫切

小李家在外地，与家人长期两地生活，家中有一个妹妹在读初中，最近父亲生病住院，而自己一直照顾的老人由于突发事件也需要自己的照护，再加上老人儿女的不理解与指责，使小李觉得不但工作没有做好，也无法在父母前尽孝，作为家中顶梁柱的他压力非常大，迫切需要心理照护。

二、实施步骤

（一）评估与准备

1. 评估

（1）评估照护师的心理状态

1）HAMA 评估（附表 7）：HAMA 需要精神科医师或心理治疗师进行评估，可用于焦虑症的评估。总分超过 29 分，可能为严重焦虑；超过 21 分，肯定有明显焦虑；超过 14 分，肯定有焦虑；超过 7 分，可能有焦虑；小于 7 分，没有焦虑症状。

2）心理弹性量表评估：心理弹性是指即使在严重威胁下，心理个体仍然能产生适应较好和发展顺利等结果的一类现象。心理弹性量表是评估心理弹性的量表，内容包括坚韧、自强及乐观 3 个维度。心理弹性量表（connor-davidson resilience scale，CD-RISC）共 25 个条目，分数范围为 0～100 分，分数越高，说明照护师心理弹性水平越高（表 13-3-1）。

表 13-3-1　心理弹性量表

项目	从来不	很少	有时	经常	一直如此
1. 我能适应变化	0	1	2	3	4
2. 我有亲密、安全的关系	0	1	2	3	4
3. 我对自己的成绩感到骄傲	0	1	2	3	4
4. 我努力工作以达到目标	0	1	2	3	4
5. 我感觉能掌控自己的生活	0	1	2	3	4
6. 我有强烈的目的感	0	1	2	3	4
7. 我能看到事情幽默的一面	0	1	2	3	4

项目	从来不	很少	有时	经常	一直如此
8. 事情发生总是有原因的	0	1	2	3	4
9. 我不得不按照预感行事	0	1	2	3	4
10. 我能处理不快乐的情绪	0	1	2	3	4
11. 有时，命运能帮忙	0	1	2	3	4
12. 无论发生什么我都能应对	0	1	2	3	4
13. 过去的成功让我有信心面对挑战	0	1	2	3	4
14. 应对压力使我感到有力量	0	1	2	3	4
15. 我喜欢挑战	0	1	2	3	4
16. 我能做出不寻常的或艰难的决定	0	1	2	3	4
17. 我认为自己是个强有力的人	0	1	2	3	4
18. 当事情看起来没什么希望时，我不会轻易放弃	0	1	2	3	4
19. 无论结果怎样，我都会尽自己最大努力	0	1	2	3	4
20. 我能实现自己的目标	0	1	2	3	4
21. 我不会因失败而气馁	0	1	2	3	4
22. 经历艰难或疾病后，我通常会很快恢复	0	1	2	3	4
23. 我知道去哪里寻求帮助	0	1	2	3	4
24. 在压力下，我能够集中注意力并清晰思考	0	1	2	3	4
25. 我喜欢在解决问题时起带头作用	0	1	2	3	4

3）照顾者积极感受量表评估：积极感受是照顾者在提供照顾过程中产生的荣誉感、获益感、自尊感和个人成长等，对照顾负担起到缓冲、调节的作用，最终延长照顾时间，提高生活质量。

照顾者积极感受量表（positive aspects of caregiving，PAC）由美国学者塔洛（Tarlow）等编制，包括9个条目两个维度（即自我肯定维度和生活展望维度），评分值最低9分，最高45分，非常不同意计1分，非常同意计5分，以此类推。得分越高，说明照护师在照护工作中积极感受越高（表13-3-2）。

表 13-3-2　照顾者积极感受量表（PAC）

项目	非常不同意	有些不同意	中立态度	有些同意	非常同意
1. 使我感到自己更加有用					
2. 使我对自己感觉良好					
3. 使我觉得自己被人需要					
4. 使我觉得自己被人感激					
5. 使我觉得自己很重要					
6. 使我觉得自己很坚强自信					
7. 使我更加感激生活					
8. 使我对生活的态度更加积极					
9. 使我与他人的关系更加牢固					

（2）评估照护师的照护负担

Zarit 照顾者负担量表（Zarit caregiver burden interview，ZBI），该量表于 20 世纪 80 年代由美国学者 Zarit 编制，是目前国内外使用最广泛的照顾者负担评估工具之一，中文版由王烈翻译，被广泛运用于各种慢性病照顾者的负担评估，主要用于评估过去 1 周内照护老年人时的感受（附表25）。

（3）SSRS 评估

社会支持指一个人从自己的社会关系（家人、朋友、同事等）中获得的客观支持及个人对这种支持的主观感受。社会支持不仅指物质上的条件和资源，也包括在情感上的支持，社会支持可以缓冲应激刺激，以使人们免于压力性致病因素的干扰。社会支持度的评估采用 SSRS（附表 15）。

通过评估，小李的 HAMA 评分为 9 分，可能存在焦虑；CD-RISC 得分 50 分，心理弹性一般；PAC 得分 40 分，说明小李在照护工作中积极感受相对较高；ZBI 得分 44 分；SSRS 得分 21 分，社会支持度一般，主要社会支持来源于自己的家人及朋友。针对评估结果，照护人员积极肯定小李对照护工作的热情和积极态度，同时帮助小李寻求获得更多社会支持的途径，缓解紧张、焦虑情绪，使小李以愉悦的心情投入到老年人的照护工作中。

2. 准备

（1）环境准备

1）房间准备：环境安静，光线明亮，准备舒适的沙发。

2）物品准备：纸、笔；根据受评者喜好提供饮品，如白开水、咖啡、茶水等。

（2）照护者准备

照护人员状态良好，衣着整洁，态度亲切。

（3）照护对象准备

选择照护师空闲时间，避免打扰其照护工作；将手机等通信设备调至静音。

（二）实施与评价

1. 实施

（1）个案管理，心理疏导

通过一对一谈心，小李向照护者倾诉了自己的内心感受。经过深入交流，照护者了解到小李家在外地，长期与家人两地生活，最近家中的父亲因为生病接受住院治疗，自己照顾的老人由于突发事件也需要自己的照护，再加上老人儿女的不理解与指责，觉得自己工作没有做好，自己的父母也没办法照护，压力非常大。照护者采取积极回应的方式对小李的感受表示理解，与小李之间建立了相互信任的关系。

（2）培训照护师学会自我放松的技巧

1）呼吸放松训练。

A. 指导照护师采取自己觉得可以放松的姿势。坐姿：坐在椅子上，身体挺拔，腹部微微收缩，背部不要靠着椅背，双足着地，自然分开，与肩同宽。卧姿：躺在床上或沙发上，双足向两边自然张开，双手自然伸直，放在身体两侧。站姿：站于平地上，双足自然分开，与肩同宽，双手自然下垂。

B. 微闭双眼，把注意力放在腹部肚脐下方，也可将一只手放在小腹上。

C. 用鼻孔慢慢地吸气，感受到空气进入腹部，腹部随着吸入空气的不断增加慢慢鼓起来。

D. 轻微停顿一会，然后再用嘴巴轻轻吐气。

2）正念减压疗法。

A. 静坐冥想：有意地、不逃避、不加评判地观察伴随呼吸时腹部的起伏，观察身体的各种感觉，注意周围的声音，注意想法的升起、发展、变化，以至消失。

B. 身体扫描：是正念训练常用方法之一，身体觉知能力的增强可以帮助人们去处理情绪，同时把注意力从思维状态中转移到对身体的觉知上来。在身体扫描中，练习者闭上眼睛。按照一定的顺序（从头到足或从足到头）逐个扫描并觉知不同身体部位的感受。

C. 三分钟呼吸空间：在练习中，练习者采用坐姿，闭上双眼，体验此时此刻的想法、情绪状态、身体的各种感觉。慢慢地把注意力集中到呼吸，注意腹部的起伏。围绕呼吸，将身体作为一个整体去觉知。快速地做一次身体扫描，注意身体的感觉，将注意力停留在异样的感觉上，并对这种感觉进行命名。

（3）寻找适于自己的放松方式

结合小李的个人情况，照护人员指导小李采取呼吸放松结合正念身体扫描方法来缓解自身压力，每日上下午各 1 次，每次 15 分钟。同时，采取情绪低落时大吃一顿、大吼一声、唱歌、找朋友倾诉、听音乐、看电视连续剧等方式自我减压。

2. 评价

本任务针对长期照护老年人的聘用照护师存在的心理问题进行心理照护，照护人员给予照护师充分的尊重和理解，同时采取个案管理、疏导情绪、指导照护师采取适宜的自我放松方式等系列减压疗愈方法，使照护师身心状态得到改善，以积极愉悦的心态投入到照护工作中，更好地为老年人提供照护。该聘用照护师的心理照护方法和经验值得学习借鉴。

》》【知识拓展】

为老年人提供科学的照护服务对提升老年人生活质量起着至关重要的作用，目前，照护者划分为专业照护者和非专业照顾者，前者指的是具有专业技能的医护人员、康复治疗及营养支持等专业人员；后者指患者家庭主要照顾者，其在长期照顾患者中承担了主要照顾工作，且不拿薪酬，一般包括患者的父母、子女、配偶、兄弟姐妹等。本文中提到的照护师属于前者，是医疗辅助服务人员之一，主要从事辅助护理等工作，不属于医疗机构卫生专业技术人员，但也是经过培训的具有一定专业知识的人员。对老年人来说，照护师不是护工或者保姆可以代替的，照护师的工作与被照护老年人的生活质量息息相关。

照护师在工作中会受到来自照护工作、社会、经济、个人生活等多方面压力，这些压力如果没有得到缓解，容易产生一系列心理问题，通过积极情绪可以帮助照护者更好地适应压力、环境，以最佳状态投入到老年人照护工作中。

》》【实训练习】

实训练习答案

一、单项选择题

1. 健康是指（　　）。

　A. 一个人在身体、精神和社会等方面都处于良好的状态

　B. 没有病痛

C. 没有心理疾病

    D. 身心舒适

2. 照护师小王，HAMA 得分为 15 分，她的焦虑程度为（　　　）。

    A. 严重焦虑　　　　　B. 肯定有明显焦虑　　C. 肯定有焦虑　　　　D. 可能有焦虑

3. 抑郁是一种感到无力应对外界压力而产生的消极情绪，以下不是抑郁的症状的是（　　　）。

    A. 情绪高涨　　　　　B. 丧失兴趣　　　　　C. 思维迟缓　　　　　D. 失眠

4. 结合现实生活，下列不是实现积极自我方法的是（　　　）。

    A. 认识自己　　　　　B. 悦纳自己　　　　　C. 完善自己　　　　　D. 否定自己

5. 积极心理学研究者认为富有心理弹性的个体具备 7 种能力，以下不属于这 7 种能力的是（　　　）。

    A. 因果分析　　　　　　　　　　　　B. 回避问题以避免受到伤害

    C. 自我效能　　　　　　　　　　　　D. 勇于尝试

二、判断题

1. 照护师的心理状态不会影响接受照护的老年人。　　　　　　　　　　　　　　（　　　）

2. 照护师在照护老年人过程中，老年人出现的一系列安全问题都要由照护师承担主要责任。

                                                            （　　　）

3. 老年人子女对照护师工作的肯定也属于照护师社会支持来源的一种。　　　　（　　　）

4. CD-RISC 得分越高，说明照护师心理弹性越好。　　　　　　　　　　　　　（　　　）

5. 积极情绪可以给照护者提供心理上的休息，补充耗尽的能量，拓宽思维和注意力，从而帮助照顾者更好地适应压力环境。　　　　　　　　　　　　　　　　　　　　　　　　（　　　）

三、简答题

简述正念减压疗法的方式。

四、案例分析题

张奶奶，因发热 1 天入院，老伴多年前去世，子女一直在外地生活，照护师小张一直负责张奶奶的饮食起居。此次住院前，张奶奶在一次服药中发生误吸，小张利用自己学习的海姆立克急救法帮助张奶奶顺利吐出药丸，次日，张奶奶出现精神、食欲差等症状，为其测体温为 37.8℃，小张遂将张奶奶送往医院接受治疗。住院过程中，小张多次向照护人员抱怨自己感觉压力很大，晚上睡不好觉。

问题 1. 如何评估照护师小张的心理状态？

问题 2. 如何为照护师小张进行压力的疏导、教会小张一些简单的压力缓解方式？

附 录 >>>

 项目介绍

　　随着科学的发展和进步，心理卫生评估工作者研制了各种系统的评估方法，从生理、心理和社会诸方面了解个体或群体心理卫生状况，为开展心理卫生工作提供了系统性科学依据。其中，评定量表由于其具有客观、数量化、内容全面及使用方便等价值，在心理卫生研究及临床实践中被广泛使用并发挥了重要作用。本册包含 22 个评定量表，涵盖心理卫生综合测评、主观幸福感测评、焦虑抑郁测评、照护者负担测评等内容，按照在本书中使用的先后顺序排列，便于阅读者查找和学习。本书所附量表仅列出条目供参考，鉴于评定量表的科学性和专业性，建议由具备相应资质的专业人员进行使用。

附表6　焦虑自评量表（SAS）

评定项目	没有或很少时间	小部分时间	相当多时间	绝大部分或全部时间
1. 我觉得比平时容易紧张和着急	1	2	3	4
2. 我无缘无故感到害怕	1	2	3	4
3. 我容易心里烦乱或觉得惊恐	1	2	3	4
4. 我觉得我可能将要发疯	1	2	3	4
5. 我觉得一切都很好，不会发生什么不幸	4	3	2	1
6. 我手足发抖、发颤	1	2	3	4
7. 我因为头痛、颈痛和背痛而苦恼	1	2	3	4
8. 我感觉自己容易衰弱和疲乏	1	2	3	4
9. 我心平气和，并容易安静坐着	4	3	2	1
10. 我觉得心跳很快	1	2	3	4
11. 我因为一阵阵头晕而苦恼	1	2	3	4
12. 我有晕倒发作或感觉要晕倒	1	2	3	4
13. 我呼气吸气都感觉到很容易	4	3	2	1
14. 我手足麻木和刺痛	1	2	3	4
15. 我因为胃痛和消化不良而苦恼	1	2	3	4
16. 我常常要小便	1	2	3	4
17. 我手足常是干燥温暖的	4	3	2	1
18. 我脸红发热	1	2	3	4
19. 我容易入睡，并且一夜睡得很好	4	3	2	1
20. 我做噩梦	1	2	3	4

注：评分标准，计算每个题目的得分，其中15个题目为正向计分，即选择1、2、3、4分别按1分、2分、3分、4分计分；另外5个题目为反向计分，即选择1、2、3、4分别按4分、3分、2分、1分计分，包括5题、9题、13题、17题、19题。

附表7　汉密尔顿焦虑量表（HAMA）

项目	评分（分）				
1. 焦虑心境	0	1	2	3	4
2. 紧张	0	1	2	3	4
3. 害怕	0	1	2	3	4
4. 失眠	0	1	2	3	4
5. 认知功能	0	1	2	3	4
6. 抑郁心境	0	1	2	3	4
7. 躯体性焦虑：肌肉系统	0	1	2	3	4
8. 躯体性焦虑：感觉系统	0	1	2	3	4
9. 心血管系统症状	0	1	2	3	4
10. 呼吸系统症状	0	1	2	3	4
11. 胃肠道症状	0	1	2	3	4
12. 生殖泌尿系统症状	0	1	2	3	4
13. 自主神经症状	0	1	2	3	4
14. 会谈时行为表现	0	1	2	3	4

注：标准分按以下方法计分，"无症状"计为"0分"；"症状轻微"计为"1分"；"有肯定的症状而不影响生活与活动"计为"2分"；"症状重，需要处理或已经影响生活和活动"计为"3分"；"症状极重，严重影响生活"计为"4分"。

附表 8 汉密尔顿抑郁量表（HAMD）

序号	项目	评分标准	评分（分）				
			无	轻度	中度	重度	极重度
1	抑郁情绪	0. 未出现 1. 只在问到时才诉述 2. 在谈话中自发地表达 3. 不用言语也可以从表情、姿势、声音中流露出这种情绪 4. 患者的自发语言和非言语表达（表情、动作）几乎完全表现为这种情绪	0	1	2	3	4
2	有罪感	0. 未出现 1. 责备自己，感到自己已连累他人 2. 认为自己犯了罪，或反复思考以往的过失和错误 3. 认为目前的疾病是对自己错误的惩罚，或有罪恶妄想 4. 罪恶妄想伴有指责或威胁性幻想	0	1	2	3	4
3	自杀	0. 未出现 1. 觉得活着没有意义 2. 希望自己已经死去，或常想到与死亡有关的事情 3. 消极观念（自杀念头） 4. 有严重的自杀行为	0	1	2	3	4
4	入睡困难	0. 入睡无困难 1. 主诉有时有入睡困难，即上床后半小时仍不能入睡 2. 主诉每晚均有入睡困难	0	1	2		
5	睡眠不深	0. 未出现 1. 睡眠浅，多噩梦 2. 半夜（晚 12 点钟以前）曾醒来（不包括如厕）	0	1	2		
6	早醒	0. 未出现 1. 有早醒，比平时早醒 1 小时，但能重新入睡 2. 早醒后无法重新入睡	0	1	2		
7	工作和兴趣	0. 未出现 1. 提问时才诉说 2. 自发地直接或间接表达对活动、工作或学习失去兴趣，如感到没精打采，犹豫不决，不能坚持或需强迫才能工作或活动 3. 病室劳动或娱乐不满 3 小时 4. 因目前的疾病而停止工作，住院者不参加任何活动或者没有他人帮助便不能完成病室日常事务	0	1	2	3	4
8	迟缓	0. 思维和语言正常 1. 精神检查中发现轻度迟缓 2. 精神检查中发现明显迟缓 3. 精神检查困难 4. 完全不能回答问题（木僵）	0	1	2	3	4
9	激越	0. 未出现异常 1. 检查时表现得有些心神不定 2. 明显的心神不定或小动作多 3. 不能静坐，检查中曾起立 4. 搓手，咬手指，扯头发，咬嘴唇	0	1	2	3	4

续表

序号	项目	评分标准	评分（分）				
			无	轻度	中度	重度	极重度
10	精神焦虑	0.无异常 1.问到时及时诉说 2.自发地表达 3.表情和言谈流露出明显忧虑 4.明显惊恐	0	1	2	3	4
11	躯体性焦虑	即焦虑的生理症状，包括口干、腹胀、腹泻、呃逆、腹绞痛、心悸、头痛、过度换气和叹息，以及尿频和出汗等。 0.未出现 1.轻度 2.中度，有肯定的上述症状 3.重度，上述症状严重，影响生活或需要处理 4.严重影响生活和活动	0	1	2	3	4
12	胃肠道症状	0.未出现 1.食欲减退，但不需他人鼓励便自行进食 2.进食需他人催促、请求或需要应用泻药、助消化药	0	1	2		
13	全身症状	0.未出现 1.四肢、背部或颈部沉重感，背痛、头痛、肌肉疼痛、全身乏力或疲倦 2.症状明显	0	1	2		
14	性症状	即性欲减退、月经紊乱等。 0.无异常 1.轻度 2.重度 3.不能肯定，或该项对被评者不适合（不计入总分）	0	1	2		
15	疑病	0.未出现 1.对身体过分关注 2.反复考虑健康问题 3.有疑病妄想 4.伴幻觉的疑病妄想	0	1	2	3	4
16	体重减轻	按 A 或 B 评定 A.按病史评定 0.不减轻 1.患者述可能有体重减轻 2.肯定体重减轻 B.按体重记录评定 0.一周内体重减轻 0.5kg 以内 1.一周内体重减轻超过 0.5kg 2.一周内体重减轻超过 1kg	0	1	2		
17	自知力	0.知道自己有病，表现为忧郁 1.知道自己有病，但归咎于伙食太差、环境问题、工作过忙、病毒感染或需要休息 2.完全否认有病	0	1	2	3	4

附表9 贝克抑郁自评问卷（BDI）

序号	选项			
1	0：我不感到悲伤	1：我感到悲伤	2：我始终悲伤，不能自制	3：我太悲伤或不愉快，不堪忍受
2	0：我对未来并不失望	1：我对未来感到心灰意冷	2：我感到前景黯淡	3：我觉得将来毫无希望，无法改善
3	0：我没有感到失败	1：我觉得比一般人失败要多些	2：回首往事，我能看到的是很多次失败	3：我觉得我是一个完全失败的人
4	0：我从各种事件中得到很多满足	1：我不能从各种事件中感受到乐趣	2：我不能从各种事件中得到真正的满足	3：我对一切事情不满意或感到枯燥无味
5	0：我不感到有罪过	1：我在相当的时间里感到有罪过	2：我在大部分时间里觉得有罪	3：我在任何时候都觉得有罪
6	0：我没有觉得受到惩罚	1：我觉得可能会受到惩罚	2：我预料将会受到惩罚	3：我觉得正受到惩罚
7	0：我对自己并不失望	1：我对自己感到失望	2：我讨厌自己	3：我恨自己
8	0：我觉得并不比其他人更不好	1：我要批判自己的弱点和错误	2：我在所有的时间里都责备自己的错误	3：我责备自己把所有的事情都弄糟了
9	0：我没有任何自杀的想法	1：我有自杀想法，但我不会去做	2：我想自杀	3：如果有机会我就自杀
10	0：我的哭泣与往常一样	1：我比往常哭得多	2：我现在一直要哭	3：我过去能哭，但现在想哭也哭不出来
11	0：与过去相比，我现在生气并不更多	1：我现在比往常更容易生气发火	2：我觉得现在所有的时间都容易生气	3：过去使我生气的事，现在一点儿也不能使我生气了
12	0：我对其他人没有失去兴趣	1：与过去相比，我对别人的兴趣减少了	2：我对别人的兴趣大部分失去了	3：我对别人的兴趣已全部丧失了
13	0：我做出决定没什么困难	1：与过去相比，我推迟做出决定多了	2：我做决定比以前困难得多	3：我再也不能做出决定了
14	0：我觉得外表看上去并不比过去更差	1：我担心自己看上去显得老了，没有吸引力	2：我觉得我的外貌有些变化，使我难看了	3：我相信我看起来很丑陋
15	0：我工作与以前一样好	1：要着手做事，我现在需额外花些力气	2：无论做什么我必须努力催促自己才行	3：我什么工作也不能做了
16	0：我睡觉与往常一样好	1：我睡眠不如过去好	2：我比往常早醒1～2小时，难以再睡	3：我比往常早醒几个小时，不能再睡
17	0：我并不感到比往常更疲乏	1：我比过去更容易感到疲乏无力	2：几乎不管做什么，我都感到疲乏无力	3：我太疲乏无力，不能做任何事情
18	0：我的食欲与往常一样	1：我的食欲不如过去好	2：我现在的食欲差得多了	3：我一点也没有食欲了
19	0：最近我的体重并无很大减轻	1：我体重下降了2.27kg以上	2：我体重下降了5.54kg以上	3：我体重下降了7.81kg以上
20	0：我对健康状况并不比往常更担心	1：我担心身体上的问题，如疼痛、胃部不适或便秘	2：我很担心身体问题，想别的事情很难	3：我对身体问题如此担忧，以致不能想其他任何事情
21	0：我没有发现自己对性的兴趣最近有什么变化	1：我对性的兴趣比过去降低了	2：我现在对性的兴趣显著下降	3：我对性的兴趣已经完全丧失

注：各选项前的数字代表得分数，分别计0分、1分、2分、3分，相加得总分。

附表 10　抑郁自评量表（SDS）

序号	题目	从无或偶尔（A）	有时（B）	经常（C）	总是如此（D）
1	我感到情绪沮丧、郁闷	1	2	3	4
*2	我感到早晨心情最好	4	3	2	1
3	我要哭或想哭	1	2	3	4
4	我夜间睡眠不好	1	2	3	4
*5	我吃饭像平常一样多	4	3	2	1
*6	我的性功能正常	4	3	2	1
7	我感到体重减轻	1	2	3	4
8	我为便秘烦恼	1	2	3	4
9	我的心跳比平时快	1	2	3	4
10	我无故感到疲乏	1	2	3	4
*11	我的头脑像平常一样清楚	4	3	2	1
*12	我做事情像平常一样不感到困难	4	3	2	1
13	我坐卧难安，难以保持平静	1	2	3	4
*14	我对未来感到有希望	4	3	2	1
15	我比平时更容易激怒	1	2	3	4
*16	我觉得决定什么事很容易	4	3	2	1
*17	我感到自己是有用的和不可缺少的人	4	3	2	1
*18	我的生活很有意思	4	3	2	1
19	假如我死了，别人会过得更好	1	2	3	4
*20	我仍旧喜欢自己平时喜欢的东西	4	3	2	1

　　注：SDS 按症状出现频度评定，分为 4 个等级：从无或偶尔、有时、经常、总是如此。正向评分题，依次评分 1 分、2 分、3 分、4 分。反向评分题（序号前有*者），则评分 4 分、3 分、2 分、1 分。

附表 11　流调中心用抑郁自评量表（CES-D）

序号	项目名称	选项			
1	我因一些小事而烦恼（烦恼）	0：没有或几乎没有	1：少有	2：常有	3：几乎一直有
2	我不想吃东西，我的胃口不好（食欲缺乏）	0：没有或几乎没有	1：少有	2：常有	3：几乎一直有
3	即使家属和朋友帮助我，我仍然无法摆脱心中苦闷（苦闷感）	0：没有或几乎没有	1：少有	2：常有	3：几乎一直有
*4	我觉得和一般人一样好（自卑感）	0：几乎一直有	1：常有	2：少有	3：没有或几乎没有
5	我在做事时，无法集中自己的注意力（注意障碍）	0：没有或几乎没有	1：少有	2：常有	3：几乎一直有
6	我感到情绪低沉（情绪低沉）	0：没有或几乎没有	1：少有	2：常有	3：几乎一直有
7	我感到任何事都很费力（乏力）	0：没有或几乎没有	1：少有	2：常有	3：几乎一直有
*8	我感到前途是有希望的（绝望感）	0：几乎一直有	1：常有	2：少有	3：没有或几乎没有
9	我觉得我的生活是失败的（失败感）	0：没有或几乎没有	1：少有	2：常有	3：几乎一直有
10	我感到害怕（害怕）	0：没有或几乎没有	1：少有	2：常有	3：几乎一直有
11	我的睡眠状况不好（睡眠障碍）	0：没有或几乎没有	1：少有	2：常有	3：几乎一直有
*12	我感到高兴（无愉快感）	0：几乎一直有	1：常有	2：少有	3：没有或几乎没有
13	我比平时说话要少（语言减少）	0：没有或几乎没有	1：少有	2：常有	3：几乎一直有
14	我感到孤单（孤独感）	0：没有或几乎没有	1：少有	2：常有	3：几乎一直有
15	我觉得人们对我不太友好（敌意感）	0：没有或几乎没有	1：少有	2：常有	3：几乎一直有
*16	我觉得生活很有意思（空虚感）	0：几乎一直有	1：常有	2：少有	3：没有或几乎没有
17	我曾哭泣（哭泣）	0：没有或几乎没有	1：少有	2：常有	3：几乎一直有
18	我感到忧愁（忧愁）	0：没有或几乎没有	1：少有	2：常有	3：几乎一直有
19	我感到人们不喜欢我（被憎厌感）	0：没有或几乎没有	1：少有	2：常有	3：几乎一直有
20	我觉得我无法继续我的日常工作（能力丧失）	0：没有或几乎没有	1：少有	2：常有	3：几乎一直有

　　注：CES-D 分为 4 个等级，"没有或几乎没有"为少于 1 天；"少有"为 1~2 天；"常有"为 3~4 天；"几乎一直有"为 5~7 天。其中有 4 个条目是反向评分（序号前有*者），总分为 0~60 分，得分越高表示抑郁症状越来重。常用的评分标准如下：0~15 分为无抑郁症状；16~21 分为轻度抑郁症状；22~29 分为中度抑郁症状；30~60 分为重度抑郁症状。

附表 12 老年抑郁量表（GDS）

选择过去一周内最适合你的答案

	是□	否□
1. 你对你的生活基本满意吗？	是□	否□
2. 是否丧失了很多你的兴趣和爱好？	是□	否□
3. 你感到生活空虚吗？	是□	否□
4. 你经常感到无聊吗？	是□	否□
5. 你对未来充满希望吗？	是□	否□
6. 你是否感到烦恼，无法摆脱头脑中的想法？	是□	否□
7. 大部分的时间你都精神抖擞吗？	是□	否□
8. 你是否觉得有什么不好的事情要发生而感到很害怕？	是□	否□
9. 大部分时间你都觉得快乐吗？	是□	否□
10. 你经常感到无助吗？	是□	否□
11. 你是否经常感到不安宁或坐立不安？	是□	否□
12. 你是否宁愿待在家里而不愿去干新鲜事？	是□	否□
13. 你是否经常担心将来？	是□	否□
14. 你是否觉得你的记忆力有问题？	是□	否□
15. 你是否觉得现在活着很精彩？	是□	否□
16. 你是否经常感到垂头丧气、无精打采？	是□	否□
17. 你是否感到现在很没用？	是□	否□
18. 你是否为过去的事担心很多？	是□	否□
19. 你觉得生活很兴奋吗？	是□	否□
20. 你觉得学习新鲜事物很困难吗？	是□	否□
21. 你觉得精力充沛吗？	是□	否□
22. 你觉得你的现状是毫无希望吗？	是□	否□
23. 你是否觉得大部分人都比你活得好？	是□	否□
24. 你是否经常把小事情弄得很糟糕？	是□	否□
25. 你是否经常有想哭的感觉？	是□	否□
26. 你对集中注意力有困难吗？	是□	否□
27. 你喜欢每天早晨起床的感觉吗？	是□	否□
28. 你宁愿不参加社交活动吗？	是□	否□
29. 你做决定很容易吗？	是□	否□
30. 你的头脑还和以前一样清楚吗？	是□	否□

每个提示抑郁的回答得 1 分（问题 1、5、7、9、15、21、27、29 和 30 回答"否"，其他问题回答"是"提示抑郁可能）。

附表 13　孤独感自评量表（UCLA）

问题	A.从不	B.很少	C.有时	D.一直
1. 你常感到与周围人的关系和谐吗？				
2. 你常感到缺少伙伴吗？				
3. 你常感到没人可以信赖吗？				
4. 你常感到寂寞吗？				
5. 你常感到属于朋友们中的一员吗？				
6. 你常感到与周围的人有许多共同点吗？				
7. 你常感到与任何人都不亲密了吗？				
8. 你常感到你的兴趣和想法与周围的人不一样吗？				
9. 你常感到想要与人来往、结交朋友吗？				
10. 你常感到与人亲近吗？				
11. 你常感到被人冷落吗？				
12. 你常感到你与别人来往毫无意义吗？				
13. 你常感到没有人很了解你吗？				
14. 你常感到与别人隔开了吗？				
15. 你常感到当你愿意时就能找到伙伴吗？				
16. 你常感到有人真正了解你吗？				
17. 你常感到羞怯吗？				
18. 你常感到有人围着你但并不关心你吗？				
19. 你常感到有人愿意与你交谈吗？				
20. 你常感到有人值得你信赖吗？				

得分统计方法：A=1 分，B=2 分，C=3 分，D=4 分，其中问题 1、5、6、9、10、15、16、19、20 为反序计分，也就是 A=4 分，B=3 分，C=2 分，D=1 分。

注：该量表共有 20 个条目，大于 44 分说明孤独感很强，小于 28 分说明孤独感很弱，分数越高表示孤独感越强。

附表 14　90 项症状自评量表（SCL-90）

问题	1.从无	2.很轻	3.中等	4.侧重	5.严重
1. 头痛					
2. 神经过敏，心中不踏实					
3. 头脑中有不必要的想法或字句盘旋					
4. 头晕或昏倒					
5. 对异性的兴趣减退					
6. 对旁人责备求全					
7. 感到别人能控制您的思想					
8. 责怪别人制造麻烦					
9. 记忆力差					
10. 担心自己的衣饰不整齐及仪态不端正					
11. 容易烦恼和激动					
12. 胸痛					
13. 害怕空旷的场所或街道					
14. 感到自己的精力下降，活动减慢					
15. 想结束自己的生命					
16. 能听到旁人听不到的声音					
17. 发抖					
18. 感到大多数人都不可信任					
19. 胃口不好					
20. 容易哭泣					
21. 同异性相处时感到害羞不自在					
22. 感到受骗，中了圈套，或有人想抓住您					
23. 无缘无故地突然感到害怕					
24. 自己不能控制地大发脾气					
25. 害怕单独出门					
26. 经常责怪自己					
27. 腰痛					
28. 感到难以完成任务					
29. 感到孤独					
30. 感到苦闷					
31. 过分担忧					
32. 对事物不感兴趣					
33. 感到害怕					
34. 您的感情容易受到伤害					
35. 旁人能知道您的私下想法					
36. 感到别人不理解您、不同情您					
37. 感到人们对您不友好，不喜欢您					
38. 做事必须做得很慢以保证做得正确					
39. 心跳得很厉害					
40. 恶心或胃部不舒适					
41. 感到比不上他人					
42. 肌肉酸痛					

问题	1.从无	2.很轻	3.中等	4.侧重	5.严重
43. 感到有人在监视您、谈论您					
44. 难以入睡					
45. 做事必须反复检查					
46. 难以做出决定					
47. 怕乘电车、公共汽车、地铁或火车					
48. 呼吸有困难					
49. 一阵阵发冷或发热					
50. 因为感到害怕而避开某些东西、场合或活动					
51. 脑子变空了					
52. 身体发麻或刺痛					
53. 喉咙有阻塞感					
54. 感到前途没有希望					
55. 不能集中注意力					
56. 感到身体的某一部分软弱无力					
57. 感到紧张或容易紧张					
58. 感到手或足发重					
59. 想到死亡的事情					
60. 吃得太多					
61. 当别人看着您或谈论您时感到不自在					
62. 有一些不属于您自己的想法					
63. 有想打人或伤害别人的冲动					
64. 醒得太早					
65. 必须反复洗手、点数目或触摸某些东西					
66. 睡得不稳不深					
67. 有想摔坏或破坏东西的冲动					
68. 有一些别人没有的想法或念头					
69. 感到对别人神经过敏					
70. 在商店或电影院等人多的地方感到不自在					
71. 感到任何事情都很困难					
72. 一阵阵恐惧或惊慌					
73. 感到公共场合吃东西很不舒服					
74. 经常与人争论					
75. 单独一人时神经很紧张					
76. 别人对您的成绩没有做出恰当的评价					
77. 即使和别人在一起也感到孤单					
78. 感到坐立不安、心神不定					
79. 感到自己没有什么价值					
80. 感到熟悉的东西变成陌生或不像是真实的					
81. 大叫或摔东西					
82. 害怕会在公共场合晕倒					
83. 感到别人想占您的便宜					
84. 为一些有关性的想法而很苦恼					
85. 您认为应该因为自己的过错而受到惩罚					

续表

问题	1.从无	2.很轻	3.中等	4.侧重	5.严重
86. 感到要很快把事情做完					
87. 感到自己的身体有严重问题					
88. 从未感到与其他人很亲近					
89. 感到自己有罪					
90. 感到自己的脑子有毛病					

附表 15　社会支持评定量表（SSRS）

1. 您有多少关系密切，可以得到支持和帮助的朋友（只选一项）

　（1）一个也没有

　（2）1~2 个

　（3）3~5 个

　（4）6 个或 6 个以上

2. 近一年来您：（只选一项）

　（1）远离家人，且独居一室

　（2）住处经常变动，多数时间与陌生人住在一起

　（3）与同学、同事或朋友住在一起

　（4）与家人住在一起

3. 您与邻居：（只选一项）

　（1）相互之间从不关心，只是点头之交

　（2）遇到困难可能稍微关心

　（3）有些邻居都很关心您

　（4）大多数邻居都很关心您

4. 您与同事：（只选一项）

　（1）相互之间从不关心，只是点头之交

　（2）遇到困难可能稍微关心

　（3）有些同事很关心您

　（4）大多数同事都很关心您

5. 从家庭成员得到的支持和照顾（在合适的框内打"√"）

家庭成员	无	极少	一般	全力支持
A. 夫妻（恋人）				
B. 父母				
C. 儿女				
D. 兄弟妹妹				
E. 其他成员（如嫂子）				

6. 过去，在您遇到急难情况时，曾经得到的经济支持和解决实际问题的帮助的来源

　（1）无任何来源

　（2）下列来源：（可选多项）

　A. 配偶　　B. 其他家人　　C. 朋友　　D. 亲戚　　E. 同事　　F. 工作单位

　G. 党团工会等官方或半官方组织　　H. 宗教、社会团体等非官方组织　　I. 其他（请列出）

7. 过去，在您遇到急难情况时，曾经得到的安慰和关心的来源

　（1）无任何来源

　（2）下列来源：（可选多项）

　A. 配偶　　B. 其他家人　　C. 朋友　　D. 亲戚　　E. 同事　　F. 工作单位

　G. 党团工会等官方或半官方组织　　H. 宗教、社会团体等非官方组织　　I. 其他（请列出）

8. 您遇到烦恼时的倾诉方式：（只选一项）

　（1）从不向任何人诉述

　（2）只向关系极为密切的 1~2 个人诉述

　（3）如果朋友主动询问您会说出来

　（4）主动诉说自己的烦恼，以获得支持和理解

9. 您遇到烦恼时的求助方式：（只选一项）

　（1）只靠自己，不接受别人帮助

　（2）很少请求别人帮助

（3）有时请求别人帮助

（4）有困难时经常向家人、亲友、组织求援

10. 对于团体（如党团组织、宗教组织、工会、学生会等）组织活动，您的参与度：（只选一项）

（1）从不参加

（2）偶尔参加

（3）经常参加

（4）主动参加并积极活动

附表 16 恐惧疾病进展简化量表（FoP-Q-SF）

项目	从不	很少	有时	经常	总是
1. 当想到疾病可能会进展，我便变得焦虑					
2. 在医生检查和一些定期体检前我感到紧张					
3. 我害怕此病引起的疼痛					
4. 因病降低工作效率的想法使我烦恼					
5. 当我焦虑时会有一些身体不适（如心搏加速、胃痛、紧张等）					
6. 我担心我的病可能会传给我的孩子					
7. 我的日常生活可能不得不依靠陌生人，这使我焦虑					
8. 我担心某些时候因病不能再继续自己的爱好/嗜好					
9. 我担心疾病过程中会有一些重大的治疗					
10. 我担心药物会损毁我的身体					
11. 我担心如果我发生什么事儿，家庭会怎么样					
12. 因病可能无法工作的想法使我烦恼					

附表 17　艾森克个性问卷（EPQ）

题目（单选）	选项	
1. 你是否有许多不同的业余爱好	是	否
2. 你是否在做任何事情之前都要停下来仔细思考	是	否
3. 你的心境是否常有起伏	是	否
4. 你曾有过明知是别人的功劳而你去接受奖励的事吗	是	否
5. 你是否健谈	是	否
6. 欠债会使你不安吗	是	否
7. 你曾无缘无故觉得"真是难受"吗	是	否
8. 你曾经贪图过分外之物吗	是	否
9. 你是否在晚上小心翼翼地关好门窗	是	否
10. 你是否比较活跃	是	否
11. 你在见到一小孩或一动物受折磨时是否会感到非常难过	是	否
12. 你常常为自己不该做而做了的事，不该说而说了的话而紧张吗	是	否
13. 你喜欢跳降落伞吗	是	否
14. 通常你能在热闹的联欢会中尽情地玩吗	是	否
15. 你容易激动吗	是	否
16. 你曾经将自己的过错推给别人吗	是	否
17. 你喜欢会见陌生人吗	是	否
18. 你是否相信保险制度是一种好办法	是	否
19. 你是一个容易伤感情的人吗	是	否
20. 你所有的习惯都是好的吗	是	否
21. 在社交场合你是否总不愿露头角	是	否
22. 你会服用有奇效或危险作用的药物吗	是	否
23. 你常有"厌倦"之感吗	是	否
24. 你曾拿过别人的东西（哪怕是一针一线）吗	是	否
25. 你是否常喜欢外出	是	否
26. 你是否从伤害你所宠爱的人而感到乐趣	是	否
27. 你常为有罪恶之感所苦恼吗	是	否
28. 你在谈论中是否有时不懂装懂	是	否
29. 你是否宁愿去看些书而不愿去多见人	是	否
30. 你有要伤害你的仇人吗	是	否
31. 你觉得自己是一个神经过敏的人吗	是	否
32. 对人有所失礼时你是否经常要表示歉意	是	否
33. 你有许多朋友吗	是	否
34. 你是否喜欢讲些有时确能伤害人的笑话	是	否
35. 你是一个多忧多虑的人吗	是	否

题目（单选）	选项	
36. 你在童年时是否按照吩咐要做什么便做什么，毫无怨言	是	否
37. 你认为你是一个乐天派吗	是	否
38. 你很讲究礼貌和整洁吗	是	否
39. 你是否总在担心会发生可怕的事情	是	否
40. 你曾损坏或遗失过别人的东西吗	是	否
41. 交新朋友时一般是你采取主动吗	是	否
42. 当别人向你诉苦时，你是否容易理解他们的苦衷	是	否
43. 你认为自己很紧张，如同"拉紧的弦"一样吗	是	否
44. 在没有废纸篓时，你是否将废纸扔在地板上	是	否
45. 当你与别人在一起时，你是否言语很少	是	否
46. 你是否认为结婚制度是过时了，应该废止	是	否
47. 你是否有时感到自己可怜	是	否
48. 你是否有时有点自夸	是	否
49. 你是否很容易将一个沉寂的集会搞得活跃起来	是	否
50. 你是否讨厌那种小心翼翼地开车的人	是	否
51. 你为你的健康担忧吗	是	否
52. 你曾讲过某些人的坏话吗	是	否
53. 你是否喜欢对朋友讲笑话和有趣的故事	是	否
54. 你儿时曾对父母粗暴无理吗	是	否
55. 你是否喜欢与人混在一起	是	否
56. 你若知道自己工作有错误，那会使你感到难过吗	是	否
57. 你患失眠吗	是	否
58. 你吃饭前必定洗手吗	是	否
59. 你常无缘无故感到无精打采和倦怠吗	是	否
60. 与别人玩游戏时，你有过欺骗行为吗	是	否
61. 你是否喜欢从事一些动作迅速的工作	是	否
62. 你的母亲是一位善良的妇人吗	是	否
63. 你是否常常觉得人生非常无味	是	否
64. 你曾利用过某人为自己取得好处吗	是	否
65. 你是否常常参加许多活动，超过你的时间所允许	是	否
66. 是否有几个人总在躲避你	是	否
67. 你是否为你的容貌而非常烦恼	是	否
68. 你是否觉得人们为了未来有保障而办理储蓄和保险所花的时间太多	是	否
69. 你曾有过不如死了为好的想法吗	是	否
70. 如果有把握永远不会被人发现，你会逃税吗	是	否

续表

题目（单选）	选项	
71. 你能使一个集会顺利进行吗	是	否
72. 你能克制自己不对人无礼吗	是	否
73. 遇到一次难堪的经历以后，你是否在一段长时间内还感到难受	是	否
74. 你患有"神经过敏"吗	是	否
75. 你曾经故意说些什么来伤害别人的感情吗	是	否
76. 你与别人的友谊是否容易破裂，即使不是你的过错	是	否
77. 你常感到孤单吗	是	否
78. 当人家寻你的差错，找你工作中的缺点时，你是否容易在精神上受挫伤	是	否
79. 你赴约会或上班曾迟到过吗	是	否
80. 你喜欢忙忙碌碌和热热闹闹过日子吗	是	否
81. 你愿意别人怕你吗	是	否
82. 你会觉得有时浑身是劲，而有时又是懒洋洋的吗	是	否
83. 你有时会把今天应做的事拖到明天去做吗	是	否
84. 别人认为你是生机勃勃的吗	是	否
85. 别人是否对你说了许多谎话	是	否
86. 你是否对某些事物容易冒火	是	否
87. 当你犯了错误时，你是否常常愿意承认它	是	否
88. 你会为一动物落入圈套被捉拿而感到很难过吗	是	否

附表 18　躯体化症状自评量表（SSS）

在发作时的症状符合程度上打"√"，可多选，每一栏都要选择	没有	轻度	中度	重度
1. 头晕、头胀、头重、头痛、眩晕、晕厥或脑鸣	1	2	3	4
2. 睡眠问题（入睡困难、浅睡易醒、多梦、噩梦、早醒、失眠或睡眠过多）	1	2	3	4
3. 易疲劳乏力、行动困难、精力减退	1	2	3	4
4. 兴趣减退、情绪不佳、怕烦、缺乏耐心	1	2	3	4
5. 心血管症状（心慌、胸闷、胸痛、气短）	1	2	3	4
6. 易着急紧张、担忧害怕，甚至有惊恐、濒死感或失控感	1	2	3	4
7. 习惯操心、多思多虑、易纠结、易产生消极想法	1	2	3	4
8. 注意力减退、思考能力下降、健忘甚至恍惚	1	2	3	4
9. 胃肠症状（胀、痛、反酸、食欲差、便秘、便多、打嗝、口干苦、恶心、消瘦）	1	2	3	4
10. 疼痛（颈部、肩部、腰部、背部、腿部等）	1	2	3	4
11. 敏感、易悲伤或伤心哭泣	1	2	3	4
12. 手脚关节或身体某部位麻木、僵硬、抽搐、颤抖、刺痛、怕冷	1	2	3	4
13. 视物模糊、眼睛干涩或胀痛、短期内视力下降	1	2	3	4
14. 激动烦躁、生气易怒、对声音过敏、易受惊吓	1	2	3	4
15. 追求完美、洁癖、强迫感（强迫思维、强迫行为）	1	2	3	4
16. 皮肤过敏、瘙痒、皮疹或潮红、潮热、多汗	1	2	3	4
17. 常关注健康问题，担心自己及家人生病	1	2	3	4
18. 呼吸困难、憋闷或窒息感、喜大叹气、咳嗽或胁肋痛	1	2	3	4
19. 咽部不适、有梗阻感，鼻腔干涩、鼻塞，耳鸣、耳塞	1	2	3	4
20. 易尿频、尿急、尿痛或会阴部不适	1	2	3	4

附表 19　低血糖恐惧量表（包括行为量表与忧虑量表）

A. 行为量表

编号	下列行为中，我的真实情况是：	从没有(0分)	很少有(1分)	有时这样(2分)	经常这样(3分)	总是这样(4分)
1	当我感受到有低血糖迹象时，我就吃点儿东西					
2	让我的空腹血糖保持 8mmol/L 以上					
3	当我血糖降低的时候，减少胰岛素或药物的剂量					
4	增加血糖监测次数					
5	保证外出有人陪同					
6	减少出游或旅行					
7	限制驾驶（汽车或自行车）					
8	避免走亲访友					
9	因害怕低血糖而不得不待在家中					
10	限制运动/体力活动					
11	确保周围有人陪同					
12	为避免低血糖，随身携带糖块儿或碳水化合物					
13	参加一些活动（如婚礼）时，保持血糖高于平时					
14	做重要事情时（如工作），保持血糖高于平时					
15	让其他人无论白天或晚上多关注我几次					

B. 忧虑量表

编号	因为我的血糖可能下降，我担心：	从没有(0分)	很少有(1分)	有时这样(2分)	经常这样(3分)	总是这样(4分)
1	当我要发生低血糖的时候，自己没有意识到					
2	身边无触手可及的食物、水果、饮料					
3	在公共场合晕倒					
4	在社交场所让自己或朋友感到尴尬					
5	一个人的时候发生低血糖					
6	显得很愚蠢或醉态					
7	失去控制					
8	在发生低血糖的时候，周围没人帮助					
9	在开车/骑车的时候发生低血糖					
10	出现过失或意外					
11	受到别人不好的评论或议论					
12	低血糖时影响我的正确判断					
13	感到头昏眼花					
14	意外弄伤自己或他人					
15	对自己躯体或健康造成永久性伤害					
16	低血糖的发生会打乱我正在做的某些重要的事情					
17	睡眠中发生低血糖					
18	突然感到烦躁不安，并难以平静下来					

附表 20　糖尿病相关心理痛苦量表

项目	没有 （1分）	轻微 （2分）	中等 （3分）	略微严重 （4分）	严重 （5分）	非常严重 （6分）
1. 感觉我的医生在糖尿病治疗及护理方面知识匮乏						
2. 感觉糖尿病每天消耗大量精力和体验						
3. 在处理糖尿病的日常能力方面感觉不自信						
4. 每当想起伴随糖尿病的生活，就感觉生气、害怕和压抑						
5. 感觉我的医生没有向我清晰介绍糖尿病的管理知识						
6. 感觉我不能做到经常测试血糖						
7. 感觉我的生命不管我怎样做终将因长期的并发症而结束						
8. 因糖尿病的一些琐事而常常感到诸事不利						
9. 感觉朋友和家人对我不够支持						
10. 感觉糖尿病控制我的生活						
11. 感觉我的医生没有认真考虑过我的担忧						
12. 感觉我没有严格坚持一个好的饮食计划						
13. 感觉朋友和家人不能理解糖尿病患者的生活是多么的艰难						
14. 因糖尿病对生活中的一些要求而感到不知所措						
15. 感觉没有一个可以非常规律地关注我的糖尿病的医生						
16. 感觉在保持糖尿病自我管理方面不够积极						
17. 感觉朋友和家人不能给予我想要的情感支持						

附表 21　康奈尔痴呆抑郁量表（CSDD）

项目	评定计分			
	无	轻微/间歇	严重	不能评分
	0	1	2	N/A
1. 焦虑（焦急的表情、忧虑、担心）				
2. 悲伤（悲伤的表情或声音、哭泣）				
3. 对愉快事件无反应				
4. 易激惹				
5. 激越				
6. 迟缓（行动或言语缓慢、反应迟钝）				
7. 多种躯体症状				
8. 兴趣缺乏				
9. 食欲减退				
10. 体重减轻				
11. 精力减退				
12. 白天情绪变化大				
13. 难以入睡				
14. 入睡后易醒				
15. 早醒				
16. 自杀				
17. 不自信				
18. 悲观				
19. 心境近乎妄想				

附表 22　医院焦虑抑郁量表（HADS）

项目	0 分	1 分	2 分	3 分
我感到紧张（或痛苦）	根本没有	有时	大多数时候	几乎所有时候
我对以往感兴趣的事情还是有兴趣	肯定一样	不像以前那样多	只有一点	基本上没有了
我感到有点害怕，好像预感到有什么可怕的事情要发生	根本没有	有一点，但并不使我苦恼	是的，但并不太严重	非常肯定和十分严重
我能够哈哈大笑，并看到事物有趣的一面	我经常这样	现在已经不大这样了	现在肯定是不太多了	根本没有
我的心中充满烦恼	偶然如此	有时，但不经常	常常如此	大多数时间
我感到愉快	大多数时间	有时	并不经常	根本没有
我能够悠闲而轻松地坐着	肯定	经常	并不经常	根本没有
我好像感到情绪在渐渐低落	根本没有	有时	很经常	几乎所有的时间
我感到有点害怕，好像某个内脏器官变坏了	根本没有	有时	很经常	非常经常
我对自己的外表（打扮自己）失去兴趣	我仍像以往一样感兴趣	我可能不是非常感兴趣	并不像我应该做到的那样感兴趣	肯定完全失去兴趣
我有点坐立不安，好像感到非要活动不可	根本没有	并不很多	是不少	确实非常多
我对一切都是乐观地向前看	差不多是这样做的	并不完全是这样做的	很少这样做	几乎从来不这样做
我突然有恐慌感	根本没有	并非经常	时常	确实很经常
我能欣赏一本好书或一项好的广播或电视节目	常常	有时	并非经常	根本没有

附表 23　Katz 日常生活活动能力量表

在每一栏中圈出最能反映患者最佳功能状态的项目并评分（1分或者 0 分）

A. 如厕　评分（　　）

1. 能完全独立如厕，无失禁　1
2. 需要提醒如厕，或需要帮助清洁，或偶有失禁（最多每周 1 次）　0
3. 熟睡时有便或尿失禁，并每周大于 1 次　0
4. 清醒时有便或尿失禁，并每周大于 1 次　0
5. 尿便完全无法控制　0

B. 进食　评分（　　）

1. 能自己独立进餐　1
2. 进餐时偶尔需要帮助和（或）在进食特殊烹调的食物时需要帮助，或餐后需要别人帮助清洗　0
3. 进餐时经常需要帮助，并且不能保持进餐时整洁　0
4. 所有的进餐几乎全需要帮助　0
5. 不能自己进食，并且对他人帮助自己进食有抵触　0

C. 穿衣　评分（　　）

1. 能自己穿衣、脱衣，并从衣橱自己挑选衣服　1
2. 能自己穿衣、脱衣，偶尔需要帮助　0
3. 经常需要别人帮助穿衣和选择衣物　0
4. 必须别人帮助穿衣，但能够配合　0
5. 完全不能穿衣，并且对别人帮助不能配合　0

D. 梳洗（整洁，头发，指甲，手，脸，衣服）　评分（　　）

1. 能独立保持自我整洁和穿着得体　1
2. 能保持自我充分的整洁，偶尔需要很少帮助，如剃须　0
3. 需要他人经常监督和帮助以保持自我整洁　0
4. 需要他人完全帮助，但是接受帮助后能够保持良好的整洁度　0
5. 完全依靠他人帮助其保持整洁的一切行为　0

E. 躯体活动　评分（　　）

1. 能在各种地面或者城市中随意走动　1
2. 能在住处附近或一个街区内活动　0
3. 行走时需要帮助（如下任何一项）：①他人搀扶；②固定扶手；③拐杖；④助步器；⑤轮椅 a.上/下轮椅不需帮助；b.上/下轮椅需要帮助　0
4. 仅能独立坐于椅子或轮椅中，但需他人推动　0
5. 超过多半的时间卧床　0

F. 洗澡　评分（　　）

1. 能独立洗澡（盆浴、淋浴、搓澡）　1
2. 能自己洗澡，但出入浴缸需要帮助　0
3. 仅能洗脸和手，其他身体部位需要他人帮助　0
4. 不能自己洗澡，但他人帮忙能够配合　0
5. 不能自己洗澡，也不能配合他人的帮助　0

附表 24　工具性日常生活活动能力量表（Lawton-IADLs）

A. 使用电话能力	评分（　　）
1. 能主动打电话，能查号、拨号	1
2. 能拨几个熟悉的号码	1
3. 能接电话，但不能拨号	1
4. 根本不能用电话	0
B. 购物	评分（　　）
1. 能独立进行所有需要的购物活动	1
2. 仅能进行小规模的购物	0
3. 任何购物活动均需要陪同	0
4. 完全不能进行购物	0
C. 备餐	评分（　　）
1. 独立计划，烹制和取食足量食物	1
2. 如果提供原料，能烹制适当的食物	0
3. 能加热和取食预加工的食物，或能准备食物但不能保证足量	0
4. 需要别人帮助做饭和用餐	0
D. 整理家务	评分（　　）
1. 能单独持家，或偶尔需要帮助（如重体力家务需家政服务）	1
2. 能做一些轻的家务，如洗碗，整理床铺	1
3. 能做一些轻的家务，但不能做到保持干净	1
4. 所有家务活动均需要在帮忙下完成	1
5. 不能做任何家务	0
E. 洗衣	评分（　　）
1. 能洗自己所有的衣物	1
2. 能洗小的衣物，漂洗短袜及长袜等	1
3. 所有衣物必须由别人洗	0
F. 使用交通工具	评分（　　）
1. 能独立乘坐公共交通工具或独自驾车	1
2. 能独立乘坐出租车并安排自己的行车路线，但不能乘坐公交车	1
3. 在他人帮助或陪伴下能乘坐公共交通工具	1
4. 仅能在他人陪伴下乘坐出租车或汽车	0
5. 不能外出	0
G. 个人服药能力	评分（　　）
1. 能在正确的时间服用正确剂量的药物	1
2. 如果别人提前把药按照单次剂量分好后，自己可以正确服用	0
3. 不能自己服药	0
H. 理财能力	评分（　　）
1. 能独立处理财务问题（做预算，写支票，付租金和账单，去银行），收集和适时管理收入情况	1
2. 能完成日常购物，但到银行办理业务和大宗购物等需要帮助	1
3. 无管钱能力	0

附表 25　Zarit 照顾者负担量表（ZBI）

以下各问题请在您认为最合适的答案上打"√"	没有	偶尔	有时	经常	总是
1. 您是否认为，您所照料的病人会向您提出过多的照顾要求？	0	1	2	3	4
2. 您是否认为，由于护理病人会使自己时间不够？	0	1	2	3	4
3. 您是否认为，在照料病人和努力做好家务及工作之间会感到有压力？	0	1	2	3	4
4. 您是否认为，因病人的行为而感到为难？	0	1	2	3	4
5. 您是否认为，有病人在您的身边而感到烦恼？	0	1	2	3	4
6. 您是否认为，您的病人已经影响到了您和您的家人与朋友间的关系？	0	1	2	3	4
7. 您是否认为，对未来感到担心？	0	1	2	3	4
8. 您是否认为，病人依赖于您？	0	1	2	3	4
9. 当病人在您身边时，您感到紧张吗？	0	1	2	3	4
10. 您是否认为，由于护理病人，您的健康受到影响？	0	1	2	3	4
11. 您是否认为，由于护理病人，您没有时间办自己的私事？	0	1	2	3	4
12. 您是否认为，由于护理病人，您的社交受到影响？	0	1	2	3	4
13. 您有没有由于病人在家，放弃请朋友来家的想法？	0	1	2	3	4
14. 您是否认为，病人只期盼您的照顾，您好像是他/她唯一可以依赖的人？	0	1	2	3	4
15. 您是否认为，除外您的花费，您没有余钱用于护理病人？	0	1	2	3	4
16. 您是否认为，您有可能花更多的时间护理病人？	0	1	2	3	4
17. 您是否认为，开始护理以来，按照自己的意愿生活已经不可能了？	0	1	2	3	4
18. 您是否希望，能把病人留给别人来照顾？	0	1	2	3	4
19. 您对病人有不知如何是好的情形吗？	0	1	2	3	4
20. 您认为应该为病人做更多的事情是吗？	0	1	2	3	4
21. 您认为在护理患者上能做得更好吗？	0	1	2	3	4
22. 综合看来您怎样评价自己在护理上的负担？	无	轻	中	重	极重

附表 26　亲属应激量表（RSS）

问题	评分		
	从不	有时或有些	常常或许多
1. 你是否感到再也不能应对这种状况了	0	1	2
2. 是否感到需要休息一下	0	1	2
3. 是否因这种情况而忧郁	0	1	2
4. 你的健康有问题吗	0	1	2
5. 你担心他会发生意外吗	0	1	2
6. 你是否感到这个问题（照顾）没完没了	0	1	2
7. 你觉得外出度假有困难吗	0	1	2
8. 你的社会生活受到影响了吗	0	1	2
9. 你的家庭日常事务被打乱了多少	0	1	2
10. 你的睡眠被他打扰了吗	0	1	2
11. 你的生活水平降低了多少	0	1	2
12. 你是否因为他而感到难堪	0	1	2
13. 你是否不想有客人来访	0	1	2
14. 你是否对他发脾气或恼火	0	1	2
15. 你有时因此感到灰心丧气吗	0	1	2

附表 27　住院患者心理体验量表-1（IPEQ-1）

问题	评分（分）				
	完全没有	偶尔	一部分时间	大部分时间	全部时间
1. 感觉过于担心或紧张	0	1	2	3	4
2. 没有缘由地感觉害怕	0	1	2	3	4
3. 感觉心神不宁	0	1	2	3	4
4. 感觉不安而平静不下来	0	1	2	3	4
5. 感觉心情低落到任何事情都无法快乐起来	0	1	2	3	4
6. 感觉对很多平常感兴趣的事情提不起兴趣	0	1	2	3	4
7. 感觉过去经常做的事现在有些力不从心	0	1	2	3	4
8. 感觉疲乏，没有精神	0	1	2	3	4
9. 感觉活着没有意义	0	1	2	3	4
10. 觉得死亡对自己来说是一种解脱	0	1	2	3	4
11. 有结束自己生命的想法	0	1	2	3	4
12. 曾经有过以自我伤害或自杀为目的的行为	0	1	2	3	4

参考文献

巴里·J.雅各布斯，茱莉亚·L.迈耶，2018.面对久病家人的勇气[M]. 薛玮，译. 北京：北京联合出版公司.

曹新妹，2011. 常用心理卫生评定量表的评定技术[J]. 上海护理，11（5）：91-96.

陈洁，吴春燕，王丽，等，2020. 康复护理团队延续性护理对脑卒中失能老人自护能力及生活质量的影响[J]. 系统医学，5（12）：174-176，179.

陈泰昌，2018. 中国城乡老年人失能状况与照护需求分析[M]//党俊武. 中国城乡老年人生活状况调查报告. 北京：社会科学文献出版社.

陈小鲁，罗峪平，2021. 中国缓和医疗发展蓝皮书2019—2020[M]. 北京：中国人口出版社.

楚翠兰，林婷婷，周英，等，2018. 广州地区居家失能老年人主要照顾者虐待倾向调查[J]. 中国实用护理杂志，34（8）：573-576.

崔博涵，2020. 音乐疗法缓解失能老人抑郁情绪的实务研究[D]. 哈尔滨：哈尔滨工程大学.

崔宗鹏，2020. 小组工作介入机构半失能老人负面情绪化解研究[D]. 青岛：青岛大学.

董雪，何瑞仙，高墨涵，等，2021. 基于健康相关生命质量理论的安宁疗护护士关怀与共情能力培养的实践[J]. 中国护理管理，21（7）：975-979.

高焕民，李丽梅，2017. 老年心理学[M]. 北京：科学技术文献出版社.

葛伟婷，罗月，俞晴姚，等，2021. ICU护士临终关怀知信行研究进展[J]. 护理研究，35（13）：2352-2355.

管神艺，仲亚琴，2021. 失能老人居家照顾者抑郁症状及其影响因素[J]. 中国老年学杂志，41（3）：634-637.

郭莲舫，张明园，1993. 精神卫生学[M]. 上海：上海医科大学出版社.

郭启云，郭沐洁，张林，等，2015. 老年人活动和害怕跌倒与跌倒自我效能的相关性研究[J]. 中国现代医学杂志，25（27）：99-102.

国家中医药局办公室，国家卫生健康委办公厅，2019. 癌症疼痛诊疗规范（2018年版）[J]. 全科医学临床与教育，17（1）：4-8.

洪华，2020. 全程照护模式对失能老人心理状态及护理满意度的影响[J]. 中国乡村医药，27（6）：71.

侯哲，2005. Zarit护理负担量表中文版的研制及初步应用[D]. 沈阳：中国医科大学.

蒋志云，2016. 失智老人照护手册[M]. 宁波：宁波出版社.

井世洁，宫克，2018. 老年人心理护理实用技能[M]. 北京：中国劳动社会保障出版社.

李昂，2020. 小组工作介入城市社区半失能老人人际交往障碍的实务探究[D]. 郑州：郑州大学.

李东东，2019. 社会支持理论视角下失能老人精神慰藉的个案介入研究[D]. 武汉：华中师范大学.

李利平，孙建萍，吴红霞，等，2020. 养老机构慢性病失能老人病耻感心理体验的质性研究[J]. 齐鲁护理杂志，26（7）：36-39.

李少聪，2021. 恐惧心理学[M]. 北京：文化发展出版社.

李小梅，2012. 阿片耐受与慢性癌痛的阿片类药物治疗[J]. 中国疼痛医学杂志，18（9）：561-565.

李秀芹，欧阳静，贾利利，等，2021. 中医情志疗法在居家失能老人中的应用机制探索和实践[J]. 中国医药导报，18（12）：178-181.

李彦洁，路雪芹，王彬，等，2017. 农村失能老年人照顾者生活质量及影响因素分析[J]. 全科护理，15（1）：1-3.

李英，2019. 失能老年人心理状态与生活质量的相关性研究[J]. 实用医技杂志，26（7）：880-881.

刘彩霞，段爱旭，牛春红，等，2020. 心理疏导疗法在社区失能老人护理中的应用研究[J]. 中外医学研究，18（26）：88-90.

刘娇，2019. 缅怀往事疗法在机构失能老人个案服务中的应用研究[D]. 青岛：青岛大学.

刘敏，2021. 上海市农村失能老人长期护理服务问题浅析[J]. 热带农业工程，45（4）：142-145.

刘晓红，陈彪，2020. 老年医学[M]. 北京：人民卫生出版社.

刘晓红，郭欣颖，2015. 居家老人照护者手册[M]. 北京：人民卫生出版社.

刘玥，2021. 基于Swanson关怀理论的养老机构失能老人人文关怀照护模式的研究[D]. 重庆：重庆医科大学.

陆宇晗，陈钒，2017. 肿瘤姑息护理实践指导[M]. 北京：北京大学医学出版社.

马存根，2019. 医学心理学与精神病学[M]. 3版. 北京：人民卫生出版社.

马晓风，董会龙，2017. 老年人心理护理[M]. 北京：海军出版社.

马莹，2016. 心理咨询技术与方法[M]. 2版. 北京：人民卫生出版社.

孟艳君，2020. 住院患者心理体验量表的研制与初步应用[D]. 太原：山西医科大学.

钱晨光，徐薇，石婷，等，2014. 北京市城区失能老人家庭照顾者焦虑情绪现状调查[J]. 华西医学，29（5）：812-815.

沈忱，董晨，赵睿，等，2021. 百岁老人家庭照护者长期照护过程中身心体验的质性研究[J]. 中华现代护理杂志，27（21）：2801-2806.

沈小芳，周露怡，2020. 社区预防性护理对城市失能老年人长期照护效果的影响[J]. 当代护士（中旬刊），27（7）：75-77.

宋丽萍，段欢，徐莉君，等，2022. 养老机构失能老人主观幸福感和心理韧性的现状及影响因素研究[J]. 成都医学院学报，17（1）：101-105，118.

宿婷，刘化侠，田靖，等，2018. 癌症患者癌症复发恐惧现状及其影响因素调查[J]. 中国实用护理杂志，34（12）：926-930.

孙金明，2018. 中国失能老人照料需求及照料满足感研究[J]. 调研报告（5）：25-31.

孙靖凯，杨文菊，王仪思，等，2021. 代际支持对失能老人抑郁状况影响的实证研究[J]. 中国社会医学杂志，38（2）：154-157.

孙燕，2016. 临床肿瘤学[M]. 北京：人民军医出版社.

王朝强，2021. 个案工作介入养老院失能老人社会支持缺失问题研究[D]. 桂林：广西师范大学.

王烈，杨小湜，侯哲，等，2006. 护理者负担量表中文版的应用与评价[J]. 中国公共卫生，22（8）：970-972.

王陇德，2019. 健康管理师[M]. 北京：人民卫生出版社.

王洋，王美鑫，胡佳惠，等，2020. 压力接种训练联合中医五音疗法在失能老人主要照顾者中的应用效果[J]. 中国老年学杂志，40（23）：5085-5089.

吴奇云，叶志霞，李丽，2015. 癌症患者恐惧癌症复发的测量及影响因素研究进展[J]. 中国护理管理，15（8）：1020-1023.

吴小县，郑海华，郑春妹，等，2021. 家属在病人实施预先指示中的角色及作用研究进展[J]. 护理研究，35（9）：1605-1609.

吴玥，臧爽，2021. 看漫画学新冠肺炎相关知识[J]. 卫生职业教育，39（16）：158-159.

肖健，胡军生，高云鹏，2013. 老年心理学[M]. 北京：北京大学出版社.

徐美玲，2020. 失能老人非正式照护的社会支持研究[J]. 攀枝花学院学报，37（3）：71-76.

姚树桥，杨艳杰，2018. 医学心理学[M]. 北京：人民卫生出版社.

余运英，2021. 老年心理护理[M]. 北京：机械工业出版社.

约翰·利兰，2020. 长寿的代价：我和六位老人共处的一年[M]. 北京：中信出版集团.

臧佳洁，2021. 个案工作改善失能老人照护家庭关系研究[D]. 沈阳：辽宁大学.

张爱景，2018. 正念减压疗法对失眠患者焦虑抑郁的影响[J]. 心理月刊，13（12）：30.

张晗，王志会，王丽敏，等，2019. 中国社区老年居民日常生活活动能力失能状况调查[J]. 中华流行病学杂志，40（3）：266-271.

张龙，2021. 服务接触视角下社区失能老人心理健康服务设计研究[D]. 广州：广东工业大学.

张睿，李铮，2007. 照顾者积极感受量表的信效度研究[J]. 中华护理杂志，42（12）：1068-1071.

张晓天，邱雨，岳鹏，等，2021. 子女照护临终患者体验的 Meta 整合[J]. 护理学报，28（18）：28-34.

赵明月，陈静，2021. 会话护士模式在临终关怀中的应用[J]. 全科护理，19（17）：2332-2335.

中国就业培训技术指导中心，中国心理卫生协会，2017. 心理咨询师[M]. 北京：中国劳动社会保障出版社.

朱雪雪，张玉，刘宏宇，等，2019. 健康老龄化下的失能老人医养整合[J]. 中国老年学杂志，39（20）：5128-5130.

Du J, Shao S, Jin G H, et al, 2017. Factors associated with health-related quality of life among family caregivers of disabled older adults: A cross-sectional study from Beijing[J]. Medicine, 96(44): e8489.

Lakhan S E, Sheafer H, Tepper D, 2016. The effectiveness of aromatherapy in reducing pain: A systematic review and Meta-analysis[J]. Pain Research and Treatment, 8158693.

Lebel S, Ozakinci G, Humphris G, et al, 2016. From normal response to clinical problem: Definition and clinical features of fear of cancer recurrence[J]. Supportive Care in Cancer, 24(8): 3265-3268.

Park J H, Cho H, Shin J, et al, 2014. Relationship among fear of falling, physical performance, and physical characteristics of the rural elderly[J]. American Journal of Physical Medicine and Rehabilitation, 93(5): 379-386.

Tomita Y, Arima K, Kanagae M, et al, 2015. Association of physical performance and pain with fear of falling among community-dwelling Japanese women aged 65 years and older[J]. Medicine, 94(35): e1449.